卫生健康领域政府采购管理实用指南

国家卫生健康委项目资金监管服务中心　编著

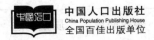

中国人口出版社
China Population Publishing House
全国百佳出版单位

图书在版编目（CIP）数据

卫生健康领域政府采购管理实用指南／国家卫生健康委项目资金监管服务中心编著 . — 北京：中国人口出版社，2023.6

ISBN 978-7-5101-8683-7

Ⅰ.①卫… Ⅱ.①国… Ⅲ.①医药卫生组织机构—政府采购制度—中国 Ⅳ.①R197.322

中国国家版本馆 CIP 数据核字（2023）第 101397 号

卫生健康领域政府采购管理实用指南

WEISHENG JIANKANG LINGYU ZHENGFU CAIGOU GUANLI SHIYONG ZHINAN

国家卫生健康委项目资金监管服务中心　编著

责 任 编 辑	张宏文　刘宇峰
装 帧 设 计	刘海刚
责 任 印 制	林　鑫　任伟英
出 版 发 行	中国人口出版社
印　　　刷	北京朝阳印刷厂有限责任公司
开　　　本	787 毫米×1 092 毫米　1/16
印　　　张	31
字　　　数	521 千字
版　　　次	2023 年 6 月第 1 版
印　　　次	2023 年 6 月第 1 次印刷
书　　　号	ISBN 978-7-5101-8683-7
定　　　价	120.00 元

电 子 信 箱	rkcbs@126.com
总编室电话	（010）83519392
发行部电话	（010）83510481
传　　　真	（010）83538190
地　　　址	北京市西城区广安门南街 80 号中加大厦
邮 政 编 码	100054

《卫生健康领域政府采购管理实用指南》

主　　编：郭弘涛

副 主 编：曾云光

主　　审：王　洁[1]　杨　珺　杨礼干

编委会成员：(按姓氏笔画顺序排列)

王丛虎　王宏斌　王舜娟　冯靖祎　吕　鹏

刘抗抗　齐　蓓　杨　珺　杨礼干　李　亚

李艳君　何红锋　张　磊　张璐璐　陈　洁

陈玉俊　郑　阳　赵　薇　姜爱华　高　波

康　鉴　彭丽娟　雍　鑫　蔡　军　廖晴川

审委会成员：(按姓氏笔画顺序排列)

王　洁[2]　王戈红　车　飞　田志伟　刘　辉

汪　薇　陈　洁　周海平　姜爱华　徐向东

韩斌斌　谢双保　雷光平

---

[1] 王洁：中国卫生经济学会卫生财会分会。

[2] 王洁：中国政府采购杂志社。

前　言

2020 年，为强化卫生健康系统政府采购监管，国家卫生健康委开展了卫生健康领域规范和加强政府采购管理三年专项行动（以下简称专项行动），国家卫生健康委项目资金监管服务中心在国家卫生健康委财务司的牵头指导下承担具体组织实施工作。在推进工作过程中，我们发现各地各单位政府采购从业人员在政策理解和把握、实践操作等方面遇到一些困惑和疑问。

为切实帮助解决在执行政府采购和从事政府采购管理工作中的实际问题，规范和加强卫生健康领域政府采购管理工作，服务卫生健康事业高质量发展，应大家的实际需求，我们着手编撰了《卫生健康领域政府采购管理实用指南》一书。本书的定位是作为广大政府采购从业者的工具书和案头书，以问题为导向，以实用性为原则，将政府采购监督检查和各地各单位汇集的典型案例与现行政策法规和制度相结合，进一步增强读者的法律意识、红线和底线思维，帮助相关从业人员更系统、更深入地了解政府采购全流程中的重要环节和注意事项，为实际工作提供借鉴与参考，从而在政府采购执行与管理工作中严防廉政风险，控制法律风险，落实政策功能，提升履职效能。

本书分为 4 个部分，共 17 章。第一部分，总论（第 1~4 章）。该部分主要介绍了政府采购的基本概念、采购模式、采购相关方、采购原则和政策功能等政府采购的基础知识，辅之以相关问题分析，帮助相关从业人员深刻理解政府采购的适用情形、集中采购模式和分散采购模式的选择依据及运作机理和采购人、采购代理机构、供应商、政府采购监管部门、评审专家等相关主体在政府采购中的角色分工、权利义务及其应承担的法律责任以及政府采购应遵循的原则和要实现的政策功能，提升他们对政府采购相关知识的掌握程度和应用能力。

第二部分，政府采购程序（第 5~10 章）。该部分从采购实施流程视角展开，列举采购预算和采购计划编制、采购方式选取、采购文件编制、采购评审、合同签订等重点环节中的典型问题和代表性案例，通过解答分析的形式引导从业人员规范地开展采购活动、提高业务精细化管理能力，促进政府采购提质增效。

第三部分，政府采购管理与监督（第 11~13 章）。该部分从政府采购的合规性和有效性出发，分析政府采购内部控制、质疑与投诉、监督等机制的建立及运行要求，突出问题导向，梳理采购活动事前、事中、事后的重点事项及问题要点，帮助从业人员熟悉政府采购的风险点以及相应的风险防控措施，推动单位廉政建设，提升业务管理质量。

第四部分，关键环节和事项（第 14~17 章）。该部分主要包括单位采购管理制度、政府采购行业指导、试剂耗材采购与管理、目录外限额下采购以及政府采购信息化等内容，突出目标导向，以经济管理重点内容为切入点，选取采购制度建设、试剂及耗材和集采目录外限额下的采购业务、政府采购信息化建设等影响机构经济管理效率和效能的重点业务，提炼观点，总结方法，为从业人员提供可供复制和推广的工作思路和举措。

本书邀请了中国人民大学、中央财经大学、南开大学等高校从事政府采购政策研究的高校教授以及卫生健康领域内具有引领性和影响力的部分公立医院和卫生健康行政部门中具有丰富理论基础、实践经验和研究分析能力的专家组成编写团队。在编纂和出版过程中得到了来自国家卫生健康委财务司的悉心指导，财政部和中国政府采购杂志社相关人员对政策进行了解读，我们力争为广大从业人员献上具有高实用价值的工作用书。但受能力和经验所限，仍会存在不足之处，请广大读者和同行斧正。

本书在引用政策依据时，无法兼顾各地在政府采购政策上的差异，因此主要以国家相关部委颁发的法律法规和制度政策为主，也会出现新旧政策，如：《中华人民共和国合同法》与《中华人民共和国民法典》等的衔接。同时，经验做法的引用，主要以启发思路和总结方法为目的，尚不能兼顾完整性和广泛性。这是本书撰写过程中的两个局限性，敬请广大读者留意。

政府采购工作是卫生健康经济管理的主要内容之一，政策性强、专业度高、风险较大，我们将与广大卫生健康政府采购从业人员一起，汇聚智慧和经验，不断完善和丰富这本书，以期更好地帮助广大卫生健康政府采购从业人员实现能力提升，用高质量的经济管理水平支撑卫生健康政府采购工作的高质量发展。

目　录

第一部分　总论

第三部分　政府采购管理与监督

第一部分

总　论

第一章 政府采购

【本章导读】 本章详细介绍政府采购的概念,从采购人、资金性质和采购对象三个视角帮助读者准确识别政府采购的适用情形、准确区分工程领域适用《中华人民共和国政府采购法》(以下简称《政府采购法》)和《中华人民共和国招标投标法》(以下简称《招标投标法》)的情形。

第一节 政府采购概念

【本节小引】 某公立医院需要采购一批电脑,预算金额为200万元,其中,财政资金40万元,另有160万元系爱心人士捐赠,请问这是否属于政府采购?是否需要按《政府采购法》执行采购?判断一项采购行为是否属于政府采购,应对照政府采购概念,回答"谁来采购""使用何种资金采购""采购什么"这3个基本问题。在本案例中,就需要回答"公立医院是否属于采购人?""200万元预算资金是否属于财政性资金?""电脑是否属于'集中采购目录以内或限额标准以上的货物、工程或者服务'?"这3个问题。如果这些答案是肯定的,那么这一采购行为就属于政府采购。

一、概念

一般而言,政府采购也称公共采购,是指各级政府及其所属机构为了开展日常政务活动或为公众提供公共服务,在财政的监督下,以法定的形式、方法和程序,购买货物、工程或服务的行为。

《政府采购法》第二条第二款规定,"本法所称政府采购,是指各级国家机关、事业单位和团体组织,使用财政性资金采购依法制定的集中采购目录以内的或者采购限额标准以上的货物、工程和服务的行为"。

二、采购人

从政府采购概念可知,政府采购的采购人包括各级国家机关、事业单位和团体组织。

根据《中华人民共和国宪法》及《中华人民共和国公务员法》、中共中央组织部制定的《公务员范围规定》，国家机关包括：中国共产党各级机关，各级人民代表大会及其常务委员会机关，各级行政机关，中国人民政治协商会议各级委员会机关，各级监察机关，各级审判机关，各级检察机关，各民主党派和工商联的各级机关。国家卫生健康委及地方各级卫生健康委均属于国家机关。

国务院《事业单位登记管理暂行条例》第二条规定，事业单位是指国家为了社会公益目的，由国家机关举办或者其他组织利用国有资产举办的，从事教育、科技、文化、卫生等活动的社会服务组织。国家卫生健康委及各地卫生健康委的大部分直属和联系单位，如医科院、疾控中心、监督中心、药具管理中心等均属于事业单位。

国务院《社会团体登记管理条例》第二条规定，社会团体是指中国公民自愿组成，为实现会员共同意愿，按照其章程开展活动的非营利性社会组织。国家卫生健康委及各地卫生健康委的有些直属和联系单位，如计生协会、医学会、预防医学会、人口学会等属于团体组织。

【问题1-1】 国有企业的采购活动是否需要纳入政府采购？

根据《中华人民共和国公司法》《中华人民共和国企业国有资产法》等规定，国有企业属于企业法人，其成立不仅需要满足企业法人的特殊要求，财务制度亦与各级国家机关、事业单位和团体组织存在明显不同，因此其采购资金不纳入预算管理，采购活动不纳入政府采购。

【问题1-2】 民主党派机关的采购项目属于政府采购吗？

在我国，参加政治协商会议的民主党派机关属于政党组织，视同国家机关，其全部资金均纳入预算管理，即财政性资金。民主党派机关实施的在集中采购目录内或者采购限额标准以上的采购项目，以及依法必须招标的工程采购，均需要按照《政府采购法》规定的程序和方式采购。

【问题1-3】 机关食堂采购米、面、油、菜需要通过政府采购吗？

判断是否通过政府采购，要根据《政府采购法》中对"政府采购"的定义来进行判断。国家机关的所有资金均应纳入预算管理，属于财政性资金；采购标的如属于集中采购目录以内或者采购预算达到采购限额标准以上的，均应按照《政府采购法》规定的程序和方式采购；集中采购目录以外的或者采购限额标准以下的，按内控制度采购。

【问题1-4】 国家投资给企业购买设备是否可以按政府采购方式采购？

这要分两种情况。如果是财政部门给企业拨款，由企业用财政性资金采购设备，此时，采购人是企业，不适用《政府采购法》，可以不按政府采购方式进行采购；如果是国家机关使用财政性资金采购设备，然后再赠送给企业，那就符合《政府采购法》第二条第二款的规定，需要按照政府采购方式进行采购。

三、政府采购资金性质

根据《政府采购法》第二条规定，政府采购使用的资金是"财政性资金"。

2015年1月30日颁布的《中华人民共和国政府采购法实施条例》（以下简称《政府采购法实施条例》）第二条第一款明确指出："政府采购法第二条所称财政性资金是指纳入预算管理的资金。"第二款指出："以财政性资金作为还款来源的借贷资金，视同财政性资金。"第三款指出："国家机关、事业单位和团体组织的采购项目既使用财政性资金又使用非财政性资金的，使用财政性资金采购的部分，适用政府采购法及本条例；财政性资金与非财政性资金无法分割采购的，统一适用政府采购法及本条例。"

（一）"纳入预算管理的资金"的含义

政府采购使用的资金是"财政性资金"，而"财政性资金"在范围上等同于"纳入预算管理的资金"。根据《中华人民共和国预算法》（以下简称《预算法》）第四条，政府的全部收入和支出都应当纳入预算。第五条规定，"预算包括一般公共预算、政府性基金预算、国有资本经营预算、社会保险基金预算"。也就是说，纳入4个国家账本的资金都属于纳入预算管理的资金。

（二）"视同财政性资金"的情况

以财政性资金作为还款来源的借贷资金，视同财政性资金。以财政性资金作为还款来源的借贷资金，最终为预算支出，实质上相当于使用财政性资金，也应当纳入政府采购范围。因此，《政府采购法实施条例》规定，以财政性资金作为还款来源的借贷资金视同财政性资金，在采购时应当按照《政府采购法》及《政府采购法实施条例》的规定进行采购。

（三）"既使用财政性资金又使用非财政性资金"的情况

如前所述，财政性资金是指纳入预算管理的资金；而非财政性资金，主要是指事业单位和团体组织的自有收入，包括经营收入、捐助收入、不用财政性资金偿还的借款等。如果采购主体使用的资金既包含财政性资金又包含非财政性资金，分两种情况处理：一是如果这两种资金能够分开，就"各行其道"，使用财政性资金采购的部分，适用《政府采购法》，使用非财政性资金采购的部分，不需适用《政府采购法》；二是如果这两种资金不能分开，就将财政性资金和非财政性资金加总，按资金总额适用《政府采购法》。

【问题1-5】 如何正确区分财政性资金和非财政性资金？

按照《政府采购法》相关释义的解释，只有使用财政性资金的采购项目，才属于政府采购。但实践中，采购项目与使用财政性资金的对应关系比较复杂，有必要对混合资金来源的情况加以明确。

对于既使用财政性资金又使用非财政性资金的采购项目，执行中应首先判断采购项目是否能够按资金来源不同进行分割。能够分割的，也就是说采购项目可以分成不同的、独立的子项目的，则使用财政性资金采购的部分，适用《政府采购法》及《政府采购法实施条例》，使用非财政性资金的部分，则可以不适用；不能分割的，无论财政性资金与非财政性资金的比例如何，只要使用了财政性资金，则整个采购项目都必须统一适用《政府采购法》及《政府采购法实施条例》。目前采购人仅限于国家机关、事业单位和团体组织。如前所述，在所有收支全部纳入部门预算管理后，混合资金的情况相对较少。以企业为例，在采购人和其他主体开展合作项目时，可能会涉及混合资金采购的情况，如企业资助大学科研、企业与大学联合研究、企业与医院开展科技合作等，具体如何适用要根据采购主体、采购项目的资金来源，采购标的的所有权归属等情况具体分析。

【问题1-6】 公益性医院的"自有资金"是否属于"财政性资金"？

2021年6月23日，财政部公布的《对十三届全国人大四次会议第8584号建议的答复》对此问题做了明确回答：

"财政性资金"是指"纳入预算管理的资金"。按照《预算法》规定，政府的全部收入和支出都应当纳入预算管理，包括公益性医院在内的国家机关、事业单位和团体组织都应当按照《预算法》规定，将所有政府收入全部列入预算。公益性医院的财政补助收入以及事业收入、经营性收入和其他收入等"自有资金"，均应纳入部门预算管理。公益性医院凡使用纳入部门预算管理的资金开展政府采购活动，无论资金来源，都应当执行政府采购规定。

一些地方公益性医院在执行中未将使用"自有资金"的采购纳入政府采购范畴,是对政策口径理解不准确不到位,属于法律法规执行层面的问题。各地应加强对公益性医院的政策宣传和指导,督促公益性医院在部门预算编制环节"应编尽编",从源头上加以规范,依法依规开展政府采购活动。

【案例1-1】 某县清洁燃煤采购项目所用资金是财政性资金吗?

"为鼓励农户冬季取暖使用清洁燃煤,某县通过财政补贴形式,为购买清洁燃煤的农户补贴200元/吨。该县某局负责落实清洁燃煤补贴政策,为方便资金管理(支付),降低供煤价格,以5 600万元(含农户购煤款以及财政补贴资金200元/吨)为采购预算,通过政府采购公开招标程序……"在此案例中,财政补贴项目是否属于政府采购项目?

分析: 先看采购主体。该项目公布的采购主体是该县某局,表面上看,其属于"国家机关、事业单位和团体组织";而实际上,真正的采购主体是全县的用煤农户,某局只是以行政命令形式替全县农户组织采购,非真正的采购主体。

再看采购资金。该项目公布的采购预算5 600万元(含财政补贴资金200元/吨),表面上看属于混合性资金,根据《政府采购法实施条例》第二条"财政性资金与非财政性资金无法分割采购的,统一适用政府采购法及本条例"的规定,实施政府采购理所当然。但仔细分析资金性质会发现,财政补贴资金不属于政府采购预算资金,不能与农户购煤资金混合使用。财政补贴资金的本质是"补贴"(价格固定不变),目的是通过价格补偿机制鼓励农户使用清洁燃料。按照"先购后补"原则,补贴资金应当在农户购煤之后补贴(支付),而不能当成采购资金提前补贴(支付)给农户。即使为了资金管理(支付)方便,将支付对象由农户转换为供煤商,也应当在供煤商供煤后,根据供煤证明材料据实结算,而不能当成采购资金直接采购燃煤。

综上分析,清洁燃煤采购项目无论是从采购主体方面考虑,还是从采购资金方面出发,均不符合政府采购的基本条件,不能作为政府采购项目实施。

【案例1-2】 由学生付费的大学宿舍空调服务项目是否应执行政府采购程序?

某代理机构受某医科大学委托,就学生宿舍的空调服务项目进行招标采购。该项目的空调由选中的供应商负责提供和安装,学校不支付任何费用,供应商向学生收取空调使用费。该项目是否要求执行政府采购程序?

分析：此类项目不属于政府采购项目。此类项目的典型特征有三个：一是项目自始至终高校不支付任何费用，不使用一分财政性资金；二是该项目事关学生的切身利益，由学生（家长）支付费用，无论学生还是学生家长都不可能与空调供应商进行服务质量和价格的协商；三是高校具有对空调服务特许供应商的选择权，可以决定由哪一个供应商来为学生提供空调服务。

根据以上三个典型特征，我们可以判断出此类项目不符合政府采购项目"使用财政性资金"的要件。因此，该项目不属于政府采购项目。

那么，此类项目该如何采购呢？作为非政府采购项目和非依法必须招标项目，可以采用公开招标采购方式，也可以采用非招标采购方式。

此类项目属于高校自主采购项目，可以依据高校制定的采购内控制度进行。如果高校没有完备的内控制度，可以通过内部集体决策的形式，参考《政府采购法》或者《招标投标法》，形成较为完善的项目采购方案之后进行采购。

四、政府采购对象

《政府采购法》第二条规定，政府采购的对象是"依法制定的集中采购目录以内的或者采购限额标准以上的货物、工程和服务"①。"本法所称货物，是指各种形态和种类的物品，包括原材料、燃料、设备、产品等。""本法所称工程，是指建设工程，包括建筑物和构筑物的新建、改建、扩建、装修、拆除、修缮等。""本法所称服务，是指除货物和工程以外的其他政府采购对象。"

《政府采购法实施条例》第二条第四款指出："政府采购法第二条所称服务，包括政府自身需要的服务和政府向社会公众提供的公共服务。"

《政府采购货物和服务招标投标管理办法》（财政部令第87号，以下简称87号令）第七条规定："采购人应当按照财政部制定的《政府采购品目分类目录》确定采购项目属性。按照《政府采购品目分类目录》无法确定的，按照有利于采购项目实施的原则确定。"

（一）"货物"的含义

货物是指各种形态和种类的物品，包括原材料、燃料、设备、产品等。

---

① 此处主要对"货物、工程和服务"的范畴进行说明，"依法制定的集中采购目录以内的或者采购限额标准以上"将在第二章进行解释。

（二）"服务"的含义

服务是指除货物和工程以外的其他政府采购对象，包括政府自身需要的服务和政府向社会公众提供的公共服务。

根据《财政部关于推进和完善服务项目政府采购有关问题的通知》，"服务"可具体分为三种：

（1）为保障政府部门自身正常运转需要向社会购买的服务，如公文印刷、物业管理、公车租赁、系统维护等。

（2）政府部门为履行宏观调控、市场监管等职能需要向社会购买的服务，如法规政策、发展规划、标准制定的前期研究和后期宣传、法律咨询等。

（3）增加国民福利、受益对象特定，政府向社会公众提供的公共服务，包括以物为对象的公共服务，如公共设施管理服务、环境服务、专业技术服务等；以人为对象的公共服务，如教育、医疗卫生和社会服务等。

（三）"工程"的含义

工程是指建设工程，包括建筑物和构筑物的新建、改建、扩建、装修、拆除、修缮等。

关于货物、服务和工程的具体分类，财政部曾结合政府采购制度改革实践和发展方向，参考有关国家标准和通用规范修订颁布了《政府采购品目分类目录》，供实际工作人员参考。

【问题1-7】 一些既有货物又有服务的混合项目，怎么界定项目属性？

87号令第七条规定："采购人应当按照财政部制定的《政府采购品目分类目录》确定采购项目属性。按照《政府采购品目分类目录》无法确定的，按照有利于采购项目实施的原则确定。"

什么叫"按照有利于采购项目实施的原则确定"？其实这一规定的本质就是还权于采购人。如果采购人不怕麻烦，而且具备相应的管理能力和专业能力，就可以对前述信息系统集成项目按照货物进行招标。为了最大限度地节约资金，甚至还可以将集成项目中的服务器、交换机、存储等主要设备拉出来一项项分别采购，然后再招集成商提供集成服务。如果采购人觉得没有那么多精力，担心今后信息系统出现问题时硬件供应商和集成商相互扯皮、推诿，宁愿花钱购买服务，或者采购人希望在预算资金范围内尽可能地提高项目质量和水平，那就将其作为一个服务项目来整体发包。

【问题1-8】 与工程建设无关的装修、拆除、修缮是工程还是服务？

《政府采购法实施条例》第七条第二款明确了政府采购中的工程是指建

设工程，包括建筑物和构筑物的新建、改建、扩建及其相关的装修、拆除、修缮等。

与建筑物和构筑物的新建、改建、扩建无关的装修、拆除、修缮等，不属于依法应当招标的工程，属于《政府采购法》的规范范围，对于此类项目，实践中可以根据项目具体特点选择适用政府采购工程项目或者政府采购服务项目。

【案例1-3】　对项目采购对象性质认定不清导致投诉处理"一波三折"。

2021年1月底，某县K财政局作出政府采购投诉处理"1号决定"认定，某放射及核医学辐射防护项目招标文件中要求的"注册核安全工程师证书"，在采购需求中并没有相关的表述和要求，评审因素与采购需求不符，因此，关于这一评审因素的投诉事项成立，认定中标结果无效，责令重新开展采购活动。中标人眼看"煮熟的鸭子飞了"，便进行信访，给K财政局施加压力。K财政局本着实事求是、有错必纠的精神，认为"1号决定"存在违反法定程序的情形，依法作出"2号决定"，决定撤销"1号决定"，重新启动政府采购投诉处理程序。

K财政局分别向各当事人发出通知书，要求就该项目是货物类采购还是工程类采购作出说明并提供有关材料。围绕项目属性，正反两方僵持不下：一方认为该项目属于货物采购，并非完全意义上的工程采购，国内许多类似项目也是通过货物和服务政府采购的程序进行的。另一方则认为该项目属于工程采购，招标文件工程量清单中第一、二、三、四、六、七部分均为工程施工的工程量报价，且施工部分报价占整项工程报价的80%。

K财政局多方收集证据材料，邀请政府采购和招投标方面的专家论证，依法对投诉人投诉是否符合法定受理条件进行了审查，对该项目是否应当适用《政府采购法》进行了调查。该局认为：

第一，该项目属于工程采购项目。招标文件第一部分"招标公告"要求投标人具备如下条件。(1) 具有建筑装修装饰工程专业承包二级及以上资质的独立法人，并取得有效的企业安全生产许可证。(2) 项目负责人资质类别和等级：具有建筑工程专业二级及以上注册建造师资格，并取得B类安全生产考核合格证书。招标文件第三部分"项目需求"总体要求中明确该项目为"交钥匙"工程，具体工程清单数量由投标单位自行到现场测量、测算，最终同招标人签订固定总价合同（中标价），后期不再变更。总体要求中的其他部分几乎都是与工程及其施工方案、安排、质量、验收以及工程所需所有设备及材料相关的内容。因此，该项目对投标人的特定要求和项目需求都表明，此项目属于工程采购项目。

第二，该项目属于必须招标的工程采购项目。招标文件确定的预算金额为1 800万元，项目建设主要内容是施工及与施工相关的设备和材料。该项目金额超过400万元，根据《必须招标的工程项目规定》第五条，该项目属于必须招标的工程采购项目。

第三，该项目应适用《招标投标法》进行公开招标。根据《政府采购法》第四条，《招标投标法》第二条、第三条，《政府采购法实施条例》第二条、第七条，《中华人民共和国招标投标法实施条例》（以下简称《招标投标法实施条例》）第二条、第三条的规定，该项目应当适用《招标投标法》进行公开招标。

同时，根据《招标投标法实施条例》第四条的规定，财政部门依法对实行招标投标的政府采购工程建设项目的政府采购政策执行情况实施监督。因此，K财政局具有《政府采购法》第十三条所规定的对政府采购活动进行监督管理的职责，但不具有对该项目招标投标活动进行监督管理的职责，投诉人应依据《招标投标法》及其实施条例的有关规定，向对有关招标投标活动实施监督的部门提起诉讼。投诉人就该项目向K财政局提起的投诉，不符合法定受理条件。鉴于上述原因，K财政局对投诉人的投诉事项和投诉请求不予审查。

最后，K财政局依据《政府采购法》第五十六条和《政府采购质疑和投诉办法》（财政部令第94号）第二十九条第（一）项的规定，作出"3号决定"，驳回投诉人的投诉。

第二节 政府采购与工程招投标

【本节小引】 某公立医院需要建设一栋大楼，预算金额7 000万元，在建设大楼的同时，要在楼体内安装中央空调，空调预算单列，金额为400万元。如果医院单独对空调进行招标，属于政府采购还是工程招投标呢？《政府采购法》规定："本法所称政府采购，是指各级国家机关、事业单位和团体组织，使用财政性资金采购依法制定的集中采购目录以内的或者采购限额标准以上的货物、工程和服务的行为。"这一概念规定了采购人、资金性质和采购对象范围。同时，由于我国工程招投标适用《招标投标法》，因此还需结合工程招投标来准确把握政府采购的概念。

一、工程招投标的含义

《政府采购法实施条例》第七条第一款规定："政府采购工程以及与工程建设有关的货物、服务，采用招标方式采购的，适用《中华人民共和国招标投标法》及其实施条例；采用其他方式采购的，适用政府采购法及本条例。"第二款指出："前款所称工程，是指建设工程，包括建筑物和构筑物的新建、改建、扩建及其相关的装修、拆除、修缮等；所称与工程建设有关的货物，是指构成工程不可分割的组成部分，且为实现工程基本功能所必需的设备、材料等；所称与工程建设有关的服务，是指为完成工程所需的勘察、设计、监理等服务。"第三款指出："政府采购工程以及与工程建设有关的货物、服务，应当执行政府采购政策。"

《招标投标法》第三条第一款规定："在中华人民共和国境内进行下列工程建设项目包括项目的勘察、设计、施工、监理以及与工程建设有关的重要设备、材料等的采购，必须进行招标。"第二款至第四款规定了工程的具体内容，包括：（一）大型基础设施、公用事业等关系社会公共利益、公众安全的项目；（二）全部或者部分使用国有资金投资或者国家融资的项目；（三）使用国际组织或者外国政府贷款、援助资金的项目。第五款规定："前款所列项目的具体范围和规模标准，由国务院发展计划部门会同国务院有关部门制订，报国务院批准。"第六款规定："法律或者国务院对必须进行招标的其他项目的范围有规定的，依照其规定。"

《招标投标法实施条例》第二条第一款规定："招标投标法第三条所称工程建设项目，是指工程以及与工程建设有关的货物、服务。"第二款规定，"前款所称工程，是指建设工程，包括建筑物和构筑物的新建、改建、扩建及其相关的装修、拆除、修缮等；所称与工程建设有关的货物，是指构成工程不可分割的组成部分，且为实现工程基本功能所必需的设备、材料等；所称与工程建设有关的服务，是指为完成工程所需的勘察、设计、监理等服务。"

二、政府采购与工程招投标的关系

由于我国《招标投标法》规定必须进行招标的"工程建设项目"包括项

目的勘察、设计、施工、监理以及与工程建设有关的重要设备、材料等的采购，与《政府采购法》存在交叉，因此，《政府采购法实施条例》对此作了衔接，指出政府采购工程以及与工程建设有关的货物、服务，采用招标方式采购的，适用《招标投标法》及《招标投标法实施条例》；采用其他方式采购的，适用《政府采购法》及《政府采购法实施条例》。

【问题1-9】 如何判断工程采购适用于《政府采购法》还是《招标投标法》？

可以通过"采购人单位性质"+"工程招标金额标准"来判定一个采购项目是遵从《政府采购法》还是《招标投标法》。

首先看国家机关、事业单位和社会团体。国家机关、事业单位或社会团体的采购资金来源于财政预算资金的，采购货物、工程和服务，只要其采购资金额度在限额标准以上，均属于政府采购范畴，须遵从《政府采购法》。

但是根据《政府采购法实施条例》，政府采购工程以及与工程建设有关的货物、服务，采用招标方式采购的，适用《招标投标法》及《招标投标法实施条例》。

《必须招标的工程项目规定》规定了工程招投标额度：对于全部或者部分使用国有资金投资或者国家融资的项目和使用国际组织或者外国政府贷款、援助资金的项目，其勘察、设计、施工、监理以及与工程建设有关的重要设备、材料等的采购达到下列标准之一的，必须招标：

（1）施工单项合同估算价在400万元人民币以上；

（2）重要设备、材料等货物的采购，单项合同估算价在200万元人民币以上；

（3）勘察、设计、监理等服务的采购，单项合同估算价在100万元人民币以上。

《国家卫生健康委员会政府采购管理暂行办法》第五条规定："各单位应当按照《实施条例》正确划分工程以及与工程建设有关的货物、服务范围。政府采购工程以及与工程建设有关的货物、服务，采用招标方式采购的，适用《招标投标法》及其实施条例；采用其他方式采购的，适用《政府采购法》及其实施条例。政府采购工程以及与工程建设有关的货物、服务，应当执行政府采购政策。"因此，卫生健康系统在进行工程采购时应依据上述《政府采购法实施条例》的要求选取适用法律。

其次看企业。企业，包括国有企业不属于《政府采购法》调整范畴。因此，无论其采购工程、货物还是服务，均不需要遵从《政府采购法》。但是，对依法必须进行招标的项目，其招标投标过程需要遵从《招标投标法》。

【问题1-10】　工程招标需执行政府采购政策吗？

《政府采购法实施条例》第七条第三款规定，政府采购工程以及与工程建设有关的货物、服务，应当执行政府采购政策。那么，以招标方式进行采购的工程项目，是否需要按照政府采购相关要求向财政部门办理立项、合同备案等手续呢？

以公开招标方式采购的政府采购工程，应当按照政府采购法律制度规定编制采购预算，备案采购计划及合同，执行有关政府采购政策。

【问题1-11】　包含货物（设施设备）和服务（施工安装）的采购项目如何认定采购对象？

该类项目，名称上一般含有"工程"二字，如上面列举的"计算机网络系统工程""灯光音响工程""机房建设工程""交通设施设备安装工程"等。主要涉及"工程"与"货物"的辨识，可从以下两个方面界定：一是根据项目所涉及的建筑物或构筑物等工程的设计图纸进行界定。如果该类项目中的设施设备等货物内容包含在建筑物或构筑物等工程项目的设计图纸中，则应定性为与工程有关的货物和服务，无论是工程建设过程中采购，还是建成后对这些设施设备等进行维修改造，选用招标方式时，均应执行《招标投标法》及其实施条例。如果该类项目中的设施设备等货物内容未包含在建筑物或构筑物等工程项目的设计图纸中，即与工程建设无关，则应为单独的设施设备（含施工安装）采购，属于《政府采购法》规定的货物和服务，无论采用招标方式还是非招标方式，均应执行《政府采购法》及其实施条例。二是根据采购项目的预算或造价清单进行界定（主要适用于单独采购含有施工安装的设施设备项目）。如果清单中的设施设备等货物清单费用低于施工安装等费用，应当成工程项目，采用招标方式时，执行《招标投标法》及其实施条例；反之，如果清单中的设施设备等货物清单费用超过施工安装等费用，则应属于《政府采购法》规定的货物和服务，无论采用招标方式还是非招标方式，均应执行《政府采购法》及其实施条例；如果无法根据清单确定项目属性，可按照有利于项目实施的原则确定其属性。

【案例1-4】　货物采购适用法律错误导致采购失败，谁之过？

采购人某医院委托代理机构Y公司就"某医院医疗设备采购项目"（以下简称本项目）进行公开招标。2017年5月17日，代理机构Y公司发布招标公告，后组织了开标、评标工作。8月31日，代理机构Y公司发布中标公示，B公司为第一中标候选人。9月1日，供应商A公司提出质疑。9月13日，代理机构Y公司答复质疑。9月28日，代理机构Y公司书面通知排名前三的投标供应商A公司为中标供应商。同日，B公司提出质疑。10月17日，采购人某医院答复质疑。

11月1日，B公司向财政部提起诉讼，投诉事项为：（1）采购人某医院干预、影响评标工作。（2）采购人某医院无视评标委员会的评审结论，违规改变中标结果。（3）A公司不具备制造商针对本项目的唯一授权，不符合招标文件要求。（4）A公司具有不良记录，不符合招标文件要求。

财政部依法受理本案，并向相关当事人调取证据材料。

采购人某医院称：（1）评审现场，采购人某医院工作人员将前期调研情况向评标委员会作了简单介绍。（2）评标结果公示后，A公司提出质疑，代理机构Y公司组织原评标委员会对质疑事项进行复核。采购人某医院基于原评标委员会的复核结果组织党政联席会议，认为B公司存在提供虚假材料谋取中标的行为，按照《招标投标法》的有关规定，确定第二中标候选人A公司为中标供应商。（3）投诉事项3、4属于报名时的资质问题，由代理机构Y公司负责答复。

代理机构Y公司称：（1）评标过程中，采购人某医院工作人员确实进入评标室。（2）采购人某医院依据招标文件有关"评审委员会对投标人综合评价，按照评标得分由高到低排序，提出前三名为中标候选人，将候选人报招标人，由招标人最终确定中标人"的规定，确定A公司为中标供应商。（3）A公司投标文件中提交的授权为T公司的转授权，并非制造商针对本项目的唯一授权。（4）B公司提及的A公司曾被处罚的情况并未对外公布，代理机构Y公司在开标时无法获知。

A公司称：（1）其完全响应招标文件关于"产品代理商应出具生产厂商针对本项目开具的唯一授权书"的要求。（2）其近三年内没有不良记录、违法违规或失信行为。

经查，本项目招标文件"投标须知"要求，"评标具体做法按照《招标投标法》进行"。"评审内容及评分标准"要求，"根据《招标投标法》结合本工程实际需求特制定本评标方法"。按照"（三）商务标得分"要求，"将所有有效投标报价进行算数平均值计算，以算数平均值作为评标基准价，投标报价等于评标基准价时得满分，有效报价与评标基准价相比，每高出1%

扣1分，每低出1%扣0.5分，扣完为止"。

处理理由

根据《政府采购法》第二条的规定，本项目属于货物采购，其采购方式和采购程序均应按照《政府采购法》及相关法律法规执行。本项目未按上述规定执行，违反了《政府采购法》第二条和第六十四条第一款的规定。鉴于本项目法律适用错误，财政部不再对投诉事项逐一审查。

处理结果

鉴于本项目尚未签订政府采购合同，根据《政府采购法》第二条、第三十六条第一款第二项、第六十四条第一款，《政府采购供应商投诉处理办法》第十九条第一项的规定，认定采购行为违法，责令采购人废标，重新开展采购活动。2018年3月1日《政府采购质疑和投诉办法》（财政部令第94号）实施后，《政府采购供应商投诉处理办法》废止。但在《政府采购质疑和投诉办法》（财政部令第94号）第三十一条第二项仍是类似的规定：已确定中标或者成交供应商但尚未签订政府采购合同的，认定中标或者成交结果无效，责令重新开展采购活动。

根据《政府采购法》第七十一条和《政府采购法实施条例》第六十八条第一项的规定，责令采购人某医院、代理机构Y公司限期改正，并给予代理机构Y公司警告和罚款的行政处罚。

问题与案例目录

问题目录

【问题1-11】 包含货物（设施设备）和服务（施工安装）的采购项目如何认定采购对象？

案例目录

参考文献

[1] 蔡锟．未使用财政性资金的采购项目不适用《政府采购法》[N]．中国政府采购报，2017-12-19（004）．

[2] 政府采购信息网．这类项目适不适用政府采购流程？9个问题你看完就明白了[EB/OL]．https：//baijiahao．baidu．com/s？id＝1706970589505688710&wfr＝spider&for＝pc．

[3] 北京市政府采购中心．《政府采购法实施条例》中财政性资金和服务释义[EB/OL]．http：//www．ccgp．gov．cn/llsw/201710/t20171017_ 8996446．shtml．

[4] 蒋守华．含财政补贴的混合性资金项目能否采用政府采购程序[N]．中国政府采购报，2020-01-10（004）．

[5] 张松伟．由学生付费的大学宿舍空调服务项目该如何采购．电力招标采购网，2021-08-12．

[6] 杭正亚．以采购文件为抓手拨开项目属性"迷雾"[N]．中国政府采购报，2021-07-23（004）．

[7] 陈仕艳．"辨识"政府采购"工程"之属性[J]．中国招标，2018（43）：28-29．

[8] 财政部．财政部指导性案例第16号．X医院医疗设备采购项目投诉案．中国政府采购网，http：//www．cgpnews．cn/articles/47152．

第二章　政府采购模式

【本章导读】　本章详细介绍政府采购的两种主要模式，即集中采购模式和分散采购模式。这两种模式的选择依据分别是集中采购目录和分散采购限额标准，从而帮助读者清晰识别两种模式的选择依据和运作机理。

第一节　政府采购模式概述

【本节小引】　某省卫生健康委需要对"外网安全运维服务"项目进行采购，要求供应商提供驻场网络安全运维支持服务，通过监测防护、分析研判、应急处置等手段，及时发现安全风险，处置安全事件，有效阻断各类网络安全威胁，推动委机关网络安全综合防护能力和水平提升，进一步保证系统的运行安全、数据安全和网络安全，构筑委机关网络安全保障防线，最大限度地预防和减少网络安全事故发生。该项目预算金额为200万元，负责采购事务的小李是个新手，不知道该委托当地政府采购中心采购，还是委托其他代理机构进行采购，还是自行进行采购，请您帮他出出主意。

一、政府采购模式概念

政府采购模式，是指政府采购活动的组织方式。根据采购"集中化"程度的不同，政府采购模式分为集中采购和分散采购两种。

所谓集中采购，是指由政府设立的职能机构统一为其他政府机构提供采购服务的一种采购组织实施形式。所谓分散采购，是指由各预算单位自行开展采购活动的一种采购组织实施形式。

集中采购的优点在于：能够集中采购需求，取得规模效益；减少重复采购，降低采购成本；统一策划，统一采购，统一配置标准，便于维修和管理；容易培养一支专业化采购队伍，保证采购质量；方便管理和监督；推动政府采购有关政策取向的贯彻落实。其缺点在于：不易适应紧急情况采购、使用单位没有采购自主性、难以满足用户多样性的需求、采购程序复杂、采购周期较长等。

分散采购的优点在于：增强了采购人的自主权，易于沟通，能够满足采购对及时性和多样性的需求，手续简单。缺点在于：不利于发挥规模效益，增加了采购成本，不便于监督管理等。

事实上，在政府采购实践中，由于集中模式和分散模式各有优劣，各自适合于不同的采购项目，因此，各国法律对采购模式的选择往往不是绝对的，而是针对不同的情况和采购项目分别使用集中采购模式和分散采购模式，以期使两种模式扬长避短，物尽其用。

从采购模式的历史来看，很多国家都经历了从集中模式到半集中半分散模式的转化过程，如新加坡在 1995 年以前一直实行集中采购，由财政部中央采购处统一购买政府各部门所需的物品和服务；1995 年中央采购处关闭，除少数物品考虑到经济效益依旧采取集中采购外，其他的则由各部门自行采购。随着电子贸易的普及，政府采购模式可能又将走向集中模式，因为所有的采购信息均可由一个部门输入互联网，合同商可按要求将物品直接交付给采购实体。

二、我国的政府采购模式

根据《政府采购法》第七条的规定，政府采购实行集中采购和分散采购相结合。因此，我国的政府采购有两种主要模式：集中采购模式和分散采购模式。

根据《政府采购法实施条例》第四条的规定，集中采购是指采购人将列入集中采购目录的项目委托集中采购机构代理采购或者进行部门集中采购的行为。分散采购是指采购人将采购限额标准以上的未列入集中采购目录的项目自行采购或者委托采购代理机构代理采购的行为。

关于这两个概念中的"集中采购目录"和"限额标准"将在第二节进行解释。我国的政府采购模式如表 2-1 所示。

表 2-1　我国的政府采购模式

采购模式		条件
集中采购	集中采购机构代理采购 部门集中采购	列入集中采购目录的项目
分散采购	自行采购 采购代理机构代理采购	未列入集中采购目录， 但在采购限额标准以上的项目

从我国实践看，近年来，集中采购金额占全部政府采购金额呈现下降趋

势，而分散采购呈现上涨趋势，如表 2-2 所示。

表 2-2　2008—2020 年我国集中采购模式和分散采购模式所占比重情况　单位：%

年份	政府集中采购比重	部门集中采购比重	分散采购比重
2008	67.6	18.3	14.1
2009	68.9	18.1	13.0
2010	—	—	—
2011	—	—	—
2012	65.2	—	—
2013	65.5	—	—
2014	84.8		15.2
2015	79.3		20.7
2016	52.9	19.7	27.4
2017	47.6	17.1	35.3
2018	44	14.5	41.5
2019	39.4	14.9	45.7
2020	33.5	11.1	55.4

数据来源：各年财政部公开数据，或者根据财政部公开数据进行计算。
注："—"表示财政部未披露相关数据。

第二节　集中采购目录与集中采购模式

【本节小引】　某县中医院进行了一项物业服务的政府采购活动，预算金额达 700 多万元。负责该采购项目的小张认为，只要委托了第三方代理机构，就可以视为满足《政府采购法》中的公平竞争要求。因此，该项目并没有委托集中采购机构实行集中采购，而是改为委托其他代理机构进行分散采购。两个星期后，医院却收到了该县财政局责令整改的行政处理，认为其存在违反法律法规规定的其他妨碍公平竞争的情形。小张感到很迷惑，既然已经委托了第三方代理机构，为什么还会被认定在政府采购中妨碍了公平竞争呢？请您根据《政府采购法》及其实施条例的相关内容，解答小张的疑惑。

一、集中采购目录

根据《政府采购法》第七条的规定，集中采购的范围由省级以上人民政府公布的集中采购目录确定。属于中央预算的政府采购项目，其集中采购目录由国务院确定并公布；属于地方预算的政府采购项目，其集中采购目录由省、自治区、直辖市人民政府或者其授权的机构确定并公布。纳入集中采购目录的政府采购项目，应当实行集中采购。根据《政府采购法实施条例》第三条，集中采购目录包括集中采购机构采购项目和部门集中采购项目。其中，技术、服务等标准统一，采购人普遍使用的项目，列为集中采购机构采购项目；采购人本部门、本系统基于业务需要有特殊要求，可以统一采购的项目，列为部门集中采购项目。

国家卫生健康委作为中央预算单位，适用国务院办公厅发布的"集中采购目录"。按照目前实施的《中央预算单位政府集中采购目录及标准（2020年版）》的规定，中央预算单位集中采购机构采购项目如表 2-3 所示，部门集中采购项目则由国家卫生健康委按实际工作需要确定，报财政部备案后组织实施采购。

表 2-3　中央预算单位集中采购机构采购项目

目录项目	适用范围　　　　　　　　　　　备　注
一、货物类	
台式计算机	不包括图形工作站
便携式计算机	不包括移动工作站
计算机软件	指非定制的通用商业软件，不包括行业专用软件
服务器	10 万元以下的系统集成项目除外
计算机网络设备	指单项或批量金额在 1 万元以上的网络交换机、网络路由器、网络存储设备、网络安全产品，10 万元以下的系统集成项目除外
复印机	不包括印刷机
视频会议系统及会议室音频系统	指单项或批量金额在 20 万元以上的视频会议多点控制器（MCU）、视频会议终端、视频会议系统管理平台、录播服务器、中控系统、会议室音频设备、信号处理设备、会议室视频显示设备、图像采集系统
多功能一体机	指单项或批量金额在 5 万元以上的多功能一体机
打印设备	指喷墨打印机、激光打印机、热式打印机，不包括针式打印机和条码专用打印机
扫描仪	指平板式扫描仪、高速文档扫描仪、书刊扫描仪和胶片扫描仪，不包括档案、工程专用的大幅面扫描仪

目录项目	适用范围	备 注
投影仪		指单项或批量金额在 5 万元以上的投影仪
复印纸	京内单位	不包括彩色复印纸
打印用通用耗材	京内单位	指非原厂生产的兼容耗材
乘用车		指轿车、越野车、商务车、皮卡,包含新能源汽车
客车		指小型客车、大中型客车,包含新能源汽车
电梯	京内单位	指单项或批量金额在 100 万元以上的电梯
空调机	京内单位	指除中央空调(包括冷水机组、溴化锂吸收式冷水机组、水源热泵机组等)、多联式空调(指由一台或多台室外机与多台室内机组成的空调机组)以外的空调
办公家具	京内单位	指单项或批量金额在 20 万元以上的木制或木制为主、钢制或钢制为主、铝制或铝制为主的家具
二、工程类		
限额内工程	京内单位	指投资预算在 120 万元以上的建设工程,适用招标投标法的建设工程项目除外
装修工程	京内单位	指投资预算在 120 万元以上,与建筑物和构筑物新建、改建、扩建无关的装修工程
拆除工程	京内单位	指投资预算在 120 万元以上,与建筑物和构筑物新建、改建、扩建无关的拆除工程
修缮工程	京内单位	指投资预算在 120 万元以上,与建筑物和构筑物新建、改建、扩建无关的修缮工程
三、服务类		
车辆维修保养及加油服务	京内单位	指在京内执行的车辆维修保养及加油服务
机动车保险服务	京内单位	
印刷服务	京内单位	指单项或批量金额在 20 万元以上的本单位文印部门(含本单位下设的出版部门)不能承担的票据、证书、期刊、文件、公文用纸、资料汇编、信封等印刷业务(不包括出版服务)
工程造价咨询服务	京内单位	指单项或批量金额在 20 万元以上的在京内执行的工程造价咨询服务
工程监理服务	京内单位	指单项或批量金额在 20 万元以上的在京内执行的建设工程(包括建筑物和构筑物的新建、改建、扩建、装修、拆除、修缮)项目的监理服务,适用招标投标法的工程监理服务项目除外
物业管理服务	京内单位	指单项或批量金额在 100 万元以上的本单位物业管理服务部门不能承担的在京内执行的机关办公场所水电供应、设备运行、建筑物门窗保养维护、保洁、保安、绿化养护等项目,多单位共用物业的物业管理服务除外

续表

目录项目	适用范围	备　注
云计算服务		指单项或批量金额在 100 万元以上的基础设施服务（Infrastructure as a Service，IaaS），包括云主机、块存储、对象存储等，系统集成项目除外
互联网接入服务	京内单位	指单项或批量金额在 20 万元以上的互联网接入服务

资料来源：国务院办公厅. 中央预算单位政府集中采购目录及标准（2020 年版）［EB/OL］. http：//www.gov.cn/gongbao/content/2020/content_ 5469643.htm.

各地卫生健康委适用各省级人民政府制定的集中采购目录。

全国各地区的集中采购目录可在中国政府采购网查询。

【问题 2-1】　哪些项目会被纳入集中采购目录，有何标准？

各地应依据《地方目录及标准指引》，结合本地区实际确定本地区货物、服务类集中采购机构采购项目，可在《地方目录及标准指引》基础上适当增加品目，原则上不超过 10 个。各地可结合本地区实际自行确定各品目具体执行范围、采购限额等。政府采购工程纳入集中采购机构采购的项目，由各地结合本地区实际确定。集中采购目录原则上不包含部门集中采购的项目，部门集中采购项目由各主管预算单位结合自身业务特点自行确定，报省级财政部门备案后实施。

二、集中采购机构采购

根据《政府采购法》第十六条的规定，集中采购机构为采购代理机构。设区的市、自治州以上人民政府根据本级政府采购项目组织集中采购的需要设立集中采购机构。集中采购机构是非营利事业法人，根据采购人的委托办理采购事宜。

根据《政府采购法实施条例》第三条的规定，技术、服务等标准统一，采购人普遍使用的项目，列为集中采购机构采购项目。根据《政府采购法》第七十四条，采购人对应当实行集中采购的政府采购项目，不委托集中采购机构实行集中采购的，由政府采购监督管理部门责令改正；拒不改正的，停止按预算向其支付资金，由其上级行政主管部门或者有关机关依法给予其直接负责的主管人员和其他直接责任人员处分。

【问题 2-2】　如何采购纳入集中采购目录的政府采购项目？

《政府采购法》第十八条规定，采购人采购纳入集中采购目录的政府采购项目，必须委托集中采购机构代理采购。政府集中采购机构也应遵守这一规定。

【问题2-3】 本单位为中央直属单位省级分支机构，在政府采购过程中可否在当地政府采购中心确定的协议供货商、定点供货商中直接选择成交供应商，不再自行组织采购？如果可以，需在当地政府采购中心履行何种手续？

按照现行规定，中央直属单位省级分支机构采购中央预算单位集中采购目录以内的产品，应当委托中央政府集中采购机构代理采购，按规定在中央政府集中采购机构确定的协议供货商、定点供货商中采购。采购中央预算单位集中采购目录以外的产品，可按规定自行采购，也可以委托社会代理机构或政府集中采购机构（包括当地政府集中采购机构）在委托的范围内代理采购，在地方政府采购中心确定的协议供货商和定点供货商中选择成交供应商的，按地方政府采购中心的规定办理相关手续。

（一）批量集中采购

根据《政府采购法》第七十四条的规定，采购人对应当实行集中采购的政府采购项目，不委托集中采购机构实行集中采购的，由政府采购监督管理部门责令改正；拒不改正的，停止按预算向其支付资金，由其上级行政主管部门或者有关机关依法给予其直接负责的主管人员和其他直接责任人员处分。

批量集中采购是指对一些通用性强、技术规格统一、便于归集的政府采购品目，由采购人按规定标准归集采购需求后交由政府集中采购机构统一组织实施的一种采购模式。

根据《政府采购法实施条例》第二十四条的规定，列入集中采购目录的项目，适合实行批量集中采购的，应当实行批量集中采购，但紧急的小额零星货物项目和有特殊要求的服务、工程项目除外。

那么，集中采购机构如何开展批量采购工作呢？根据《财政部关于加强中央预算单位批量集中采购管理有关事项的通知》的有关要求，集中采购机构可以根据采购品目的不同需求特点和计划数量，灵活选择采购方式，不断提高批量集中采购效率和服务质量。采购活动无法在预定时间内完成的，集中采购机构应当以适当方式通知中央预算单位；出现采购活动失败的，集中采购机构应当在中国政府采购网上公告后重新组织采购；因采购需求原因无法重新组织采购的，集中采购机构应当及时通知中央预算单位修改采购需求。集中采购机构拟定的采购文件应当包含其与中标（成交）供应商签订的框架协议和采购人与中标（成交）供应商签订的采购合同文本，并对签订框架协议、采购合同以及送货的时间做出明确的约定。集中采购机构应当在中标（成交）结果公告之日起 3 个工作日内，与中标（成交）供应商签订框架协议。中标（成交）供应商无正当理由拒不签订框架协议的，集中采购机构可以与排位在中标（成交）供应商之后第一位的候选供应商签订框架协议，并予公告，同时将有关情况报财政部处理。框架协议签订后，中标（成交）供应商或其授权供应商应当在中标（成交）结果公告之日起 5 个工作日内，主动与中央预算单位联系，根据采购文件约定的内容签订采购合同，并在中标（成交）结果公告之日起 20 个工作日内完成送货。

【问题 2-4】 如何正确理解集采目录单项采购或批量采购？

单项采购项目是指单个采购项目，由财政安排专项采购，以该单一项目预算资金为准；批量采购项目是指同一品目或者类别的多个政府采购项目的集合，以本部门、本系统一个财政年度内的全部同类采购项目预算总额为准。

举例来说，采购人在一个财政年度内有一单采购，如采购 20 台电脑，预算金额为 10 万元，但同一级预算下的另外 99 家采购人也各需要采购电脑 20 台，各自的预算金额也是 10 万元。这样，由集中采购机构一起采购 2 000 台电脑，预算金额为 1 000 万元，就属于电脑的批量采购。

（二）协议供货

协议供货是指采购方通过公开招标或谈判的方式，一次性与供应商签订提供货物、工程和服务的协议，规定在固定期限内供应商不定期不定量按协议规定的条件多次分散提供货物和服务。

根据《中央国家机关政府集中采购信息类产品协议供货管理办法》的有关规定，采购中心将建立协议供货最高限价与市场价格的联动机制，开展市场价格行情监测，对协议供货最高限价实行动态管理。协议供货商应按照框架协议的要求定期进行价格调整，采购中心将按照产品降幅情况、框架协议约定和实际采购需求确定各期协议供货的淘汰和递补原则。在产品和服务完全可比的条件下，当采购人或相关单位和人员发现协议供货价格高于市场平均价格时，应及时向采购中心反映。发生上述情况时，若采购人承诺对货物及服务质量自行承担责任，则可以从网上公布的协议供货商以外的其他供应商处进行采购。但采购人应当在签订采购合同前将有关情况的书面说明加盖本单位公章后传真至采购中心备案，并附录有关供应商的报价文件及产品型号、配置清单。采购中心将同时依据上述文件对协议供货商价格进行调查，并要求其进行价格调整。价格调整通知发出后 3 个工作日内拒不降价的，将暂停协议供货产品销售资格。

采购人应当在协议供货商履行合同义务结束后 15 个工作日内，在协议供货商评价管理系统中，对协议供货商的合同履约、产品质量、配送安装、服务品质等职责履行情况做出评价，并按"优、良、中、差"评定等级。协议供货商在当期协议供货期内，严格按照招标文件执行价格协议，及时更新产品价格，无采购人在产品质量、售后服务等方面投诉，配合采购中心做好协议供货管理工作，主动维护中央政府集中采购的声誉，且销售金额在同类产品中排名靠前的，采购中心将参考采购人的评价，在后续协议供货采购中适当延长该产品协议供货周期。

（三）定点采购

定点采购是指采购机构通过招投标等方式，综合考虑产品质量、价格和售后服务等因素，择优确定一家或几家定点供应商，同定点供应商签署定点采购协议，由定点供应商根据协议在定点期限内提供有关产品。

根据《关于中共中央直属机关 2020—2022 年度建设工程监理定点采购有关事宜的通知》的有关规定，定点采购包括以下四个程序。

（1）落实采购资金：各单位在工程监理任务委托前，应落实项目所需资金。按照国家有关规定需要履行项目审批手续的，应当先履行审批手续，取得批准。

（2）确定监理人：各单位可以根据项目实际需求，在定点供应商范围内直接确定监理人，或者结合报价（或优惠）情况、拟派项目总监资历、人员配置、监理服务大纲等情况，选择若干家定点供应商进行综合比选后择优确定监理人。

（3）合同签订：确定监理人后，双方应及时签订工程监理合同。由监理人登录"中国政府采购网中直采购频道"进入工程监理定点采购管理子系统，详细填写采购信息，在线编辑并生成带有编号的合同。监理人填写完成后，提交给采购人确认及签订。依据有关规定应当办理施工许可证的项目，各单位凭建设工程委托监理合同、工程施工合同、投资概算批复（或预算批复）以及其他相关材料到北京市建设工程招标投标管理办公室办理直接发包手续。

（4）合同款支付：各单位应按建设工程委托监理合同约定的合同款支付方式及时向监理人支付合同价款，并在报销时将监理人开具的发票和带有编号的监理合同作为原始凭证一同入账。

三、部门集中采购

根据《政府采购法实施条例》第三条的规定，采购人本部门、本系统基于业务需要有特殊要求，可以统一采购的项目，列为部门集中采购项目。

【问题2-5】 政府集中采购项目与部门集中采购项目有何不同？暂时未制定部门集中采购目录，在办理采购事宜时应如何操作？

《政府采购法实施条例》第三条规定："集中采购目录包括集中采购机构采购项目和部门集中采购项目。技术、服务等标准统一，采购人普遍使用的项目，列为集中采购机构采购项目；采购人本部门、本系统基于业务需要有特殊要求，可以统一采购的项目，列为部门集中采购项目。"政府集中采购机构采购项目必须委托集中采购机构代理采购，部门集中采购项目可以委托也可以不委托集中采购机构代理采购。

《政府采购法》第十八条规定，属于本部门、本系统有特殊要求的项目，应当实行部门集中采购。若暂时未制定统一的部门集中采购目录，限额标准以上的采购项目，采购人可委托集中采购机构也可委托社会代理机构实施采购。

【问题2-6】 纳入部门集中采购目录的货物或服务，在本部门和本系统没有能力采购的情况下，是否可以委托社会中介代理机构采购？

不可以。《政府采购法实施条例》第四条规定：政府采购法所称集中采购，是指采购人将列入集中采购目录的项目委托集中采购机构代理采购或者进行部门集中采购的行为；所称分散采购，是指采购人将采购限额标准以上的未列入集中采购目录的项目自行采购或者委托采购代理机构代理采购的行为。从以上描述可以看出，分散采购并不包含部门集中采购。

《政府采购法》第十八条第一款规定：采购人采购纳入集中采购目录的政府采购项目，必须委托集中采购机构代理采购；采购未纳入集中采购目录的政府采购项目，可以自行采购，也可以委托集中采购机构在委托的范围内代理采购。部门集中采购属于集中采购的一种，必须由集中采购机构（包括部门集中采购机构）采购。该条第二款规定：属于本部门、本系统有特殊要求的项目，应当实行部门集中采购。部门集中采购是指主管部门统一组织实施纳入部门集中采购目录以内的货物、工程、服务的采购活动。中介代理机构显然不属于本部门也不是什么主管部门，也没有属于本部门所需要的特殊专业技能，因而采购人不得将部门集中采购的项目委托分散采购，而必须依法进行部门集中采购或委托集中采购机构采购。

第三节 分散采购限额标准与分散采购模式

【本节小引】 某省卫生健康委的工作人员小王发现，当地财政部门把所有达到采购限额标准且不论是否在集中采购目录内的政府采购项目，都审批到政府集中采购机构。小王认为其负责的某个政府采购项目由于性质较为特殊，更适合由该省卫生健康委单位自行组织采购。小王想知道当地财政部门将所有政府采购项目都审批到政府集中采购机构的做法是否符合《政府采购法》的要求？不在集中采购目录中的政府采购项目，是否可以不通过政府集中采购机构进行采购，还有哪些其他的采购方式可供选择？请您根据《政府采购法》及其实施条例的相关内容为小王提供建议。

一、限额标准

根据《政府采购法》第八条的规定，政府采购限额标准，属于中央预算的政府采购项目，由国务院确定并公布；属于地方预算的政府采购项目，由省、自治区、直辖市人民政府或者其授权的机构确定并公布。采购限额标准以上的未列入集中采购目录的项目实行分散采购。

为落实"放管服"改革精神，降低行政成本，提高采购效率，省级单位政府采购货物、服务项目分散采购限额标准不应低于50万元，市县级单位政府采购货物、服务项目分散采购限额标准不应低于30万元，政府采购工程项目分散采购限额标准不应低于60万元；政府采购货物、服务项目公开招标数额标准不应低于200万元，政府采购工程以及与工程建设有关的货物、服务公开招标数额标准按照国务院有关规定执行。

【问题2-7】 没有达到限额标准的项目如何采购？比如，省级财政部门规定的采购限额标准为10万元，那么对于10万元以下的采购项目如何执行采购程序？

在集中采购目录以外、采购限额标准以下的采购项目由采购人自行自主采购，签订政府采购合同。选定政府集中采购机构的行为不属于政府采购所讲的公开招标。根据《财政部关于贯彻落实整合建立统一的公共资源交易平台工作方案有关问题的通知》，未依法独立设置集中采购机构的地区，可将集中采购项目择优委托给政府集中采购机构以外的采购代理机构。若无法将集中采购项目委托给其他政府集中采购机构的，可由采购人自行选择采购代理机构或者由财政部门择优遴选采购代理机构代理集中采购业务。

【问题 2-8】 集中采购目录外、采购限额标准以下的项目，采购人如何选择采购方式？采购限额标准以下的项目，是否可委托采购代理机构实施采购？

根据《政府采购法》第二条的规定，政府采购是指各级国家机关、事业单位和团体组织，使用财政性资金采购依法制定的集中采购目录以内的或者采购限额标准以上的货物、工程和服务的行为。因此，集中采购目录外、采购限额标准以下的采购项目，不属于政府采购的范围，不受政府采购法律法规的规制，采购人可以按照单位内控制度自行组织采购。

需要注意的是，对于限额标准以下的项目，采购人按照单位内控制度采购，符合当下"强化采购人主体责任"的深改精神，"谁采购，谁负责"。限额标准以下的项目金额小，如果采用公开招标、竞争性磋商的采购方式，程序复杂，耗时较长，效率较低。建议采购人前期做好市场调研，筛选出3家以上合适的供应商，由采购人内部组成的评审小组进行综合评审，评选出合适的供应商作为成交供应商。

【问题 2-9】 如何正确理解公开招标数额与分散采购限额？

公开招标数额标准是公开招标的最低数额，是适用公开招标采购方式的采购金额最低要求。达到公开招标数额标准，应采用公开招标；没达到公开招标数额标准，无须采用公开招标。无论是政府集中采购、部门集中采购的项目，还是分散采购项目；无论是货物类项目，还是服务类项目，只要预算金额达到公开招标数额标准都应采用公开招标方式。从规范政府采购的角度讲，设置公开招标数额标准，可对应公开招标而没有公开的现象给予有效约束。

政府采购限额标准是界定采购项目是否适用《政府采购法》的标尺。《政府采购法》第二条将政府采购定义为：各级国家机关、事业单位和团体组织，使用财政性资金采购依法制定的集中采购目录以内的或者采购限额标准以上的货物、工程和服务的行为。由此可见，《政府采购法》在定义政府采购时，给出的限定条件之一就是，采购的对象不是采购限额标准以下的货物、工程和服务。限额标准高了，《政府采购法》适用的范围就小了。反之，限额标准低了，《政府采购法》适用的范围就扩大了。这是我国政府采购特有的一个标准，旨在调节《政府采购法》的适用范围，以适应我国政府采购制度初建时期相对薄弱的采购能力。

【问题2-10】　对于既包含分散采购又包含集中采购目录内容的采购项目，如何实施采购？

纳入集中采购目录的内容应委托政府集中采购机构进行采购；未纳入集中采购目录的政府采购项目，可以自行采购或委托政府集中采购机构以外的采购代理机构进行采购。若项目不便于拆分，可以全部委托政府集中采购机构进行采购。

二、委托代理机构进行采购

根据《政府采购法》第十九条的规定，采购人可以委托集中采购机构以外的采购代理机构，在委托的范围内办理政府采购事宜。采购人有权自行选择采购代理机构，任何单位和个人不得以任何方式为采购人指定采购代理机构。

根据《政府采购法实施条例》第十二条的规定，政府采购法所称采购代理机构，是指集中采购机构和集中采购机构以外的采购代理机构。集中采购机构是设区的市级以上人民政府依法设立的非营利事业法人，是代理集中采购项目的执行机构。集中采购机构应当根据采购人委托制订集中采购项目的实施方案，明确采购规程，组织政府采购活动，不得将集中采购项目转委托。集中采购机构以外的采购代理机构，是从事采购代理业务的社会中介机构。

【问题2-11】　委托代理机构进行采购，供应商资质由谁负责审核？

资格审查是采购人的责任。采购人可以要求参加政府采购的供应商提供有关资质证明文件和业绩情况，并根据《政府采购法》规定的供应商条件和采购项目对供应商的特定要求，对供应商的资格进行审查。如果委托给了招标公司，那要看在委托协议当中是怎么约定的。但无论怎么约定，资格审查的责任都在采购人。法律依据为《政府采购法》第二十三条，采购人可以要求参加政府采购的供应商提供有关资质证明文件和业绩情况，并根据该法规定的供应商条件和采购项目对供应商的特定要求，对供应商的资格进行审查。

三、自行采购

根据87号令第九条的规定，未纳入集中采购目录的政府采购项目，采购人可以自行招标，也可以委托采购代理机构在委托的范围内代理招标。采购人自行组织开展招标活动的，应当符合下列条件：（1）有编制招标文件、组织招标的能力和条件；（2）有与采购项目专业性相适应的专业人员。

【问题2-12】 哪些情况分别适用自行组织和委托采购？

根据《政府采购法》第十八条规定，适用委托采购的情形有：（1）政府集中采购目录内的政府采购项目，必须委托集中采购代理机构；（2）集中采购目录以外、限额标准以上的项目，可以委托社会中介机构，也可委托集中采购机构。

适用自行采购的情形有：（1）集中采购目录外、限额标准以下的项目，不在《政府采购法》的规范范畴之内，采购人可按单位内控制度进行采购。（2）集中采购目录外、限额标准以上的项目，本单位有特殊要求的项目，经省级以上人民政府批准，可以自行采购。

特别提醒：对于在公开招标数额标准以上的分散采购项目，根据87号令第九条的规定，采购人如果具备"有编制招标文件、组织招标的能力和条件；有与采购项目专业性相适应的专业人员"这两个条件，可以自行组织招标开标活动。反之，应当委托采购代理机构实施采购。采购人自行采购限额标准以上的项目，采用非招标方式采购的，也应严格遵守非招标采购方式的采购程序和适用情形。

《政府采购法》第十九条、第二十条明确规定，采购人可以委托集中采购机构以外的采购代理机构在委托的范围内办理采购事宜。采购人有权自行选择采购代理机构，任何单位和个人不得以任何方式为采购人指定采购代理机构。采购人依法委托采购代理机构办理采购事宜的，应当由采购人与采购代理机构签订委托代理协议，依法确定委托代理事项，约定双方的权利义务。

中央深化改革委员会通过的《深化政府采购制度改革方案》明确规定，强化采购人主体责任，按照"谁采购、谁负责"的原则，建立对采购结果的负责机制，采购人应加强采购专业能力和内控制度建设，从机构、人员、场地、监控等方面给予保障。

【案例2-1】 自行采购项目也是政府采购项目，需遵循政府采购流程。

某市房管局就"办公楼电梯设备采购项目"编制了采购实施计划并报市财政局备案，采购组织形式为自行采购。随后房管局委托了A代理公司就该项目进行公开招标，房管局经办人员向A代理公司提出房管局办公楼现有电梯已经损坏，因此需要压缩采购时间，在保证电梯质量的前提下尽快将采购程序走完。

A代理公司对于采购人提出的上述要求予以采纳，采购文件自2017年5月10日在电子采购系统中交费下载。投标截止时间为2017年5月24日9时整。供应商B公司下载采购文件后认为自采购文件发出之日起至投标截止时间少于20日，周期过短导致影响其编制投标文件，违反了《招标投标法》第二十四条"依法必须进行招标的项目，自招标文件开始发出之日起至投标人提交投标文件截止之日止，最短不得少于二十日"的规定，于是向采购人及A代理公司提出质疑。采购人、A代理公司认为该项目已经报市财政局批准，由常规的政府采购项目改为自行采购，也不是依法必须招标的工程建设项目，因此不违反《招标投标法》和《政府采购法》的规定，并据此向B公司作出了书面答复。B公司对此答复内容不满意，向市财政局提出诉讼，请求认定采购文件内容违法。

市财政局认为：该项目为政府采购货物类，应适用《政府采购法》有关规定。根据《政府采购法》第三十五条"货物和服务项目实行招标方式采购的，自招标文件开始发出之日起至投标人提交投标文件截止之日止，不得少于二十日"的规定，投诉事项成立。处理投诉时，市财政局发现采购公告并未在指定媒体发布、采购文件设置注册资本金作为投标人的特定资格条件等其他问题，违背了《政府采购法》第十一条"政府采购的信息应当在政府采购监督管理部门指定的媒体上及时向社会公开发布"，以及《政府采购促进中小企业发展暂行办法》第三条，即"政府采购活动不得以注册资本金、资产总额、营业收入、从业人员、利润、纳税额等供应商的规模条件对中小企业实行差别待遇或者歧视待遇"的强制性规定。综上，市财政局根据《政府采购供应商投诉处理办法》第十九条第一项，作出"采购行为违法，责令重新开展采购活动"的处理决定。

分析：（1）采购人对于政府采购中自行采购的理解存在严重偏差。采购人对于自行采购的认知有误，错误地将自行采购理解为非政府采购项目，混淆了备案与行政审批的区别，甚至认为经过财政部门的备案，是将政府采购项目批准为非政府采购项目。需要注意的是，自行采购项目也是政府采购项目，根据《政府采购法》第二条"在中华人民共和国境内进行的政府采购适用本法"的规定，无论采用哪种采购组织形式或采购方式，均属于《政府采购法》的调整范围，必须按照目前政府采购法律制度的有关程序和规定开展采购活动。采购文件自发出之日起至投标人提交投标文件截止之日止，不得少于二十日，属于强制性规定，不能以工作需要、时间紧急等任何理由进行压缩。采购人将自行采购理解为政府采购的"法外之地"，不受约束，属于对法条理解上的严重偏差。

首先，自行采购类似《招标投标法》中的自行招标，是政府采购的一种组织形式，与其对应的是委托代理采购，并不需要财政部门事先审批。当然也并非所有政府采购项目的采购人都可以自行采购，依据《政府采购法》第十八条，自行采购的范围划定在本单位有特殊要求的部门集中采购项目以及未纳入集中采购目录的政府采购项目（分散采购），前者须经省级以上人民政府批准，后者由采购人自行决定自行采购或者委托代理采购。其次，采购人还须符合自己组织采购活动的条件，对此87号令第九条明确规定，采购人需具有编制招标文件、组织招标的能力、条件以及相应的专业人员等基本条件，否则采购人应当委托采购代理机构代理采购。换言之，采购人有自己组织采购活动的能力且有意愿时，无须委托采购代理机构，这也是自行采购的基本特征。而本案例中，采购人在明确采购组织形式为自行采购的同时，又委托了一家采购代理机构组织采购活动，可能是出于怕担责任的考虑，也可能还是理解上的问题，错误地认为自行采购不受有关法律制度的约束，可以"不走寻常路"。市财政局处理投诉时发现的采购信息未在指定媒体发布、设置注册资本金作为资格条件等情况，结合采购人的质疑答复内容，也印证了这一点。

（2）需要正确区分自行采购与可以直接采购的情形。《政府采购法》第二条第二款对政府采购项目作出了界定，即"本法所称政府采购，是指各级国家机关、事业单位和团体组织，使用财政性资金采购依法制定的集中采购目录以内的或者采购限额标准以上的货物、工程和服务的行为"。凡是同时符合采购人、采购资金、采购项目以及采购对象等方面要素的采购项目，都属于政府采购项目。在此规定之外的采购行为，比如某国家机关使用财政性资金采购集中采购目录以外且采购限额以下的货物时，虽然属于政府单位购买行为，但不是法律规定的"政府采购项目"，其采购行为不属于《政府采购法》的调整范围。因此，该国家机关可以选择直接采购，也可以参照《政府采购法》的有关程序组织采购活动。自行采购作为《政府采购法》体系中的一种组织形式，与非政府采购项目的政府单位购买行为需要加以区分，切勿混淆。

问题与案例目录

问题目录

案例目录

参考文献

［1］财政部．关于印发《地方预算单位政府集中采购目录及标准指引（2020年版）》的通知［EB/OL］．http：//www.gov.cn/zhengce/zheng ceku/2020-01/09/content_5467762.htm.

［2］本刊采编部．答疑解惑［J］．中国政府采购，2021（4）：65-68.

［3］中国政府采购网．批量集中采购［EB/OL］．http：//www. ccgp. gov. cn/wiki/mcjs/201501/t20150113_ 4924152. htm.

［4］内蒙古自治区财政厅．全区集采目录及有关政策（2020 年版）解读来啦！［EB/OL］．http：//czt. nmg. gov. cn/czdt/czxw/202006/t20200605_ 1434775. html.

［5］李伟．协议供货在人民银行采购中的应用研究［J］．中国政府采购，2017（10）：68-71.

［6］杜云峰．定点采购实务操作的难点与对策［J］．中国政府采购，2002（10）：34-36.

［7］中国政府采购网．部门集中采购可否委托分散采购［EB/OL］．http：//www. ccgp. gov. cn/dfcg/llsw/201603/t20160324_ 6610260. htm.

［8］政府采购信息网．问答［EB/OL］．https：//www. caigou2003. com/cz/czsw/4652958. html.

［9］政府采购信息网．自行采购须依法组织［EB/OL］．https：//www. caigou2003. com/cz/aldp/4405689. html.

第三章　政府采购相关方

【本章导读】　本章详细介绍政府采购各相关方，包括采购人、采购代理机构、供应商、政府采购监管部门、评审专家等相关主体各自的权利义务，帮助读者全面了解相关主体在政府采购中的角色分工、权利义务及其应承担的法律责任。

第一节　采购人

【本节小引】　采购人 A 就电梯采购进行公开招标，在合同条款中明确了付款方式为合同签订后支付合同金额的 30%，安装验收合格后支付 65%，余款一年后付清。B 公司在投标时因未与银行达成协议，故承诺：安装验收后支付 95%，余款一年后付清。通过政府采购程序，B 公司中标。中标时，B 公司已与银行达成协议，故提出要按招标书中的付款方式分三次付款，采购人 A 表示同意，即签订合同。请问 B 公司已做了承诺改变，中标后是否可以更改？采购人 A 接受了 B 公司的更改方案，是否改变了中标结果？如果在招标文件中未将付款方式作为实质性内容，采购人 A、B 公司是否有权依法行使自己的权利？本案例仅涉及在定标后付款方式的变更，但其根本上是涉及采购人究竟有哪些权利和义务的问题。

一、采购人的含义

采购人是政府采购中的需求主体，是政府采购中的"买方"。第一章已经提及，《政府采购法》第十五条规定，"采购人是指依法进行政府采购的国家机关、事业单位、团体组织"。

二、采购人的权利

政府采购关系到政府职能的发挥与社会公共利益的实现，政府采购制度需保证采购人的正当、合法权益，进而保证采购活动能够顺利、高效开展。具体而言，从我国颁布的政府采购相关法律法规来看，采购人在采购活动中主要拥有以下各种权利。

（1）采购人有自行选择采购代理机构的权利。《政府采购法》第十九条第二款规定："采购人有权自行选择采购代理机构，任何单位和个人不得以任何方式为采购人指定采购代理机构。"

（2）采购人有权要求采购代理机构遵守委托约定。《政府采购法》第二十条明确指出："采购人依法委托采购代理机构办理采购事宜的，应当由采购人与采购代理机构签订委托代理协议，依法确定委托代理的事项，约定双方的权利义务。"《采购法实施条例》第十六条进一步规定："政府采购法第二十条规定的委托代理协议，应当明确代理采购的范围、权限和期限等具体事项。采购人和采购代理机构应当按照委托代理协议履行各自义务，采购代理机构不得超越代理权限。"

（3）采购人有权审查政府采购供应商的资格。《政府采购法》第二十三条明确规定："采购人可以要求参加政府采购的供应商提供有关资质证明文件和业绩情况，并根据本法规定的供应商条件和采购项目对供应商的特定要求，对供应商的资格进行审查。"《政府采购法实施条例》第二十一条第一款针对资格预审指出："采购人或者采购代理机构对供应商进行资格预审的，资格预审公告应当在省级以上人民政府财政部门指定的媒体上发布。已进行资格预审的，评审阶段可以不再对供应商资格进行审查。资格预审合格的供应商在评审阶段资格发生变化的，应当通知采购人和采购代理机构。"在资格后审方面，《招标投标法实施条例》第二十条规定："招标人采用资格后审办法对投标人进行资格审查的，应当在开标后由评标委员会按照招标文件规定的标准和方法对投标人的资格进行审查。"

（4）采购人有权依法确定中标供应商。我国《政府采购法》第三章中规定了各类采购方式，包括公开招标、邀请招标、竞争性谈判、单一来源采购、询价以及国务院政府采购监督管理部门认定的其他采购方式，每一种采购方式都有关于选择采购人和确定成交供应商的规定。采购人可以依据预先制定的采购标准，确定符合采购要求的中标供应商。

（5）采购人具有签订采购合同并参与对供应商履约验收的权利。《政府采购法》第五章提出了关于政府采购合同的一系列相关规定，其中第四十三条第一款明确指出："政府采购合同适用合同法。采购人和供应商之间的权利和义务，应当按照平等、自愿的原则以合同方式约定。"《政府采购法》第四十一条规定："采购人或者其委托的采购代理机构应当组织对供应商履约的验收。"《政府采购法实施条例》第十三条第二款也规定："采购代理机构应当提高确定采购需求，编制招标文件、谈判文件、询价通知书，拟订合同文本和优化采购程序的专业化服务水平，根据采购人委托在规定的时间内及时组织采购人与中标或者成交供应商签订政府采购合同，及时协助采购人对采购项目进行验收。"

（6）采购人在特殊情况下有权提出特殊要求。比如，针对某些特殊项目的采购，在对供应商的要求方面，《政府采购法》第二十二条第二款规定："采购人可以根据采购项目的特殊要求，规定供应商的特定条件，但不得以不合理的条件对供应商实行差别待遇或者歧视待遇。"再比如，在采购方式方面，《政府采购法》第十八条第二款规定："属于本部门、本系统有特殊要求的项目，应当实行部门集中采购；属于本单位有特殊要求的项目，经省级以上人民政府批准，可以自行采购。"

【问题3-1】 采购人对采购结果存在异议，发现自身权益受损该怎么办？

根据《政府采购法》第七十条规定，任何单位和个人对政府采购活动中的违法行为，有权控告和检举，有关部门、机关应当依照各自职责及时处理。

【问题3-2】 采购人可以与供应商协商变更采购合同的内容吗？

根据《政府采购法》第五十条规定，政府采购合同的双方当事人不得擅自变更、中止或者终止合同。政府采购合同继续履行将损害国家利益和社会公共利益的，双方当事人应当变更、中止或者终止合同。有过错的一方应当承担赔偿责任，双方都有过错的，各自承担相应的责任。

【问题3-3】 某地出台文件，在采购评审中对采购人进行屏蔽，请问这是否合理？损害了采购人的什么权利？

该做法并不合理，甚至违反了法律的规定，损害了采购人的评审参与权。《政府采购法》第三十八条、第四十条分别对采购人参与竞争性谈判方式采购和询价方式采购进行了规定，并指出谈判小组和询价小组都要由"采购人的代表和有关专家"共同组成；87号令第四十五条第一款同样规定："评标委员会由采购人代表和有关技术、经济等方面的专家组成。"因此，采购人依法享有采购评审参与权。

三、采购人的义务与责任

政府采购不同于一般的商业采购活动，要求采购人高质量、高效率地提供社会公共服务，承担起维护国家利益和社会公共利益的责任与义务。因此，采购人的行为必须受到政府采购法律法规的约束，切实执行政府采购的相关政策规定。《政府采购法》第十四条指出："政府采购当事人是指在政府采购活动中享有权利和承担义务的各类主体，包括采购人、供应商和采购代理机构等。"该条款明确了采购人是政府采购活动中享有权利和承担义务的主体之一。《政府采购法实施条例》第十一条第一款对此进一步细化，规定"采购人在政府采购活动中应当维护国家利益和社会公共利益，公正廉洁，诚实守信，执行政府采购政策，建立政府采购内部管理制度，厉行节约，科学合理确定采购需求"。具体而言，采购人必须履行的义务和承担的责任包括以下若干方面。

（1）维护国家利益和社会公共利益。《政府采购法》第一条明确指出，制定该法的目的不仅是"为了规范政府采购行为，提高政府采购资金的使用效益"，"保护政府采购当事人的合法权益，促进廉政建设"，对于"维护国家利益和社会公共利益"更是具有极其重要的意义。我国政府采购相关政策正在逐步完善，要求采购人执行政府采购政策、维护社会公共利益的自觉性也要逐步加强。

（2）遵守政府采购的各项法律制度，执行政府采购政策。综合《政府采购法》第二条、第十八条的规定，集中采购目录以内的和集中采购限额标准以上的工程、货物和服务的采购，必须由集中采购机构统一采购，并订立书面委托合同，采购人不得自行采购，否则必须承担相应的责任；同时，《政府采购法》第二十八条规定："采购人不得将应当以公开招标方式采购的货物或者服务化整为零或者以其他任何方式规避公开招标采购。"《政府采购法实施条例》第二十九条规定："采购人应当根据集中采购目录、采购限额标准和已批复的部门预算编制政府采购实施计划，报本级人民政府财政部门备案。"

（3）建立政府采购内部管理制度。采购人作为政府采购行为的主体，对于政府采购活动的各个环节都负有重要的管理责任。2012年财政部印发《行政事业单位内部控制规范（试行）》，对建立政府采购单位内部管理制度的有关内容、控制机制进行了详细的规范。政府采购活动是一项涉及面广、技术复杂、政策性较强的工作，完善的内部控制管理制度是政府采购工作顺利开展的关键保障，要明确各个部门、各个环节的相关责任归属，建立预算编制、政府采购和资产管理等部门或者岗位之间的沟通协调机制。

（4）妥善保存采购活动相关的各类文件。《政府采购法》第四十二条规定："采购人、采购代理机构对政府采购项目每项采购活动的采购文件应当妥善保存，不得伪造、变造、隐匿或者销毁。采购文件的保存期限为从采购结束之日起至少保存十五年。采购文件包括采购活动记录、采购预算、招标文件、投标文件、评标标准、评估报告、定标文件、合同文本、验收证明、质疑答复、投诉处理决定及其他有关文件、资料。"

（5）及时将政府采购信息、招标结果向社会公布，以便接受社会各界的监督。《政府采购法》第六十三条规定："政府采购项目的采购标准应当公开。采用本法规定的采购方式的，采购人在采购活动完成后，应当将采购结果予以公布。"第七十五条指出："采购人未依法公布政府采购项目的采购标准和采购结果的，责令改正，对直接负责的主管人员依法给予处分。"

（6）在规定时间内与中标供应商签订政府采购合同。《政府采购法》第四十六条规定："采购人与中标、成交供应商应当在中标、成交通知书发出之日起三十日内，按照采购文件确定的事项签订政府采购合同。中标、成交通知书对采购人和中标、成交供应商均具有法律效力。中标、成交通知书发出后，采购人改变中标、成交结果的，或者中标、成交供应商放弃中标、成交项目的，应当依法承担法律责任。"

（7）尊重供应商的正当合法权益。《政府采购法实施条例》第二十条明确规定，禁止"以不合理的条件对供应商实行差别待遇或者歧视待遇"，在参与供应商资格审查时，必须平等对待不同地区、不同规模的供应商，不得以不合理的要求影响供应商获得采购竞争的资格。《政府采购法实施条例》第十一条第二款规定："采购人不得向供应商索要或者接受其给予的赠品、回扣或者与采购无关的其他商品、服务。"采购人无正当理由不得拒绝接受采购结果、拒签采购合同、不及时支付采购资金等。

（8）在采购实施过程中，采购人有义务回答供应商的正当疑问。《政府采购法》第五十一条规定："供应商对政府采购活动事项有疑问的，可以向采购人提出询问，采购人应当及时作出答复，但答复的内容不得涉及商业秘密。"

（9）厉行节约，科学合理确定采购需求，接受政府采购管理监督部门的管理。《党政机关厉行节约反对浪费条例》第十二条第二款规定："政府采购应当依法完整编制采购预算，严格执行经费预算和资产配置标准，合理确定采购需求，不得超标准采购，不得超出办公需要采购服务。"因此，为了有效避免超标准采购、"豪华采购"等现象的出现，政府采购的采购人必须接受政府采购管理监督部门的管理。按照国家法律规定，各级政府财政部门是政府采购的监督管理部门，采购人在实施采购方面要对政府采购监督管理部门负责，同时还要接受国家审计部门、监察部门的监督，有责任积极支持和配合政府采购管理、监督部门的工作。

【问题3-4】 采购人对招标结果不满意，可以申请采购活动作废吗？

《政府采购法实施条例》第四十三条第一款规定："采购代理机构应当自评审结束之日起2个工作日内将评审报告送交采购人。采购人应当自收到评审报告之日起5个工作日内在评审报告推荐的中标或者成交候选人中按顺序确定中标或者成交供应商。"在一般的政府采购流程中，采购人只能按顺序确定成交供应商，不能按照自己的意愿随意作废采购结果，防止损害供应商的正当合法权益。

【问题3-5】 采购人可以把未中标供应商的样品出售或者捐赠吗？

87号令第二十二条第三款规定："采购活动结束后，对于未中标人提供的样品，应当及时退还或者经未中标人同意后自行处理；对于中标人提供的样品，应当按照招标文件的规定进行保管、封存，并作为履约验收的参考。"如果未中标人同意采购人对样品进行处理，即未中标供应商放弃了样品的所有权，采购人可以将样品出售或捐赠，但如若没有得到允许则不得随意处理。

【案例3-1】 采购人无正当理由可以拒签采购合同吗？

某政府采购中心受采购人A委托，组织了一次医用电梯项目的竞争性谈判采购。第一次因电梯主要部件和功能参数不明确导致采购失败。而后报经财政部门审批后，由采购人A修正相关参数，该中心重新组织了竞争性谈判采购。通过三轮谈判，谈判小组推选B为成交供应商，采购人A的代表现场同意谈判推选结果。随后，政府采购中心便向成交供应商B发出了成交通知书。但当成交供应商B与采购人A签订供货合同时，采购人A却拒签。成交供应商B多次与之协商、联系，采购人A还是拒签。

一个月后，成交供应商B向当地财政部门提起投诉，称其所提供的电梯符合国标，有质检部门的检测报告，而且完全符合采购文件的参数要求。与此同时，采购人 A 也以书面形式向财政部门提交了解除成交结果的申请，列明成交供应商 B 提供的电梯与其要求不符的理由，表示不采用采购中心组织的成交结果。而后，财政部门会同监察、质检及采购人主管部门组成专门联合调查组，实地进行调查核实。调查结果如下。

其一，采购人 A 改扩建的建筑物尚未开工建设，根据原有楼房所需电梯的顶层高度、轿厢大小判断，成交供应商 B 提供的电梯参数基本上能够满足实际要求。

其二，采购人 A 所需电梯属国标的国内产品，其事后提出的完全进口曳引机与自身实际情况不相符。

其三，经实地核查，采购人 A 反映的另一市县某单位使用成交供应商 B 的电梯质量差的情况，与该单位领导及主管人员在配合调查时说明的情况不一致。该单位领导及主管人员明确表示：从没有接触过上述采购人 A，更没有向其说过或提供过成交供应商 B 经销的电梯有质量问题。该单位还为此提供了书面证明材料。

其四，成交供应商 B 近年来给本市其他单位提供的同品牌、同类型电梯的使用情况良好，服务周到。

其五，经向上级采购管理部门和质检部门咨询成交供应商 B 的情况，均反映没有任何质量投诉问题。

调查结束后，财政部门立即组织监察、质检、公证、采购人主管部门、谈判小组成员和供、采双方法人代表召开专门会议。会议现场作出决定：要求采购人 A 三日之内与成交供应商 B 签订采购合同。否则，将对采购人 A 进行重罚，并在全市进行通报，移交监察部门作进一步处理。目前，此案已得到妥善处理，双方在其主管部门的监管下，正常履行合同。

【案例 3-2】 在采购人认为第一中标供应商投标业绩涉嫌造假的情形下，是否可以不按照评审委员会推荐的中标候选人顺序确定中标人并与其签订采购合同？

20××年 2 月 20 日，A 采购人委托 M 招标公司，就该单位"PC 服务器采购项目"进行公开招标。2 月 22 日，M 招标公司在中国政府采购网发布招标公告并发售招标文件。标书发售期间，共有 7 家供应商购买了招标文件。3 月 20 日投标截止，4 家供应商按时提交了投标文件。开标仪式结束后，M 招标公司组织了评标工作，由 1 名采购人代表和 4 名随机抽取的专家组成的评审委员会共同完成了评标，按次序推荐 B 公司为第一中标候选人。3 月 21

日，M招标公司向A采购人发送了评审报告。4月11日，M招标公司发布中标人为第二中标候选人D公司的中标公告，并向D公司发送了中标通知书。4月14日，A采购人与D公司签订采购合同。

4月17日，投标人B公司向财政部门来函反映称：A采购人未经评审委员会评审直接决定其他候选人为中标人的行为违法。A采购人答复称：B公司投标文件中业绩部分存在造假，涉嫌提供虚假材料谋取中标。由于M招标公司未按要求组织复审，该项目又亟须采购PC服务器，A采购人只能自行确认第二中标候选人D公司为中标供应商。

财政部门调取了该项目的招标文件、投标文件、评标报告及评标录像等资料。调查发现：3月21日，M招标公司向A采购人发送了评审报告，按次序推荐B公司为第一中标候选人。随后，A采购人对B公司进行了公开调查，认为其投标业绩造假，于4月7日要求M招标公司进行复审。由于M招标公司未组织复审，A采购人于4月10日以其有权确定中标人为由，自行确认第二中标候选人D公司为中标供应商。M招标公司按照A采购人的要求，于4月11日向D公司发送了中标通知书，随后与D公司签订采购合同。

关于A采购人认为B公司业绩造假的问题，经审查，B公司提供的业绩材料符合招标文件要求，不存在提供虚假材料谋取中标的情形。

本案反映了政府采购活动中出现的几个相关问题。

第一，采购人未在5个工作日之内在评审报告推荐的中标候选人中按顺序确定中标供应商。本案中，M招标公司于3月21日向A采购人发送了评审报告，按次序推荐B公司为第一中标候选人，截至3月29日5个工作日期限届满，A采购人未确认采购结果，该行为违反了《政府采购法实施条例》第四十三条第一款的规定。

第二，采购人不得要求评审委员会违法重新评审。《财政部关于进一步规范政府采购评审工作有关问题的通知》规定："评审结果汇总完成后，采购人、采购代理机构和评审委员会均不得修改评审结果或者要求重新评审，但资格性检查认定错误、分值汇总计算错误、分项评分超出评分标准范围、客观分评分不一致、经评审委员会一致认定评分畸高、畸低的情形除外。"本案中，第一中标候选人B公司业绩可能造假不属于重新评审的法定情形，A采购人以此要求M招标公司组织重新评审的做法违反了该规定。

第三，采购人不得自行改变评审委员会推荐的中标候选人顺序选择中标人。如果采购人发现第一中标候选人存在违法行为的，根据《政府采购法实施条例》第四十四条第一款的规定，应当书面向本级人民政府财政部门反映。本案中，A采购人自行确认第二中标候选人为中标供应商的行为违反了该规定。

第四，采购人应按照法律及招标文件的相关规定签订采购合同。《政府采购法》第四十六条第一款规定："采购人与中标、成交供应商应当在中标、成交通知书发出之日起三十日内，按照采购文件确定的事项签订政府采购合同。"实践中，采购人、采购代理机构往往通过隐瞒政府采购信息、改变采购方式、不按采购文件确定事项签订采购合同等手段，达到虚假采购或者让内定供应商中标的目的。因此，采购人应当依照采购文件所确认的标的、数量、单价等与中标供应商签订采购合同。

综上，财政部门作出处理决定如下：根据《政府采购法》第四十六条、《政府采购法实施条例》第四十三条的规定，责令A采购人进行整改，督促其与B公司签订采购合同。

第二节　采购代理机构

【本节小引】　某政府采购中心计划在本年度进行办公用台式电脑的采购，预算金额10万元，该采购人如何选择采购代理机构呢？《政府采购法》第十八条第一款规定："采购人采购纳入集中采购目录的政府采购项目，必须委托集中采购机构代理采购；采购未纳入集中采购目录的政府采购项目，可以自行采购，也可以委托集中采购机构在委托的范围内代理采购。"采购人应当根据项目特点、代理机构专业领域和综合信用评价结果，从政府采购代理机构名录中自主择优选择代理机构。任何单位和个人不得以摇号、抽签、遴选等方式干预采购人自行选择代理机构。在选定之后，采购人需要进一步明确采购代理机构的权利和责任，以保障政府采购活动更加顺利、有效地展开。

一、采购代理机构的含义

政府采购代理机构，是指从事政府采购代理活动的社会中介机构。《政府采购法》中针对采购代理机构的规定为第十六条"集中采购机构为采购代理机构"和第十九条"采购人可以委托集中采购机构以外的采购代理机构，在委托的范围内办理政府采购事宜"。也就是说，在我国，采购代理机构包括两类：集中采购机构、集中采购机构以外的采购代理机构。

《政府采购法》第十八条第一款规定："采购人采购纳入集中采购目录的政府采购项目，必须委托集中采购机构代理采购。"《政府采购法实施条例》第十二条第二款对此进一步明确："集中采购机构是设区的市级以上人民政府依法设立的非营利事业法人，是代理集中采购项目的执行机构。"集中采购机构应当根据采购人委托制订集中采购项目的实施方案，明确采购规程，组织政府采购活动，不得将集中采购项目转委托。集中采购机构以外的采购代理机构，是从事采购代理业务的社会中介机构。

【问题3-6】 集中采购代理机构和集中采购机构以外的采购代理机构（社会采购代理机构）有什么区别？

《政府采购法实施条例》第十二条规定："政府采购法所称采购代理机构，是指集中采购机构和集中采购机构以外的采购代理机构。集中采购机构是设区的市级以上人民政府依法设立的非营利事业法人，是代理集中采购项目的执行机构。集中采购机构应当根据采购人委托制定集中采购项目的实施方案，明确采购规程，组织政府采购活动，不得将集中采购项目转委托。集中采购机构以外的采购代理机构，是从事采购代理业务的社会中介机构。"集中采购机构和社会采购代理机构的最大区别就在于，社会采购代理机构只能接受采购人分散采购项目的采购委托，而集中采购机构可以接受采购人任何政府采购项目的采购委托。另外，集中采购项目属于法定强制委托，只能由集中采购机构承接；而分散采购项目属于自愿委托，采购人可以自主选择社会采购代理机构或者集中采购代理机构。除此之外，由于集中采购代理机构是设区的市级以上人民政府依法设立的非营利事业法人，其还承担着制订集中采购项目的实施方案、明确采购规程的职能职责。

二、采购代理机构参与政府采购的条件

由于集中采购代理机构属于法定强制委托代理，因此，这里的"采购代理机构"是指集中采购机构以外的采购代理机构，其参与政府采购的条件经历了从"审批制"到"备案制"的转变，这是适应国家"放管服"改革的需要，也是发挥市场起决定性资源配置作用的需要。

2014年8月31日，中华人民共和国第十二届全国人民代表大会常务委员会第十次会议通过了《全国人民代表大会常务委员会关于修改〈中华人民

共和国保险法〉等五部法律的决定》，其中对《政府采购法》作出修改，将第十九条第一款中的"经国务院有关部门或者省级人民政府有关部门认定资格的"修改为"集中采购机构以外的"，即自 2014 年 8 月 31 日起，取消财政部及省级人民政府财政部门负责实施的政府采购代理机构（以下简称代理机构）资格认定行政许可事项，政府采购代理机构代理政府采购业务由原来的审批制改为备案制。为此，财政部印发了《财政部关于做好政府采购代理机构资格认定行政许可取消后相关政策衔接工作的通知》。该通知规定：自 2014 年 8 月 31 日起，财政部和省级人民政府财政部门不再接收政府采购代理机构资格认定申请，已接受申请的要停止相关资格认定工作。

为满足代理机构信息发布、专家抽取等业务工作需要，方便采购人选择代理机构和政府采购监管部门加强业务监管，自 2015 年 1 月 1 日起，凡有意从事政府采购业务的代理机构可以在中国政府采购网或其工商注册所在地省级分网站进行网上登记。网上登记遵循"自愿免费、一地登记、全国通用"的原则。登记信息包括机构名称、法人代表、注册地址、联系方式、专职人员情况等内容，由代理机构自行填写并扫描上传营业执照、组织机构代码证、税务登记证副本、社会保险登记证书、中级以上专业技术职务证书等相关证明材料。登记后有关信息发生变化的，由代理机构自行维护和更新。代理机构应保证登记信息真实有效。所有登记信息将通过系统向社会公开，接受社会监督。

2015 年 1 月 1 日前，有意从事政府采购业务的新的代理机构，可以携带网上登记信息的相关证明材料原件及复印件，到工商注册所在地省级人民政府财政部门填写"政府采购代理机构登记表"进行纸质登记。

截至 2014 年 8 月 31 日，政府采购代理机构资格证书还在有效期内的代理机构，以及财政部门已经接收政府采购代理机构资格申请但尚未完成资格认定的代理机构，视同已经完成纸质登记。

财政部门不再对网上登记信息和纸质登记信息进行事前审核。对于完成网上登记的代理机构，系统将自动将其名称纳入中国政府采购网"政府采购代理机构"专栏"政府采购代理机构名单"，并授予相关业务网络操作权限。对于完成纸质登记的代理机构，省级以上人民政府财政部门应当现场为其开通相关业务网络操作权限。

三、采购代理机构的权利

在我国，政府采购代理机构的权利主要表现在如下方面。

（1）依法接受采购人的政府采购委托，承办政府采购项目的采购事宜。《政府采购法》第二十条明确指出："采购人依法委托采购代理机构办理采购事宜的，应当由采购人与采购代理机构签订委托代理协议，依法确定委托代理的事项，约定双方的权利义务。"《政府采购法实施条例》第十六条进一步规定："政府采购法第二十条规定的委托代理协议，应当明确代理采购的范围、权限和期限等具体事项。"《政府采购代理机构管理暂行办法》（以下简称《代理机构管理暂行办法》）第十三条规定："代理机构受采购人委托办理采购事宜，应当与采购人签订委托代理协议，明确采购代理范围、权限、期限、档案保存、代理费用收取方式及标准、协议解除及终止、违约责任等具体事项，约定双方权利义务。"采购人与采购代理机构之间建立的是委托代理关系，依法签订委托代理合同，因此，采购代理机构有权选择是否接受采购人委托，提供采购代理服务。

（2）依法开展政府采购代理活动，不受地区或区域的限制。采购代理机构在接受采购人委托后，有权利按照委托协议，组织采购的各项具体工作，包括制订采购计划，按照国家法律规定选择采购方式，编制招标文件或谈判采购的文件，发布政府采购信息，组织开标、评标和定标。如果采取谈判方式进行采购，则应该负责组织谈判工作的具体实施。《政府采购法实施条例》第十三条第二款规定："采购代理机构应当提高确定采购需求，编制招标文件、谈判文件、询价通知书，拟订合同文本和优化采购程序的专业化服务水平。"同时，法律法规保障代理机构跨区域经营的权利，2014年9月，财政部下发《关于做好政府采购代理机构资格认定行政许可取消后机关政策衔接工作的通知》规定，将代理机构资格管理审批制改为登记制。网上登记遵循"自愿免费、一地登记、全国通用"的原则。

（3）在特定情况下，可以接受采购人的委托，与供应商签订采购合同并监督合同的履行，代理采购人对采购结果进行验收。《政府采购法》第四十一条规定："采购人或者其委托的采购代理机构应当组织对供应商履约的验收。"《政府采购法实施条例》第十三条第二款规定："根据采购人委托在规定的时间内及时组织采购人与中标或者成交供应商签订政府采购合同，及时协助采购人对采购项目进行验收。"因此，采购代理机构有权利接受采购人委托展开签订合同、监督履行以及成果验收工作。

（4）政府采购代理机构有权向采购人收取法定的代理费用。《代理机构管理暂行办法》第十五条明确规定："代理费用可以由中标、成交供应商支付，也可由采购人支付。由中标、成交供应商支付的，供应商报价应当包含代理费用。代理费用超过分散采购限额标准的，原则上由中标、成交供应商支付。代理机构应当在采购文件中明示代理费用收取方式及标准，随中标、成交结果一并公开本项目收费情况，包括具体收费标准及收费金额等。"

【问题 3-7】　采购代理机构可以接受采购人委托与供应商签订政府采购合同吗？

《政府采购法》第四十三条第二款规定："采购人可以委托采购代理机构代表其与供应商签订政府采购合同。由采购代理机构以采购人名义签订合同的，应当提交采购人的授权委托书，作为合同附件。"

【问题 3-8】　公开招标项目中，采购代理机构可以要求供应商对投标文件进行澄清吗？

87 号令第五十一条第一款规定："对于投标文件中含义不明确、同类问题表述不一致或者有明显文字和计算错误的内容，评标委员会应当以书面形式要求投标人作出必要的澄清、说明或者补正。"因此，澄清的要求应该由评审专家书面作出，采购代理机构无权提出澄清要求。

四、采购代理机构的义务与责任

政府采购代理机构与采购人之间构成委托与被委托的关系，因此，必须对采购人的委托负责。在保障采购代理机构权益的同时，必须同时明确政府采购代理机构的义务与责任，才能对政府采购实现真正有效的科学管理。具体而言，采购代理机构的义务和责任主要表现为以下几个方面。

（1）根据采购人委托要求进行采购活动。《政府采购法》第十六条第二款和第十九条规定，采购代理机构应当"根据采购人的委托办理采购事宜"。从本质上讲，采购人与采购代理机构之间的关系是委托与被委托的关系，因此，采购代理机构应当按照采购人要求的具体事项，如期限、范围等，开展采购活动。

（2）编制采购文件。《政府采购法实施条例》第十五条指出："采购人、采购代理机构应当根据政府采购政策、采购预算、采购需求编制采购文件。采购需求应当符合法律法规以及政府采购政策规定的技术、服务、安全等要求。政府向社会公众提供的公共服务项目，应当就确定采购需求征求社会公众的意见。除因技术复杂或者性质特殊，不能确定详细规格或者具体要求外，采购需求应当完整、明确。必要时，应当就确定采购需求征求相关供应商、专家的意见。"《代理机构管理暂行办法》第十一条第（三）项明确规定，代理机构代理政府采购业务应当拥有不少于 5 名熟悉政府采购法律法规、具备编制采购文件和组织采购活动等相应能力的专职从业人员。

（3）及时以法定形式公开采购信息，并按规定作出答复。《政府采购法》第十一条规定："政府采购的信息应当在政府采购监督管理部门指定的媒体上及时向社会公开发布，但涉及商业秘密的除外。"因此，采购代理机构在接受政府采购活动委托后，有义务在国家指定的统一媒体上公开发布采购信息，将实际情况告知潜在供应商。在供应商对采购程序、采购方式、招标文件的内容、评标标准情况等提出问题时，采购代理机构也有义务在规定的权限内及时作出答复。

（4）追求价格低、效率高、质量好的高标准采购要求。根据《政府采购法》第十七条的规定，政府采购代理机构在"进行政府采购活动，应当符合采购价格低于市场平均价格、采购效率更高、采购质量优良和服务良好的要求"。

（5）遵循公平竞争原则，保护供应商合法权益。《政府采购法实施条例》第十四条规定："采购代理机构不得以不正当手段获取政府采购代理业务，不得与采购人、供应商恶意串通操纵政府采购活动。采购代理机构工作人员不得接受采购人或者供应商组织的宴请、旅游、娱乐，不得收受礼品、现金、有价证券等，不得向采购人或者供应商报销应当由个人承担的费用。"

（6）接受监管部门以及社会各界监督。采购代理机构的活动不仅要接受各级人民政府财政部门和其他有关政府采购监督管理部门的监管，同时还应当接受国家审计部门、监察部门的监督、审查，以及任何单位和个人等社会各方面的监督。《代理机构管理暂行办法》第十七条规定："财政部门负责组织开展代理机构综合信用评价工作。采购人、供应商和评审专家根据代理机构的从业情况对代理机构的代理活动进行综合信用评价。综合信用评价结果应当全国共享。"《政府采购法》第七十八条规定："采购代理机构在代理政府采购业务中有违法行为的，按照有关法律规定处以罚款，可以在一至三年内禁止其代理政府采购业务，构成犯罪的，依法追究刑事责任。"对代理机构的监督检查结果应当在省级以上财政部门指定的政府采购信息发布媒体向社会公开。

【问题 3-9】 采购代理机构有无保管招投标资料的义务？

《政府采购法》第四十二条第一、二款规定："采购人、采购代理机构对政府采购项目每项采购活动的采购文件应当妥善保存，不得伪造、变造、隐匿或者销毁。采购文件的保存期限为从采购结束之日起至少保存十五年。采购文件包括采购活动记录、采购预算、招标文件、投标文件、评标标准、评估报告、定标文件、合同文本、验收证明、质疑答复、投诉处理决定及其他有关文件、资料。"《政府采购法实施条例》第四十六条规定："政府采购法第四十二条规定的采购文件，可以用电子档案方式保存。"

【问题3-10】　集中采购机构有哪些职责？

根据《政府采购法》第十六条第二款和第十九条的规定，采购代理机构应"根据采购人的委托办理采购事宜"。从严格意义上讲，采购人与集中采购机构的关系是委托与被委托的关系，集中采购机构应根据采购人所委托的采购范围、权限和期限等具体事项开展采购活动。同时，从法定的"管采分离"的要求看，集中采购机构作为采购交易的直接参与者，不能同时拥有政策制定权和对采购人、供应商、评审专家等其他参与者的监督管理权，否则容易产生"既当运动员又是裁判员"的情况。

从中央层面对集中采购机构的职能定位看，国务院办公厅在《中央国家机关全面推行政府采购制度的实施方案》中明确规定："设立中央国家机关政府采购中心，接受委托组织实施中央国家机关集中采购目录中的项目采购。该中心为财政全额拨款的事业单位，由国务院办公厅委托国务院机关事务管理局管理。其主要职责是：受中央国家机关各部门、各单位委托，制定集中采购的具体操作方案并组织实施；直接组织招标投标活动；根据各部门委托的权限签订或组织签订采购合同并督促合同履行；制定集中采购内部操作规程；负责各部门集中采购操作业务人员的培训；接受各部门委托，代理中央国家机关集中采购目录以外项目的采购；办理其他采购事务。"中央机构编制委员会办公室《关于国务院机关事务管理局成立中央国家机关政府采购中心的批复》也明确规定，国务院办公厅委托国家机关事务管理局管理中央国家机关采购中心的党务、人事工作，采购中心业务相对独立，接受财政部等有关部门的监督。《政府采购法实施条例》在起草过程中，按照国务院文件的规定，对集中采购机构的责任作出进一步的明确，即"应当根据采购人委托制定集中采购项目的实施方案，明确采购规程，组织采购活动，不得将集中采购项目转委托"。

【案例3-3】　采购文件中关于产品技术指标要求存在互相矛盾的情况，应如何处理？

20××年6月15日，K代理机构接受采购人委托，就该单位"灯具设备采购项目"组织公开招标工作。6月30日，采购人确认了招标文件；K代理机构在中国政府采购网上发布了招标公告。7月5日，K代理机构在中国政府采购网上发布了变更公告。招标文件发售日期为6月30日至7月25日，共有5家供应商购买了本项目的招标文件。开标前一个工作日，K代理机构与采购人共同从专家库中抽取了评标专家。到招标文件规定的投标截止时间，5家供应商均按时递交了投标文件。本项目采用综合评分法评标，评标委员会对实质上响应招标文件要求的投标人进行价格、商务和技术综合评价打分后，按综合评分由高到低的顺序进行排列，向采购人推荐了3名中标候选人。K代理机构在得到采购人对评标结果的确认后，在中国政府采购网发布了中标公告。

公告发布后，A公司对本次评标结果提出质疑称：中标供应商B公司投标产品不满足招标文件关于技术指标m的要求。K代理机构在收到质疑后，组织原评标委员会进行复核。原评标委员会出具的复核意见称：K代理机构已于7月5日发布变更公告，公告中已将产品技术指标m降低为n，但因工作失误，其中部分内容未作相应变更。更正公告发布后，通过邮件和电话的方式分别通知各投标人。从投标人提交的投标文件内容来看，各投标人已理解投标产品的技术指标由m降低为n。在评审过程中，评标委员会以n标准为评标基础进行评标，认为B公司提交的产品符合招标文件要求。同时，评标委员会对实际提交产品符合m标准的投标人予以了加分。A公司对此质疑答复不满，向财政部门提出投诉。

财政部门调取了该项目的采购文件、响应文件和评标报告等资料。调查发现，原招标文件中对产品技术指标共有4处要求为m。采购人、代理机构及潜在投标人现场勘查后，认为应将产品技术指标由m降低为n。7月5日，代理机构发布更正公告，将标准更改为n，但由于采购人和代理机构的工作失误，更正公告中仅将两处技术指标降低为n，另外两处技术指标仍为m。在评审过程中，关于产品技术指标，评审委员会以n标准为评标基础进行评标，对符合m标准的予以加分。

本案反映了政府采购中因采购人和代理机构的工作失误，导致采购文件中相关产品技术指标互相矛盾的问题。该项目采购活动中，由于采购人和代理机构的工作失误，采购文件中关于产品技术指标的要求不一致，导致一部分供应商按m标准投标，另一部分供应商按n标准投标。同时，因采购文件中对产品技术指标的要求不同，致使参加投标的供应商范围和所投产品的型号及报价也不同，直接影响评审环节，对采购结果的公正性造成了影响。

综上，财政部门做出处理决定如下：根据《政府采购法》第三十六条第一款第（二）项规定，本项目招标采购中出现了影响采购结果公正性的违法、违规行为，责令采购人废标。针对本项目招标文件和更正公告编制不规范的问题，责令限期整改。

第三节　供应商

【本节小引】　某政府采购部门招标场馆修缮维护，计划首先设置一个笔试环节来筛选合格的供应商，要求笔试得分60分以上才能进入下一轮谈判环节，请问这种安排是否合理？《政府采购非招标采购方式管理办法》第三十一条规定："谈判小组所有成员应当集中与单一供应商分别进行谈判，并给予所有参加谈判的供应商平等的谈判机会。"该案例中采购人的要求涉嫌以其他不合理条件限制或者排斥潜在供应商，供应商有权拒绝并提出质疑，维护自身合法权益。

一、供应商的含义

供应商是政府采购对象的提供者，是政府采购的"卖方"。供应商向采购人提供的采购对象具体包括货物、工程和服务。《政府采购法》第二十一条对政府采购供应商的定义为："供应商是指向采购人提供货物、工程或者服务的法人、其他组织或者自然人。"

（一）法人

《中华人民共和国民法典》（以下简称《民法典》）第五十七条规定："法人是具有民事权利能力和民事行为能力，依法独立享有民事权利和承担民事义务的组织。"法人包括企业法人、机关法人、事业单位法人和社会团体法人。法人应当具备四个条件：依法成立，有必要的财产或者经费，有自己的名称、组织机构和场所，能够独立承担民事责任。

（二）其他组织

其他组织是指依法成立、有一定的组织机构和财产，但又不具备法人资格的组织。根据《最高人民法院关于适用〈中华人民共和国民事诉讼法〉的解释》的规定，其他组织包括：（1）依法登记领取营业执照的个人独资企业；（2）依法登记领取营业执照的合伙企业；（3）依法登记领取我国营业执照的中外合作经营企业、外资企业；（4）依法成立的社会团体的分支机构、代表机构；（5）依法设立并领取营业执照的法人的分支机构；（6）依法设立并领取营业执照的商业银行、政策性银行和非银行金融机构的分支机构；（7）经依法登记领取营业执照的乡镇企业、街道企业；（8）其他符合规定条件的组织。

其他组织是原《合同法》等法律的用词，在《民法典》中已经改为"非法人组织"，《招标投标法》的修法方案、《政府采购法》的修法方案，均已经将"其他组织"改为"非法人组织"。根据《民法典》的规定，非法人组织是不具有法人资格，但是能够依法以自己的名义从事民事活动的组织。非法人组织包括个人独资企业、合伙企业、不具有法人资格的专业服务机构等。

（三）自然人

自然人供应商是一种特殊的供应商群体。自然人是个人主体及居民的总称，包括本国公民和外籍人士。个体工商户和农村承包经营户是自然人中的特殊群体，也可以成为自然人供应商。《民法典》第二章"自然人"第四节"个体工商户和农村承包经营户"分别用第五十四条和第五十五条的规定："自然人从事工商业经营，经依法登记，为个体工商户""农村集体经济组织的成员，依法取得农村土地承包经营权，从事家庭承包经营的，为农村承包经营户。"

自然人参加政府采购的相关活动，必须具有完全的民事行为能力，能够行使民事权利，履行民事义务，特别是要能承担民事责任。自然人作为社会的基本主体，同样具有提供采购人所需产品和服务的能力，因而也理所应当是政府采购的供应商。

【问题3-11】 分公司可以独立参与政府采购活动吗？

《中华人民共和国公司法》（以下简称《公司法》）第十四条规定："公司可以设立分公司。设立分公司，应当向公司登记机关申请登记，领取营业执照。分公司不具有法人资格，其民事责任由公司承担。公司可以设立子公司，子公司具有法人资格，依法独立承担民事责任。"对于分公司是否可以直接参与政府采购活动实际存在三种不同观点。

(1) 观点一：不允许分公司参与。

根据《政府采购法》第二十二条的规定，"供应商参加政府采购活动应当具备下列条件：（一）具有独立承担民事责任……"和《公司法》第十四条的规定，"……分公司不具有法人资格，其民事责任由公司承担……"观点一认为分公司不能以自己的名义签署政府采购合同，在履行政府采购合同中发生纠纷或争议时，也不能以自己的名义起诉或应诉，不能以分公司的财产作为其债务的担保手段，采购人与其签署合同存有巨大的风险，因此，分公司不宜作为政府采购的供应商，不能独立参加政府采购活动。

(2) 观点二：允许分公司参与，但必须取得总公司授权。

《政府采购法》第二十一条规定："供应商是指向采购人提供货物、工程或者服务的法人、其他组织或者自然人。"《招标投标法》第二十五条规定："投标人是响应招标、参加投标竞争的法人或者其他组织……"两个与招标投标有关的重要法律给出了投标人的定义，即"其他组织"可以作为投标人或者供应商参加投标。《最高人民法院关于适用〈中华人民共和国民事诉讼法〉的解释》第五十二条规定，民事诉讼法第五十一条规定的其他组织是指合法成立，有一定的组织机构和财产，但又不具备法人资格的组织，包括……依法设立并领取营业执照的法人的分支机构。因此，分公司属于法人依法设立并领取营业执照的分支机构，是法定的"其他组织"，分公司依法具备政府采购供应商资格。

此外，供应商参加政府采购活动应当具备下列条件：（一）具有独立承担民事责任的能力……《民法典》第七十四条规定："……分支机构以自己的名义从事民事活动，产生的民事责任由法人承担；也可以先以该分支机构管理的财产承担，不足以承担的，由法人承担。"分公司经过依法登记，有一定的组织机构和财产，具有相对独立的法律地位，可以从事与其法律地位相适应的民事活动。但其不具有法人资格，民事责任能力不完整。因此，分公司可以参与投标，但要有总公司授权。

(3) 观点三：允许分公司参与，无须授权。

根据《政府采购法》第二十一条及《公司法》第十四条的规定，分公司是合法的政府采购供应商，并且分公司可独立参与政府采购活动，无须总公司授权。

依据《中华人民共和国公司登记管理条例》第四十五条至第四十七条规定可知，分公司登记的申请人是公司，分公司的登记事项包括：名称、营业场所、负责人、经营范围。可以将公司的登记行为视为对分公司的授权行为，登记的经营范围就是公司对分公司经营活动的授权范围。这种授权是一种泛授权，不同于针对单项事务的专门授权。这种授权是经过登记机关核准的，具有法律效力。分公司依法设立并领取营业执照，其合法经营权已经得到法律认可，可以用自己的名称对外签订合同，不需要在签署经济合同时得到公司的专项授权或加盖公司的印章。如果分公司签订的每个经济合同都必须得到公司授权或加盖公司印章，实质上是剥夺了分公司合法经营的权利，不仅失去了分公司设立、登记并领取营业执照的意义，也严重影响了市场参与主体经营活动的效率，排斥了可能发生的互利交易行为。

实践中，某些特定政府采购项目的参与主体往往是不具有法人资格、不独立承担民事责任的分公司，比如石油石化、电力、通信、银行、金融、保险、法律事务、咨询服务等有行业特殊性质的采购项目。如果将分公司排斥于政府采购供应商范围之外，显然不符合这些采购项目的特点。

以上三种观点均有一定的理论支撑，因此，建议在实际操作中，编制采购文件时，采购人、采购代理机构根据情况予以明确，"分公司是否可以参与投标"，避免在评审环节引起分歧。

【问题 3-12】 子公司可以借用母公司资质参与投标吗?

《公司法》第十四条规定："公司可以设立子公司，子公司具有法人资格，依法独立承担民事责任。"母子公司之间是控股与被控股关系，是相互独立的企业法人，各自独立承担相应的民事责任。资质是行政机关对特定对象是否具有相应能力而做出的一种认定，两者资质证书不能相互借用。

《招标投标法》第三十三条规定："投标人不得以低于成本的报价竞标，也不得以他人名义投标或者以其他方式弄虚作假，骗取中标。"《中华人民共和国建筑法》第六十六条规定："建筑施工企业转让、出借资质证书或者以其他方式允许他人以本企业的名义承揽工程的，责令改正，没收违法所得，并处罚款，可以责令停业整顿，降低资质等级;情节严重的，吊销资质证书。"即使进行了资质借用，其效力也无法得到法律认可，反而违反了相关法律规定。

【问题 3-13】 母子公司参加同一项目投标，评标时母公司主动放弃投标，对子公司的投标应如何处理?

该子公司的投标应做无效投标处理。《招标投标法实施条例》第三十四条第二款规定："单位负责人为同一人或者存在控股、管理关系的不同单位，不得参加同一标段投标或者未划分标段的同一招标项目投标。"根据该条款的规定，下列不同投标单位不得参加同一招标项目的投标活动：①单位负责人为同一人的不同投标单位；②存在控股关系的不同投标单位；③存在管理关系的不同投标单位。法律禁止存在上述关系的不同投标单位参与同一个项目竞争，是为了维护投标公正而作出的限制性规定。在招标投标实践中，存在控股或者管理关系的两个单位参加同一招标项目投标，容易发生事先沟通、私下串通等现象，影响竞争的公平，有必要加以禁止。由于母、子公司之间存在着控制与被控制的关系，属法律规定的禁止投标之列，因此，相关投标均无效。

具体地说：如在评标环节发现这一情况，评标委员会应当否决其投标；如在中标候选人公示环节发现这一情况，招标人应当取消其中标资格；如在合同签订后发现这一情况，则该中标合同无效，招标人应当撤销合同，重新依法确定其他中标候选人为中标人，或重新招标；如该合同已经履行，无法恢复原状，则该中标合同无效，中标人应当赔偿因此造成的损失。本例在评标环节发现母、子公司同时参加同一项目投标的情形，评标委员会应当对母、子两家公司的投标文件均作否决投标处理。评标委员会否决投标的行为，应当依法自行做出，而不受母公司是否作出放弃投标行为的影响。此外，母公司投标截止后放弃投标，其法律性质属于撤销要约。作为招标人，还可以依据相关法律和招标文件的规定，不退还该公司的投标保证金。

二、供应商参与政府采购的条件

供应商参加政府采购活动必须具有相应的资格条件，《政府采购法》第二十二条明确规定，参加政府采购活动的供应商必须具备以下条件：

（1）具有独立承担民事责任的能力；

（2）具有良好的商业信誉和健全的财务会计制度；

（3）具有履行合同所必需的设备和专业技术能力；

（4）具有依法缴纳税收和社会保障资金的良好记录；

（5）参加政府采购活动前三年内，在经营活动中没有重大违法记录；

（6）法律、行政法规规定的其他条件。

【问题 3-14】 供应商前 3 年内没有重大违法记录需要哪个部门出具证明？

根据《政府采购法实施条例》第十七条规定，参加政府采购活动的供应商应当具备《政府采购法》第二十二条第一款规定的条件，提供下列材料：……（四）参加政府采购活动前3年内在经营活动中没有重大违法记录的书面声明。因此，供应商只需提供参加政府采购活动前3年内在经营活动中没有重大违法记录的书面声明即可，不需开具部门证明。

【问题3-15】 多家代理商代理一家制造商的产品参加投标，应该如何计算供应商家数？

政府采购的竞争是指符合采购人采购需求的不同品牌或者不同生产制造商之间的竞争，原则上同一品牌同一型号产品只能有一家投标人，但应当在招标文件中对此作出明确规定。如中央单位2002年实行的计算机、打印机和复印机协议供货制度，在招标文件中明确规定，只允许投标产品的生产制造商总部参加投标，或者由生产制造商总部全权委托一家代理商参加。否则，作无效标处理。《关于多家代理商代理一家制造商的产品参加投标如何计算供应商家数的复函》指出，"《政府采购法》实施后，为了避免同一品牌同一型号产品出现多个投标人的现象，应当在招标文件中明确规定，同一品牌同一型号产品只能由一家供应商参加。如果有多家代理商参加同一品牌同一型号产品投标的，应当作为一个供应商计算。公开招标以外采购方式以及政府采购服务和工程，也按此方法计算供应商家数"。

三、供应商的权利

供应商是政府采购活动的关键组成部分，充分尊重和保障供应商的合法权利是政府采购活动顺利、有效展开的基础和前提。供应商享有的一系列正当、合法的权利主要包括以下内容：

（1）平等地取得政府采购供应商资格的权利。根据《政府采购法》的规定，只要供应商具备第二十二条第一款的相关条件，就可以成为政府采购的潜在供应商，有权参与政府采购竞争。为了保障政府采购质量，采购人可以要求参加政府采购的供应商提供有关资质证明文件和业绩情况，对供应商的资格进行审查，但是不得对供应商实行差别待遇或者歧视待遇。

（2）平等地获得政府采购信息。《政府采购法》第十一条以及《政府采购法实施条例》第八条均要求政府采购的相关信息应当在指定的媒体上及时向社会公开发布，以保证政府采购活动的公开、公平和公正，保证供应商平等地获得政府采购的商业机会，及时、便利地掌握相关消息。

（3）自主、平等地参加政府采购的竞争。《政府采购法》第二十二条第二款规定："采购人可以根据采购项目的特殊要求，规定供应商的特定条件，但不得以不合理的条件对供应商实行差别待遇或者歧视待遇。"此外，《政府采购法》第三条明确指出，政府采购应当遵循公平竞争原则；第二十五条第一款规定："政府采购当事人不得相互串通损害国家利益、社会公共利益和其他当事人的合法权益；不得以任何手段排斥其他供应商参与竞争。"

（4）自主、平等地签订政府采购合同。《政府采购法》第四十三条指出，"政府采购合同适用合同法"（目前《合同法》已经废止，应当适用《民法典》）。供应商中标后有权按照平等、自愿的原则签订政府采购合同，并要求采购人或政府采购代理机构遵守承诺，严格履行合同。如果采购人擅自变更、中止或者终止政府采购合同，或者以管理者身份侵犯供应商的正当、合法权益，供应商有权维护自身正当的利益。

（5）供应商有权要求采购人或集中采购机构保守其商业机密。供应商参与政府采购的市场竞争过程，需要接受采购人或集中采购机构的资格审查，响应过程中需要对一些内容作特殊说明。可能有一些内容涉及供应商的商业秘密，如果是采购方必须了解的内容，供应商有义务按照规定提供，但采购方应该遵守供应商的正当要求，保守供应商的商业机密。87号令第六十六条第二款规定："有关人员对评标情况以及在评标过程中获悉的国家秘密、商业秘密负有保密责任。"

（6）有权监督政府采购依法公开、公正地进行。供应商是政府采购工作最有力的监督者，在政府采购监督方面，只有供应商积极参与了，政府采购的公开性、公正性和透明度才能得到真正的保障。《政府采购法》第十一条规定："政府采购的信息应当在政府采购监督管理部门指定的媒体上及时向社会公开发布，但涉及商业秘密的除外。"第六十三条规定："政府采购项目的采购标准应当公开。采用本法规定的采购方式的，采购人在采购活动完成后，应当将采购结果予以公布。"供应商有权了解采购的方式、程序和步骤，有权了解招标、评标的内容、方法和过程，有权知道中标单位的名称、中标条件和签约内容，有权查阅政府采购的记录，有权关注中标企业的合同履约情况，有权检查和核实政府采购的采购工作是否符合国家或地方政府采购的法规政策的要求。

【问题3-16】 供应商有权主动要求澄清投标文件里的事项吗？

87号令第五十一条第一款规定："对于投标文件中含义不明确、同类问题表述不一致或者有明显文字和计算错误的内容，评标委员会应当以书面形式要求投标人作出必要的澄清、说明或者补正。"因此，只有评标委员会要求澄清时，供应商才可以进行澄清。同时，87号令第五十一条第二款规定："投标人的澄清、说明或者补正应当采用书面形式，并加盖公章，或者由法定代表人或其授权的代表签字。投标人的澄清、说明或者补正不得超出投标文件的范围或者改变投标文件的实质性内容。"

【案例3-4】 采购中是否存在以不正当理由限制投标人的情形？

某年10月，某单位T管理局委托H招标公司进行"高防伪证书制作"服务项目采购工作。由于目前办假证活动泛滥，T管理局此前曾多次接到举报或在业务检查中发现有人违法使用假证书，因此，T管理局对此次新的证书制作服务采购工作高度重视，在采购开始前专门咨询了国内证书防伪领域的专家，并在专家指导下在采购需求中规定了较高的技术标准。同时，T管理局还要求专家提供了几家国内从事防伪证书制作业务技术水平较高的大公司名单。H招标公司接受委托后，T管理局将自己的担心和前期调研的情况与其进行了沟通，要求H招标公司按照自己前期确定的采购需求编制招标文件，并且提出：为了保证采购的效果，要对投标人的资格提出较高的要求，一定要保证中标人是技术过硬、信誉良好、管理规范的大公司。

10月底，H招标公司按照T管理局的要求，编制完成了招标文件，并得到T管理局的确认。随后，H招标公司依法进行了发布招标公告、发售招标文件、接受投标人递交投标文件、抽取专家、组织开标、组织评标委员会进行评标等工作。评标委员会经过评审，推荐投标人D公司为排名第一的中标候选供应商。H招标公司在获得T管理局对采购结果的确认后，发布了中标公告。

12月初，财政部门收到投标供应商A公司的举报。举报称，此次采购存在不正当限制投标人的情形，采购结果有失公正，要求财政部门对此项目进行调查，并依法作出处理处罚。

财政部门调取了该项目的招标公告、招标文件等材料。调查发现，招标公告及招标文件中对于投标人的资格要求包括如下内容：投标人"注册资金不低于2 000万元""投标前三年每年度营业收入不低于2 000万元"、投标人正式员工"不得低于100人"等。为避免案件处理中出现疏漏，财政部门根据文件中发现的问题对T管理局和H招标公司进行了询问。询问中T管理局表示，他们只是要求中标人必须是技术过硬、信誉良好的大公司，至于具体标准，是由 H 招标公司确定的；H 招标公司反映，为了能实现 T 管理局提出的必须由证书制作行业内大公司中标的要求，该公司通过市场调研，确定了比较合理的资格标准，对投标人的注册资金、营业收入和公司规模等提出了一定的要求。这样，既能保证投标人是具有一定实力的大公司，也能保证投标人数量足够多，能够构成充分竞争。

在本案中，采购人和采购代理机构确实存在不当之处，即对投标人进行了不正当限制。政府采购的一项基本原则是公平公正，即在采购中，要公平公正地对待所有投标人，不得对某些投标人进行歧视，也不得对某些投标人进行特殊照顾。反映在具体操作上，一是招标文件中不得存在歧视投标人的条款，例如不得要求或者标明特定的投标人或者产品、不得设置地域限制或者规模限制；二是在评标时要按照统一明确的标准进行评审，不得对投标人区别对待，有所倾向。此外，政府采购有一项基本政策是促进中小企业发展。近年来国家相关部门为了进一步促进这一政策的落实，颁布了可操作性较强的文件，其要求中即包括"政府采购活动不得以注册资本金、资产总额、营业收入、从业人员、利润、纳税额等供应商的规模条件对中小企业实行差别待遇或者歧视待遇"的内容，这也与《政府采购法》所要求的"不得以不合理的条件对供应商实行差别待遇或者歧视待遇"的原则相呼应。在本案中，招标文件中对投标人作出"注册资金不低于 2 000 万元""投标前三年的每年度营业收入不低于 2 000 万元""不得低于 100 人"等要求，明显是对注册资本较少、营业收入较低、从业人员不多的中小企业进行了限制，不符合政府采购公平公正的原则，有违政府采购促进中小企业发展的政策，是对中小企业的歧视。

《政府采购法》第二十二条第二款规定："采购人可以根据采购项目的特殊要求，规定供应商的特定条件，但不得以不合理的条件对供应商实行差别待遇或者歧视待遇。"87 号令第二十五条规定："招标文件、资格预审文件的内容不得违反法律、行政法规、强制性标准、政府采购政策，或者违反公开透明、公平竞争、公正和诚实信用原则。"《政府采购促进中小企业发展暂行办法》第三条规定："任何单位和个人不得阻挠和限制中小企业自由进入本地区和本行业的政府采购市场，政府采购活动不得以注册资本金、资产总额、营业收入、从业人员、利润、纳税额等供应商的规模条件对中小企业实行差别待遇或者歧视待遇。"财政部门认为，本案中招标公告和招标文件中关于投标人资格的要求，明显违反了上述规定。

《政府采购法》第七十一条规定："采购人、采购代理机构有下列情形之一的，责令限期改正，给予警告，可以并处罚款，对直接负责的主管人员和其他直接责任人员，由其行政主管部门或者有关机关给予处分，并予通报：……（三）以不合理的条件对供应商实行差别待遇或者歧视待遇的；……"87号令第七十八条规定："采购人、采购代理机构有下列情形之一的，由财政部门责令限期改正，情节严重的，给予警告，对直接负责的主管人员和其他直接责任人员，由其行政主管部门或者有关机关给予处分，并予通报；采购代理机构有违法所得的，没收违法所得，并可以处以不超过违法所得3倍、最高不超过3万元的罚款，没有违法所得的，可以处以1万元以下的罚款：（一）违反本办法第八条第二款规定的；（二）设定最低限价的；（三）未按照规定进行资格预审或者资格审查的；（四）违反本办法规定确定招标文件售价的；（五）未按规定对开标、评标活动进行全程录音录像的；（六）擅自终止招标活动的；（七）未按照规定进行开标和组织评标的；（八）未按照规定退还投标保证金的；（九）违反本办法规定进行重新评审或者重新组建评标委员会进行评标的；（十）开标前泄露已获取招标文件的潜在投标人的名称、数量或者其他可能影响公平竞争的有关招标投标情况的；（十一）未妥善保存采购文件的；（十二）其他违反本办法规定的情形。"

【案例3-5】 疾控中心采购"酵母型"乙肝疫苗惹质疑？

某疾病控制中心采购一批用于新生儿接种的乙肝疫苗。根据生产工艺不同，乙肝疫苗分为"酵母型"和"细胞型"两种，该疾病控制中心提出要"酵母型"乙肝疫苗不要"细胞型"乙肝疫苗，理由是安全、无毒副反应，以保证新生儿安全。

招标公告正式发布前，根据采购人的委托，采购代理机构在网站上发布信息，公开征集具备供货能力的供应商，希望所有潜在的供应商都能参与该项目竞标。某生产"细胞型"乙肝疫苗的供应商看到公告后提出质疑，认为招标文件指定只采购"酵母型"乙肝疫苗属于限制性条款，违反了《政府采购法》相关规定，对其他供应商有失公平。但采购人坚持要"酵母型"乙肝疫苗不要"细胞型"乙肝疫苗，指出乙肝疫苗是用于新生儿接种，疫苗的安全关系子孙后代，党委政府高度关注，万一产生毒副反应，有关部门不好交代。经组织专家论证，专家出具了书面意见，认为"酵母型"乙肝疫苗安全、无毒副反应，同意采购人的要求。

《政府采购法》第五条规定："任何单位和个人不得采用任何方式,阻挠和限制供应商自由进入本地区和本行业的政府采购市场。"第五十二条规定:"供应商认为采购文件、采购过程和中标成交结果使自己的权益受到损害的,可以在知道或者应知其权益受到损害之日起七个工作日内,以书面形式向采购人提出质疑。"第五十五条规定:"质疑供应商对采购人、采购代理机构的答复不满意或者采购人、采购代理机构未在规定的时间内作出答复的,可以在答复期满后十五个工作日内向同级政府采购监督管理部门投诉。"

《政府采购法》第二十二条第二款规定:"采购人可以根据采购项目的特殊要求,规定供应商的特定条件,但不得以不合理的条件对供应商实行差别待遇或者歧视待遇。"《政府采购法实施条例》第十一条第一款明确:"采购人在政府采购活动中应当维护国家利益和社会公共利益,公正廉洁,诚实守信,执行政府采购政策,建立政府采购内部管理制度,厉行节约,科学合理确定采购需求。"第十五条第二款规定:"采购需求应当符合法律法规以及政府采购政策规定的技术、服务、安全等要求。政府向社会公众提供的公共服务项目,应当就确定采购需求征求社会公众的意见。除因技术复杂或者性质特殊,不能确定详细规格或者具体要求外,采购需求应当完整、明确。必要时,应当就确定采购需求征求相关供应商、专家的意见。"

虽然采购人坚持采购"酵母型"乙肝疫苗,且专家也出具了书面意见,但供应商依然不依不饶。为依法妥善处理,经研究,政府采购监管部门决定向上级主管部门卫生部、财政部请示。卫生部答复:只要进入《中华人民共和国药典》(以下简称《中国药典》)的品种,都是经过长期实验论证的,是安全有效的;财政部意见:除使用国际组织和外国政府贷款的项目,均适用《政府采购法》相关规定。经查,"酵母型"乙肝疫苗和"细胞型"乙肝疫苗均是《中国药典》中常规收录的品种,适用人群均为新生儿。

该案的处理结果是,根据《政府采购法》及相关法规、《中国药典》及国家有关部门的意见,监管部门及时向相关当事人反馈情况,协调沟通,同意取消招标文件中限制性条款,允许所有生产乙肝疫苗的供应商参与投标。

最终,该采购项目取得良好效果,每支疫苗比以往采购价便宜20%,各方都非常满意。

四、供应商的义务与责任

政府采购供应商在参与政府采购活动的过程中,必须承担法律规定的义务。供应商的义务主要体现在以下方面。

（1）供应商必须遵守政府采购的各项法律法规。供应商作为政府采购当事人，在政府采购活动中享有权利、承担义务，其行为也必须接受包括《政府采购法》在内以及国家、相关行业、各个地区的政府采购规章制度的约束。

（2）按规定接受政府采购供应商资格审查，并在资格审查过程中客观真实地反映自身情况。《政府采购法》第二十三条规定："采购人可以要求参加政府采购的供应商提供有关资质证明文件和业绩情况，并根据本法规定的供应商条件和采购项目对供应商的特定要求，对供应商的资格进行审查。"供应商应当积极配合采购人资格审查活动，并按照诚实信用原则真实反映自身条件。

（3）在政府采购活动中，满足采购人或者集中采购机构的正当要求，如遵守采购程序，按要求填写投标文件，按时送达密封投标文件等。《招标投标法实施条例》第五十一条第（一）、（四）和（六）项指出，如果出现："投标文件未经投标单位盖章和单位负责人签字"；"同一投标人提交两个以上不同的投标文件或者投标报价，但招标文件要求提交备选投标的除外"；"投标文件没有对招标文件的实质性要求和条件作出响应"情形之一的，评标委员会应当否决其投标；《招标投标法实施条例》第三十六条第一款规定："……逾期送达或者不按照招标文件要求密封的投标文件，招标人应当拒收。"

（4）遵守评标纪律，按招标人的要求对投标文件进行答疑。《招标投标法实施条例》第五十二条第一款规定："投标文件中有含义不明确的内容、明显文字或者计算错误，评标委员会认为需要投标人作出必要澄清、说明的，应当书面通知该投标人。投标人的澄清、说明应当采用书面形式，并不得超出投标文件的范围或者改变投标文件的实质性内容。"

（5）投标中标后，供应商应该按规定的程序与政府采购机构或采购人签订政府采购合同并严格履行。采购人与中标供应商之间签订的政府采购合同适用合同法。《政府采购法》第四十六条规定："采购人与中标、成交供应商应当在中标、成交通知书发出之日起三十日内，按照采购文件确定的事项签订政府采购合同。中标、成交通知书对采购人和中标、成交供应商均具有法律效力。中标、成交通知书发出后，采购人改变中标、成交结果的，或者中标、成交供应商放弃中标、成交项目的，应当依法承担法律责任。"签订政府采购合同后，供应商应严格履行合同约定，并积极配合采购人验收工作。

《政府采购法》第四十一条规定："采购人或者其委托的采购代理机构应当组织对供应商履约的验收。"

【问题3-17】　供应商必须指派投标人代表参加开标会议吗？

87号令第四十二条第三款规定："投标人未参加开标的，视同认可开标结果。"因此，投标人代表可以不参加开标，但不管开标结果如何，都视同认可。

【问题3-18】　如果评委认为供应商有需澄清说明的事项，被质询的供应商可以进评审现场与评委进行面对面的答复吗？

87号令第六十六条第一款明确指出，"采购人、采购代理机构应当采取必要措施，保证评标在严格保密的情况下进行。除采购人代表、评标现场组织人员外，采购人的其他工作人员以及与评标工作无关的人员不得进入评标现场"。此外，87号令第五十一条第二款规定："投标人的澄清、说明或者补正应当采用书面形式，并加盖公章，或者由法定代表人或其授权的代表签字。投标人的澄清、说明或者补正不得超出投标文件的范围或者改变投标文件的实质性内容。"因此，不能当面答复。

【案例3-6】　A公司是否满足了招标文件中要求的实质性条款？

20××年5月，Z招标公司接受采购人委托，就"某柴油发电机设备采购项目"进行公开招标。6月6日，采购人确认了招标文件，Z招标公司在中国政府采购网发布了招标公告。标书发售期间，共有5家供应商购买了招标文件。6月27日投标截止，5家投标人均按时递交了投标文件。开标仪式结束后，Z招标公司组织了评标工作，由2名采购人代表和5名随机抽取的专家组成的评标委员会共同完成了评标工作。经评审，5家投标人均属于无效投标，该项目废标。6月28日，Z招标公司得到采购人的确认后，发布了废标公告。

6月29日，投标人A公司提出质疑，称其投标文件是按照招标文件的要求编制的，完全响应招标文件实质性条款，评标委员会不应当在初审阶段认定其投标无效。Z招标公司答复质疑称：招标文件规定，投标人须提供ISO9000系列质量管理体系认证情况、ISO14001:2004环境管理体系认证（复印件，加盖公章）、柴油发电机组的泰尔认证（复印件，加盖公章），该条款为实质性条件，不满足将导致投标无效。在该项目初审阶段，评标委员会认为A公司提供的ISO9000系列质量管理体系认证情况、ISO14001:2004环境管理体系认证均不是A公司的认证证书，而且未加盖自身的公章，柴油发电机组的泰尔认证也未加盖A公司公章，不满足招标文件要求中实质性条款的要求。A公司对此质疑答复不满，向财政部门提出投诉。

财政部门调取了该项目的招标文件、投标文件和评标报告等资料。调查发现，招标文件第二部分投标人须知"投标文件的组成"部分规定，资格证明文件应包括"（5）①投标人须提供ISO9000系列质量管理体系认证情况、ISO14001：2004环境管理体系认证（复印件，加盖公章）；②柴油发电机组的泰尔认证（复印件，加盖公章）"，该条款为实质性条件，不满足将导致投标无效。投标人须知"投标文件的签署及规定"部分规定，组成投标文件的各项资料，投标人应填写全称，并加盖单位印章。A公司投标文件中质量管理体系认证证书、环境管理体系认证证书及泰尔认证证书均加盖了制造商的公章，但没有投标人自身的公章。在评标结果中，评标委员会也是根据上述情况认定A公司的投标无效的。

本案反映了投标人在制作投标文件时，应该注意需要加盖投标人公章的问题。投标人作为采购当事人之一，直接参与采购活动，应当按照招标文件的要求对所提供的各项资料加盖公章，以证明对文件的真实性负责。本案中，招标文件第二部分投标人须知"投标文件的组成"部分要求的资格证明文件，都是针对投标人的要求，因此，要求加盖的公章也应该是投标人的公章。即使投标人作为代理商，提供的资料是制造商的证书，但是既然放在投标文件中作为支持性文件的一部分，也应该加盖投标人公章以证明其资料的有效性。A公司投标文件的认证证书中没有加盖投标人的公章，导致了投标文件的无效。

根据87号令第三十三条、第三十四条规定，投标人应当在招标文件要求提交投标文件的截止时间前，将投标文件密封送达投标地点。采购人或者采购代理机构收到投标文件后，应当如实记载投标文件的送达时间和密封情况，签收保存，并向投标人出具签收回执。任何单位和个人不得在开标前开启投标文件。逾期送达或者未按照招标文件要求密封的投标文件，采购人、采购代理机构应当拒收。投标人在投标截止时间前，可以对所递交的投标文件进行补充、修改或者撤回，并书面通知采购人或者采购代理机构。补充、修改的内容应当按照招标文件要求签署、盖章、密封后，作为投标文件的组成部分。

本项目A公司投标文件中ISO9000系列质量管理体系认证证书、ISO14001：2004环境管理体系认证证书及柴油发电机组的泰尔认证证书均加盖了制造商的公章而没有投标人自身的公章，评标委员会据此认定A公司的投标无效符合上述规定。

综上，财政部门作出处理决定如下：根据《政府采购质疑和投诉办法》（财政部令第94号）第二十九条的规定，A公司的投诉事项缺乏事实依据，予以驳回。

第四节　监管部门

【本节小引】　某省财政厅在依法实施政府采购代理机构监督检查工作中，发现A公司随机抽查的政府采购项目中，存在评审标准中的分值设置未与评审因素的量化指标相对应、招标文件设置的供应商商务条件与采购项目的具体特点和实际需要不相适应、招标文件设置供应商资格条件限制条款、委托代理协议签署不合规、未建立政府采购内部监督管理制度等问题。该机关应当依据哪些法律规定，对A公司作出何种处罚决定？根据《政府采购法实施条例》第十三条、第十六条、第二十条、第三十四条、第六十八条，《政府采购法》第七十一条、第七十八条的规定，该机关应当对A公司作出警告处分，并在一年内禁止代理政府采购业务的处罚。

一、监管部门的含义

政府采购语境下的"监管"，即对政府采购主体参与政府采购活动的监督与管理，是贯穿政府采购活动全过程的一项系统性活动，对于政府采购工作的顺利高效展开具有极其重要的意义。总体来看，政府采购的监管包含了采购预算监管、采购合同监管、采购方式监管以及供应商监管等内容。《政府采购法》第十三条明确规定："各级人民政府财政部门是负责政府采购监督管理的部门，依法履行对政府采购活动的监督管理职责。各级人民政府其他有关部门依法履行与政府采购活动有关的监督管理职责。"政府采购监督检查的主要内容包含三个方面：一是有关政府采购的法律、行政法规和规章的执行情况；二是采购范围、采购方式和采购程序的执行情况；三是政府采购人员的职业素养和专业技能。政府采购的监管需要系统地贯穿采购计划制订、采购合同签订、采购工作开展，以及采购物资入库、领用、报废整个运行过程，对各个环节的真实性、合法性、有效性进行监督和管理。

二、监管部门的职责

根据我国政府采购相关政策规定[1]，政府采购监管部门的职责主要有以下方面。

（1）对政府采购进行监督管理。《政府采购法》第十三条指出："各级人民政府财政部门是负责政府采购监督管理的部门，依法履行对政府采购活动的监督管理职责。"财政部门是监督管理的第一责任人，同时"各级人民政府其他有关部门也要依法履行与政府采购活动有关的监督管理职责"。

（2）制定政府采购政策。《政府采购法实施条例》第六条规定："国务院财政部门应当根据国家的经济和社会发展政策，会同国务院有关部门制定政府采购政策，通过制定采购需求标准、预留采购份额、价格评审优惠、优先采购等措施，实现节约能源、保护环境、扶持不发达地区和少数民族地区、促进中小企业发展等目标。"

（3）对政府采购信息公告活动进行监督、检查和管理。政府采购应当遵循公开透明、公平竞争、公正和诚实信用原则，政府采购信息的公开透明和真实详细是实现以上原则的基础。《政府采购信息发布管理办法》（财政部令第 101 号）第五条第一款规定，"财政部指导和协调全国政府采购信息发布工作，并依照政府采购法律、行政法规有关规定，对中央预算单位的政府采购信息发布活动进行监督管理"，第二款规定，"地方各级人民政府财政部门（以下简称财政部门）对本级预算单位的政府采购信息发布活动进行监督管理"。

（4）汇总政府采购预算。《政府采购法》第三十三条规定："负有编制部门预算职责的部门在编制下一财政年度部门预算时，应当将该财政年度政府采购的项目及资金预算列出，报本级财政部门汇总。"

（5）受理采购人采购实施计划的报备。《政府采购法实施条例》第二十九条规定："采购人应当根据集中采购目录、采购限额标准和已批复的部门预算编制政府采购实施计划，报本级人民政府财政部门备案。"

（6）审批采购人或采购代理机构采购方式的变更。我国相关政策规定，变更法定的采购方式实行报批制，审批权限在设区的市、自治州以上人民政

---

[1] 此处主要包含《政府采购法》《政府采购法实施条例》《政府采购货物和服务招标投标管理办法》《政府采购信息公告管理办法》《政府采购质疑和投诉办法》（财政部令第 94 号）《集中采购机构监督考核管理办法》《政府采购评审专家管理办法》《政府采购非招标采购方式管理办法》等。

府采购监管部门或政府有关部门。《政府采购法》第二十七条和第三十七条分别规定：“因特殊情况需要采用公开招标以外的采购方式的，应当在采购活动开始前获得设区的市、自治州以上人民政府采购监督管理部门的批准。”“废标后，除采购任务取消情形外，应当重新组织招标；需要采取其他方式采购的，应当在采购活动开始前获得设区的市、自治州以上人民政府采购监督管理部门或者政府有关部门批准。”《政府采购法实施条例》第七十八条规定：“财政管理实行省直接管理的县级人民政府可以根据需要并报经省级人民政府批准，行使政府采购法和本条例规定的设区的市级人民政府批准变更采购方式的职权。”

（7）规定政府采购合同文本内容。政府采购合同适用合同法，但必须推行标准化合同文本。《政府采购法》第四十五条规定：“国务院政府采购监督管理部门应当会同国务院有关部门，规定政府采购合同必须具备的条款。”

（8）受理采购人的合同报备。《政府采购法》第四十七条规定：“政府采购项目的采购合同自签订之日起七个工作日内，采购人应当将合同副本报同级政府采购监督管理部门和有关部门备案。”

（9）依法处理投诉与行政复议。《政府采购法》第五十六条和第五十八条分别规定：“政府采购监督管理部门应当在收到投诉后三十个工作日内，对投诉事项作出处理决定，并以书面形式通知投诉人和与投诉事项有关的当事人。”“投诉人对政府采购监督管理部门的投诉处理决定不服或者政府采购监督管理部门逾期未作处理的，可以依法申请行政复议或者向人民法院提起行政诉讼。”《政府采购法实施条例》第五十八条第一款还规定：“财政部门处理投诉事项，需要检验、检测、鉴定、专家评审以及需要投诉人补正材料的，所需时间不计算在投诉处理期限内。”《政府采购质疑和投诉办法》（财政部令第 94 号）第二十八条规定：“财政部门在处理投诉事项期间，可以视具体情况书面通知采购人和采购代理机构暂停采购活动，暂停采购活动时间最长不得超过 30 日。”

（10）对政府采购工作进行检查。《政府采购法》第六十五条规定：“政府采购监督管理部门应当对政府采购项目的采购活动进行检查，政府采购当事人应当如实反映情况，提供有关材料。”

（11）对集中采购机构进行考核。《政府采购法》第六十六条规定：“政府采购监督管理部门应当对集中采购机构的采购价格、节约资金效果、服务质量、信誉状况、有无违法行为等事项进行考核，并定期如实公布考核结果。"《政府采购法实施条例》第六十条第二款规定："财政部门应当制定考核计划，定期对集中采购机构进行考核，考核结果有重要情况的，应当向本级人民政府报告。"

（12）建立评审专家库，并对专家的使用进行监管。《政府采购评审专家管理办法》（简称《评审专家管理办法》）第四条规定："财政部负责制定全国统一的评审专家专业分类标准和评审专家库建设标准，建设管理国家评审专家库。省级人民政府财政部门负责建设本地区评审专家库并实行动态管理，与国家评审专家库互联互通、资源共享。各级人民政府财政部门依法履行对评审专家的监督管理职责。"第十八条第五款规定："评审专家在评审过程中受到非法干预的，应当及时向财政、监察等部门举报。"87号令第四十八条规定："采购人或者采购代理机构应当从省级以上财政部门设立的政府采购评审专家库中，通过随机方式抽取评审专家。对技术复杂、专业性强的采购项目，通过随机方式难以确定合适评审专家的，经主管预算单位同意，采购人可以自行选定相应专业领域的评审专家。"

（13）对违反政府采购法规的行为进行处罚。《评审专家管理办法》第二十七条至第三十一条明确，政府采购监管部门应当对违反政府采购法规的行为给予处罚，处罚的形式主要有责令改正、通报批评、停止支付资金、列入不良行为记录名单和罚款。处罚对象包括采购人、采购代理机构、供应商和评审专家。

（14）审核竞争性磋商采购方式中的权重。《政府采购竞争性磋商采购方式管理暂行办法》第二十四条第三款规定："……有特殊情况需要在规定范围外设定价格分权重的，应当经本级人民政府财政部门审核同意。"

【问题3-19】　政府采购中监管部门如何认定是否存在以化整为零方式规避公开招标的情况？

《政府采购法实施条例》第二十八条规定："在一个财政年度内，采购人将一个预算项目下的同一品目或者类别的货物、服务采用公开招标以外的方式多次采购，累计资金数额超过公开招标数额标准的，属于以化整为零方式规避公开招标，但项目预算调整或者经批准采用公开招标以外方式采购除外。"

【问题3-20】　从政府采购程序的角度来看，监管部门需要从哪些环节展开监督管理工作？

根据《政府采购法》第四章的内容，政府采购的程序主要包括：（1）编制采购预算和批准采购预算；（2）落实采购资金；（3）采购前的分析和预测；（4）择优确定采购模式和方式；（5）发布政府采购信息；（6）审查供应商资格、实施采购；（7）供求双方签订合同；（8）组织验收；（9）资金结算；（10）监督管理部门的效果评价。政府采购的监管是全流程的监管，因此，各个环节监管部门都负有监管责任。

【案例3-7】 监管部门如何认定投标人是否存在串标？

20××年5月10日，采购人委托A公司就"某系统采购项目"进行公开招标，5月12日在中国政府采购网发布招标公告。6月29日开标，7月1日发布中标公告，中标人为B公司。7月29日，举报人D公司向财政部门去函反映称：投标人B公司与C公司在本项目投标活动中有串通投标行为，两家供应商的股东、发起人均为甲，存在实际的关联关系，属于《政府采购法实施条例》第七十四条第（四）项规定的串通投标的情形。同时，B公司和C公司的投标文件可能由同一家公司制作。

财政部门调取了该项目的招标文件、投标文件和评标报告等资料。调查发现，招标文件1.3.2规定："法定代表人为同一人的两个及两个以上法人，母公司及其全资子公司、控股公司，不得同时参加本招标项目投标。"全国企业信用信息公示系统网站显示：B公司的法定代表人为甲，股东为甲和乙；C公司法定代表人，股东为乙。全国企业信用信息公示系统显示："B公司注册资本为3 000万元，其中甲出资为1 530万元，C公司出资为1 470万元；C公司的法定代表人为乙，注册资本为500万元，出资人为乙。"

本案反映了政府采购实践中，如何认定串通投标的问题。串通投标属于法定情形，只有符合政府采购相关法律法规规定的情形才能认定为串通投标。

首先，《政府采购法实施条例》第十八条第一款规定："单位负责人为同一人或者存在直接控股、管理关系的不同供应商，不得参加同一合同项下的政府采购活动。"

本案中，虽然C公司的法定代表人与B公司的股东为同一人，但是B公司与C公司的负责人不属于同一人，也不存在直接控股、管理关系。故B公司与C公司不属于《政府采购法实施条例》第十八条以及招标文件1.3.2规定的禁止参加同一合同项下的政府采购活动的情形。

其次，《政府采购法实施条例》第七十四条规定："有下列情形之一的，属于恶意串通，对供应商依照政府采购法第七十七条第一款的规定追究法律责任，对采购人、采购代理机构及其工作人员依照政府采购法第七十二条的规定追究法律责任：

（1）供应商直接或者间接从采购人或者采购代理机构处获得其他供应商的相关情况并修改其投标文件或者响应文件；

（2）供应商按照采购人或者采购代理机构的授意撤换、修改投标文件或者响应文件；

（3）供应商之间协商报价、技术方案等投标文件或者响应文件的实质性内容；

（4）属于同一集团、协会、商会等组织成员的供应商按照该组织要求协同参加政府采购活动；

（5）供应商之间事先约定由某一特定供应商中标、成交；

（6）供应商之间商定部分供应商放弃参加政府采购活动或者放弃中标、成交；

（7）供应商与采购人或者采购代理机构之间、供应商相互之间，为谋求特定供应商中标、成交或者排斥其他供应商的其他串通行为。"

本案中，虽然 B 公司与 C 公司之间存在股东交叉的关系，但不属于《政府采购法实施条例》第七十四条规定的恶意串通的情形。禁止性行为是法律对自由的限制，必须在法律规定的范围内进行认定。所以，只有存在法定串通投标情形的才能认定构成串通投标，进而根据《政府采购法》第七十七条进行处理，而不能仅凭两个供应商之间存在股东交叉的关联关系就认定构成串通投标。

经调查，财政部门未发现有证据证明 B 公司与 C 公司存在《政府采购法实施条例》第七十四条规定的恶意串通的情形，也没有发现 B 公司与 C 公司的投标文件有雷同之处。

综上，财政部门做出处理决定如下：举报事项缺乏事实依据。

第五节　评审专家

【本节小引】　某研究院委托 X 招标公司组织了"信息管理系统建设项目"的采购工作。X 招标公司没有从财政部专家库中抽取评标专家，而是在采购人的监督下，从该公司自有专家库中随机抽取了评标专家。请问这样做是否符合政府采购的相关法律规定？87号令第四十八条规定："采购人或者采购代理机构应当从省级以上财政部门设立的政府采购评审专家库中，通过随机方式抽取评审专家。对技术复杂、专业性强的采购项目，通过随机方式难以确定合适评审专家的，经主管预算单位同意，采购人可以自行选定相应专业领域的评审专家。"评审专家在政府采购活动中占据着极为重要的地位，那么评审专家究竟有哪些职责，又该如何对其进行有效管理呢？

一、评审专家的含义

一般在招标、竞争性谈判、竞争性磋商、询价等各种形式的政府采购活动中，供应商会被要求在规定时间内提交响应文件，采购人或采购代理机构需要组织专业人员，即评审专家对响应文件进行评审。《评审专家管理办法》所称评审专家，是指经省级以上人民政府财政部门选聘，以独立身份参加政府采购评审，纳入评审专家库管理的人员。评审专家实行统一标准、管用分离、随机抽取的管理原则，由财政部负责制定全国统一的评审专家专业分类标准和评审专家库建设标准，建设管理国家评审专家库。省级人民政府财政部门负责建设本地区评审专家库并实行动态管理，与国家评审专家库互联互通、资源共享。

二、评审专家的职责

专家评审制度是我国政府采购制度的重要组成部分，该制度的完善程度直接影响到政府采购活动的质量和效率。评标委员会、竞争性谈判小组或者询价小组成员应当按照客观、公正、审慎的原则，根据采购文件规定的评审程序、评审方法和评审标准进行独立评审。政府采购的相关法律法规具体规定了评审专家的各项职责，其中87号令第四十六条明确规定："评标委员会负责具体评标事务，并独立履行下列职责：

（1）审查、评价投标文件是否符合招标文件的商务、技术等实质性要求；

（2）要求投标人对投标文件有关事项作出澄清或者说明；

（3）对投标文件进行比较和评价；

（4）确定中标候选人名单，以及根据采购人委托直接确定中标人；

（5）向采购人、采购代理机构或者有关部门报告评标中发现的违法行为。"

此外，《政府采购法实施条例》第五十二条第三款明确指出："政府采购评审专家应当配合采购人或者采购代理机构答复供应商的询问和质疑。"第四十一条第一款规定："采购文件内容违反国家有关强制性规定的，评标委员会、竞争性谈判小组或者询价小组应当停止评审并向采购人或者采购代理机构说明情况。"

【问题 3-21】 政府采购招标评标方法有哪几种？

根据《政府采购法实施条例》第三十四条的规定，主要存在以下两种评标方法：

（1）最低评标价法，即投标文件满足招标文件全部实质性要求且投标报价最低的供应商为中标候选人的评标方法。

（2）综合评分法，即投标文件满足招标文件全部实质性要求且按照评审因素的量化指标评审得分最高的供应商为中标候选人的评标方法。

【问题 3-22】 评审专家在评标时，可以对招标文件提出质疑吗？

87号令第六十五条规定："评标委员会发现招标文件存在歧义、重大缺陷导致评标工作无法进行，或者招标文件内容违反国家有关强制性规定的，应当停止评标工作，与采购人或者采购代理机构沟通并作书面记录。采购人或者采购代理机构确认后，应当修改招标文件，重新组织采购活动。"因此，按照法律规定，评审专家不能提出质疑，质疑和投诉是供应商的救济机制，评审专家无权使用。

【问题 3-23】 评审专家在评标时发现一家投标人的投标文件中出现了另一家投标人公司的文件怎么处理？

87号令第三十七条规定："有下列情形之一的，视为投标人串通投标，其投标无效：（一）不同投标人的投标文件由同一单位或者个人编制；（二）不同投标人委托同一单位或者个人办理投标事宜；（三）不同投标人的投标文件载明的项目管理成员或者联系人员为同一人；（四）不同投标人的投标文件异常一致或者投标报价呈规律性差异；（五）不同投标人的投标文件相互混装；（六）不同投标人的投标保证金从同一单位或者个人的账户转出。"因此，该情形视为投标人串通投标，其投标无效。

【问题 3-24】 公开招标项目评审结束后，评审专家可以私自带走评审资料吗？如果这种情况发生，这次评审结果还有效吗？

87号令第六十二条规定："评标委员会及其成员不得有下列行为：（一）确定参与评标至评标结束前私自接触投标人；（二）接受投标人提出的与投标文

件不一致的澄清或者说明，本办法第五十一条规定的情形除外；（三）违反评标纪律发表倾向性意见或者征询采购人的倾向性意见；（四）对需要专业判断的主观评审因素协商评分；（五）在评标过程中擅离职守，影响评标程序正常进行的；（六）记录、复制或者带走任何评标资料；（七）其他不遵守评标纪律的行为。评标委员会成员有前款第一至五项行为之一的，其评审意见无效，并不得获取评审劳务报酬和报销异地评审差旅费。"因此，在题干所述情形下，评审结果依旧是有效的，但对该评审专家要追究其法律责任。

【问题3-25】　评审专家评标时发现招标文件中有关评分办法的内容有误怎么办？

87号令第六十五条规定："评标委员会发现招标文件存在歧义、重大缺陷导致评标工作无法进行，或者招标文件内容违反国家有关强制性规定的，应当停止评标工作，与采购人或者采购代理机构沟通并作书面记录。采购人或者采购代理机构确认后，应当修改招标文件，重新组织采购活动。"因此，如果该错误并未违反国家有关强制性规定，也不会影响正常的评标活动，评审专家就可以正常进行评标；但是如果错误的内容会导致评标工作无法进行，那么就应当停止评标，与采购人或代理机构沟通确认后，修改招标文件，重新组织采购活动。

三、对评审专家的管理

为加强政府采购评审活动管理，规范政府采购评审专家的评审行为，《评审专家管理办法》从评审专家选聘、解聘、抽取、使用、监督管理等几个方面作出了详细规定：

（1）评审专家的选聘由省级以上人民政府财政部门负责展开，可以通过公开征集、单位推荐和自我推荐相结合的方式选聘评审专家。《评审专家管理办法》第六条明确列举了评审专家应当具备的六个条件：一是具有良好的职业道德，廉洁自律，遵纪守法，无行贿、受贿、欺诈等不良信用记录；二是具有中级专业技术职称或同等专业水平且从事相关领域工作满8年，或者具有高级专业技术职称或同等专业水平；三是熟悉政府采购相关政策法规；四是承诺以独立身份参加评审工作，依法履行评审专家工作职责并承担相应法律责任的中国公民；五是不满70周岁，身体健康，能够承担评审工作；六是申请成为评审专家前三年内，无本办法第二十九条①规定的不良行为记录。对于符合条件的申请人纳入评审专家库管理。

（2）评审专家的解聘在《评审专家管理办法》第十一条有明确规定："如若申请人不符合评审专家条件、本人申请不再担任评审专家、存在规定的不良行为记录、受到刑事处罚四种情形之一的，省级以上人民政府财政部门应当将其解聘。"

（3）《评审专家管理办法》第十二条至第二十六条陈述了关于评审专家的抽取和使用的相关规定。除技术复杂、专业性强的采购项目可由采购人自行选定外，参与评标的专家应当通过随机抽取产生；除采用竞争性谈判、竞争性磋商方式采购，以及异地评审的项目外，抽取评审专家的开始时间原则上不得早于评审活动开始前2个工作日；评审专家与参加采购活动的供应商存在利害关系的应当回避，并及时补足新的评审专家；采购人或者采购代理机构应当于评审活动结束后5个工作日内，在政府采购信用评价系统中记录评审专家的职责履行情况。

（4）评审专家的监督管理。评审专家未按规定评审或者泄露评审文件、评审情况的，影响中标、成交结果的；与供应商存在利害关系未回避的；收受采购人、采购代理机构、供应商贿赂或者获取其他不正当利益的，其评审意见无效并需追究其相应责任，承担相应惩处；对于构成犯罪的，依法追究刑事责任。《政府采购法实施条例》第六十三条规定："各级人民政府财政部门和其他有关部门应当加强对参加政府采购活动的供应商、采购代理机构、评审专家的监督管理，对其不良行为予以记录，并纳入统一的信用信息平台。"

【问题3-26】 采购人自行选定评审专家时，可以选择本单位的评审专家吗？

《评审专家管理办法》第十三条规定："技术复杂、专业性强的采购项目，通过随机方式难以确定合适评审专家的，经主管预算单位同意，采购人可以自行选定相应专业领域的评审专家。自行选定评审专家的，应当优先选择本单位以外的评审专家。"因此，尽管相关政策规定并未明文禁止选择本单位的评审专家，但是采购人自行选定评审专家时还是存在顺序上的优

---

① 《评审专家管理办法》第二十九条规定："申请人或评审专家有下列情形的，列入不良行为记录：（一）未按照采购文件规定的评审程序、评审方法和评审标准进行独立评审；（二）泄露评审文件、评审情况；（三）与供应商存在利害关系未回避；（四）收受采购人、采购代理机构、供应商贿赂或者获取其他不正当利益；（五）提供虚假申请材料；（六）拒不履行配合答复供应商询问、质疑、投诉等法定义务；（七）以评审专家身份从事有损政府采购公信力的活动。"

先性。

【问题3-27】 评审专家在评审中提出与投标人有劳动关系，需要回避，应该如何处理？

《评审专家管理办法》第十七条规定："出现评审专家缺席、回避等情形导致评审现场专家数量不符合规定的，采购人或者采购代理机构应当及时补抽评审专家，或者经采购人主管预算单位同意自行选定补足评审专家。无法及时补足评审专家的，采购人或者采购代理机构应当立即停止评审工作，妥善保存采购文件，依法重新组建评标委员会、谈判小组、询价小组、磋商小组进行评审。"因此，应该及时补抽评审专家。如果补抽成功，继续评审；如果无法及时补足评审专家，应该立即停止评审工作。

【案例3-8】 评委名单能公布吗？

20××年5月，Z招标公司受采购人H中心委托，为该中心"监测系统采购项目"进行招标。5月20日发布招标公告后，有A、B、C、D、E、F六家供应商购买了招标文件。由于B公司法定代表人李某与H中心办公室主任吴某认识，故购买招标文件后，李某多次向吴某打听招标进展情况，吴某碍于面子，也均如数告知。6月19日，Z招标公司与H中心项目经办人共同在政府采购专家库中抽取了该项目评标专家。6月20日投标截止，购买招标文件的六家单位均递交了投标文件。经过评标专家评审，B公司投标报价最低，被确定为中标候选人。H中心确认评标结果后，Z招标公司发布了中标公告，公布B公司中标。后投标人F公司提出质疑，认为评标过程存在不公正现象。Z招标公司答复称，该项目评标完全依法合规，评标过程一直在招标人H中心监督人员的监督下进行，不会出现不公正的情况。F公司对质疑答复不满，向财政部门提出投诉。

本案争议的焦点是，项目评标过程中是否存在不公正现象。为此，财政部门调取了该项目招标文件、投标文件、评标材料，并对Z招标公司和采购人H中心进行了调查。调查发现：在评标专家确定后，B公司法定代表人李某与H中心办公室主任吴某联系，打听评标专家人选。吴某认为专家都是网上抽取的，依法合规，不会出什么问题，就将专家名单告知了李某。李某获悉专家名单后，先后与几个评标专家进行了联系。但从评标资料看，不能确定评标专家在评审过程中是否对B公司有所倾向。

本案反映了政府采购中容易被采购人和采购代理机构忽视的问题，即不应当在招标结果确定前泄露评标专家名单。评标专家是评标活动的关键人物，他们必须客观公正地进行评审，才能保证采购活动的公平、公正。如果在招标结果确定前就将评标专家的名单泄露出去，供应商就有可能与评标专家联系，对评标专家进行不正当的影响，以谋求中标，这样，就难以保证评标活动的公平、公正。而本案中，采购人在评标前就将评标专家的名单告知了投标人B公司，导致B公司能够在评标前与专家进行联系，有可能造成评标的不公正。

因此，财政部门认为：87号令第四十七条规定："评标委员会由采购人代表和评审专家组成，成员人数应当为5人以上单数，其中评审专家不得少于成员总数的三分之二。采购项目符合下列情形之一的，评标委员会成员人数应当为7人以上单数：（一）采购预算金额在1 000万元以上；（二）技术复杂；（三）社会影响较大。评审专家对本单位的采购项目只能作为采购人代表参与评标，本办法第四十八条第二款规定情形除外。采购代理机构工作人员不得参加由本机构代理的政府采购项目的评标。评标委员会成员名单在评标结果公告前应当保密。"本项目中，吴某在确定招标结果前，向李某透露评标专家名单，违反了上述规定。《政府采购质疑和投诉办法》（财政部令第94号）第三十一条规定，财政部门经审查，认定采购文件、采购过程影响或者可能影响中标、成交结果的，或者中标、成交结果的产生过程存在违法行为的，政府采购合同尚未签订的，分别根据不同情况决定全部或者部分采购行为违法，责令重新开展采购活动。综上，财政部门作出处理决定：本项目违反了87号令第四十七条的规定，根据《政府采购质疑和投诉办法》（财政部令第94号）第三十一条的规定，责令采购人重新开展采购活动。

【案例3-9】 评标中是否存在不公正的情况，评标专家的设置是否合理？

20××年11月，Z招标公司接受采购人某学校的委托，就该校"新教学楼办公桌椅采购项目"组织公开招标工作，项目预算190万元人民币。11月14日，采购人确认了招标文件，Z招标公司于11月15日发布招标公告，并同时开始发售招标文件。在招标文件发售期内，共有四家供应商购买了招标文件。12月5日投标截止，四家供应商均递交了投标文件。Z招标公司组织了项目开标和评标，经过评审，评标委员会推荐B公司为中标候选人。采购人对评标结果进行确认后，Z招标公司于12月8日发布中标公告，公布B公司为中标人。

中标公告发布后，供应商A公司提出质疑称：B公司在办公家具行业内属于质次价低的供应商，按照本次招标文件中的评分标准，虽然 B 公司价格分能够拿到满分，但是技术分上与 A 公司的差距很大，B 公司在价格分上的优势根本不能弥补其在技术分上与 A 公司的差距。因此，本次招标 B 公司能中标，一定是评标委员会在评审过程中存在不公正的情况。Z 招标公司在收到质疑后，组织了原评标委员会对评标结果进行复核。原评标委员会出具的复核意见称：本项目采用综合评分法，评标委员会按照招标文件规定的评分办法进行评审，对各投标人的评分均是客观公正的。Z 招标公司据此对 A 公司进行了答复，A 公司对此质疑答复不满，向财政部门提出投诉。

财政部门调取了该项目的招标文件、投标文件和评标报告等资料。调查发现，在"评标委员会成员签到表"中，共有 5 名评委，其中 2 人为采购人所在学校的工作人员，其中 1 名是该校副校长，另 1 名为采购办主任。财政部门调取的评标专家抽取记录显示，Z 招标公司 12 月 4 日抽取评标专家时，共抽取了 3 名外聘专家。随后，财政部门向 Z 招标公司询问了解相关的情况。Z 招标公司解释说，该项目金额不大，按照法律规定评标委员会有 5 名评委即可。在抽取专家之前，采购人通知 Z 招标公司该校的副校长和采购办主任都要参与本次评审工作。Z 招标公司了解到该副校长具有高级经济师、教授级高工职称，认为可以将该副校长列为经济类专家参与评审，因此，在抽取评标专家时，仅抽取了 3 名外聘专家。从评标报告中的评分表看，所有评委的打分均比较客观，没有畸高畸低的重大差异评分出现；在技术分一栏中，A 公司确实比 B 公司得分高，但由于本项目是综合评分法，评分因素包括价格、技术、信誉、业绩、服务等五项，B 公司综合得分排名第一，基本可以排除评标不公平的情况。

本案反映了政府采购中，采购人委派代表和采购代理机构抽取评标专家时应该注意的问题：采购人代表参与评审工作时，不能以专家身份参与本部门或者本单位采购项目的评标。另外，采购代理机构也应该严格按照法律规定抽取专家。在一个采购项目中，评标委员会应由采购人代表和有关技术、经济等方面的专家组成，成员人数应当为 5 人以上单数，其中，技术、经济等方面的专家不得少于成员总数的 2/3。之所以这样要求，是因为评标是一项专业性、技术性很强的工作，且需要独立、公正，不能受外界任何因素的不当影响，因此，评标工作必须依靠具有一定专业知识且身份独立于采购人的专家进行；同时，评标工作的最终目的是为采购人评选出最符合采购需求的投标人，因此，应该给采购人在评标中表达自己意见的机会。但由于在项目前期调研和市场调查中，供应商难免会与采购人有所接触，在评标前采购人已对不同的供应商形成了既定的印象，同时，供应商也有可能通过不正当手段对采购人产生影响，因此，评标委员会中的采购人代表不应过多，以免影响评标委员会的独立、公正判断。所以，采购人代表如果以专家身份参与本单位采购项目的评标，虽然在形式上满足专家超过评委总数的2/3，但可能会造成事实上采购人代表过多，极端情况下甚至可能出现所有专家均来自采购人单位，造成评标委员会成员全部为采购人内部人员的情况。这就不能保证评标工作的独立和公正，因此，采购人代表不能以专家身份参与本单位采购项目的评标工作。在本案中，采购人和Z招标公司即忽视了上述问题，采购人委派代表过多，Z招标公司没有按照规定抽取评标专家，造成项目评标委员会构成不合法。

因此，财政部门认为：本项目中Z招标公司在采购人委派2名评审代表的情况下，只抽取了3名外聘专家，违反了87号令第四十七条"评标委员会由采购人代表和评审专家组成，成员人数应当为5人以上单数，其中评审专家不得少于成员总数的三分之二。采购项目符合下列情形之一的，评标委员会成员人数应当为7人以上单数：（一）采购预算金额在1000万元以上；（二）技术复杂；（三）社会影响较大。评审专家对本单位的采购项目只能作为采购人代表参与评标，本办法第四十八条第二款规定情形除外。采购代理机构工作人员不得参加由本机构代理的政府采购项目的评标。评标委员会成员名单在评标结果公告前应当保密"的规定。《政府采购质疑和投诉办法》（财政部令第94号）第三十一条规定，财政部门经审查，认定采购文件、采购过程影响或者可能影响中标、成交结果的，或者中标、成交结果的产生过程存在违法行为的，政府采购合同尚未签订的，分别根据不同情况决定全部或者部分采购行为违法，责令重新开展采购活动。

综上，财政部门作出处理决定如下：本项目违反了87号令第四十七条的规定，根据《投诉处理办法》第十九条的规定，决定采购行为违法，责令重新开展采购活动。

问题与案例目录

问题目录

【问题3-1】 采购人对采购结果存在异议，发现自身权益受损该怎么办？

【问题 3-2】　采购人可以与供应商协商变更采购合同的内容吗？

【问题 3-3】　某地出台文件，在采购评审中对采购人进行屏蔽，请问这是否合理？损害了采购人的什么权利？

【问题 3-4】　采购人对招标结果不满意，可以申请采购活动作废吗？

【问题 3-5】　采购人可以把未中标供应商的样品出售或者捐赠吗？

【问题 3-6】　集中采购代理机构和集中采购机构以外的采购代理机构（社会采购代理机构）有什么区别？

【问题 3-7】　采购代理机构可以接受采购人委托与供应商签订政府采购合同吗？

【问题 3-8】　公开招标项目中，采购代理机构可以要求供应商对投标文件进行澄清吗？

【问题 3-9】　采购代理机构有无保管招投标资料的义务？

【问题 3-10】　集中采购机构有哪些职责？

【问题 3-11】　分公司可以独立参与政府采购活动吗？

【问题 3-12】　子公司可以借用母公司资质参与投标吗？

【问题 3-13】　母子公司参加同一项目投标，评标时母公司主动放弃投标，对子公司的投标应如何处理？

【问题 3-14】　供应商前 3 年内没有重大违法记录需要哪个部门出具证明？

【问题 3-15】　多家代理商代理一家制造商的产品参加投标，应该如何计算供应商家数？

【问题 3-16】　供应商有权主动要求澄清投标文件里的事项吗？

【问题 3-17】　供应商必须指派投标人代表参加开标会议吗？

【问题 3-18】　如果评委认为供应商有需澄清说明的事项，被质询的供应商可以进评审现场与评委进行面对面的答复吗？

【问题 3-19】　政府采购中监管部门如何认定是否存在以化整为零方式规避公开招标的情况？

【问题 3-20】　从政府采购程序的角度来看，监管部门需要从哪些环节展开监督管理工作？

【问题 3-21】　政府采购招标评标方法有哪几种？

【问题 3-22】　评审专家在评标时，可以对招标文件提出质疑吗？

【问题 3-23】　评审专家在评标时发现一家投标人的投标文件中出现了

另一家投标人公司的文件怎么处理？

【问题3-24】 公开招标项目评审结束后，评审专家可以私自带走评审资料吗？如果这种情况发生，这次评审结果还有效吗？

【问题3-25】 评审专家评标时发现招标文件中有关评分办法的内容有误怎么办？

【问题3-26】 采购人自行选定评审专家时，可以选择本单位的评审专家吗？

【问题3-27】 评审专家在评审中提出与投标人有劳动关系，需要回避，应该如何处理？

案例目录

【案例3-1】 采购人无正当理由可以拒签采购合同吗？

【案例3-2】 在采购人认为第一中标供应商投标业绩涉嫌造假的情形下，是否可以不按照评审委员会推荐的中标候选人顺序确定中标人并与其签订采购合同？

【案例3-3】 采购文件中关于产品技术指标要求存在互相矛盾的情况，应如何处理？

【案例3-4】 采购中是否存在以不正当理由限制投标人的情形？

【案例3-5】 疾控中心采购"酵母型"乙肝疫苗惹质疑？

【案例3-6】 A公司是否满足了招标文件中要求的实质性条款？

【案例3-7】 监管部门如何认定投标人是否存在串标？

【案例3-8】 评委名单能公布吗？

【案例3-9】 评标中是否存在不公正的情况，评标专家的设置是否合理？

参考文献

［1］陈泽铭．签订合同采购人权利义务知多少［N］．政府采购信息报，2005-09-23（004）．

［2］指导性案例二十二．"任性"的采购人．中国政府采购网，http://www.ccgp.gov.cn/aljd/201704/t20170428_8173928.htm.

［3］马海涛，姜爱华．《政府采购管理》（第二版）［M］．北京：北京大学出版社，2016．

［4］指导性案例二十三．"自身分歧"的采购文件．中国政府采购网，

http：//www. ccgp. gov. cn／aljd／ 201704／t20170428_ 8173949. htm.

[5] 中国政府采购报．总公司、分公司、子公司投标那些事儿（一）
[EB/OL]. http：//www. ccgp. gov. cn/llsw/201810/t20181029_ 10984626. htm.

[6] 政府采购信息报．高志远：政府采购供应商知悉权利才能更好维权
[EB/OL]. http：//www. caigou2003. com /ll/ndts/2015−03−04/29078. html.

[7] 指导性案例十一．不可或缺的"章"．中国政府采购网，http：//
www. ccgp. gov. cn/aljd／ 201702/t20170213_ 7915936. htm.

[8] 李刚．对加强政府采购监管工作的思考 [J]．中国工商管理研究，
2004（06）：51−53.

[9] 政府采购信息网．宋军：监管部门的职责到底有哪些 [EB/OL]. ht-
tp：//www. ccgp. gov. cn /zjgd/201505/t20150526_ 5336235. shtml.

[10] 指导性案例二十五．"法"眼看串标．中国政府采购网，http：//
www. ccgp. gov. cn/aljd／ 201704/t20170428_ 8174033. htm.

[11] 指导性案例十六．评委名单能公布吗．中国政府采购网，http：//
www. ccgp. gov. cn/aljd／ 201702/t20170213_ 7916036. htm.

[12] 指导性案例九．"缺斤少两"的评标专家．中国政府采购网，ht-
tp：//www. ccgp. gov. cn/aljd／ 201611/t20161121_ 7606149. htm.

第四章　政府采购原则和政策功能

【本章导读】　本章对政府采购原则和功能进行说明，其中政府采购原则包括公开透明、公平竞争、公正和诚实信用原则；政府采购功能主要指政府采购政策功能，包括节约能源、保护环境、扶持不发达地区和少数民族地区、促进中小企业发展、支持科技创新等。本章能够帮助读者深刻理解政府采购应遵循的原则，全面掌握政府采购各项政策功能。

第一节　政府采购原则

【本节小引】　政府采购原则就是指在政府采购过程中所要遵循的基本准则，它渗透在涉及政府采购的法律、法规、规章以及制度设计的方方面面。政府采购原则是指导政府采购全过程的准则。政府采购过程中到底有哪些基本准则要遵守呢？《政府采购法》规定公开透明原则、公平竞争原则、公正原则和诚实信用原则是政府采购的基本原则。这些原则之间彼此联系紧密，相辅相成。公开透明原则是政府采购实践的首要原则，而公平竞争原则是核心原则。公开透明原则是实现公平竞争的前提，公正原则是实现公平竞争的保障，诚实信用原则是实现公平竞争的必然要求。

一、公开透明原则

公开透明原则是所有公共部门进行政府采购活动时皆要坚持的首要原则，是政府采购法治化的精髓所在。公开要做到全面公开，既要公开有关采购的法律法规、政策、程序等制度性内容，也要公开采购意向、采购预算与计划、采购合同等整个采购活动全过程的信息。

首先，公开透明原则要求政府采购法律法规公开，确保公众能够及时、方便、完整地获取最新的法律文本。其次，公开透明原则要求做到政府采购全过程信息公开，这不仅是提高采购活动透明度的内在要求，也是实现公平竞争原则的起点。具体说来，一要公开政府采购意向与政府采购需求，以便潜在供应商做好准备，减少信息不对称对采购绩效的影响。二要公开不同采购方式对应的公告，包括招标公告、竞争性谈判公告、竞争性磋商公告以及询价公告，并且必须通过国家指定的报刊、信息网络或者其他公共媒介发布。需要进行资格预审的还应当发布预审公告，采用邀请招标方式的，采购机关应当向三个以上的特定法人或者其他组织发出邀请书，所有公告抑或邀请书应当载明能大体满足潜在供应商决定是否参加投标竞争所需要的信息。采购项目预算应当在公告中载明。三要公开采购供应商资格审查方法和评价标准，应当在提供给所有参与投标的供应商的招标文件中载明，并且后续也只能按照载明的标准进行评价。四要公开政府采购结果、政府采购记录，招标文件、竞争性谈判文件、竞争性磋商文件和询价通知书等，还应当随中标、成交结果同时公告，更正事项、采购合同、单一来源公示、终止公告等也需要及时发布；对于政府购买公共服务项目，除了需要公开需求外，还需要公开验收结果，以方便采购主管部门、供应商以及公众进行评价和监督。五要公开监管处罚信息，包括财政部门作出的投诉、监督检查等处理决定，对集中采购机构的考核结果以及违法失信行为记录等信息，由财政部门负责公开。

各个环节的信息公开要在法律法规规定的期限内完成，如果未依法予以公布，则采购人、采购代理机构及直接负责的主管人员将承担法律责任。即使有些采购物品的性质不适宜公开采购过程，采购机构也必须对此做出说明和记录，并需经过严格的审批和授权。

【问题4-1】　采购意向是否应该公开？

政府采购意向应当公开。政府采购意向公开能够在一定程度上降低信息不对称对政府采购活动的影响，让潜在供应商能够尽早介入采购活动，降低决策行为上的不确定性，进而使采购人与供应商能够早做准备，降低交易成本，优化营商环境，提高政府采购透明度，抑制腐败，促进采购绩效提升，是保障公开透明、公平竞争的原则落到实处的重要举措。

政府采购意向公开与招标前政府采购需求公示、政府采购需求征求意见公告有相似之处，都对预算项目的基本情况进行了公示，都能够提高采购透明度、优化营商环境、提高采购绩效。采购意向公开的侧重点是吸引更多的潜在供应商并为其做好参与采购的准备工作留下更加充足的时间，而且对是否需要专家论证没有约定；而采购需求公示是需求管理的一部分，其侧重点在于征求各方意见完善采购需求，以作为编制采购文件、实施政府采购活动的基础和依据，且通常要求在公示前进行专家论证，两者并不是一回事。

【问题4-2】 采购意向应当如何公开？

财政部在《关于开展政府采购意向公开工作的通知》中，对政府采购意向公开工作进行了比较详细的部署。目前采购意向公开工作遵循"试点先行，分步实施"的原则，在不同地区的开展情况是不同的。原则上省级预算单位2021年1月1日起、省级以下各级预算单位2022年1月1日起实施的采购项目，应当按规定公开采购意向。具备条件的地区可适当提前开展采购意向公开工作。

公开采购意向的范围是按项目进行采购的集中采购目录以内或者采购限额以上的货物、工程、服务采购项目，以协议供货、定点采购方式实施的小额零星采购和由集中采购机构统一组织的批量集中采购除外。预算金额是指年度预算。采购不超过3年履行期限的服务且3年总预算超过采购限额标准的，应公开采购意向。

采购意向公开的内容应当包括采购项目名称、采购需求概况、预算金额、预计采购时间等。其中，采购需求概况应当包括采购标的名称，采购标的需实现的主要功能或者目标，采购标的数量，以及采购标的需满足的质量、服务、安全、时限等要求。采购意向仅作为供应商了解各单位初步采购安排的参考，采购项目实际采购需求、预算金额和执行时间，以预算单位最终发布的采购公告和采购文件为准。

采购意向公开时间应当尽量提前，原则上不得晚于采购活动开始前30日。因预算单位不可预见的原因亟须开展的采购项目，可不公开采购意向。

【问题4-3】 采购预算是否要公开？

采购预算应当公开。实践中，采购预算曾一度作为保密内容，在支持者看来，这一做法似乎能最大限度促进竞争。但实际上采购预算保密性较差，由于制度上不公开，投标人存在获悉信息能力的差异，反而影响了公平竞争。此外，如果采购预算不进行公开，很容易出现因供应商报价均高于采购预算而导致废标的情况，这给采购人以及供应商都会造成巨大的损失与浪费。

财政部在《关于做好政府采购信息公开工作的通知》中针对采购项目预算金额的公开要求做了具体规定："采购项目预算金额应当在招标公告、资格预审公告、竞争性谈判公告、竞争性磋商公告和询价公告等采购公告，以及招标文件、谈判文件、磋商文件、询价通知书等采购文件中公开。采购项目的预算金额以财政部门批复的部门预算中的政府采购预算为依据；对于部门预算批复前进行采购的项目，以预算'二上数'中的政府采购预算为依据。对于部门预算已列明具体采购项目的，按照部门预算中具体采购项目的预算金额公开；部门预算未列明采购项目的，应当根据工作实际对部门预算进行分解，按照分解后的具体采购项目预算金额公开。对于部门预算分年度安排但不宜按年度拆分的采购项目，应当公开采购项目的采购年限、概算总金额和当年安排数。"

【问题4-4】　未达到公开招标限额的单一来源采购项目如何进行信息公开？

《政府采购法实施条例》第三十八条规定："达到公开招标数额标准，符合政府采购法第三十一条第一项规定情形，只能从唯一供应商处采购的，采购人应当将采购项目信息和唯一供应商名称在省级以上人民政府财政部门指定的媒体上公示，公示期不得少于5个工作日。"不难看出，达到公开招标数额标准，对公开的内容是有明确要求的，不仅要求公示唯一供应商名称，如果是货物，还要公示作为供应商的代理商和货物的制造商。

《政府采购非招标采购方式管理办法》第三十八条规定："属于政府采购法第三十一条第一项情形，且达到公开招标数额的货物、服务项目，拟采用单一来源采购方式的，采购人、采购代理机构在按照本办法第四条报财政部门批准之前，应当在省级以上财政部门指定媒体上公示。"采用单一来源采购方式实施采购的范围，法律有强制性要求，即"只能从唯一供应商处采购的，且采购预算金额达到公开招标数额标准的项目"。

基于以上规定，集中采购目录外、数额标准下的符合单一来源采购条件的项目，可以不公示。但根据《财政部办公厅关于未达到公开招标数额标准政府采购项目采购方式适用等问题的函》的要求，未达到公开招标数额标准的政府采购项目，要建立和完善内部管理制度，强化采购、财务和业务部门（岗位）责任，结合采购项目的具体情况，依法选择适用的采购方式，防止随意采用和滥用采购方式。

二、公平竞争原则

政府采购制度的运行是社会主义市场经济的一个组成部分，离不开公平竞争的市场环境。公平竞争原则的预设前提是：通过充分竞争所得到的价格就是合理价格。因此，必须尽可能促进供应商、承包商或服务提供者之间最大限度的竞争。《政府采购法》第五条规定："任何单位和个人不得采用任何方式，阻挠和限制供应商自由进入本地区和本行业的政府采购市场。"政府采购相关法律的有关规定将推进我国政府采购市场朝着竞争更充分、运行更规范、交易更公平的方向发展。这不仅能够使采购人获得价格低廉、质量有保证的货物、工程和服务，同时还有利于提高企业的竞争能力和自我发展能力。

《政府采购法》第二十五条和《政府采购法实施条例》第十一条第二款、第十四条第二款对各采购当事人提出了具体要求："政府采购当事人不得相互串通损害国家利益、社会公共利益和其他当事人的合法权益；不得以任何手段排斥其他供应商参与竞争。"其中，"供应商不得以向采购人、采购代理机构、评标委员会的组成人员、竞争性谈判小组的组成人员、询价小组的组成人员行贿或者采取其他不正当手段谋取中标或者成交"；"采购人不得向供应商索要或者接受其给予的赠品、回扣或者与采购无关的其他商品、服务"；"采购代理机构不得以向采购人行贿或者采取其他不正当手段谋取非法利益"；"采购代理机构工作人员不得接受采购人或者供应商组织的宴请、旅游、娱乐，不得收受礼品、现金、有价证券等，不得向采购人或者供应商报销应当由个人承担的费用"。这些具体规定都是政府采购实施公平竞争原则的具体体现和要求。

【问题4-5】　有重大违法记录的供应商是否可以参加政府采购活动？

这个问题需要看该供应商被禁止参加政府采购活动的限制是否到期。《政府采购法实施条例》第十九条第二款规定："供应商在参加政府采购活动前3年内因违法经营被禁止在一定期限内参加政府采购活动，期限届满的，可以参加政府采购活动。"《政府采购法》第二十二条第一款第五项所称"重大违法记录"，是指供应商因违法经营受到刑事处罚或者责令停产停业、吊销许可证或者执照、较大数额罚款等行政处罚。

【问题4-6】　招标文件中能否将具有特定金额的合同业绩作为资格条件？

招标文件中不能将具有特定金额的合同业绩作为资格条件。因为合同金额与营业收入具有直接的关联性，招标文件中将具有特定金额的合同业绩作为资格条件，其实就是利用营业收入作为排除或限制中小企业进入政府采购市场的手段，这就构成了《政府采购法》和《政府采购法实施条例》规定的"以不合理条件对供应商实行差别待遇或者歧视待遇"的情形，也违背了公平竞争原则。

三、公正原则

公正原则是为实现采购人与供应商之间在政府采购活动中的平等地位而确立的。公正原则要求政府采购按照事先约定的条件和程序进行，对所有供应商一视同仁，不得有歧视条件和行为，任何单位或个人无权干预采购活动的正常开展。尤其是在评标活动中，要严格按照统一的评标标准评定中标或成交供应商，不得存在任何主观倾向。为了实现公正原则，评标委员会以及有关的小组人员必须要达到一定的数量，要有各方面的代表，而且人数必须为单数，相关人员要回避。同时，法律还规定了保护供应商的合法权益及方式。这些规定都有利于实现公正原则。

（一）政府采购回避制度

利益回避是公共领域的基本法则，更是利益交织的政府采购领域所要遵从的。《政府采购法》第十二条规定："在政府采购活动中，采购人员及相关人员与供应商有利害关系的，必须回避。供应商认为采购人员及相关人员与其他供应商有利害关系的，可以申请其回避。前款所称相关人员，包括招标采购中评标委员会的组成人员，竞争性谈判采购中谈判小组的组成人员，询价采购中询价小组的组成人员等。"

《政府采购法实施条例》第九条第一款延伸了"利害关系"的外延，增加了法条的可操作性："参加采购活动前3年内与供应商存在劳动关系；参加采购活动前3年内担任供应商的董事、监事；参加采购活动前3年内是供应商的控股股东或者实际控制人；与供应商的法定代表人或者负责人有夫妻、直系血亲、三代以内旁系血亲或者近姻亲关系；与供应商有其他可能影响政府采购活动公平、公正进行的关系。"对于朋友、同学等关系，不是一律必须回避的，而是要看是否可能影响政府采购活动公平、公正进行。

关于回避申请的提出程序以及处理办法，《政府采购法实施条例》第九条第二款规定："供应商认为采购人员及相关人员与其他供应商有利害关系的，可以向采购人或者采购代理机构书面提出回避申请，并说明理由。采购人或者采购代理机构应当及时询问被申请回避人员，有利害关系的被申请回避人员应当回避。"如果采购人及相关人员没有主动回避，采购人或者采购代理机构在核实情况后，应当强制其回避。

关于未依法回避的处罚，《政府采购法实施条例》第七十条规定："采购人员与供应商有利害关系而不依法回避的，由财政部门给予警告，并处2 000

元以上 2 万元以下的罚款。"第七十五条第二款规定："政府采购评审专家与供应商存在利害关系未回避的，处 2 万元以上 5 万元以下的罚款，禁止其参加政府采购评审活动。"

（二）非歧视标准与禁止差别待遇

公正即意味着非歧视和非差别对待。为此，《政府采购法》第二十二条规定了供应商参加政府采购活动应当具备的资格条件："具有独立承担民事责任的能力；具有良好的商业信誉和健全的财务会计制度；具有履行合同所必需的设备和专业技术能力；有依法缴纳税收和社会保障资金的良好记录；参加政府采购活动前三年内，在经营活动中没有重大违法记录；法律、行政法规规定的其他条件。采购人可以根据采购项目的特殊要求，规定供应商的特定条件，但不得以不合理的条件对供应商实行差别待遇或者歧视待遇。"

《政府采购法实施条例》第二十条列举了采购人或者采购代理机构以不合理的条件对供应商实行差别待遇或者歧视待遇的情形："就同一采购项目向供应商提供有差别的项目信息；设定的资格、技术、商务条件与采购项目的具体特点和实际需要不相适应或者与合同履行无关；采购需求中的技术、服务等要求指向特定供应商、特定产品；以特定行政区域或者特定行业的业绩、奖项作为加分条件或者中标、成交条件；对供应商采取不同的资格审查或者评审标准；限定或者指定特定的专利、商标、品牌或者供应商；非法限定供应商的所有制形式、组织形式或者所在地；以其他不合理条件限制或者排斥潜在供应商。"

（三）救济与问责

救济和问责是实现公正原则的最后保障。为此，《政府采购法》第六章就供应商对采购过程、采购结果的质疑与投诉的相关事宜作出了具体规定。当供应商对采购事项有疑问时，可以向采购人、代理机构提出询问；若供应商认为采购文件、采购过程和中标、成交结果使自己的权益受到损害的，以书面形式向采购人、代理机构提出质疑；如果供应商不满意采购人、代理机构的答复或答复未在规定时间内给出，供应商可以向政府采购监督管理部门投诉；如果供应商对投诉处理决定不服或者政府采购监督管理部门逾期未作出处理的，供应商可以依法申请行政复议或者向人民法院提起行政诉讼。

【问题 4-7】 供应商可以通过举报获得救济吗？

供应商可以通过举报、信访等方式向财政部门反映相关情况，但是举报与信访都不是《政府采购法》所规定的直接救济渠道。政府采购活动中法定的救济途径包括质疑、投诉、行政复议和行政诉讼。

举报与质疑、投诉的区别在于：（1）主体是否有限制。举报是我国宪法赋予公民的一项基本权利，不管与采购活动是否有利害关系，任何单位和个人都可以举报。而政府采购中的质疑与投诉主体只能是参与相关采购活动的供应商，供应商放弃质疑与投诉的权利并不代表放弃了举报的权利。（2）得到的反馈不同。举报的处理一般依据《中华人民共和国信访条例》的有关规定，法定办理期限在60日之内，若情况复杂经负责人批准可以适当延长但不能超过30日。而政府采购中质疑与投诉要求的答复时间更快，并且提出质疑、通知相关供应商与作出处理决定时必须采用书面形式。

需要注意的是，供应商只能针对参与的政府采购活动并且是有利害关系的参与环节提出质疑或投诉，不能"超前"维权。比如供应商若只购买了招标文件，则不能对后续的采购程序或结果进行质疑或投诉。

四、诚实信用原则

诚实信用原则是高标准市场经济体系的内在要求，也是当下中国特色社会主义市场经济改革的重要原则遵循。诚实信用原则要求政府采购当事人在政府采购活动中，本着诚实、守信的态度履行各自的权利和义务。具体说来，就是要做到讲究信誉、兑现承诺，不散布虚假信息，不欺诈、串通、隐瞒，不伪造、变造、隐匿、销毁需要依法保存的文件，不规避法律法规、不损害第三人的利益等诚信行为。当事人一旦违法违规，将面临法律的制裁与惩戒。坚持诚实信用原则，能够增强公众对采购过程的信任。

（一）投标中的诚实信用问题

在投标过程中最常见的违背诚实信用原则的行为就是弄虚作假、恶意串通等，这里主要介绍以《政府采购法》为主的相关法律法规对以上两种违法行为是如何进行界定与处罚的。

1. 弄虚作假行为

诚实守信是供应商的生存之本，提供产品的真实准确的数据参数、提供符合法律法规要求以及招标要求的响应文件是最基本的要求，这将直接决定其产品能否满足采购人的实际需求。如果供应商因弄虚作假获得了项目，一方面对其他诚实守信的供应商是不公平的，剥夺了他们的成交机会；另一方面采购人无法获得真正符合要求的产品，侵害了其合法权益。最重要的是，一旦出现影响采购公正的违法、违规行为，将会废标。根据《政府采购法》第七十七条第一款规定，供应商还将面临"采购金额千分之五以上千分之十以下的罚款，列入不良行为记录名单，在一至三年内禁止参加政府采购活动，有违法所得的，并处没收违法所得，情节严重的，由工商行政管理机关吊销营业执照；构成犯罪的，依法追究刑事责任"等处罚，可谓得不偿失。

2. 恶意串通与视同串通行为

《政府采购法实施条例》第十八条第一款、第二款规定："单位负责人为同一人或者存在直接控股、管理关系的不同供应商，不得参加同一合同项下的政府采购活动。""除单一来源采购项目外，为采购项目提供整体设计、规范编制或者项目管理、监理、检测等服务的供应商，不得再参加该采购项目的其他采购活动。"该规定的主要目的在于防止不同供应商之间以及供应商和采购人、代理机构之间发生事先沟通、私下串通等违反政府采购法律的情况。

《政府采购法实施条例》第七十四条对法定恶意串通的情形做了具体规定："（一）供应商直接或者间接从采购人或者采购代理机构处获得其他供应商的相关情况并修改其投标文件或者响应文件；（二）供应商按照采购人或者采购代理机构的授意撤换、修改投标文件或者响应文件；（三）供应商之间协商报价、技术方案等投标文件或者响应文件的实质性内容；（四）属于同一集团、协会、商会等组织成员的供应商按照该组织要求协同参加政府采购活动；（五）供应商之间事先约定由某一特定供应商中标、成交；（六）供应商之间商定部分供应商放弃参加政府采购活动或者放弃中标、成交；（七）供应商与采购人或者采购代理机构之间、供应商相互之间，为谋求特定供应商中标、成交或者排斥其他供应商的其他串通行为。"当然也要注意，不能仅根据企业之间存在关联关系就推定为存在恶意串通行为。兄弟企业、夫妻店、两家公司同时被第三方控股等都不属于《政府采购法实施条例》第十八条所规定的情形。存在直接控股、管理关系的不同供应商组合成联合体也是可以参加同一个项目的采购活动的。除法律法规明确规定的恶意串通情形外，财政部门可以依据合理怀疑进行调查。在仅有孤立的间接证据且不能形成证据链条的情况下，不应认定为恶意串通。

87号令第三十七条对视为串通投标情形进行了具体规定："（一）不同投标人的投标文件由同一单位或者个人编制；（二）不同投标人委托同一单位或者个人办理投标事宜；（三）不同投标人的投标文件载明的项目管理成

员或者联系人员为同一人；（四）不同投标人的投标文件异常一致或者投标报价呈规律性差异；（五）不同投标人的投标文件相互混装；（六）不同投标人的投标保证金从同一单位或者个人的账户转出。"

法定恶意串通情形适用于招标、竞争性谈判、竞争性磋商、询价等各种竞争性的政府采购活动，视为串通投标情形仅适用于招标采购方式。

（二）中标后的履约问题

政府采购制度实际上是一种政府采购行为的市场化，因而政府采购也需要遵循诚实信用原则。对于政府来说，可以减少交易费用，减少贪污腐败行为的发生，提高政府采购的运作效率。对于采购人和中标供应商，诚实信用原则可以提供必要的约束。双方订立政府采购合同后，均应当受合同约束，严格履行合同。《政府采购法》第五十条规定："政府采购合同的双方当事人不得擅自变更、中止或者终止合同。政府采购合同继续履行将损害国家利益和社会公共利益的，双方当事人应当变更、中止或者终止合同。有过错的一方应当承担赔偿责任，双方都有过错的，各自承担相应的责任。"

（三）合理利用信用信息

在政府采购活动中查询及使用信用记录，对参与政府采购活动的供应商、采购代理机构及评审专家进行守信激励、失信约束，是政府相关部门开展协同监管和联合惩戒的重要举措，对降低市场运行成本、改善营商环境、高效开展市场经济活动具有重要作用，有利于形成"一处违规、处处受限"的信用机制。

关于信用信息查询和使用，要求在招标文件中应当包括投标人信用信息查询渠道及截止时点、信用信息查询记录和证据留存的具体方式、信用信息的使用规则等。对于必须进行招标的工程建设项目，招标人应当在资格预审公告、招标公告、投标邀请书及资格预审文件、招标文件中明确规定对失信被执行人的处理方法和评标标准。一般情况下，公开招标方式的采购，信用情况作为资格要求由采购人或采购代理机构审核，而非公开招标方式的信用情况审查，则由评审小组完成。在评标阶段，招标人或者招标代理机构、评标专家委员会应当查询投标人是否为失信被执行人，对属于失信被执行人的投标活动依法予以限制。此外，采购文件不应再要求供应商提供查询截图等书面证明文件，但须告知由采购人或采购代理机构在规定的时间及渠道查询的结果并作为审查依据。

【问题4-8】 供应商是否应对其提供的全部文件的真实性负责？

供应商应对其提供材料的真实性负责。即使材料是从第三方获得的，但供应商没有尽到审慎注意义务，导致违法行为发生的，供应商也应当对此承担法律责任。而供应商与第三方之间因提供虚假材料产生的纠纷，可以遵循民事途径进行救济。如若供应商提供的虚假材料不是采购文件明确要求或不是采购文件要求的，依然构成提供虚假材料谋取成交。因为供应商也会因为某些材料有助于其获得成交资格而将其放入响应文件，而响应文件需要供应商对其真实性负责。

【问题4-9】 哪些信用信息能够作为供应商资格条件？

对列入失信被执行人、重大税收违法案件当事人名单、政府采购严重违法失信行为记录名单的供应商，应当拒绝其参与政府采购活动。三个名单的具体内容可以在信用中国、中国政府采购网查询。采购人或采购代理机构应当特别注意，信用报告或信用等级证书并非对失信被执行人的法定查询判断依据，将其作为采购需求或评分条件，须考虑是否跟项目相关、是否满足有效竞争的前提，任性设置有可能违反政府采购法律法规的相关规定。

两个以上的自然人、法人或者其他组织组成一个联合体，以一个供应商的身份共同参加政府采购活动的，应当对所有联合体成员进行信用记录查询。联合体成员存在不良信用记录的，视同联合体存在不良信用记录。

第二节 政府采购政策功能

【本节小引】 某地智慧节能技术成果鉴定会上，财政、工信、城管等多部门为企业创新成果搭台、背书，让因首购首用、优先采购等政府采购积极政策喜获"第一桶金"的企业倍感温暖。某企业提供的技术改造项目，仅节电一项就为该地开发区园区每年节省600余万元；无人化值守功能革除人工巡检需要，每年节省维护费用200万元；减少发电燃煤5 000吨。技术创新带来经济效益和社会效益，最终实现了政企双赢。可见，政府采购政策绝不仅仅停留在提高资金利用效率的单一功能上，同时还促进了技术创新与产业发展，释放了市场活力。那么，什么是政府采购政策功能？其具体内涵是什么？怎样才能发挥好政府采购政策功能等，都是需要我们认真思考、不断完善的问题。

一、政府采购政策功能的含义

政府采购政策功能是政府采购制度建设的重要内容之一。它同政府采购原则一起，为政府采购所涉及的方方面面定下了基调，为日后理论与实务界的发展提供了广阔的发展空间。在我国采购相关法律中，政府采购政策功能的表述较为简洁，始终坚持政府采购应当有助于实现国家的经济和社会发展政策目标，具体功能则通过举例的方式来展现。《政府采购法》将政府采购的政策功能以立法形式明确下来，其第九条明确表述为"政府采购应当有助于实现国家的经济和社会发展政策目标，包括保护环境、扶持不发达地区和少数民族地区、促进中小企业发展等"；第十条明确表述为"政府采购应当采购本国货物、工程和服务"；《政府采购法实施条例》第六条进一步明确："国务院财政部门应当根据国家的经济和社会发展政策，会同国务院有关部门制定政府采购政策，通过制定采购需求标准、预留采购份额、价格评审优惠、优先采购等措施，实现节约能源、保护环境、扶持不发达地区和少数民族地区、促进中小企业发展等目标。"

简单来说，政府采购政策功能指的就是政府运用政府采购政策所要达到的、有助于促进经济与社会发展的公共价值目标。政府采购政策最初只是各国财政预算管理制度的一部分，意在节省财政资金，追求的是经济与效率目标。但是除了追求经济效益目标外，政府采购政策在制定和执行过程中还要追求一系列体现社会公共利益的非经济目标，即本节所要讨论的"政策功能"。在政府采购中，政策功能具体体现为节约资源和保护环境、扶持不发达地区和少数民族地区、促进中小企业发展（含残疾人福利企业与监狱企业）、支持科技创新等目标。不仅是中国，世界各国政府都通过政府采购政策的制定与落实来促进可持续发展、支持本国企业、关注弱势群体、优化产业结构、推动区域经济均衡发展、增强自主创新能力等。

政府采购政策功能是多样的，其功能的发挥需要政府借助其采购的规模优势，利用市场规律，将政策目标导向传递给供应商、生产商，引导市场主体做出有利于改善社会整体福利的生产经营决策。政府采购政策功能发挥的充分条件包括：政府采购的规模，政府采购过程设计的公开性、竞争性以及区域政府采购活动的集中性，强调绩效且透明的政府采购预算体系，深入的市场调研与长远的战略规划，政府采购操作过程的标准化，等等。

需要说明的是，不同的政策功能之间具有内在一致性。保护环境与节约资源为中小企业发展以及科技创新指明了前进方向，后两者也为保护环境与节约资源提供了技术支持与动力来源。促进中小企业发展、支持科技创新能够为扶持不发达地区和少数民族地区的发展增智赋能，扶持不发达地区和少数民族地区也为中小企业发展与科技创新提供了可以施展的空间。不过，在具体的政府采购项目中，这些政策功能之间也会存在冲突，采购人与采购代理机构应当具体情况具体分析，结合实际需要进行利益与价值衡量。

二、保护环境和节约能源政策

节约资源和保护环境是我国的基本国策，是推进生态文明建设的基本政策导向，也是推进政府采购工作所必须遵循的基本要求与必须实现的政策功能。近年来，政府采购政策工具不断创新，为促进形成节约资源和保护环境的空间格局、产业结构、生产方式、生活方式起到重要的示范和引导作用，形成了对社会的正向倍数影响效应。

（一）优先采购与强制采购并行

2007年国务院办公厅印发《关于建立政府强制采购节能产品制度的通知》，在总体要求中规定"各级政府机构使用财政性资金进行政府采购活动时，在技术、服务等指标满足采购需求的前提下，要优先采购节能产品，对部分节能效果、性能等达到要求的产品，实行强制采购，以促进节约能源，保护环境，降低政府机构能源费用开支"。

【案例4-1】 某供应商不服强制采购废标案。

某财政局受理了某供应商对设备项目中标结果提起的投诉。

投诉书称：节能环保认证证书不是投标人的资格要求，不属于资格审查文件所必须提供的，也并非招标文件中所规定的废标事项，招标文件对此无任何强制性的要求，其仅说明能提供节能环保产品的认证证书在投标价格上会予以优惠。而被投诉人在质疑回复中避开节能环保认证证书不属于废标项一事，只是指出预算单位需要采购节能环保产品，但没有充分合理的说明。尽管我公司未在投标文件中放入相应的认证证书，但我公司仍能证明所投产品是节能环保产品，被投诉人在不给任何澄清解释的情况下就宣布投标无效，此做法不妥。

该财政局按照规定调取了该项目的所有采购文件资料，重点对招标文件评审标准中执行节能产品政府采购政策和投诉人的投标文件对节能产品的响应情况进行了审查。经审查发现，该项目的采购需求要求采购的笔记本电脑等为当期节能产品政府采购清单中明确的强制性采购节能产品。评审标准中明确"所投产品属于节能产品政府采购清单中产品的，且提供相应节能产品证书的，则对其投标报价给予总价3%的扣除"。投诉人的投标文件中有节能产品清单复印件，其开标一览表中投标产品的型号却与节能产品清单所列的产品型号不同。投诉书中提供了节能产品证书，但证书中的产品型号也与开标一览表中投标产品型号不同。

某财政局审查后认为：投诉人的投标产品不属于节能产品清单所列的必须强制采购的产品，根据节能产品强制采购的政府采购政策，其投标文件未实质性响应招标要求，评标委员会对其投标文件作无效处理的评审结果合法有效。投标人的投诉缺乏事实依据，驳回其投诉。但是，该项目招标文件未依法执行节能产品政府采购政策，在评审标准中没有明确强制采购要求，责令采购人及其委托的采购代理机构限期改正错误。

（二）品目清单管理与认证证书管理结合

在深入贯彻"放管服"改革的前提下，为了简化节能产品与环境标志产品政府采购执行机制，2019年财政部、发展改革委等部门联合发布的《关于调整优化节能产品、环境标志产品政府采购执行机制的通知》取消了过去定期发布节能产品政府采购清单与环境标志产品政府采购清单的做法，转而要求财政部、发展改革委、生态环境部等部门根据产品节能环保性能、技术水平和市场成熟程度等因素，确定实施政府优先采购和强制采购的产品类别及所依据的相关标准规范，以品目清单的形式发布并适时调整。

市场监管总局负责建立节能产品、环境标志产品认证结果信息发布平台，公布相关认证机构和获证产品信息。认证机构应当将相关产品认证结果及时共享并发布至该平台，采购人及采购代理机构也可通过中国政府采购网的链接进入该平台进行查询。这就意味着，各级采购信息平台完全可以和产品认证发布平台无缝对接，及时获取供应商的相关认证信息，而无须供应商自己提供，或者只要供应商确认信息即可。但是，在政府采购实践中，这些不同的平台之间信息并不能直接共享。所以，参与政府采购的供应商，除了需要明确优先采购或强制采购的产品类别，还需要依据国家确定的认证机构出具的、处于有效期之内的节能产品、环境标志产品认证证书开展采购工作。

对于已经列入品目清单的产品类别，采购人可在采购需求中提出更高的节约资源和保护环境要求，对符合条件的获证产品给予优先待遇。对于未列入品目清单的产品类别，采购人仍需要在采购需求中坚持绿色采购原则，促进绿色产品推广应用。

【问题4-10】 供应商的"三体系认证"能否作为政府采购的资格条件？

质量管理体系（GB/T19001/ISO9001）认证、环境管理体系（ISO14001）认证、职业健康安全管理体系（原GB/T28001/OHSMS18001，现GB/T45001/ISO45001）认证，是国际标准化组织（ISO）制定的国际间互认的"三体系认证"，用以证明获证主体在产品质量管理、环境保护及员工健康保护等方面的能力。三体系认证也因被我国部分企业视为打破国际壁垒、实现产品进入欧美市场的准入证，在国内市场经常被使用。在我国政府采购领域，三体系认证能否成为供应商的资格条件颇具争议。虽然各类企业都可以申请三体系认证，但是，该认证应当与所采购的主要产品或服务之间具有密切关联性，且仅能作为主要产品或服务提供方的商务评分项。各地制定的政府采购负面清单中，一般均将三体系认证定性为禁止项，而不允许采购人将其设置为资格条件。

除日常所说的"三体系认证"外，欧盟认证或境外单一国家的认证证书等都不能作为资格条件，是否作为评分标准要视具体项目情况而言，不能一概而论。目前，我国许多地方政府制定的相关规章或规范性文件，大多都明确禁止将国务院已明令取消的或国家行政机关非强制的资质、资格、认证、目录等作为资格条件。

三、扶持不发达地区和少数民族地区

由于历史和地理环境等原因，我国不发达地区和少数民族地区经济发展比较缓慢，政府采购是公共财政支出管理的重要方式，具有"资金规模庞大、采购品类繁多和见效快、靶向精准"等特点，可以有效促进特定地区、特定行业的发展。目前，我国虽然在《政府采购法》以及《政府采购法实施条例》中规定政府采购应当扶持不发达地区和少数民族地区，但缺乏具体的配套政策，主要是各级地方政府根据当地实际情况制定相关扶持政策，不发达地区和少数民族地区企业进入政府采购市场的比例仍然很低，政府采购扶持政策很难得到落实。

为了助力打赢脱贫攻坚战，2018年与2019年，国务院、财政部先后规定政府采购支持脱贫攻坚的两个"鼓励"原则：鼓励采用优先采购、预留采购份额方式采购贫困地区农副产品，鼓励优先采购聘用建档立卡贫困人员物业公司提供的物业服务。其中，贫困地区农副产品是指832个国家级贫困县域内注册的企业、农民专业合作社、家庭农场等出产的农副产品。对注册地在 832 个国家级贫困县域内，且聘用建档立卡贫困人员达到公司员工（含服务外包用工）30% 以上的物业公司，各级预算单位可根据符合条件的物业公司数量等具体情况，按规定履行有关变更采购方式报批程序后，采用竞争性谈判、竞争性磋商、单一来源等非公开招标采购方式，采购有关物业公司提供的物业服务。在采购过程中，要求有关部门注意扶贫实效和可持续性，公开采购信息接受社会监督。在具体落实层面，各地政府有关部门将扶贫农产品与采购扶贫馆进行对接，为采购贫困地区农副产品预留份额。

2021 年我国消除了绝对贫困，脱贫攻坚战已经取得全面胜利。政府采购将继续在乡村振兴工作中发挥自己的力量。

【问题 4-11】 什么是扶贫"832 平台"？

扶贫"832 平台"的全称是贫困地区网络销售平台，"832"是指我国 832 个国家级贫困县，是中国供销电子商务有限公司（供销 e 家）在财政部、国务院扶贫办、中华全国供销总社的指导下，建设和运营的集"交易、服务、监管"功能于一体，实现贫困地区农副产品在线展示、网上交易、物流跟踪、在线支付、产品追溯一站式聚合的 B2B 平台，该平台连接贫困地区带贫能力强、产品质量好，有诚信的企业、合作社、家庭农场等市场主体，与各级预算单位、工会组织、承担定点帮扶任务的企业等，为全社会广泛参与采购贫困地区农副产品提供渠道，推动各地消费扶贫目标的顺利实现。

【问题 4-12】 "832 平台"服务的采购人和供应商具体有哪些？

该平台服务的采购人是指通过平台进行采购的各级预算单位、工会组织、承担定点帮扶任务的企业等。采购人应根据相关规定与供应商签订电子合同，选择平台提供的线上付款或线下付款方式进行支付结算，完成交易；采购人要对采购执行操作人员做好内部管理，在交易过程中使用在平台认证的电子签章进行签约，采购人对采购行为负责；采购人采购贫困地区农副产品要遵循就近、经济原则；采购人应当依照合同约定及时付款，不得拖欠；采购人平台账户不得转让、出租、出借。

供应商是指在国务院扶贫办公布的《国家级贫困县重点扶贫产品供应商名录》内的供应商。供应商享有的权利包括：依法在平台上进行经营活动；参加平台组织的各项业务及活动；享有平台提供的各种服务；对平台的工作提出意见和建议；对平台的处理结果提出申诉等。供应商应履行的义务包括：遵守平台的各项规章制度；妥善保管后台登录账户、密码等信息，对在经营过程中所产生的法律后果承担全部责任；按照平台有关规定交纳平台代收的通道费、实名认证、电子签章等费用；参加平台组织的各项培训；接受平台对其在平台发生的业务情况进行监督；保证提供材料的真实性，并承担相应的法律责任等。

四、促进中小企业发展

中小企业是国民经济的重要组成部分，数量众多且经营范围分布在国民经济的各个领域，在增加就业、增强市场活力、推动技术创新和维护社会和谐稳定等方面发挥了重要作用，是推动我国经济增长的重要因素之一。但同时中小企业资金薄弱、筹资能力差，抵御市场经营风险的能力低，需要国家政策的支持与引导。

在政府采购方面，涉及促进中小企业发展的法律主要有《政府采购法》与《中华人民共和国中小企业促进法》（以下简称《中小企业促进法》），相关的配套管理办法有《政府采购促进中小企业发展管理办法》（以下简称《管理办法》）。相对于其他政府采购政策来说，有关中小企业的采购政策更加实在，可以说是立竿见影。尤其是在市场竞争越来越激烈的今天，这些优惠政策的实施对中小企业增加中标概率的影响也越来越大。

（一）中小企业的定义

《中小企业促进法》第二条规定："中小企业是指在中华人民共和国境内依法设立的，人员规模、经营规模相对较小的企业，包括中型企业、小型企业和微型企业。"《管理办法》第二条对该定义进行了补充，"与大企业的负责人为同一人，或者与大企业存在直接控股、管理关系的"企业不是中小企业。"符合中小企业划分标准的个体工商户，在政府采购活动中视同中小企业。"

上述定义中的负责人是指单位法定代表人或者法律、行政法规规定代表单位行使职权的主要负责人。控股是指出资额占有限责任公司资本总额50%以上或其持有股份占股份有限公司股本总额50%以上，以及出资额或持有股份的比例虽然不足50%，但依其出资额或者持有的股份所享有的表决权已足以对股东会、股东大会的决议产生重大影响。管理关系是指与不具有出资持股关系的单位之间存在的其他管理与被管理关系。与大企业之间存在上述情形的中小企业不享受政府采购对中小企业的扶持政策。

（二）中小企业的划分标准

中小企业的划分标准主要根据企业从业人员、营业收入、资产总额等指标，结合行业特点制定，并报国务院批准。工业和信息化部、国家统计局、国家发展改革委、财政部于 2011 年制定的《中小企业划型标准规定》对此进行了更加具体的界定。

（三）供应商享受中小企业扶持政策的情形与条件

综合《管理办法》第四条的相关规定，在货物采购项目中，货物由中小企业制造，即货物由中小企业生产且使用该中小企业商号或者注册商标，不对其中涉及的服务的承接商作出要求，但供应商提供的货物中既有中小企业制造的货物，也有大型企业制造的货物的，不享受中小企业扶持政策；在工程采购项目中，工程由中小企业承建，即工程施工单位为中小企业，不对其中涉及的货物的制造商和服务的承接商作出要求；在服务采购项目中，服务由中小企业承接，即提供服务的人员为中小企业依照《中华人民共和国劳动合同法》订立劳动合同的从业人员，不对其中涉及的货物的制造商作出要求。

以联合体形式参加政府采购活动，联合体各方均为中小企业的，联合体视同中小企业。其中，联合体各方均为小微企业的，联合体视同小微企业。

如果供应商想要享受相关中小企业扶持政策，必须出具《管理办法》附件中的《中小企业声明函》。任何单位和个人不得要求供应商提供除《中小企业声明函》之外的中小企业身份证明文件。

（四）中小企业优惠政策

《中小企业促进法》第四十条第一款规定："国务院有关部门应当制定中小企业政府采购的相关优惠政策，通过制定采购需求标准、预留采购份额、价格评审优惠、优先采购等措施，提高中小企业在政府采购中的份额。"

1. 预留采购份额

《管理办法》第六条规定："主管预算单位应当组织评估本部门及所属单位政府采购项目，统筹制定面向中小企业预留采购份额的具体方案，对适宜由中小企业提供的采购项目和采购包，预留采购份额专门面向中小企业采购，并在政府采购预算中单独列示。"第七条、第八条根据采购限额标准规定了预留份额的比例："采购限额标准以上，200 万元以下的货物和服务采购项目、400 万元以下的工程采购项目，适宜由中小企业提供的，采购人应当专门面向中小企业采购。""超过 200 万元的货物和服务采购项目、超过 400 万元的工程采购项目中适宜由中小企业提供的，预留该部分采购项目预算总额的 30% 以上专门面向中小企业采购，其中预留给小微企业的比例不低于

60%。"第八条则进一步细化了实施要求："（一）将采购项目整体或者设置采购包专门面向中小企业采购；（二）要求供应商以联合体形式参加采购活动，且联合体中中小企业承担的部分达到一定比例；（三）要求获得采购合同的供应商将采购项目中的一定比例分包给一家或者多家中小企业。""组成联合体或者接受分包合同的中小企业与联合体内其他企业、分包企业之间不得存在直接控股、管理关系。"

《中小企业促进法》第四十条第二款则对具体比例做出了规定，即"向中小企业预留的采购份额应当占本部门年度政府采购项目预算总额的百分之三十以上；其中，预留给小型微型企业的比例不低于百分之六十。中小企业无法提供的商品和服务除外"。在具体操作上，主管预算单位应当向同级财政部门报告本部门上一年度面向中小企业预留份额和采购的具体情况，并在中国政府采购网公开预留项目执行情况。未达到本办法规定的预留份额比例的，应当作出说明。《管理办法》第十九条则规定了具体责任的追究，即"采购人未按本办法规定为中小企业预留采购份额，采购人、采购代理机构未按照本办法规定要求实施价格扣除或者价格分加分的，属于未按照规定执行政府采购政策，依照《政府采购法》等国家有关规定追究法律责任"。

2. 价格评审优惠扣除

有关价格评审优惠扣除问题，《管理办法》第九条第一款规定："对于经主管预算单位统筹后未预留份额专门面向中小企业采购的采购项目，以及预留份额项目中的非预留部分采购包，采购人、采购代理机构应当对符合本办法规定的小微企业报价给予6%—10%（工程项目为3%—5%）的扣除，用扣除后的价格参加评审。适用招标投标法的政府采购工程建设项目，采用综合评估法但未采用低价优先法计算价格分的，评标时应当在采用原报价进行评分的基础上增加其价格得分的3%—5%作为其价格分。"小微企业价格分即使是满分也应当享受政策优惠，再给予加分。

联合体或小微企业分包时的价格评审优惠扣除问题，《管理办法》第九条第二款规定："接受大中型企业与小微企业组成联合体或者允许大中型企业向一家或者多家小微企业分包的采购项目，对于联合协议或者分包意向协议约定小微企业的合同份额占到合同总金额30%以上的，采购人、采购代理机构应当对联合体或者大中型企业的报价给予2%—3%（工程项目为1%—2%）的扣除，用扣除后的价格参加评审。适用招标投标法的政府采购工程建设项目，采用综合评估法但未采用低价优先法计算价格分的，评标时应当在采用原报价进行评分的基础上增加其价格得分的1%—2%作为其价格分。"该条第三款规定："价格扣除比例或者价格分加分比例对小型企业和微型企业同等对待，不作区分。具体采购项目的价格扣除比例或者价格分加分比例，由采购人根据采购标的相关行业平均利润率、市场竞争状况等，在办法规定的幅度内确定。"专门面向中小企业采购的采购项目或采购包不再执行价格评审优惠扣除。组成联合体或者接受分包的小微企业与联合体内其他企业、分包企业之间存在直接控股、管理关系的，不享受价格扣除优惠政策。

【问题4-13】　只要出具《中小企业声明函》就能享受中小企业扶持政策吗？

符合《管理办法》规定的中小企业只要出具《中小企业声明函》，就可以在政府采购活动中享受相关中小企业扶持政策。任何单位和个人不得要求供应商提供《中小企业声明函》之外的中小企业身份证明文件。

对于联合体中由中小企业承担的部分或者分包给中小企业的部分，必须全部由中小企业制作、承建或承接。供应商应当在《中小企业声明函》"项目名称"部分标明联合体中中小企业承担的具体内容或者中小企业的具体分包内容。

【问题4-14】　如何区分《中小企业声明函》内容错误与虚假声明响应？

采购人要根据采购项目情况确定采购标的所属行业，而供应商应按照采购标的所属行业、结合中小企业划型标准自行判断自身类别。对于行业标准不涉及的指标数据，供应商可填可不填，并不影响声明函的实质性响应。若《中小企业声明函》中出现明显错误，如明显笔误、同一内容前后不一致等情况，可以要求供应商澄清修改，并结合项目具体情形作出判断。若供应商出具的《中小企业声明函》不属于采购标的所属行业的，可以不认可其中小企业资格。

采购项目所属地县级以上财政部门拥有认定供应商是否存在虚假响应谋取中标的行政执法权，该部门需要在调查后出具书面认定意见。区分供应商声明函是否虚假响应，应当坚持实质重于形式的原则。如果内容错误澄清或修改后不会实质上影响企业划型结果，那么就不能据此判定为虚假响应谋取中标。

五、含残疾人福利企业和监狱企业

关于残疾人福利企业与监狱企业参与政府采购活动享受相关扶持政策的

规定，目前主要参照《关于促进残疾人就业政府采购政策的通知》与《关于政府采购支持监狱企业发展有关问题的通知》有关规定执行，与《管理办法》的衔接措施尚在研究讨论中。

（一）残疾人福利企业的定义

财政部、民政部、中国残疾人联合会三部门联合发布的《关于促进残疾人就业政府采购政策的通知》，对享受政府采购扶持政策的残疾人福利单位界定如下："安置残疾人占本单位在职职工人数的比例不低于25%，并且安置人数不少于10人；依法与每位残疾人签订一年及以上的劳动合同或服务协议；为安置的每位残疾人按月足额缴纳了基本养老保险、基本医疗保险、失业保险、工伤保险和生育保险等社会保险费；通过银行等金融机构向安置的每位残疾人，按月支付了不低于单位所在区县适用的经省级人民政府批准的月最低工资标准的工资；提供本单位制造的货物、承担的工程或者服务（以下简称产品），或者提供其他残疾人福利性单位制造的货物（不包括使用非残疾人福利性单位注册商标的货物）。"

上述指称的残疾人指法定劳动年龄内，持有《中华人民共和国残疾人证》或者《中华人民共和国残疾军人证（1至8级）》的自然人，包括具有劳动条件和劳动意愿的精神残疾人。在职职工人数是指与残疾人福利性单位建立劳动关系并依法签订劳动合同或者服务协议的雇员人数。

（二）监狱企业的定义

根据财政部、司法部《关于政府采购支持监狱企业发展有关问题的通知》，监狱企业是指"由司法部认定的为罪犯、戒毒人员提供生产项目和劳动对象，且全部产权属于司法部监狱管理局、戒毒管理局、直属煤矿管理局，各省、自治区、直辖市监狱管理局、戒毒管理局，各地（设区的市）监狱、强制隔离戒毒所、戒毒康复所，以及新疆生产建设兵团监狱管理局、戒毒管理局的企业"。监狱企业参加政府采购活动时，应当提供由省级以上监狱管理局、戒毒管理局（含新疆生产建设兵团）出具的属于监狱企业的证明文件。

（三）残疾人福利企业、监狱企业享受的政策优惠

要鼓励采购人优先选择残疾人福利性单位的产品。残疾人福利性单位的产品满足协议供货或者定点采购要求的，可直接入围。政府采购电子卖场、电子商城、网上超市等设立残疾人福利性单位产品专栏。

1. 视同小微企业

在政府采购活动中，残疾人福利性单位与监狱企业视同小型、微型企

业、享受预留份额、评审中价格扣除等促进中小企业发展的政府采购政策。例如：有制服采购项目的部门，应加强对政府采购预算和计划编制工作的统筹，预留本部门制服采购项目预算总额的 30% 以上，专门面向监狱企业采购。省级以上政府部门组织的公务员考试、招生考试、等级考试、资格考试的试卷印刷项目，原则上应当在符合有关资质的监狱企业范围内采购。各地在免费教科书政府采购工作中，应当根据符合教科书印制资质的监狱企业情况，提出由监狱企业印刷的比例要求。各地区可以结合本地区实际，对监狱企业生产的办公用品、家具用具、车辆维修和提供的保养服务、消防设备等，提出预留份额等政府采购支持措施，加大对监狱企业产品的采购力度。向残疾人福利性单位、监狱企业采购的金额，计入面向中小企业采购的统计数据。残疾人福利性单位、监狱企业属于小型、微型企业的，不重复享受政策。

2. 开辟非招标方式采购"绿色通道"

采购人采购公开招标数额标准以上的货物或者服务，因落实促进残疾人就业政策的需要，依法履行有关报批程序后，可采用公开招标以外的采购方式。

3. 鼓励优先选择残疾人福利性单位与监狱企业的产品

对于满足要求的残疾人福利性单位产品，集中采购机构可直接纳入协议供货或者定点采购范围。各地区建设的政府采购电子卖场、电子商城、网上超市等应当设立残疾人福利性单位产品专栏。

【问题 4-15】 残疾人福利性单位可以享受促进中小企业发展的政府采购政策吗？

目前关于残疾人福利性单位的扶持政策主要依据《关于促进残疾人就业政府采购政策的通知》执行。如何与《管理办法》衔接，在更大程度上扶持残疾人福利性单位的发展，相关政策正在研究完善之中。

【问题 4-16】 政府采购政策支持残疾人就业是否是对外商的区别对待？

运用政府采购政策支持残疾人就业并不是对外商的区别对待，而是符合国际惯例和相关国际规则的。首先，根据世界贸易组织《政府采购协定》（GPA）（1994 年版中文）第二十三条第二款的规定，将涉及残疾人提供货物或者服务的相关措施作为例外情况处理，即可以不受 GPA 规定的限制和约束。此外，美国、德国、英国、比利时、澳大利亚等国都出台了相关政策，具体措施包括预留份额、优先采购残疾人企业产品、将雇用残疾人作为参加政府采购的前提等。

《关于促进残疾人就业政府采购政策的通知》旨在支持残疾人就业，不排除和限制其他主体参与政府采购竞争，也不存在针对外商投资企业的歧视性条款。各地区、各部门在政策执行过程中，要对符合相关条件的外商投资企业在我国境内生产的产品一视同仁、平等对待。

六、支持科技创新

科学技术是第一生产力，经过多年的努力，我国的科技创新能力显著提高，科学体系日益完善，科技创新正在由数量增长向质量提高转变。政府采购因其庞大的采购规模和指向性，对提升产业竞争力，特别是培育新产业有重大影响，在先发创新型国家得到广泛应用。虽然支持科技创新这一政策功能并没有在我国《政府采购法》与《政府采购法实施条例》中明确出现，但它散布在各种具体管理办法与地方采购政策之中。

（一）政府采购支持科技创新的必要性

从科技创新的战略地位来看：科技创新作为提高社会生产力、提升国际竞争力、增强综合国力、保障国家安全的战略支撑，必须摆在国家发展全局的核心位置。综合判断，我国已经成为具有重要影响力的科技大国，科技创新对经济社会发展的支撑和引领作用日益增强。同时，必须认识到，同建设世界科技强国的目标相比，我国的发展还面临重大科技瓶颈，关键领域核心技术受制于人的格局没有从根本上得到改变，科技基础仍然薄弱，科技创新能力特别是原创能力与科技强国相比还有很大差距。成为世界科技强国，成为世界主要科学中心和创新高地，必须拥有一批世界一流的科研机构、研究型大学、创新型企业，能够持续涌现一批重大原创性科学成果，这必然需要政府采购的支持与引导。

从国际市场竞争角度看：政府采购政策作为一种新型非关税贸易壁垒，由于其合理性和隐蔽性，不容易受到公平性质疑，因此受到各国政府特别是西方发达国家的青睐。在实践中，他们常常通过各种措施挤出外国供应商，以促进本国企业发展。中国在 2007 年底启动加入世界贸易组织《政府采购协议》的谈判，并在 2019 年下半年提交了第七份出价清单。加入 GPA 意味着要开放我国的政府采购市场，这将给我国的企业带来巨大冲击。如何在不与 GPA 冲突的前提下，运用政府采购政策促进科技创新，是学界与政府需要关注的重要问题。

从科技创新活动的自身特点看：科技创新活动具有探索性，主要在完全未知或知之甚少的情况下进行研究和创造；科技创新活动具有不确定性，因为创新主体对创新对象以及创新环境因素的信息掌握往往是不充分的，同时由于科技创新具有创新收益非独占性、创新过程不可分割性、创新结果高度不确定性等特点，导致技术市场存在失灵的现象，为政府干预科技创新活动提供了正当性。

（二）中国采购支持科技创新的政策与 GPA

2006 年发布的《国家中长期科学与技术发展规划纲要（2006—2020）》中明确提出，我国要实施支持自主创新的政府采购政策。之后，国家也制定了相关的配套政策，如财政部《关于印发〈自主创新产品政府采购预算管理办法〉的通知》《关于印发〈自主创新产品政府采购评审办法〉的通知》和《关于印发〈自主创新产品政府采购合同管理办法〉的通知》三个文件，通过优先采购、评审时予以投标价格扣除优惠等措施，实施对自主创新产品的扶持。但随着 2007 年我国开启加入世界贸易组织《政府采购协议》的谈判进程，按照世贸组织规则和我国政府对外"自主创新政策与提供政府采购优惠不得挂钩"的承诺，国务院办公厅、财政部陆续出台了清理创新政策与提供政府采购优惠挂钩相关文件的通知，停止执行《自主创新产品政府采购预算管理办法》，政府采购中鼓励自主创新的政策戛然而止。

不过，虽然中央层面为履行对外承诺放弃了自主创新政府采购政策，但地方层面并没有放弃通过政府采购政策鼓励创新的步伐。比如，2017 年上海市财政局下发的《上海市创新产品政府首购和订购实施办法》明确规定，省级以上有关部门推荐或认定的创新产品，属于首次投放市场的，实行政府首购；采购人采购首购产品的，应将政府采购合同直接授予提供首购产品的供应商；采购人采购《上海市创新产品首购产品清单》中所列产品，应执行首购。

【问题 4-17】 供应商如何才能获得政府采购首购的资格？

客观地说，政府采购的首购政策是一项实实在在的激励创新的好政策。2015 年，国务院《关于深化体制机制改革加快实施创新驱动发展战略的若干意见》第四十八条提出，要"鼓励采用首购、订购等非招标采购方式，以及政府购买服务等方式予以支持，促进创新产品的研发和规模化应用"。各省陆续开展落实了创新产品政府首购制度的相关政策，基于各省经济发展实际情况制定不同的认定标准与鼓励办法。

政府首购是指符合国家相关法律法规，代表先进技术发展方向，首次投向市场，但具有较大的市场潜力，需要重点扶持的创新产品，通过政府采购方式由采购人首次采购的行为。针对创新型产品与服务的政府首购，遵循的不一定是最低价格原则，而是最佳价值原则，特别是对于那些市场不能有效配置资源的基础前沿、社会公益、重大共性关键技术研究领域的创新，更需要政策的大力引导与持续性支持。此外，多地将"三首"产品（首台套重大技术装备、首批次新材料、首版次软件）单列，同样适用政府首购首用。

供应商若想获得政府采购首购资格，必须经过申请认定程序，进入创新产品首购推荐目录。首先，供应商必须满足两大申请资格：一是企业条件。一般规定，供应商必须是当地注册登记的独立法人，且近3年未发生重大安全、重大质量事故或有严重环境违法行为。二是产品条件。突出产品的创新性与先进性，产品要求有明确的知识产权、质量稳定可靠且符合国家以及各地的产业政策导向。其次，基于自愿申报原则，供应商向有关部门提出申报申请并提交相关证明文件。再次，有关政府部门开展具体认定工作。认定具体环节各地政府规定不一，有的地方政府要求政府有关部门初审、专家评审认定、多部门联合会商后才能纳入创新产品首购推荐目录，也有的地方政府仅要求专家进行评审认定。最后，是目录公示。各地目录的有效期不一，大多数为两到三年，有关部门会定期组织目录补充与更新。

【案例4-2】 投标人某公司投诉采购人某医院歧视性待遇案。

2020年3月13日，某代理机构发布了某国有三甲医院的第二批设备采购项目招标公告。3月20日，投诉人，即某科学仪器有限公司对招标文件提出质疑。4月7日，代理机构答复了质疑。4月8日，项目开标、评标，之后代理机构发布中标公告。

4月21日，投诉人向财政部门提出投诉。

投诉人称：招标文件中的相关规定，即"三、技术参数要求"显示，"纯水仪"的技术参数包含"★3.4环保无汞紫外灯，可使用疝气激发技术发射紫外光氧化有机物，同时降低对环境的污染"，以及"第七章 评标办法"中"4.评标细则及标准"的"4.2.2综合评分明细表"，显示的评审因素"技术指标和配置"的评分标准为，"投标人完全满足招标文件第六章的技术参数要求的，得50分；投标人不满足招标文件技术参数要求的，则在50分的基础上，按以下原则扣分，扣完为止"，均是直接指向或限定使用默克公司的特定专利行为，是一种排除竞争的行为。

采购人、代理机构称：目前市场上均采用招标文件中提出的"无汞紫外灯"，或优先采用"疝气激发技术"，而且该项技术多家供应商均能满足，并未限定或指定特定的供应商。

某财政监督部门接收投诉之后，先向国家知识产权局专利局请求复函关于指向专利的问题。国家知识产权局专利局复函认为：第一，投诉人所指向的专利不明确；第二，招标文件所记载的技术内容均为未授权的专利申请。随后，根据代理机构提交的答复材料、招标文件、投标文件、评审报告等在案佐证，财政监督部门审查后认为，现有证据不足以证明该技术指标存在指向特定专利，对供应商实行差别待遇或者歧视待遇的质疑也缺乏事实依据。

为此，财政监督部门驳回投诉，并告知投诉人如不服可以提起行政复议或向人民法院提起行政诉讼。

问题与案例目录

问题目录

案例目录

参考文献

[1] 汪涛. 政采意向公开应当"承前启后"——对政府采购需求公示的认识及开展政府采购意向公开的建议 [N/OL]. 中国政府采购新闻网. 2020-04-20. 949 (04). http：//www. cgpnews. cn/articles/52211.

[2] 张旭东. 87号令体现政采重要立法调整 [N/OL]. 中国政府采购报. 2017-07-24. 684 (04). http：//www. cgpnews. cn/articles/40533.

[3] 李莹, 卢凯. 政府采购中的"信用信息"运用 [N/OL]. 中国政府采购网. 2020-01-10. http：//www. ccgp. gov. cn/llsw/202001/t20200110_ 137 35381. htm.

[4] 黄建波. 提供招标文件中未做要求的虚假材料应该如何处理 [J]. 中国招标, 2019 (16).

[5] 沈德能. 评审标准中应区分优先采购与强制采购 [N/OL]. 中国政府采购报. 2019-06-18. http：//www. ccgp. gov. cn/llsw/201906/t20190618_ 12.

[6] 杨欣, 黄琳燕. 政府采购激发企业创新活力 [N/OL]. 南京日报. 2021-04-22. （A07）. http：//njrb. njdaily. cn/html/2021-04/22/content_ 57_ 22754. htm? div=1.

[7] 杨文君. "扶贫832"平台使用攻略 [N/OL]. 中国政府采购报. 2020-01-02. http：//www. ccgp. gov. cn/llsw/202001/t20200102_ 13690726. htm.

[8] 政府采购促进中小企业发展政策问答 [J]. 中国政府采购, 2021 (03)：11-13.

[9] 荣木杉, 曾诗洵. 一起政府采购质疑案引发的思考 [N/OL]. 中国政府采购网. 2021-04-25. http：//www. ccgp. gov. cn/llsw/202104/t20210425_ 16209401. htm.

[10] 昝妍. 政采支持残疾人就业"扶上马"还须"送一程"——我国政府采购支持残疾人福利性单位发展情况调研综述 [N/OL]. 中国政府采购新闻网. 2021-10-11. 1090 (03). http：//www. cgpnews. cn/articles/57906.

[11] 本刊采编部. 财政部有关负责人就促进残疾人就业政府采购政策相关问题答记者问 [J]. 中国政府采购, 2017 (09)：10-11.

第二部分

政府采购程序

第五章 政府采购预算

【本章导读】 政府采购预算是部门预算的重要组成部分，全面完整编制政府采购预算是加强政府采购管理的重要基础。在实际工作中，医疗机构准确理解和把握政府采购预算的内涵和编制十分重要。医疗机构使用哪些资金需要编制政府采购预算？医疗机构哪些采购项目需要编制政府采购预算？政府采购预算与部门预算的关系是什么？如何进行政府采购预算调整？政府采购项目如何进行需求调查？本章将对上述问题进行详细阐述和剖析。

第一节 政府采购预算编制

【本节小引】 对政府采购预算的准确理解和编制是开展政府采购活动的基础。在实际执行中，采购单位对政府采购预算的含义、编制范围和编制程序及与部门预算的关系理解还存在一定偏差。本节主要对政府采购预算含义、政府采购预算编制范围和编制程序进行说明，特别对医疗机构的政府采购预算管理中常见的问题进行了举例，旨在帮助医疗机构更好地进行政府采购预算管理。

一、政府采购预算含义

政府采购预算是政府采购项目执行的基础，属于政府采购的项目均应编制政府采购预算。根据《政府采购法》的规定，政府采购是指各级国家机关、事业单位和团体组织，使用财政性资金采购依法制定的集中采购目录以内的或者采购限额标准以上的货物、工程和服务的行为。在编制年度预算时，对使用财政性资金采购依法制定的集中采购目录以内或者采购限额标准以上的货物、工程和服务，均应纳入年度政府采购预算编制范围。但长期以来，"财政资金""财政性资金"是财政管理中约定俗成的概念，在法律、行政法规以及大量文件中被频繁使用，且这些概念并没有法定的准确含义。

2015 年 1 月，《政府采购法实施条例》颁布，明确财政性资金是指纳入预算管理的资金。根据《预算法》的相关规定，政府的全部收入和支出都应当纳入预算。预算包括一般公共预算、政府性基金预算、国有资本经营预算、社会保险基金预算。各级政府、各部门、各单位应当按照《预算法》的规定，将所有政府收入全部列入预算，不得隐瞒、少列，并对预算收入、支出的范围等作出了规定。《事业单位财务规划》进一步对事业单位预算管理作出了规定，明确事业单位的各项收入和各项支出应当全部纳入单位预算，统一核算，统一管理。事业单位为开展业务及其他活动依法取得的非偿还性资金收入为事业单位的收入，包括财政补助收入、事业单位收入、附属单位上缴收入、经营收入和其他收入。因此，《政府采购法实施条例》将政府采购与预算管理通过"财政性资金"紧密联系在了一起，充分体现政府采购是规范财政支出的基本制度之一。同时，《政府采购法实施条例》还对混合资金的情况进行了明确，规定采购项目既使用财政性资金又使用非财政性资金的。使用财政性资金采购的部分，适用《政府采购法》及《政府采购法实施条例》；财政性资金与非财政性资金无法分割采购的，统一适用《政府采购法》及《政府采购法实施条例》。在实际执行中，公立医疗机构在将所有收支纳入部门预算管理后，混合资金的情况相对较少，具体如何运用要根据采购主体、采购项目的资金来源、采购标的所有权归属等情况具体分析。

因此，公立医疗机构作为事业单位，凡使用纳入部门预算管理的资金，不论来源，包括部分事业收入、经营性收入和其他收入等"自有收入"，采购集中采购目录范围以内的或者采购限额标准以上的货物、工程和服务，都应当编制政府采购预算，做到"应编尽编、应采尽采"。

【问题 5-1】 公立医疗机构使用自有资金采购集中采购目录以内或采购限额标准以上的项目，是否需要编制政府采购预算？

需要。财政性资金是指纳入预算管理的资金。公立医疗机构自有资金是纳入预算管理的资金，因此，使用自有资金购买集中采购目录以内或采购限额标准以上的项目应当编制政府采购预算。

【问题 5-2】 公立医疗机构使用横向科研经费采购集中采购目录以内或采购限额标准以上的项目，是否需要编制政府采购预算？

需要。财政性资金是指纳入预算管理的资金。公立医疗机构横向科研经费是纳入预算管理的资金，因此，使用横向科研经费购买集中采购目录以内或采购限额标准以上的项目应当编制政府采购预算。

【问题5-3】 某公立医疗机构软件开发采购项目预算1 000万元，在编制部门预算时纳入了预算，但由于工作人员的疏忽，未编制政府采购预算，能否执行采购？

不能。根据《政府采购法》第六条的规定，政府采购应当严格按照批准的预算执行。在执行采购前，根据《政府采购法实施条例》第二十九条的规定，采购人应当根据集中采购目录、采购限额标准和已批复的部门预算编制政府采购实施计划，报本级人民政府财政部门备案。如果该采购项目未编制政府采购预算，就算已经纳入部门预算中，也不能执行政府采购，需要进行政府采购预算调整后才能执行采购。

【问题5-4】 医院里提供给患者的陪护服务，由患者直接付钱给陪护公司，医疗机构是否需要编制政府采购预算？

不需要。陪护服务是患者直接与相关公司进行交易，公立医疗机构不是采购主体，且并未使用财政性资金，故不需要编制政府采购预算。

【问题5-5】 医疗机构的工会组织使用工会资金采购集中采购目录以内或采购限额标准以上的采购事项，是否需要编制政府采购预算？

根据财政部国库司答复，国家机关、事业单位和团体组织内部的工会组织不属于独立的预算单位，使用财政性资金进行的采购活动不属于政府采购监管范围，故医疗机构内部的工会组织采购事项不需要编制政府采购预算。

【案例5-1】 工程项目未编制政府采购预算案例。

2019年，某公立医疗机构在接受审计时发现，该单位2018年新建住院楼1栋，工程总预算2.8亿元，其中，中央预算投资0.8亿元，医院自筹2亿元。该单位执行时按照《招标投标法》进行招投标，故未在2018年政府采购预算中申报该项预算。审计机构将该问题上报，要求该单位整改。

《政府采购法》第四条规定："政府采购工程进行招标投标的，适用招标投标法。"《政府采购法实施条例》第七条规定："政府采购工程以及与工程建设有关的货物、服务，采用招标方式采购的，适用《中华人民共和国招标投标法》及其实施条例；采用其他方式采购的，适用政府采购法及本条例。"虽然《政府采购法》及《政府采购法实施条例》规定政府采购工程进行招标投标的，适用《招标投标法》及其实施条例，但该规定是《政府采购法》与《招标投标法》在政府采购工程适用法律上所作的衔接性规定，与政府采购工程以及与工程建设有关的货物和服务属于政府采购并不矛盾。为此，《政府采购法实施条例》第七条第三款明确规定，政府采购工程以及与工程建设有关的货物、服务，应当执行政府采购政策。《招标投标法实施条例》第四条第三款也明确规定，财政部门依法对实行招标投标的政府采购工程建设项目的预算执行情况和政府采购政策执行情况实施监督。

综上，该单位新建大楼项目虽然采用招标方式，适用于《招标投标法》及实施条例，但仍属于政府采购范围，应当纳入政府采购预算。

二、政府采购预算编制范围

根据政府采购的含义，政府采购根据标的物可以分为货物、工程和服务三类。货物，是指各种形态和种类的物品，包括原材料、燃料、设备、产品等。工程，是指建设工程，包括建筑物和构筑物的新建、改建、扩建、装修、拆除、修缮等。服务，是指除货物和工程以外的其他政府采购对象。对卫生健康领域而言，需编制政府采购预算的主要有两部分。

第一部分是集中采购项目。集中采购项目分为集中采购机构采购项目和部门集中采购项目。集中采购机构采购项目主要是跨部门的通用货物及日常服务项目，如计算机、打印机、复印机、扫描仪等办公设备，限额内的工程，与建筑物、构筑物新建、改建、扩建无关的单独装修、拆除、修缮工程，车辆的维修、保养、加油、保险，会议、工程建设、物业管理等服务。部门集中采购项目是指部门或系统有特殊要求，需要由部门或系统统一配置的货物、工程和服务类专用项目。卫生健康系统的集中采购品目主要是系统内有一定通用性，可以统一采购，形成规模效应、降低成本、统一采购需求标准的品目，如大型医用设备等。属于中央预算的政府采购项目，其集中采购目录由国务院确定并公布。属于地方预算的政府采购项目，其集中采购目录由省、自治区、直辖市人民政府或者其授权的机构确定并公布。以中央预算单位为例，目前执行的集中采购目录是《中央预算单位政府集中采购目录及标准（2020年版）》，项目主要是台式计算机、便携式计算机、复印纸、空调机、印刷服务、云计算服务等。各中央预算单位可按实际工作需要确定，报财政部备案后组织实施采购。目前中央预算单位的部门集中采购品目主要有 PET/CT、PET/MR 等大型医用设备和避孕药具等。对地方预算单位而言，以四川省为例，目前执行的集中采购目录是《四川省政府集中采购目录及标准（2020年版）》，项目主要是台式计算机、不间断电源（UPS）、电梯、LED 显示屏、车辆维修和保养服务等。

第二部分是采购限额标准以上的货物、工程和服务，即单项或批量达到采购限额标准的应编制政府采购预算。对于医疗机构，货物，包括但不限于医疗设备、医用耗材、药品等；工程，包括但不限于新建房屋、设备机房改造、房屋装修等；服务，包括但不限于医疗设备维保服务、物业服务、汽车租赁、房屋租赁、软件开发、印刷服务等。各地区采购限额标准不一致。以中央预算单位为例，按照《中央预算单位政府集中采购目录及标准（2020年版）》的规定，除集中采购机构采购项目和部门集中采购项目外，各部门自行采购单项或批量金额达到100万元以上的货物和服务项目、120万元以上的工程项目属于政府采购范围，应当编制政府采购预算。以四川省为例，按照《四川省政府集中采购目录及标准（2020年版）》的规定，集中采购目录以外，单项或批量采购预算省级和成都市本级在50万元、其他市本级和县（市、区）级在30万元以上的货物和服务项目；单项或批量采购预算在100万元以上的工程项目，应当编制政府采购预算。

因此，医疗机构对集中采购目录内的产品，以及集中采购目录外单项或者批量达到采购限额标准的采购品目，都应根据标的物按货物、工程和服务三类编制政府采购预算。

【问题5-6】 药品一般是执行的国家集中采购，是否要编制政府采购预算？

需要。根据《政府采购法》《政府采购法实施条例》的规定，使用纳入预算管理的资金采购集中采购目录以内的或者采购限额标准以上的货物、工程和服务，都应当随部门预算编制政府采购预算。因此，采购的药品批量达到政府采购限额标准的，应当编制政府采购预算。

【问题5-7】 医疗机构使用医院资金采购批量金额限额标准以上的食品是否需要编制政府采购预算？

需要。根据《政府采购法》《政府采购法实施条例》的规定，使用纳入预算管理的资金采购集中采购目录以内的或者采购限额标准以上的货物、工程和服务，都应当随部门预算编制政府采购预算。因此，采购的食品批量达到政府采购限额标准的，应当编制政府采购预算。

【问题5-8】 医疗机构采购医疗设备维保服务是否需要编制政府采购预算？

需要。医疗设备维保服务属于服务类，如采购金额达到政府采购限额标准以上的，应当编制政府采购预算。

【问题5-9】 医用耗材一般实行的是集中带量采购或阳光挂网采购，是否需要编制政府采购预算？

需要。根据《政府采购法》《政府采购法实施条例》的规定，使用纳入预算管理的资金采购集中采购目录以内的或者采购限额标准以上的货物、工程和服务，都应当随部门预算编制政府采购预算。购买医用耗材批量金额达到采购限额标准以上的，应当编制政府采购预算。

【问题 5-10】　公立医疗机构只采购 1 台笔记本电脑是否需要编制政府采购预算？

需要。笔记本电脑属于集中采购目录内设备，集中采购目录内设备均需编制政府采购预算。因此，公立医疗机构仅采购 1 台笔记本电脑也需要编制政府采购预算。

【问题 5-11】　某医疗机构同一预算年度内购置某医疗设备 5 台，该设备单价为 30 万元/台，是否需要编制政府采购预算？

需要。根据《政府采购法》的规定，同一预算年度内，批量采购金额达到采购限额标准的，属于政府采购项目，应当编制政府采购预算。

【问题 5-12】　某中央预算医疗机构，需购买医疗设备维保服务，每年预算 70 万元，拟采用服务"一招三年"的形式，是否需要编制政府采购预算？

不需要。根据《政府采购法》的规定，同一预算年度内，采购金额达到采购限额标准的属于政府采购。该单位每年预算金额 70 万元，未到采购限额标准，虽然是"一招三年"的形式，仍不需要编制政府采购预算。

【问题 5-13】　某中央预算医疗机构，需购买医疗设备维保服务，每年预算 70 万元，该单位拟一次性采购 3 年服务期的维保服务，总预算 210 万元。是否需要编制政府采购预算？

需要。根据《政府采购法》的规定，同一预算年度内，采购金额达到采购限额标准以上的属于政府采购。该单位同一预算年度内预算 210 万元采购 3 年服务期的维保服务，达到政府采购限额标准，故需要编制政府采购预算。

【案例 5-2】　购买房屋预算类别编制错误。

2020 年，某单位使用自有资金购买一栋公寓用于青年职工租住，预算 1.5 亿元。该单位在编制政府采购预算时，将该预算编制为工程类。

直接购买房屋不属于建筑物和构筑物的新建、改建、扩建、装修、拆除、修缮等，因此，不应当属于工程类，应该编制货物类政府采购预算。该项目政府采购预算编制错误。

【案例5-3】 购买软件使用服务预算类别编制错误。

2020年，某单位购买一款软件使用，每年使用费150万元。该单位编制政府采购预算时，将该预算编制为货物类。

软件使用不属于原材料、燃料、设备、产品等，是使用服务。因此，应该编制为服务类政府采购预算。该项目政府采购预算编制错误。

三、政府采购预算编制程序

《政府采购法》第三十三条规定："负有编制部门预算职责的部门在编制下一财政年度部门预算时，应当将该财政年度政府采购的项目及资金预算列出，报本级财政部门汇总。部门预算的审批，按预算管理权限和程序进行。"政府采购预算是部门预算的组成部分，与部门预算同步编制和调整，统一批复。政府采购预算与部门预算编制的资金口径也是一致的。目前，政府采购预算的编制是依托部门预算实行"二上二下"的基本流程。

"一上"：财政部门印发部门预算编制的有关文件、通知，明确部门预算编制工作要求。部门从基层预算单位起按财政要求编制单位年度收支预算建议计划，逐级报送给主管部门。部门对各基层单位的预算建议计划进行审核、分析、汇总，并编制部门收支预算建议计划上报给财政部门。

"一下"：财政部门内部有关业务处室会同有关部门审核预算建议计划，并提出审核意见报财政预算主管处。财政预算主管处审核汇总后，根据财力情况提出总量支出建议控制指标，报同级政府同意后下达给部门。

"二上"：各部门按财政预算控制数重新调整本部门预算草案，上报财政部门审核。

"二下"：财政部门内部有关业务处室会同有关部门进一步审核汇总部门预算，提出意见报财政预算主管处。财政预算主管处汇总本级财政收支预算草案，上报同级政府批准，并提请同级人民代表大会审议。部门预算草案经同级人民代表大会通过后，财政部门直接将预算批复给部门，再由部门逐级批复给基层单位。

部门预算流程如图5-1所示。

各医疗机构应当根据采购需求，充分调研市场情况，科学合理测算采购支出，明确各项采购产品的政府采购预算，并在预算管理系统中填报政府采购支出表，确保表内数据完整、规范。编制政府采购预算时，首先明确预算项目的类别，主要有项目支出和基本支出。同时，将采购项目按照《政府采

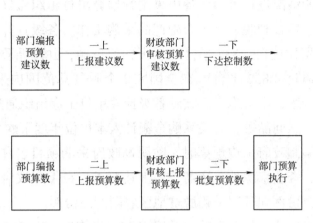

图 5-1 部门预算流程

购品目分类目录》细化到具体的品目，并按照货物、服务和工程三类明确预算类别和金额。政府采购预算需与年度预算相衔接，明确预算资金来源，明确财政拨款、财政拨款结转资金、教育收费安排支出和其他资金的金额。对于有配置标准的政府采购项目需按照相关标准编制政府采购预算。以中央预算单位为例，《关于加强中央预算单位政府采购管理有关事项的通知》（财库〔2012〕49 号）规定："通用办公设备家具的政府采购预算要根据《财政部关于印发〈中央行政单位通用办公设备家具购置费预算标准（试行）〉的通知》（财行〔2011〕78 号）规定编制，其他项目的政府采购预算要根据厉行节约的原则并结合同类项目历史成交结果编制。"

同时，在编制政府采购预算时，按照财政部及工业和信息化部《关于印发〈政府采购促进中小企业发展管理办法〉的通知》（财库〔2020〕46 号）要求："主管预算单位应当组织评估本部门及所属单位政府采购项目，统筹制定面向中小企业预留采购份额的具体方案，对适宜由中小企业提供的采购项目和采购包，预留采购份额专门面向中小企业采购，并在政府采购预算中单独列示。"同时，该办法规定采购限额标准以上、200 万元以下的货物和服务采购项目，400 万元以下的工程采购项目，适宜由中小企业提供的，采购人应当专门面向中小企业采购。超过 200 万元的货物和服务采购项目、超过 400 万元的工程采购项目适宜由中小企业提供的，预留该部分采购项目预算总额的 30%以上专门面向中小企业采购，其中预留给小微企业的比例不低于 60%。

根据财政部《关于深入开展政府采购脱贫地区农副产品工作推进乡村产业振兴的实施意见》（财库〔2021〕20 号）的要求，自 2021 年起，各级财政部门组织本地区所属预算单位做好预留份额填报和脱贫地区农副产品采购工作，并对采购情况进行考核。各中央主管预算单位组织做好本部门所属预算单位预留份额填报和脱贫地区农副产品采购工作。各级预算单位要按照不低于10%的预留比例在"832平台"填报预留份额，并遵循质优价廉、竞争择优的原则，通过"832平台"在全国832个脱贫县范围内采购农副产品，及时在线支付货款，不得拖欠。鼓励各级预算单位工会组织通过"832平台"采购工会福利、慰问品等，有关采购金额计入本单位年度采购总额。

因此，在编制政府采购预算时，除明确政府采购项目名称、金额、政府采购分类品目、资金来源外，还需按照上述要求，在编制政府采购预算时明确中小企业预留份额和预留采购脱贫地区农副产品份额。

下面以中央预算单位填报的"政府采购支出表"（表5-1）为例，详细解释编制政府采购预算需填报的内容。

项目类别：分为一般公共预算项目支出、一般公共预算基本支出、政府性基金项目支出、政府性基金基本支出。医疗机构常用的是一般公共预算项目支出和一般公共预算基本支出。

科目编码和科目名称：根据政府收支经济分类的功能分类进行填写。

单位名称和单位代码：根据医院名称和预算代码填写。

单位类型：公立医疗机构为事业单位。

资金性质：分为一般公共预算和政府性基金。

项目名称和项目代码：如是财政拨款项目，根据批复的项目名称和项目代码填写。其余项目根据医院情况自行命名和填写代码。

采购品目：根据财政部印发的《政府采购品目分类目录》选择采购项目所属品目。

设备名称、数量：根据采购项目实际填写。

财政拨款：财政投入的资金金额。

结转资金：上一预算年度结转的财政资金。

教育收费安排支出：使用教育收费的支出。医疗机构一般无该项支出。

其他资金：除财政拨款、结转资金、教育收费安排支出以外的资金，如医院自筹资金等。

拟实现的主要功能或目标：根据采购项目实际填写。

政府采购预算编制完成后，随部门预算一并经主管预算单位审核后报送财政部门审批，经批复后执行。

表 5-1　中央预算单位政府采购支出表

序号	项目类别编码	科目编码	科目名称	单位代码	单位名称	资金性质类型	项目代码	项目名称	采购品目	设备名称	设备数量	本年支出				政府采购金额																	面向中小企业采购					拟实现的主要功能或政策目标	备注
												财政拨款	教育收费安排支出	结转结余资金	其他资金支出	合计				当年财政拨款				财政拨款结转资金				教育收费安排支出				其他资金				金额					
																小计	货物	工程	服务	小计	货物	工程	服务	小计	货物	工程	服务	小计	货物	工程	服务	小计	货物	工程	服务	标识	小计	货物	工程	服务		

【问题5-14】 某单位购置1台CT，预算2000万元，财政拨款1000万元，自筹资金1000万元。编制政府采购预算时，应该分成2条预算指标还是1条？

编制为1条预算指标，并分别明确自筹金额和财政拨款金额。

【问题5-15】 某单位拟采购1台医疗设备，预算150万元，是否必须面向中小企业采购？

原则上应该面向中小企业采购，但《政府采购促进中小企业发展管理办法》规定：符合下列情形之一的，可不专门面向中小企业预留采购份额：

（1）法律法规和国家有关政策明确规定优先或者应当面向事业单位、社会组织等非企业主体采购的；

（2）因确需使用不可替代的专利、专有技术，基础设施限制，或者提供特定公共服务等原因，只能从中小企业之外的供应商处采购的；

（3）按照本办法规定预留采购份额无法确保充分供应、充分竞争，或者存在可能影响政府采购目标实现的情形；

（4）框架协议采购项目；

（5）省级以上人民政府财政部门规定的其他情形。

除上述情形外，其他均为适宜由中小企业提供的情形。

如果该采购项目符合上述不适宜由中小企业提供的情形的，可以不面向中小企业，但单位内部应该加强认定和管理。

第二节　政府采购预算调整

【本节小引】 在政府采购的执行中，采购单位往往会遇到临时增加采购项目，或者预算不足需要增加的情况。采购单位是否可以自行进行预算的调整？预算调整不同情形应该怎么处理？本节主要对政府采购预算调整的情形和如何进行政府预算调整进行阐述。

一、政府采购预算调整的含义及适用情形

《政府采购法》第六条规定："政府采购应当严格按照批准的预算执行。"在预算执行中，政府采购项目的增加、减少或采购金额、数量的调整等均属于预算调整。根据政府采购预算调整与部门预算的关系，可以将政府采购预

算调整分为两类：一类是预算执行中部门预算资金调剂（包括追加、追减或调整结构）需要明确政府采购预算的；另一类是除部门预算资金调剂情形外，预算执行中预算支出总金额不变，但需要单独调剂政府采购预算的类别（货物、工程、服务）和金额，以及使用非财政拨款资金采购需要明确政府采购预算的。政府采购预算调整需按照相关规定和程序办理审核或备案后才能执行采购活动，严格执行"无预算，不采购"。

【问题 5-16】 没有预算强行采购会有何后果？

《政府采购法》第六条规定："政府采购应当严格按照批准的预算执行。"《政府采购需求管理办法》第三十八条规定："在政府采购项目投诉、举报处理和监督检查过程中，发现采购人存在无预算或者超预算采购、超标准采购、铺张浪费、未按规定编制政府采购实施计划等问题的，依照《中华人民共和国政府采购法》《中华人民共和国预算法》《财政违法行为处罚处分条例》《党政机关厉行节约反对浪费条例》等国家有关规定处理。"

《财政违法行为处罚处分条例》第七条规定："财政预决算的编制部门和预算执行部门及其工作人员有下列违反国家有关预算管理规定的行为之一的，责令改正，追回有关款项，限期调整有关预算科目和预算级次。对单位给予警告或者通报批评。对直接负责的主管人员和其他直接责任人员给予警告、记过或者记大过处分；情节较重的，给予降级处分；情节严重的，给予撤职处分：

（一）虚增、虚减财政收入或者财政支出；

（二）违反规定编制、批复预算或者决算；

（三）违反规定调整预算；

（四）违反规定调整预算级次或者预算收支种类；

（五）违反规定动用预算预备费或者挪用预算周转金；

（六）违反国家关于转移支付管理规定的行为；

（七）其他违反国家有关预算管理规定的行为。"

【问题 5-17】 某单位在政府采购预算中申报 1 台 CT 预算 2 000 万元，执行中发现预算不够，需调整为 2 500 万元，是否需要调整政府采购预算？

需要。上述问题属于预算执行中部门预算资金调剂（包括追加、追减或调整结构）需要明确政府采购预算的情形。

【问题 5-18】 某单位因新冠肺炎疫情需紧急采购 1 台 CT 用于发热门诊的建设，预算 600 万元，在年度预算中并未编报该项预算，是否需要调整政府采购预算？

需要。上述问题属于预算执行中部门预算资金调剂（包括追加、追减或调整结构）需要明确政府采购预算的情形。

二、政府采购预算调整程序

政府采购预算调整需按照预算主管部门的相关规定办理预算调整手续。以中央预算单位为例，《关于完善中央单位政府采购预算管理和中央高校、科研院所科研仪器设备采购管理有关事项的通知》规定："预算执行中部门预算资金调剂（包括追加、追减或调整结构）需要明确政府采购预算的，应按部门预算调剂的有关程序和规定一并办理，由主管预算单位报财政部（部门预算管理司）审核批复。除部门预算资金调剂情形外，中央单位预算执行中预算支出总金额不变但需要单独调剂政府采购预算的类别（货物、工程、服务）和金额，以及使用非财政拨款资金采购需要明确政府采购预算的，由主管预算单位报财政部（国库司）备案。备案文件中应当载明中央单位名称、预算项目名称及编码、采购项目名称以及政府采购预算的类别、金额和调剂原因等项目基本情况说明。备案由主管预算单位组织在现行的'政府采购计划管理系统'中录入政府采购预算，并上传备案文件的电子扫描件。录入的政府采购预算作为中央单位编报政府采购计划、申请变更政府采购方式和采购进口产品的依据。"各医疗机构按相关程序调整政府采购预算后方可执行采购活动。

【问题5-19】 某中央预算单位政府采购预算购置2台麻醉机，预算160万元。后因临床业务减少，该年度为仅需购置1台，是否需要调整政府采购预算？

需要。如该中央单位调整采购事项后，仅购置1台麻醉机，预算80万元，不属于政府采购范围，应将该项目政府采购预算调减。

【问题5-20】 某单位软件开发服务项目预算1 000万元，在编制部门预算时纳入了预算，但由于工作人员的疏忽编制为货物类政府采购预算。现该项目需执行，是否需要进行政府采购预算调整？

需要。该问题中的情形属于单独调剂政府采购预算的类别（货物、工程、服务）和金额。

【案例5-4】 某市教育局违规调减政府采购预算案例。

某市教育局智能黑板采购安装采购项目，采购预算是96万元，该项目于

2021年1月26日发布公开招标公告，开标时间为2021年2月18日。让该教育局意外的是，当地财政局于2021年2月10日收到了供应商的投诉书，投诉事项为：此项目于2020年12月9日发布过竞争性谈判公告，预算为102.4万元。供应商认为，采购人自行变更采购方式，且两次采购预算不同，采购人自行降低采购预算不合法。财政局的回复是：第一次经采购人申请，市财政局批准采用竞争性谈判方式采购。竞争性谈判方式是参数完全符合的情况下低价成交，然而谈判结束后，有投诉人投诉，市财政局调查后发现，评审专家对产品参数不能完全理解，造成成交企业提供的产品不能满足谈判文件参数要求，最终认定成交结果无效，遂责令采购人重新开展采购活动。采购人于1月26日再次申报采购审批表，市财政局认定以公开招标方式进行采购。

本案例中存在两次采购预算不一样的问题，原因是采购人采购货物的参数有所变化，原来确定的货物配置更高、功能更齐全。重新采购时，需求参数有所降低，所以就下调了预算。

《政府采购法》第六条规定："政府采购应当严格按照批准的预算执行。"也就是说，预算的调整是需要经过批准的，并非采购人可以自己随意调节。但是，根据财政部87号令的规定，采购人可以在批准的采购预算前提下，设置最高限价，该最高限价应小于批准的采购预算。如果等于采购预算的话，就不需要再规定最高限价了。该案例中，降低采购预算是采购人认为自己的预算做高了，降低也可以满足采购需求。采购人应该直接设置最高限价，不应该随意自行调减政府采购预算。

【案例5-5】 某单位违规变更采购数量案例。

某单位2019年政府采购预算拟采购MRI设备一台，采购预算2 000万元。该单位在采购执行中，经过进一步详细论证，拟采购普通国产1.5T MRI，采购预算在1 000万元以内。同时，该单位根据业务需求，需要购置2台MRI。故该单位进行政府采购活动时，将采购数量变为2，采购总预算2 000万元。

根据《政府采购法》第六条规定："政府采购应当严格按照批准的预算执行。"政府采购预算在批准时已经明确资金来源、名称、数量等，该单位变更政府采购的数量及单价等，属于预算调整的情形，因此，该单位应该进行预算调整后执行采购。

第三节　政府采购需求管理

【本节小引】　政府采购需求管理，是指采购人组织确定采购需求和编制采购实施计划，并实施相关风险控制管理的活动。本节主要根据《政府采购需求管理办法》等相关规定，对如何进行政府采购需求调查、政府采购实施计划及风险控制等进行阐述。

一、政府采购需求调查

依法加强政府采购需求管理，是深化政府采购制度改革、提高政府采购效率和质量的重要保证。科学合理地确定采购需求是加强政府采购源头管理的重要内容。采购需求，是指采购人为实现项目目标，拟采购的标的及其需要满足的技术、商务要求。技术要求是指对采购标的的功能和质量要求，包括性能、材料、结构、外观、安全，或者服务内容和标准等，如医疗设备的技术参数等。商务要求是指取得采购标的的时间、地点、财务和服务要求，包括交付（实施）的时间（期限）和地点（范围）、付款条件（进度和方式）、包装和运输、售后服务、保险等。医疗机构负责组织确定本单位采购项目的采购需求，对采购需求管理负有主体责任。

医疗机构在制定采购需求时，应当符合法律法规、政府采购政策和国家有关规定，符合国家强制性标准，遵循预算、资产和财务等相关管理制度规定，符合采购项目特点和实际需要。采购需求应当依据部门预算（工程项目概预算）确定。技术要求和商务要求应当客观，量化指标应当明确相应等次，有连续区间的按照区间划分等次。需由供应商提供设计方案、解决方案或者组织方案的采购项目，应当说明采购标的的功能、应用场景、目标等基本要求，并尽可能明确其中的客观、量化指标。采购需求可以直接引用相关国家标准、行业标准、地方标准等标准、规范，也可以根据项目目标提出更高的技术要求。

根据《政府采购需求管理办法》的规定，采购单位可以在确定采购需求前，通过咨询、论证、问卷调查等方式开展需求调查，了解相关产业发展、市场供给、同类采购项目历史成交信息，可能涉及的运行维护、升级更新、备品备件、耗材等后续采购，以及其他相关情况。面向市场主体开展需求调查时，选择的调查对象一般不少于 3 个，并应当具有代表性。

对于下列采购项目，应当开展需求调查：（1）1 000 万元以上的货物、服务采购项目，3 000 万元以上的工程采购项目；（2）涉及公共利益、社会关注度较高的采购项目，包括政府向社会公众提供的公共服务项目等；（3）技术复杂、专业性较强的项目，包括需定制开发的信息化建设项目、采购进口产品的项目等；（4）主管预算单位或者采购人认为需要开展需求调查的其他采购项目。编制采购需求前一年内，采购人已就相关采购标的开展过需求调查的可以不再重复开展。按照法律法规的规定，对采购项目开展可行性研究等前期工作，已包含本办法规定的需求调查内容的，可以不再重复调查；对在可行性研究等前期工作中未涉及的部分，应当按照本办法的规定开展需求调查。

在实际工作中，需求调查对医疗机构而言十分必要，特别是对技术参数和配置复杂、市场价格变化大的医疗设备，各厂家产品差异较大，进行需求调查能非常有效地帮助采购单位科学合理地制定采购需求。医疗机构进行需求调查时，可以采用公开征集或邀请等方式征集潜在供应商参与需求调查，了解各家产品技术参数及运行维护、耗材使用等相关情况，并结合以往成交和配置的情况确定采购需求。

【问题 5-21】　某医疗机构采购 1 台进口 CT，预算 2 000 万元。该单位 1 年内未采购过该类设备，能否直接形成采购需求进行政府采购？

不能。根据《政府采购需求管理办法》第十一条规定："对于下列采购项目，应当开展需求调查：（一）1 000 万元以上的货物、服务采购项目，3 000 万元以上的工程采购项目。"因此，该单位需要通过咨询、论证、问卷调查等方式开展需求调查，了解相关产业发展、市场供给、同类采购项目历史成交信息，可能涉及的运行维护、升级更新、备品备件、耗材等后续采购，以及其他相关情况。面向市场主体开展需求调查时，选择的调查对象一般不少于 3 个，并应当具有代表性。

【问题 5-22】　某医疗机构采购 1 台进口 CT，预算 2 000 万元。该单位 2 个月前曾采购过该类设备，能否直接形成采购需求进行政府采购？

可以。根据《政府采购需求管理办法》第十一条规定，编制采购需求前一年内，采购人已就相关采购标的开展过需求调查的可以不再重复开展。该单位可以直接形成采购需求进行政府采购。

【问题 5-23】　某医疗机构采购 1 台医疗设备，委托采购代理机构邀请院外专家进行论证，并形成采购需求。采购中，该项目被投诉质疑，后被财政部门判定为采购需求中有明显倾向性，请问是医疗机构还是采购代理机构或院外专家应该对此负责？

医疗机构对此负责。《政府采购需求管理办法》第五条规定："采购人对采购需求管理负有主体责任，按照本办法的规定开展采购需求管理各项工作，对采购需求和采购实施计划的合法性、合规性、合理性负责。"因此，虽然该医疗机构委托采购代理机构邀请院外专家进行论证，采购人对采购需求管理仍负有主体责任，采购需求出现明显倾向性仍由采购人对此负责。

【问题5-24】 某医疗机构拟采购1台直线加速器，准备只邀请某品牌进行需求调查，了解市场供给、同类采购项目历史成交信息，可能涉及的运行维护、升级更新、备品备件、耗材等后续采购事宜。该单位这种做法是否合规？

不合规。《政府采购需求管理办法》第十条规定："面向市场主体开展需求调查时，选择的调查对象一般不少于3个，并应当具有代表性。"因此，该单位面向市场主体进行需求调查时，至少应该选择3家以上的调研对象。

二、政府采购需求实施计划

政府采购实施计划是政府采购需求管理的重要内容。采购实施计划主要包括以下内容：（1）合同订立安排，包括采购项目预（概）算、最高限价，开展采购活动的时间安排，采购组织形式和委托代理安排，采购包划分与合同分包，供应商资格条件，采购方式、竞争范围和评审规则等；（2）合同管理安排，包括合同类型、定价方式、合同文本的主要条款、履约验收方案、风险管控措施等。

医疗机构可以根据需求调查的情况确定最高限价、采购分包、供应商资格条件、采购方式、合同的主要条款等。医疗机构根据采购需求特点提出的供应商资格条件，要与采购标的的功能、质量和供应商履约能力直接相关，且属于履行合同必需的条件，包括特定的专业资格或者技术资格、设备设施、业绩情况、专业人才及其管理能力等。采购分包、采购方式、评审方法和定价方式的选择应当符合法定适用情形和采购需求特点，其中，达到公开招标数额标准，因特殊情况需要采用公开招标以外的采购方式的，应当依法获得批准。

采用综合性评审方法的，评审因素应当按照采购需求和与实现项目目标相关的其他因素确定。合同文本应当包含法定必备条款和采购需求的所有内容，包括但不限于标的名称，采购标的质量、数量（规模），履行时间（期限）、地点和方式，包装方式，价款或者报酬、付款进度安排、资金支付方式，验收、交付标准和方法，质量保修范围和保修期，违约责任与解决争议的方法等。

履约验收方案要明确履约验收的主体、时间、方式、程序、内容和验收标准等事项。采购人、采购代理机构可以邀请参加本项目的其他供应商或者第三方专业机构及专家参与验收，相关验收意见作为验收的参考资料。政府向社会公众提供的公共服务项目，验收时应当邀请服务对象参与并出具意见，验收结果应当向社会公告。

医疗机构根据需求调查，按照相关要求明确上述内容后制订政府采购实施计划。

【问题5-25】　某医疗机构采购1台高端加速器，A品牌中标，中标金额3 000万元。由于该单位未使用过加速器，验收时难以判断中标厂家提供的产品是否满足招标文件的技术要求。该医疗机构是否可以邀请其他未中标的企业参与验收？

可以。采购人、采购代理机构可以邀请参加本项目的其他供应商或者第三方专业机构及专家参与验收，相关验收意见作为验收的参考资料。

【问题5-26】　某医疗机构拟采购1台医疗设备，该设备用于患者生命的维持，对产品的稳定性要求极高。但该产品生产厂家多，且质量参差不齐，故该机构在采购时要求参加该项目的投标产品必须有3个以上的销售合同。该机构能提出这样的要求吗？

不能。《政府采购需求管理办法》第十八条第二款规定："业绩情况作为资格条件时，要求供应商提供的同类业务合同一般不超过2个，并明确同类业务的具体范围。涉及政府采购政策支持的创新产品采购的，不得提出同类业务合同、生产台数、使用时长等业绩要求。"故该单位在采购时要求参加该项目的投标产品必须有3个以上的销售合同不符合规定。

三、政府采购需求风险控制

医疗机构应当将采购需求管理作为政府采购内控管理的重要内容，建立健全采购需求管理制度，加强对采购需求形成和实现过程的内部控制和风险管理。

医疗机构应当建立审查工作机制。在采购活动开始前，针对采购需求管理中的重点风险事项，对采购需求和采购实施计划进行审查，审查分为一般性审查和重点审查。对于审查不通过的，应当修改采购需求和采购实施计划的内容并重新进行审查。

一般性审查主要审查是否按照《政府采购需求管理办法》规定的程序和内容确定采购需求、编制采购实施计划。审查内容包括：采购需求是否符合预算、资产、财务等管理制度规定；对采购方式、评审规则、合同类型、定价方式的选择是否说明适用理由；按规定需要报相关监管部门批准、核准的事项，是否作出相关安排；采购实施计划是否完整。

重点审查是在一般性审查的基础上，进行以下五个方面审查。

（1）非歧视性审查。主要审查是否指向特定供应商或者特定产品，包括资格条件设置是否合理，要求供应商提供超过 2 个同类业务合同的，是否具有合理性；技术要求是否指向特定的专利、商标、品牌、技术路线等；评审因素设置是否具有倾向性，将有关履约能力作为评审因素是否适当。

（2）竞争性审查。主要审查是否确保充分竞争，包括应当以公开方式邀请供应商的，是否依法采用公开竞争方式；采用单一来源采购方式的，是否符合法定情形；采购需求的内容是否完整、明确，是否考虑后续采购竞争性；评审方法、评审因素、价格权重等评审规则是否适当。

（3）采购政策审查。主要审查进口产品的采购是否必要，是否落实支持创新、绿色发展、中小企业发展等政府采购政策要求。

（4）履约风险审查。主要审查合同文本是否按规定由法律顾问审定，合同文本运用是否适当，是否围绕采购需求和合同履行设置权利义务，是否明确知识产权等方面的要求，履约验收方案是否完整、标准是否明确，风险处置措施和替代方案是否可行。

（5）医疗机构或者主管预算单位认为应当审查的其他内容。

审查工作机制成员应当包括本部门、本单位的采购、财务、业务、监督等内部机构。医疗机构可以根据本单位实际情况，建立由相关专家和第三方机构参与审查的工作机制。

医疗机构可以根据自身实际情况并结合采购项目的特点，明确一般性审查和重点审查的具体采购项目范围，并可以充分考虑第三方专家协助进行采购项目的审查，确保采购需求制定得合法合规。

【问题 5-27】　某单位医疗机构邀请院外专家论证采购需求和编制采购

实施计划，是否可以不再进行审查？

还需要进行审查。《政府采购需求管理办法》第二十九条规定："采购人应当建立审查工作机制，在采购活动开始前，针对采购需求管理中的重点风险事项，对采购需求和采购实施计划进行审查，审查分为一般性审查和重点审查。"医疗机构邀请院外专家论证采购需求和编制采购实施计划，仍需要医疗机构进行审查。

【问题5-28】 某单位医疗机构委托第三方机构确定采购需求和编制采购实施计划，是否可以继续委托该第三方机构进行审查？

不能。《政府采购需求管理办法》第三十二条第二款规定："参与确定采购需求和编制采购实施计划的专家和第三方机构不得参与审查。"

四、经验分享

以下是四川大学华西医院政府采购需求管理经验分享。

科学合理确定采购需求是加强政府采购源头管理的重要内容，是执行政府采购预算、发挥采购政策功能、落实公平竞争交易规则的重要抓手，在采购活动整体流程中具有承上启下的重要作用。四川大学华西医院切实履行政府采购需求的主体责任，严格按照《政府采购需求管理办法》等相关规定，多措并举，科学合理确定采购需求，取得了较好的效果。主要做法有：

（一）多部门共同参与，避免廉政风险

四川大学华西医院在政府采购需求制定中，由需求科室、审计处、财务部、设备物资部组成共同招采执行组，全程共同参与采购需求制定。同时，各部门各司其职并互相监督，避免权力过于集中，科学制定采购需求。

（二）制定采购制度，严格需求调查流程

四川大学华西医院制定了《四川大学华西医院设备物资政府采购执行工作规范》，对政府采购项目需求调查的供应商征集渠道、参加供应商数量、需求调查的流程等进行了明确规定，确保公平公正进行需求调查。

（三）全程信息公开，公开征集潜在供应商参与需求调查

对需要开展需求调查的政府采购项目，在医院官网上公开征集潜在供应商参与需求调查。供应商数量不足时，采用主动邀请的方式邀请供应商参与。同时，提前30日在中国政府采购网进行意向公示，进一步提高政府采购的透明度，让供应商提前获知政府采购信息。

（四）采购需求调查与政府采购执行人员分离，降低廉政风险

采购需求调查结束后，多部门共同形成采购需求，包括最高限价、参数需求、付款条件、评分标准等，并将采购项目调查情况移交专门的政府采购专员执行。政府采购专员会同政府采购代理机构根据前期需求调查情况和实施计划情况，共同编制采购文件，并对该项目的政府采购预算、政府采购意向公示、进口论证批复情况、政府采购计划填报情况、变更政府采购方式批复等进行审核。

（五）招标文件多重审查，确保文件编制合规性

招标文件形成后，执行组共同会签，对采购需求是否符合预算、资产、财务等管理制度规定；对采购方式、评审规则、合同类型、定价方式的选择，属于按规定需要报相关监管部门批准、核准的事项，是否按相关法律法规的要求等情况进行审核。同时，邀请 5 名院外专家（其中 1 名法律专家），对招标文件非歧视性、竞争性、采购政策落实情况、履约风险等进行复核论证和重点审查，确保招标文件的合规性。

（六）委托政府采购代理机构依法依规执行采购活动

政府采购需求和招标文件确定后，委托政府采购代理机构严格按照相关法律法规执行政府采购，医院采购执行组全程参与和监督，确保采购活动依法依规进行。

通过上述措施，四川大学华西医院积极落实采购需求制定的主体责任，不断促进政府采购需求制定的合法性、合规性和合理性，极大地提高了政府采购的质量和效率。

问题与案例目录

问题目录

【问题5-1】 公立医疗机构使用自有资金采购集中采购目录以内或采购限额标准以上的项目，是否需要编制政府采购预算？

【问题5-2】 公立医疗机构使用横向科研经费采购集中采购目录以内或采购限额标准以上的项目，是否需要编制政府采购预算？

【问题5-3】 某公立医疗机构软件开发采购项目预算 1 000 万元，在编制部门预算时纳入了预算，但由于工作人员的疏忽，未编制政府采购预算，能否执行采购？

【问题5-4】 医院里提供给患者的陪护服务，由患者直接付钱给陪护公司，医疗机构是否需要编制政府采购预算？

【问题5-5】 医疗机构的工会组织使用工会资金采购集中采购目录以内

或采购限额标准以上的采购事项，是否需要编制政府采购预算？

【问题5-6】 药品一般是执行的国家集中采购，是否要编制政府采购预算？

【问题5-7】 医疗机构使用医院资金采购批量金额限额标准以上的食品是否需要编制政府采购预算？

【问题5-8】 医疗机构采购医疗设备维保服务是否需要编制政府采购预算？

【问题5-9】 医用耗材一般实行的是集中带量采购或阳光挂网采购，是否需要编制政府采购预算？

【问题5-10】 公立医疗机构只采购1台笔记本电脑是否需要编制政府采购预算？

【问题5-11】 某医疗机构同一预算年度内购置某医疗设备5台，该设备单价为30万元/台，是否需要编制政府采购预算？

【问题5-12】 某中央预算医疗机构，需购买医疗设备维保服务，每年预算70万元，拟采用服务"一招三年"的形式，是否需要编制政府采购预算？

【问题5-13】 某中央预算医疗机构，需购买医疗设备维保服务，每年预算70万元，该单位拟一次性采购3年服务期的维保服务，总预算210万元。是否需要编制政府采购预算？

【问题5-14】 某单位购置1台CT，预算2 000万元，财政拨款1 000万元，自筹资金1 000万元。编制政府采购预算时，应该分成2条预算指标还是1条？

【问题5-15】 某单位拟采购1台医疗设备，预算150万元，是否必须面向中小企业采购？

【问题5-16】 没有预算强行采购会有何后果？

【问题5-17】 某单位在政府采购预算中申报1台CT预算2 000万元，执行中发现预算不够，需调整为2 500万元，是否需要调整政府采购预算？

【问题5-18】 某单位因新冠肺炎疫情需紧急采购1台CT用于发热门诊的建设，预算600万元，在年度预算中并未编报该项预算，是否需要调整政府采购预算？

【问题5-19】 某中央预算单位政府采购预算购置2台麻醉机，预算160万元。后因临床业务减少，该年度内仅需购置1台，是否需要调整政府采购预算?

【问题 5-20】　某单位软件开发服务项目预算 1 000 万元,在编制部门预算时纳入了预算,但由于工作人员的疏忽编制为货物类政府采购预算。现该项目需执行,是否需要进行政府采购预算调整?

【问题 5-21】　某医疗机构采购 1 台进口 CT,预算 2 000 万元。该单位 1 年内未采购过该类设备,能否直接形成采购需求进行政府采购?

【问题 5-22】　某医疗机构采购 1 台进口 CT,预算 2 000 万元。该单位 2 个月前曾采购过该类设备,能否直接形成采购需求进行政府采购?

【问题 5-23】　某医疗机构采购 1 台医疗设备,委托采购代理机构邀请院外专家进行论证,并形成采购需求。采购中,该项目被投诉质疑,后被财政部门判定为采购需求中有明显倾向性,请问是医疗机构还是采购代理机构或院外专家应该对此负责?

【问题 5-24】　某医疗机构拟采购 1 台直线加速器,准备只邀请某品牌进行需求调查,了解市场供给、同类采购项目历史成交信息,可能涉及的运行维护、升级更新、备品备件、耗材等后续采购事宜。该单位这种做法是否合规?

【问题 5-25】　某医疗机构采购 1 台高端加速器,A 品牌中标,中标金额 3 000 万元。由于该单位未使用过加速器,验收时难以判断中标厂家提供的产品是否满足招标文件的技术要求。该医疗机构是否可以邀请其他未中标的企业参与验收?

【问题 5-26】　某医疗机构拟采购 1 台医疗设备,该设备用于患者生命的维持,对产品的稳定性要求极高。但该产品生产厂家多,且质量参差不齐,故该机构在采购时要求参加该项目的投标产品必须有 3 个以上的销售合同。该机构能提出这样的要求吗?

【问题 5-27】　某单位医疗机构邀请院外专家论证采购需求和编制采购实施计划,是否可以不再进行审查?

【问题 5-28】　某单位医疗机构委托第三方机构确定采购需求和编制采购实施计划,是否可以继续委托该第三方机构进行审查?

案例目录

【案例 5-4】 某市教育局违规调减政府采购预算案例。

【案例 5-5】 某单位违规变更采购数量案例。

参考文献

［1］朱少平，张通．中华人民共和国政府采购法释义［M］．北京：中国财政经济出版社，2002.

［2］财政部国库司等．《中华人民共和国政府采购法实施条例》释义［M］．北京：中国财政经济出版社，2015.

［3］中国政府采购杂志社．政府采购 500 问［M］．北京：经济科学出版社，2021.

［4］叶长雷．行政事业单位政府采购预算管理存在的问题及对策［J］．山东经济，2007，143（6）：87-88.

［5］段莎．政府采购预算管理问题研究［J］．财会通讯：中，2017（10）：97-100.

［6］章辉．全面认识政府采购绩效管理［J］．中国财政，2018（9）：42-44.

［7］王喆，吴兵．高校政府采购预算管理的思考与实践［J］．实验技术与管理，2011，28（4）：186-188，193.

［8］朱子薇．浅议中央事业单位政府采购预算管理［J］．中国政府采购，2021（2）：67-69.

［9］郭丽华．事业单位政府采购预算编制现状及相关建议［J］．中国政府采购，2017（10）：60-62.

［10］李峻．浅议政府采购工作如何与预算管理相融合——以 W 部门本级行政运行经费管理为例［J］．中国政府采购，2019（4）：24-25.

［11］印铁军．从预算管理的角度重新审视政府采购［J］．中国政府采购，2019（5）：24-25.

第六章　政府采购计划

【本章导读】　本章重点阐述政府采购计划的重要性，围绕调研、编制政府采购计划，指导提高编制质量，介绍政府采购计划编制、填报的注意事项，以及在采购意向公开环节应如何规范撰写采购人采购意向，帮助读者依据预算批复科学、合理地进行采购计划编报。

第一节　政府采购计划概念

【本节小引】　本节重点介绍政府采购计划的基本概念、法规依据及编制意义。《政府采购法实施条例》第二十九条规定："采购人应当根据集中采购目录、采购限额标准和已批复的部门预算编制政府采购实施计划，报本级人民政府财政部门备案。"政府采购计划的编报是为了加强政府采购工作的计划性，规范政府采购活动、提高政府采购效率、指导采购人实施招标采购、推进预算执行进度。政府采购计划编报的优劣，影响到政府采购活动全流程的执行效率和效果。

一、政府采购计划的释义

政府采购计划是政府采购的具体实施方案，也是采购人依据政府采购预算，按采购目录或采购品目汇编，围绕实现采购需求及实施要求所做的安排。

政府采购计划是政府采购预算执行管理的一种方式，同时也是执行采购的重要依据。政府采购计划是根据当下政府采购的相关政策法规，结合项目实际情况，实事求是制订的计划。采购人通过制订计划确定采购执行的具体时间安排、采购项目的技术指标和商务要求等，从而对年度采购行为进行规范和指导。

【问题6-1】　公立医疗机构是否可以不编制、不备案政府采购计划？

不可以。《政府采购法实施条例》第二十九条规定："采购人应当根据集中采购目录、采购限额标准和已批复的部门预算编制政府采购实施计划，报本级人民政府财政部门备案。"对于采购人未按规定编制或备案政府采购计划的，《政府采购法实施条例》第六十七条明确了相应的处罚措施，采购人未按照规定编制政府采购实施计划或者未按照规定将政府采购实施计划报本级人民政府财政部门备案，将由财政部门责令限期改正，给予警告，对直接负责的主管人员和其他直接责任人员依法给予处分，并予以通报。因此，政府采购计划编制与备案是采购人的法定职责，必须严格遵守和执行。

【问题6-2】　公立医疗机构对于预算未批复的采购项目，是否可以编制并执行政府采购计划？

不可以。根据《政府采购法实施条例》第二十九条的规定，政府采购计划的编制要依据已经批复的预算，严禁超预算执行。

二、政府采购计划的意义

政府采购计划是政府采购活动中的重要环节，能够反映部门政府采购预算的具体支出内容，对规范政府采购活动、提高政府采购效率、指导采购人实施招标采购、推进预算执行进度具有重要作用。加强政府采购工作的计划性，对于提高财政资金的使用效益和政府采购工作效率，以及发挥政府采购的规模效应具有重要意义。

1. 加强政府采购计划管理，是编制政府采购预算、推动政府采购精细化管理的重要依据。通过制订采购计划，确定财政支出的具体时间安排、采购项目的技术指标和数量等，指导采购人的年度采购行为。

2. 制订科学合理的政府采购计划是提高采购效率和效益的前提，是确保采购工作顺利实施的重要保障，对政府采购过程绩效评价有很好的实践意义和参考。

3. 编制政府采购计划是政府采购监督检查的重要依据，是采购人履行主体责任的重要体现，有利于发挥采购人在实施采购行为方面的积极性。

第二节　政府采购计划编制

【本节小引】　本节重点介绍政府采购计划的编制及备案，指导读者编制科学合理、完整规范的政府采购计划，提高对政府采购计划备案的重视程度。

采购人编制政府采购计划，并按计划组织实施，可以有效确保项目的执行进度，提高政府采购的工作效率。采购计划一经制订，须严格参照执行，不得随意修改，以克服预算执行的随意性和盲目性。加强政府采购计划编制的科学性、合理性及完整性，对于推动政府采购活动顺利实施意义重大。

一、编制范围

集中采购目录以内、采购限额标准以上的项目，均应编制政府采购计划，中央预算单位政府采购涉密项目除外。

《政府采购法》第七条规定："政府采购实行集中采购和分散采购相结合。集中采购的范围由省级以上人民政府公布的集中采购目录确定。属于中央预算的政府采购项目，其集中采购目录由国务院确定并公布；属于地方预算的政府采购项目，其集中采购目录由省、自治区、直辖市人民政府或者其授权的机构确定并公布。纳入集中采购目录的政府采购项目，应当实行集中采购。"《政府采购法》第八条规定："政府采购限额标准，属于中央预算的政府采购项目，由国务院确定并公布；属于地方预算的政府采购项目，由省、自治区、直辖市人民政府或者其授权的机构确定并公布。"

【问题 6-3】 公立医疗机构采购集中采购目录以外或采购限额标准以下的项目，是否需要编制政府采购计划？

不需要。《政府采购法实施条例》第二十九条规定："采购人应当根据集中采购目录、采购限额标准和已批复的部门预算编制政府采购实施计划。"因此，集中采购目录以外或采购限额标准以下的项目，不需要编制政府采购计划。

【问题 6-4】 公立医疗机构的同一个采购项目中，采购内容既包含集中采购目录以内的内容，也包含非集中采购目录的内容，这个项目是否需要编制政府采购计划？

(1) 若项目可以拆分，纳入集中采购目录的内容无论预算金额大小，均应编制并备案政府采购计划；未纳入集中采购目录的内容，若其预算金额达到采购限额标准，则需要编制并备案政府采购计划；若未达到，则不需要。

(2) 若项目不可拆分，则按照集中采购目录内容的采购方式进行采购，全部需要编制并备案政府采购计划。

二、编制方式

政府采购计划由采购人根据部门预算批复或预算执行中调剂的政府采购预算，通过"政府采购计划管理系统"（以下简称采购计划系统）逐条编制并填报。

【问题6-5】 公立医疗机构通过采购计划系统编制政府采购计划时，是否可以将本年度所有采购项目整合成一条采购计划填报系统完成备案？

不可以。通过采购计划系统编制政府采购计划时，每一个采购项目都要与"采购预算列表"中的预算项目相匹配。

【问题6-6】 公立医疗机构编制并提交政府采购计划后，在未获得财政部国库司审核通过前，是否可以进行采购活动？

在未获得财政部国库司审核通过前，采购人可以进行意向公开及调研等活动，但不可以进行采购公示。

三、编制原则

采购人在编制采购实施计划过程中要把握准确性、完整性、及时性、前瞻性，以及计划执行的严肃性，依据法律法规、政府采购政策和国家有关规定，结合采购项目特点和实际需求开展相关工作。

1. 科学合理地制订政府采购计划的内容，以采购预算为基础，每个项目考虑其需求特点及项目特点，进行政府采购计划的"个性化定制"。

2. 加强政府采购计划与执行进度的前瞻性，充分考虑采购前的行政审批、采购中的潜在风险、采购后的合同执行对项目进度的影响，提前做好规划及应对措施。

3. 细化需求编制、明细时间节点，确保采购实施计划编制的可操作性、完整性。

四、编制内容

（一）常规内容

政府采购计划编制内容包括：采购申请名称、采购单位、项目属性（服务、货物或工程）、技术规格、服务要求、计划采购日期、采购品目、采购数量、项目采购预算金额、资金来源（包括财政资金、自有资金等，财政性资金对应部门预算中的政府采购预算和年度追加预算）、采购组织形式（集中采购机构采购、部门集中采购、社会代理机构采购与自行组织采购等）和采购方式（公开招标、邀请招标、竞争性谈判、单一来源、询价、竞争性磋商等）等。采购人应根据工作需要和资金的安排情况，合理确定实施进度，提前规划政府采购计划。

（二）特殊情况

《政府采购法》第九条规定："政府采购应当有助于实现国家的经济和社会发展政策目标，包括保护环境，扶持不发达地区和少数民族地区，促进中小企业发展等。"《政府采购法实施条例》第六条规定："国务院财政部门应当根据国家的经济和社会发展政策，会同国务院有关部门制定政府采购政策，通过制定采购需求标准、预留采购份额、价格评审优惠、优先采购等措施，实现节约能源、保护环境、扶持不发达地区和少数民族地区、促进中小企业发展等目标。"因此，在编制政府采购计划时，除需要关注常规编制内容外，还应充分考虑如何落实政府采购政策功能，如优先采购节能环保产品、贫困地区农特产品，支持中小企业、监狱企业、残疾人福利性单位等。对于需要财政部门审批的内容也应当在政府采购计划中标明，如采购进口产品、公开招标数额标准以上项目采用非公开招标方式采购等内容。

1. 支持中小企业

《政府采购促进中小企业发展管理办法》第三条规定："采购人在政府采购活动中应当通过加强采购需求管理，落实预留采购份额、价格评审优惠、优先采购等措施，提高中小企业在政府采购中的份额，支持中小企业发展。"

2. 优先采购节能环保产品

《关于建立政府强制采购节能产品制度的通知》规定："各级政府机构使用财政性资金进行政府采购活动时，在技术、服务等指标满足采购需求的前提下，要优先采购节能产品……采购单位应在政府采购招标文件（含谈判文件、询价文件）中载明对产品的节能要求、对节能产品的优惠幅度，以及评审标准和方法等，以体现优先采购的导向。"

3. 进口产品审批

《政府采购进口产品管理办法》第七条规定："采购人需要采购的产品在中国境内无法获取或者无法以合理的商业条件获取，以及法律法规另有规定确需采购进口产品的，应当在获得财政部门核准后，依法开展政府采购活动。"

【问题6-7】 公立医疗机构编制政府采购计划时，以上要求的所有内容都需要编制在内吗？

以上内容是编制完整政府采购计划的必要因素，缺一不可。政府采购计划是政府采购的具体实施方案，也是采购人围绕实现采购需求及实施要求所做的安排。采购人通过制订计划确定采购执行的具体时间安排、采购项目的技术指标和商务要求等，从而对年度采购行为进行指导。科学合理、准确完整的政府采购计划是提高采购效率和效益的前提，对规范政府采购活动、提高政府采购效率、指导采购人实施招标采购、推进预算执行进度具有重要作用。

【问题6-8】　公立医疗机构采购进口产品，在未获得相关部门核准前，可以开展采购活动吗？

不可以。《政府采购进口产品管理办法》第七条规定："采购人需要采购的产品在中国境内无法获取或者无法以合理的商业条件获取，以及法律法规另有规定确需采购进口产品的，应当在获得财政部门核准后，依法开展政府采购活动。"因此，在获得相关部门核准前，采购人即使已经获得采购预算，也不可以采购进口产品。但在获得采购预算的前提下，采购人可以选择采购国产产品，不需要任何部门核准即可开展采购活动。

第三节　政府采购意向公开

【本节小引】　本节重点介绍采购意向公开的相关政策、要求及操作流程。政府采购意向的公开是为了更好地将采购人的采购需求向潜在投标人公开，在一定程度上进一步提高信息公开的程度，力求在政府采购环节中保证公平、公正、公开的基本原则。

一、相关政策

为推进政府采购公平竞争，优化政府采购营商环境，进一步提高政府采购透明度，采购人应按照《关于开展政府采购意向公开工作的通知》（以下简称《通知》）的要求，在采购活动开始前，开展意向公开工作。

采购人编制政府采购计划时，应充分考虑意向公开的时间及要求，对项目的实施安排统筹规划。对于未开展意向公开工作的项目，不可以开展采购活动。

【问题6-9】 是否可以不进行采购意向公开直接开展采购活动？

《通知》"二、关于采购意向公开工作推进步骤"规定："对2020年7月1日起实施的采购项目，中央预算单位和北京市、上海市、深圳市市本级预算单位应当按规定公开采购意向。"因此，对于2020年7月1日之后实施的采购项目，除以协议供货、定点采购方式实施的小额零星采购和由集中采购机构统一组织的批量集中采购外，按项目实施的集中采购目录以内或者采购限额标准以上的货物、工程、服务采购，均应当公开采购意向。

但是《通知》"五、关于采购意向公开的依据和时间"也规定："因预算单位不可预见的原因急需开展的采购项目，可不公开采购意向。"因此，若采购人确有以上客观原因，可不进行意向公开，但需保留相关证明材料备查。

二、政府采购意向公开的项目要求

采购意向按采购项目公开。除以协议供货、定点采购方式实施的小额零星采购和由集中采购机构统一组织的批量集中采购外，按项目实施的集中采购目录以内或者采购限额标准以上的货物、工程、服务采购，均应当公开采购意向。

【问题6-10】 采购限额标准以上是指年度预算吗？如果某个项目3年预算超过采购限额，需要公开采购意向吗？

公开采购意向的范围是按项目进行采购的集中采购目录以内或采购限额标准以上的项目，预算金额是指年度预算。采购不超过3年履行期限的服务且3年预算超过采购限额标准的，应公开采购意向。

【问题6-11】 公立医疗机构开展采购活动，无论采购内容和金额大小，都需要进行采购意向公开吗？有具体采购内容及金额的限制吗？

根据《通知》的有关规定，除以协议供货、定点采购方式实施的小额零星采购和由集中采购机构统一组织的批量集中采购外，按项目实施的集中采购目录以内或采购限额标准以上的货物、工程、服务采购，均应当公开采购意向。

三、政府采购意向公开的主体和渠道

采购意向由预算单位负责公开。中央预算单位的采购意向在中国政府采购网中央主网公开，地方预算单位的采购意向在中国政府采购网地方分网公开，采购意向也可在省级以上财政部门指定的其他媒体同步公开。主管预算单位可汇总本部门、本系统所属预算单位的采购意向集中公开，有条件的部门可在其部门门户网站同步公开本部门、本系统的采购意向。

【问题 6-12】 公立医疗机构开展意向公开工作，可以只在本机构的官方网站公开吗？

不可以。根据《通知》的有关规定，中央预算单位的采购意向在中国政府采购网中央主网公开，地方预算单位的采购意向在中国政府采购网地方分网公开，也可在省级以上财政部门指定的其他媒体同步公开。医疗机构官网不属于以上媒体范畴。

【问题 6-13】 公立医疗机构开展意向公开工作，可以委托第三方机构进行吗？

不可以。政府采购意向公开的主体是预算单位，即公立医疗机构是意向公开主体。

四、政府采购意向公开的内容

政府采购意向公开的内容应当包括采购项目名称、采购需求概况、预算金额、预计采购时间等。其中，采购需求概况应当包括采购标的名称，需实现的主要功能或者目标、数量，以及质量、服务、安全、时限等要求。采购意向应当尽可能清晰完整，便于供应商提前做好参与采购活动的准备。

采购意向仅作为预算单位初步采购安排的参考，实际采购需求、预算金额和执行时间以最终发布的采购公告和采购文件为准。

【问题 6-14】 公立医疗机构公示了一个意向项目，对现有的 A、B、C 三栋楼进行维修改造。但在实际执行过程中，根据三栋楼的实际腾空时间有先后、涉及的经费不同，需要按照三个项目来操作，总预算不超过原公示预算。在这种情况下，需要重新发布采购意向吗？

不需要。根据《通知》的有关规定，采购意向仅作为预算单位初步采购安排的参考，实际采购需求、预算金额和执行时间以最终发布的采购公告和采购文件为准，因此，该机构不需要重新发布采购意向。

五、政府采购意向公开的依据和时间

部门预算批复前公开的采购意向，以部门预算"二上"内容为依据；部门预算批复后公开的采购意向，以部门预算为依据。预算执行中新增采购项目应当及时公开采购意向。

采购意向公开的时间原则上不得晚于采购活动开始前30日。因预算单位不可预见的原因急需开展的采购项目，可不公开采购意向。

【问题6-15】 公立医疗机构开展意向公开工作，可以不依照预算，由采购人自行决定公开哪些项目的采购意向吗？

不可以。根据《通知》的有关规定，部门预算批复前公开的采购意向，以部门预算"二上"内容为依据；部门预算批复后公开的采购意向，以部门预算为依据。由此可见，所有的意向公开均依据于现有的预算，不可超预算公开。

【问题6-16】 公立医疗机构因采购项目紧急，在意向公开后不足30天就进行了采购公示，这种操作合规吗？

根据《通知》的有关规定，因预算单位不可预见的原因急需开展的采购项目，可不公开采购意向。除此之外，所有需要开展意向公开工作的项目，必须要在意向公开满30天后，方可进行采购公示。

六、政府采购意向公开的操作流程

登录中国政府采购网，单击进入"政府采购意向公开系统"，通过UKey进行CA验证登录后，进入"政府采购管理交易系统"；单击"发布采购意向"进入"政府采购意向公开"模块。发布采购意向界面如图6-1所示。

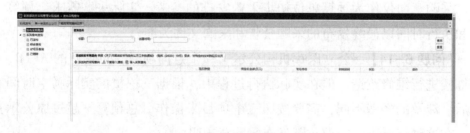

图6-1 发布采购意向界面

进入发布采购意向的界面后，可单击"添加政府采购意向"，在系统中逐条填写；或下载导入模板并填写后，批量导入采购意向。对完成填写或完成导入的采购意向内容进行复核并确认无误后，单击"发布"按钮，完成采购意向的发布。

【问题6-17】 公立医疗机构下载了导入模板并填写后，却无法批量导入，是什么原因？

原因一：导入模板中的"预计采购时间"格式需要严格按照样例所示"××××-××"来填写，否则无法上传。

原因二：导入模板中的"采购需求概况"最大长度不能超过1000个汉字，否则无法上传。

原因三：导入模板下载后的默认文件名为"政府采购意向导入"，请不要修改文件名字，否则无法上传。

七、相关案例

【案例6-1】 2021年8月6日，采购人A作为中央预算单位，通过中国政府采购网发布了一条意向公开信息，后根据预算批复公布实际采购需求，引发供应商质疑。

采购单位名称：采购人A；预计采购时间：2021-10；采购项目名称：财政项目B；预算金额：1000万元；采购需求概况中共涉及10台医疗设备。本次意向公开的依据是财政项目B的"二上"内容。

2021年9月20日，采购人A获得财政项目B的正式预算批复。因为财政预算调减，财政项目B的正式预算批复内容与"二上"内容相比，少了2台医疗设备共计200万元预算，即实际批复预算是8台医疗设备，预算金额800万元。采购人A依照财政项目B的预算批复，继续开展采购活动，并于2021年10月8日将财政项目B中的8台医疗设备发布招标公示。

2021年11月3日，供应商C向采购人A咨询：2021年8月6日发布的关于财政项目B的采购情况，其中的8台设备已经发布了招标公示，而意向公开的预计采购时间是2021年10月，现在已经是2021年11月，为什么剩余2台设备还没有发布招标公示？预计什么时候发布招标公示？采购人A告知供应商C，另外2台设备并未获得预算，因此取消了采购。供应商C提出质疑：（1）采购人A在未获得预算批复的情况下开展了意向公开，违反了《关于开展政府采购意向公开工作的通知》的规定；（2）采购人A的实际采购内容与意向公示的内容有偏差，属于提供虚假信息；（3）采购人A在获得预算批复后没有及时进行意向公开就开展了采购活动，严重违反了《政府采购法》。

该案例中，采购人A在部门预算批复前公开采购意向，以部门预算"二上"内容为依据，招标公告根据预算批复公布了实际采购需求，且招标公告的发布晚于意向公开30天，完全符合《关于开展政府采购意向公开工作的通知》，不存在任何违规行为。

第四节　政府采购计划填报的基本要素

【本节小引】　本节重点介绍政府采购计划录入、备案审批及委托招标代理机构的操作流程。

完成政府采购计划编制及意向公开后，采购人需登录"财政部政府采购计划管理系统"，填报政府采购计划、完成备案审批、委托招标代理机构后，方可进行采购活动。

一、登录财政部政府采购计划管理系统

登录中国政府采购网，单击进入"财政部政府采购计划管理系统"，通过 UKey 进行 CA 验证登录。目前仅支持 IE6 以上版本的浏览器。登录界面如图 6-2 所示。

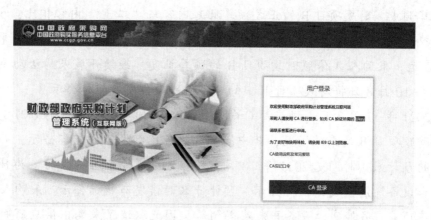

图 6-2　政府采购计划管理系统登录界面

【问题 6-18】　公立医疗机构如何申请/更换 UKey？在使用过程中，若需要开通系统其他权限，如何申请开通？

公立医疗机构申请新的 UKey 或原有 UKey 损坏需要更换时，需要填写"财政部政府采购计划管理系统 UKey 申请表"附表一："外部用户个人证书申请及变更表"，由申请人单位审核通过并加盖公章后，邮寄至"北京市丰台区西四环南路 27 号财政部信息网络中心"；收件人：中国政府采购网 CA；邮编：100071；服务支持电话：4008101996。

若是原有 UKey 损坏更换，还需要将原有 UKey 一并寄回至以上地址。

公立医疗机构申请开通系统权限时，需要填写"财政部政府采购计划管理系统 UKey 申请表"附表二："采购计划系统使用权限申请表"，由申请人单位审核通过并加盖公章后，邮寄至以上地址。

【问题6-19】 为什么无法登录"财政部政府采购计划管理系统"？

原因一：首次使用 CA 登录需要安装驱动。在登录界面点击"CA 驱动和控件安装及常见问题说明"，即可下载驱动并查看操作说明，登录界面如图6-2 所示。

原因二：该系统目前仅支持 IE6 以上版本的浏览器，为了更好地使用体验，请使用 IE9 以上版本的浏览器。请确认浏览器是否满足要求。

二、录入政府采购计划基本信息

进入系统主界面后，选择"采购申请管理"模块下的"采购申请编制管理"，单击"增加"按钮，弹出"选择采购申请编制模板"对话框，如图6-3 所示。

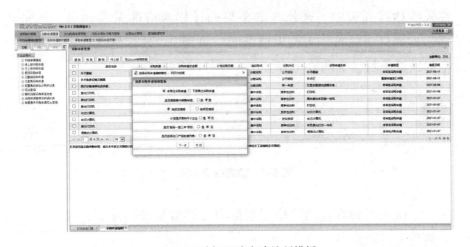

图6-3 选择采购申请编制模板

根据采购计划类型，选择对应模板，单击"下一步"，进入"采购申请新增"录入界面，如图6-4 所示。

在此界面，录入信息分为四部分。根据已编制的政府采购计划，完成"采购申请基本信息""其他信息""政策属性信息"三部分的信息录入。在"预算信息列表"中单击"增加"，弹出"采购预算列表"对话框，如图6-5 所示。

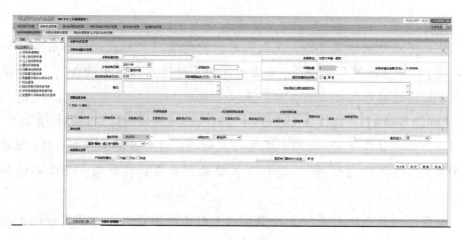

图 6-4　采购申请新增

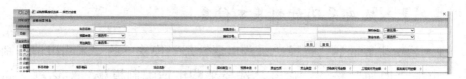

图 6-5　采购预算列表

在采购预算列表中，选择与本条采购计划对应的采购预算，单击"确认"后，界面自动跳回"采购申请新增"页面，"预算信息列表"中即可显示选中的预算条目，如图 6-6 所示。

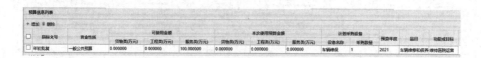

图 6-6　预算信息列表

在"本次使用预算金额"中，根据项目类型及采购计划，录入对应项目预算金额及采购数量。

完成以上所有信息录入后，单击"待上报"按钮，系统跳转至"待上报采购申请列表"界面，在此界面选中待上报的政府采购计划，单击"上报"按钮，完成政府采购计划上报。

【问题 6-20】　公立医疗机构录入政府采购计划时，未能在"采购预算列表"中找到对应预算，是什么原因？

计划管理系统"采购预算列表"中的预算明细，是该医疗机构当年度批复的部门预算，采购预算列表中没有的项目，属于当年未获得预算批复的项目，不可以开展采购活动。

【问题 6-21】 公立医疗机构采购 3 年服务项目，在系统中应该录入 1 年预算金额还是 3 年预算总金额？

系统录入"本次使用预算金额"的所属年度是当年，所以应录入 1 年的预算金额，而不是 3 年的预算总金额。

三、备案政府采购计划

政府采购计划上报后，可通过系统实时查询审批状态。

已上报但未审批的采购计划，可在"已上报采购申请"界面查询；已审批通过的采购计划，可在"已备案采购申请"界面查询；若采购申请被退回，可在"退回采购申请"界面查询，该界面亦显示退回原因。单击"编辑"，可对退回的采购计划重新进行修改，完成修改后可重新提交。

四、委托代理机构

政府采购计划通过备案审核后，选择"采购申请管理"模块下的"采购申请委托管理"，系统界面如图 6-7 所示。

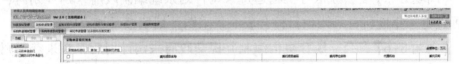

图 6-7　采购申请委托管理界面

单击"新增委托项目"按钮，弹出"采购申请委托模板"网页对话框，如图 6-8 所示。

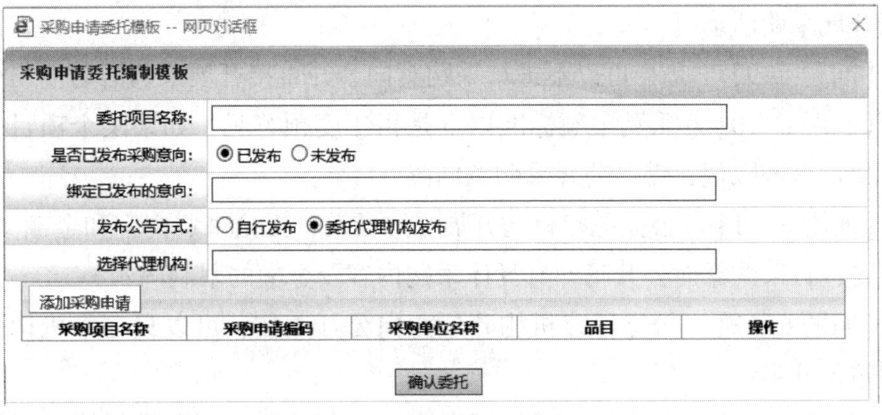

图 6-8　采购申请委托模板

在此对话框中，录入委托项目名称、绑定已发布的采购意向、在代理机构数据库内选择要委托的招标代理机构后，单击"添加采购申请"按钮，弹出已通过备案审核的项目清单，选中并确认要委托的项目后，单击"确认委托"按钮。系统操作完毕后，联系代理机构进行受理操作，即完成代理机构委托。

问题与案例目录

问题目录

【问题6-14】 公立医疗机构公示了一个意向项目，对现有的A、B、C三栋楼进行维修改造。但在实际执行过程中，根据三栋楼的实际腾空时间有先后、涉及的经费不同，需要按照三个项目来操作，总预算不超过原公示预算。在这种情况下，需要重新发布采购意向吗？

【问题6-15】 公立医疗机构开展意向公开工作，可以不依照预算，由采购人自行决定公开哪些项目的采购意向吗？

【问题6-16】 公立医疗机构因采购项目紧急，在意向公开后不足30天就进行了采购公示，这种操作合规吗？

【问题6-17】 公立医疗机构下载了导入模板并填写后，却无法批量导入，是什么原因？

【问题6-18】 公立医疗机构如何申请/更换UKey？在使用过程中，若需要开通系统其他权限，如何申请开通？

【问题6-19】 为什么无法登录"财政部政府采购计划管理系统"？

【问题6-20】 公立医疗机构录入政府采购计划时，未能在"采购预算列表"中找到对应预算，是什么原因？

【问题6-21】 公立医疗机构采购3年服务项目，在系统中应该录入1年预算金额还是3年预算总金额？

案例目录

【案例6-1】 2021年8月6日，采购人A作为中央预算单位，通过中国政府采购网发布了一条意向公开信息，后根据预算批复公布实际采购需求，引发供应商质疑。

参考文献

[1] 付大学.政府采购意向公开的法律定位与具体要求 [J].中国招标，2020（09）：15-16.

[2] 姜爱华，刘乙岑.政府采购意向公开现状及主要问题分析 [N].中国政府采购报，2021-04-20（003）.

[3] 刘鑫，张弘，石劲松.政府采购意向公开的执行与困扰分析 [J].中国招标，2021（04）：101-103.

[4] 郑智杰.浅析政府采购实施计划编制与备案 [J].中国政府采购，2020（10）：35-37.

[5] 郑智杰.浅谈政府采购实施计划编制存在问题及对策 [J].西部财

会，2020（05）：10-11．

［6］江欢．论政府采购预算编制存在的问题及对策［J］．财会学习，2017（06）：68．

［7］马海涛，姜爱华．各方合力做好采购计划编制与执行［N］．政府采购信息报，2011-09-28（004）．

［8］刘鹏鸿，俞欣．加强政府采购计划管理的意见建议［J］．中国水利，2009（22）：59-60．

第七章 政府采购方式

【本章导读】 《政府采购法》规定的政府采购方式有公开招标、邀请招标、竞争性谈判、单一来源采购、询价，以及国务院政府采购监督管理部门认定的其他采购方式，如竞争性磋商。本章主要对公开招标、邀请招标、竞争性谈判、竞争性磋商、询价、单一来源采购这六种方式的概念、适用情形、采购程序进行介绍。

第一节 公开招标和邀请招标

【本节小引】 公开招标和邀请招标这两种招标方式合称为竞争性招标，两者均属于招标采购方式，既有相同之处，也有分异之点。本节将分别对这两种招标方式的概念、适用情形和采购程序进行介绍，以便于比较、理解。

一、概念

公开招标和邀请招标合称为竞争性招标，是指公共资源交易中向特定或不特定的组织和个人发布公告或投标邀请书，说明招标的工程、货物、服务的范围、标段（标包）划分、数量、投标人的资格要求等，邀请特定或不特定的投标人在规定的时间、地点按照一定的程序进行投标的行为。

《招标投标法》第十条规定："招标分为公开招标和邀请招标。公开招标，是指招标人以招标公告的方式邀请不特定的法人或者其他组织投标。邀请招标，是指招标人以投标邀请书的方式邀请特定的法人或者其他组织投标。"所以，两者的差异主要在投标的进入程序上。公开招标是招标人将招标公告向社会公开，有意愿投标的法人或其他组织皆可按照招标公告中的相关要求进行投标；而邀请招标则是招标人以只接受受邀方投标的方式对投标人进入投标程序设置了限制。在邀请投标的采购方式下，只有受邀方可以参与投标，不接受来自非受邀方的投标，但这也不意味着受邀方必须参与投标。投标邀请发出后，是否参与投标完全凭受邀方的意愿决定。

两种招标方式具有共同特征。第一，竞争性。不管是公开招标还是邀请招标，其设计都是为了能够实现充分而合理的竞争。竞争性招标的程序设计都是为了最大限度地吸引潜在的供应商，并且通过限制性条款禁止歧视性待遇，以实现公平竞争。第二，公开性。公开性表现为竞争性招标的程序设计都是为了最大限度地公开透明，如发布招标公告、招标文件、开标、公布评标方法和结果、进行中标公示等。这些公开性程序通过特定载体，特别是通过"互联网+"技术又确保了公开透明的持续性，保证了公开与透明的实现。第三，规范性。竞争性招标的规范性表现在其程序性内容和实体性内容都由法律规定，内容详尽具体且科学合理。

二、适用情形

招标分为公开招标和邀请招标两种方式，对于不同的招标方式，也有不同的适用情形要求。《政府采购法》第二十六条规定："政府采购采用以下方式：（一）公开招标；（二）邀请招标；（三）竞争性谈判；（四）单一来源采购；（五）询价；（六）国务院政府采购监督管理部门认定的其他采购方式。公开招标应作为政府采购的主要采购方式。"这就意味着，如果没有特殊情况需要采用公开招标以外的采购方式或法定情形可以采用公开招标以外的采购方式，原则上采购活动均应当选择公开招标方式进行。

在采购实践中，公开招标也是最为人所熟知的政府采购方式。在《招标投标法》及其他相关法律规定的必须进行招标的法定情形中排除适用邀请招标情形后的其他情形均应当适用公开招标，即在必须招标的法定情形中如无特殊说明和条件可以采用非公开招标方式采购，原则上均应当选择公开招标方式进行采购。这就意味着一般的招投标项目都应适用公开招标的方式，有明确规定的才适用邀请招标。《招标投标法》第三条规定："在中华人民共和国境内进行下列工程建设项目包括项目的勘察、设计、施工、监理以及与工程建设有关的重要设备、材料等的采购，必须进行招标：（一）大型基础设施、公用事业等关系社会公共利益、公众安全的项目；（二）全部或者部分使用国有资金投资或者国家融资的项目；（三）使用国际组织或者外国政府贷款、援助资金的项目。"《招标投标法实施条例》第二条对上述工程建设项目进行了进一步的说明："招标投标法第三条所称工程建设项目，是指工程以及与工程建设有关的货物、服务。前款所称工程，是指建设工程，包括建筑物和构筑物的新建、改建、扩建及其相关的装修、拆除、修缮等；所称与工程建设有关的货物，是指构成工程不可分割的组成部分，且为实现工程基本功能所必需的设备、材料等；所称与工程建设有关的服务，是指为完成工程所需的勘察、设计、监理等服务。"2000 年，国家发展改革委发布《工程建设项目招标范围和规模标准规定》，对《招标投标法》中第三条必须进行招标的工程建设项目的范围和规模标准作了规定，但是此规定已于 2018 年由国务院废止。2018 年，经国务院批准，国家发展改革委发布《必须招标的工程项目规定》，已于当年 6 月 1 日起施行。该部门规章对《招标投标法》第三条中必须招标的工程项目作了进一步的说明。除上述采购工程建设项目必须采用公开招标的法定情形外，《政府采购法》第二十七条规定："采购人采购货物或者服务应当采用公开招标方式的，其具体数额标准，属于中央预算的政府采购项目，由国务院规定；属于地方预算的政府采购项目，由省、自治区、直辖市人民政府规定；因特殊情况需要采用公开招标以外的采购方式的，应当在采购活动开始前获得设区的市、自治州以上人民政府采购监督管理部门的批准。"因此，政府采用公开采购方式采购货物或服务可由预算数额标准确定，中央预算政府采购项目数额标准由国务院规定，地方预算政府采购项目数额标准由省、自治区、直辖市人民政府规定。《中央预算单位政府集中采购目录及标准（2020 年版）》第四项规定："政府采购货物或服务项目，单项采购金额达到 200 万元以上的，必须采用公开招标方式。"而对于地方政府采用公开采购方式采购货物或服务的预算数额标准，87 号令第四条规定："属于地方预算的政府采购项目，省、自治区、直辖市人民政府根据实际情况，可以确定分别适用于本行政区域省级、设区的市级、县级公开招标数额标准。"因此，地方各级政府采购货物或服务的公开招标预算数额标准应按照对应本级财政部门（一般省级财政部门会对此作出统一规定）制定的集中采购目录及标准进行确定。以河南省为例，《河南省政府集中采购目录及标准（2020 年版）》第三项规定，预算单位采购货物、服务项目，省级及郑州市本级单项或批量预算金额达到 400 万元以上的、市级（不含郑州市）和县级单项或批量预算金额达到 200 万元以上的，采用公开招标方式。

邀请招标相对于公开招标而言，其竞争程度明显降低，为此，我国法律法规对邀请招标的适用条件做出界定。《政府采购法》第二十九条规定："符合下列情形之一的货物或者服务，可以依照本法采用邀请招标方式采购：

（一）具有特殊性，只能从有限范围的供应商处采购的；（二）采用公开招标方式的费用占政府采购项目总价值的比例过大的。"但在上述规定情形中，采用邀请招标方式采购货物或服务的，要经设区的市级以上人民政府财政部门批准。[①] 2013年国家发展改革委等九部委联合修订的《工程建设项目施工招标投标办法》（九部委第23号令）第十一条规定："依法必须进行公开招标的项目，有下列情形之一的，可以邀请招标：（一）项目技术复杂或有特殊要求，或者受自然地域环境限制，只有少量潜在投标人可供选择；（二）涉及国家安全、国家秘密或者抢险救灾，适宜招标但不宜公开招标；（三）采用公开招标方式的费用占项目合同金额的比例过大。有前款第二项所列情形，属于本办法第十条规定的项目，由项目审批、核准部门在审批、核准项目时作出认定；其他项目由招标人申请有关行政监督部门作出认定。全部使用国有资金投资或者国有资金投资占控股或者主导地位的并需要审批的工程建设项目的邀请招标，应当经项目审批部门批准，但项目审批部门只审批立项的，由有关行政监督部门批准。"

同时，《招标投标法》第十一条规定："国务院发展计划部门确定的国家重点项目和省、自治区、直辖市人民政府确定的地方重点项目不适宜公开招标的，经国务院发展计划部门或者省、自治区、直辖市人民政府批准，可以进行邀请招标。"《招标投标法实施条例》第八条规定："国有资金占控股或者主导地位的依法必须进行招标的项目，应当公开招标；但有下列情形之一的，可以邀请招标：（一）技术复杂、有特殊要求或者受自然环境限制，只有少量潜在投标人可供选择；（二）采用公开招标方式的费用占项目合同金额的比例过大。"这与《政府采购法》第二十九条的规定大致相同。

三、采购程序

依据《政府采购法》等法律法规的相关规定和各地公共资源交易实践，公开招标和邀请招标有共同的程序要求。《政府采购法实施条例》第七条规定："政府采购工程以及与工程建设有关的货物、服务，采用招标方式采购的，适用《中华人民共和国招标投标法》及其实施条例；采用其他方式采购的，适用政府采购法及本条例。"因政府采购工程招标适用《招标投标法》，

---

① 《政府采购法实施条例》第二十三条：采购人采购公开招标数额标准以上的货物或者服务，符合政府采购法第二十九条、第三十条、第三十一条、第三十二条规定情形或者有需要执行政府采购政策等特殊情况的，经设区的市级以上人民政府财政部门批准，可以依法采用公开招标以外的采购方式。

政府采购货物和服务招标适用《政府采购法》，为此以下阐述采购程序以政府采购货物和服务招标程序为准。

（一）公开采购意向

根据财政部 2020 年 3 月发布的《关于开展政府采购意向公开工作的通知》（财库〔2020〕10 号），原则上省级预算单位 2021 年 1 月 1 日起实施的采购项目，省级以下各级预算单位 2022 年 1 月 1 日起实施的采购项目，应当按规定公开采购意向；具备条件的地区可适当提前开展意向公开工作。采购意向由预算单位负责公开。中央预算单位的采购意向在中国政府采购网中央主网公开，地方预算单位的采购意向在中国政府采购网地方分网公开，采购意向也可在省级以上财政部门指定的其他媒体同步公开。主管预算单位可汇总本部门、本系统所属预算单位的采购意向集中公开，有条件的部门可在其部门门户网站同步公开本部门、本系统的采购意向。采购意向按采购项目公开。除以协议供货、定点采购方式实施的小额零星采购和由集中采购机构统一组织的批量集中采购外，按项目实施的集中采购目录以内或者采购限额标准以上的货物、工程、服务采购均应当公开采购意向。

政府采购意向公开的内容应当包括采购项目名称、采购需求概况、预算金额、预计采购时间等。其中，采购需求概况应当包括采购标的名称，采购标的需实现的主要功能或者目标，采购标的数量，以及采购标的需满足的质量、服务、安全、时限等要求。采购意向应当尽可能清晰完整，便于供应商提前做好参与采购活动的准备，可参考图 7-1 政府采购意向公开参考文本。采购意向仅作为供应商了解各单位初步采购安排的参考，采购项目实际采购需求、预算金额和执行时间以预算单位最终发布的采购公告和采购文件为准。

对于采购意向公开的依据和时间的规定，《财政部关于开展政府采购意向公开工作的通知》也有说明。采购意向由预算单位定期或者不定期公开。部门预算批复前公开的采购意向，以部门预算"二上"内容为依据；部门预算批复后公开的采购意向，以部门预算为依据。预算执行中新增采购项目应当及时公开采购意向。采购意向公开时间应当尽量提前，原则上不得晚于采购活动开始前 30 日。因预算单位不可预见的原因急需开展的采购项目，可不公开采购意向。

同时，《财政部关于开展政府采购意向公开工作的通知》也要求各省级财政部门要根据该通知要求抓紧制订具体工作方案，对本地区采购意向公开工作进行布置。因此，公开采购意向的具体工作如何开展应以本省财政部门制订的工作方案为准。以河南省为例，《河南省财政厅关于开展政府采购意向公开工作的通知》就对公开主体、公开渠道、公开范围、公开内容、公开依据、公开时间进行了规定和说明。所以，在具体开展公开采购意向时应按照本省省级财政部门制订的工作方案进行。

_____（单位名称）____ 年____（至）____月

为便于供应商及时了解政府采购信息，根据《财政部关于开展政府采购意向公开工作的通知》（财库〔2020〕10号）等有关规定，现将（单位名称）____ 年____（至）____月采购意向公开如下：

序号	采购项目名称	采购需求概况	预算金额（万元）	预计采购时间（填写到月）	备注
	填写具体采购项目的名称	填写采购标的名称，采购标的需实现的主要功能或者目标，采购标的的数量，以及采购标的的需满足的质量、服务、安全、时限等要求	精确到万元	填写到月	其他需要说明的情况
	......				
	......				

本次公开的采购意向是本单位政府采购工作的初步安排，具体采购项目情况以相关采购公告和采购文件为准。

××（单位名称）
年 月 日

图 7-1　政府采购意向公开参考文本

【问题 7-1】　何种情况可不公开采购意向？

发生不可预见的原因急需开展的采购项目，可不公开采购意向。依据财政部 2020 年 3 月发布的《财政部关于开展政府采购意向公开工作的通知》（财库〔2020〕10 号）的规定，发生不可预见的原因急需开展的采购项目，可不公开采购意向。那么如何判断何种情况是不可预见的呢？不可预见应为社会普遍公认的意外、突发、不可抗力的情形，比如自然环境灾害、社会异常事件、社会公共卫生危机等。如 2020 年突发的新冠肺炎疫情，便可视为不可预见的原因，可根据情况不公开采购意向。

（二）选择自行办理或委托代办招标事宜

《政府采购法》第十八条规定："采购人采购纳入集中采购目录的政府采购项目，必须委托集中采购机构代理采购；采购未纳入集中采购目录的政府采购项目，可以自行采购，也可以委托集中采购机构在委托的范围内代理采购。纳入集中采购目录属于通用的政府采购项目的，应当委托集中采购机构代理采购；属于本部门、本系统有特殊要求的项目，应当实行部门集中采购；属于本单位有特殊要求的项目，经省级以上人民政府批准，可以自行采购。"《政府采购法》第十九条规定："采购人可以委托集中采购机构以外的采购代理机构，在委托的范围内办理政府采购事宜。采购人有权自行选择采购代理机构，任何单位和个人不得以任何方式为采购人指定采购代理机构。"因此，在进行招标采购前，招标人应当确定采购项目适用何种组织形式。集中采购目录的政府采购项目，应当按照规定委托集中采购机构。属于本部门、本系统有特殊要求的项目，需由部门或系统统一配置，报财政部门备案后由部门或系统统一采购。除上述两种形式外，其他政府采购项目属于分散采购，招标人有权自行采购或自行选择招标代理机构委托其办理招标事宜。87 号令第九条规定："未纳入集中采购目录的政府采购项目，采购人可以自行招标，也可以委托采购代理机构在委托的范围内代理招标。采购人自行组织开展招标活动的，应当符合下列条件：（一）有编制招标文件、组织招标的能力和条件；（二）有与采购项目专业性相适应的专业人员。"这意味着对满足上述条件的招标人而言，有选择自行办理招标事宜的自由，也有自行选择招标代理机构代为办理招标事宜的自由，无须受任何单位或个人的指定。对于委托招标代理机构而言，《政府采购代理机构管理暂行办法》第六条规定："代理机构实行名录登记管理。省级财政部门依托中国政府采购网省级分网（以下简称省级分网）建立政府采购代理机构名录（以下简称名录）。名录信息全国共享并向社会公开。"《政府采购代理机构管理暂行办法》第十一条规定："（一）具有独立承担民事责任的能力；（二）建立完善的政府采购内部监督管理制度；（三）拥有不少于 5 名熟悉政府采购法律法规、具备编制采购文件和组织采购活动等相应能力的专职从业人员；（四）具备独立办公场所和代理政府采购业务所必需的办公条件；（五）在自有场所组织评审工作的，应当具备必要的评审场地和录音录像等监控设备设施并符合省级人民政府规定的标准。"为此，招标人应当选择满足上述条件的政府采购代理机构代为招标。另外，87 号令第八条第二款规定"采购代理机构及其分支机构不得在所代理的采购项目中投标或者代理投标，不得为所代理的采购项目的投标人参加本项目提供投标咨询。"除此之外，招标人应当与政府采购代理机构签订委托代理协议，依法确定委托代理事项，约定双方权利义务以及代理费收取方式和标准。

（三）发布招标公告或发出投标邀请书

87 号令第三条第二款规定："公开招标，是指采购人依法以招标公告的方式邀请非特定的供应商参加投标的采购方式。"依据《政府采购信息发布管理办法》（财政部令第 101 号）第八条之规定，中央预算单位政府采购信息应当在中国政府采购网发布，地方预算单位政府采购信息应当在所在行政区域的中国政府采购网省级分网发布。除中国政府采购网及其省级分网以外，政府采购信息可以在省级以上财政部门指定的其他媒体同步发布。招标公告应当载明招标人的名称和地址、采购项目的名称、预算金额、采购需求、投标人的资格要求以及获取招标文件的办法等事项。关于邀请招标，87号令第三条第三款规定："邀请招标，是指采购人依法从符合相应资格条件的供应商中随机抽取 3 家以上供应商，并以投标邀请书的方式邀请其参加投标的采购方式。"

另外，87 号令第十八条规定："采购人或者采购代理机构应当按照招标公告、资格预审公告或者投标邀请书规定的时间、地点提供招标文件或者资格预审文件，提供期限自招标公告、资格预审公告发布之日起计算不得少于5 个工作日。提供期限届满后，获取招标文件或者资格预审文件的潜在投标人不足 3 家的，可以顺延提供期限，并予公告。公开招标进行资格预审的，招标公告和资格预审公告可以合并发布，招标文件应当向所有通过资格预审的供应商提供。"87 号令第十三条和第十五条规定招标公告或资格预审公告主要内容。

【问题 7-2】 发布招标公告后，需要改变采购标的和资格条件的，该如何处理？

应当在原公告发布媒体上发布结束公告，修改后重新开展招标活动。发布招标公告后，由于某种原因，不得不改变采购标的或资格条件，政府采购法律法规及规范性文件等虽对此暂无相关规定，但财政部 2021 年 4 月 30 日发布的《政府采购货物和服务招标投标管理办法（修订草案征求意见稿）》第三十三条第三款提道："澄清或者修改不得改变采购标的和资格条件。确需改变采购标的或者资格条件的，应当在原公告发布媒体上发布结束公告，修改后重新开展招标活动。"

（四）编制招标文件

87 号令第二十条规定："采购人或者采购代理机构应当根据采购项目的特点和采购需求编制招标文件。招标文件应当包括以下主要内容：（一）投标邀请；（二）投标人须知（包括投标文件的密封、签署、盖章要求等）；（三）投标人应当提交的资格、资信证明文件；（四）为落实政府采购政策，采购标的需满足的要求，以及投标人须提供的证明材料；（五）投标文件编制要求、投标报价要求和投标保证金交纳、退还方式以及不予退还投标保证金的情形；（六）采购项目预算金额，设定最高限价的，还应当公开最高限价；（七）采购项目的技术规格、数量、服务标准、验收等要求，包括附件、图纸等；（八）拟签订的合同文本；（九）货物、服务提供的时间、地点、方式；（十）采购资金的支付方式、时间、条件；（十一）评标方法、评标标准和投标无效情形；（十二）投标有效期；（十三）投标截止时间、开标时间及地点；（十四）采购代理机构代理费用的收取标准和方式；（十五）投标人信用信息查询渠道及截止时点、信用信息查询记录和证据留存的具体方式、信用信息的使用规则等；（十六）省级以上财政部门规定的其他事项。对于不允许偏离的实质性要求和条件，采购人或者采购代理机构应当在招标文件中规定，并以醒目的方式标明。"另外，《政府采购法实施条例》第三十一条第二款和 87 号令第二十七条规定，招标文件发布之后，采购人或者采购代理机构可以对已发出的招标文件进行必要的澄清或者修改，但不得改变采购标的和资格条件。澄清或者修改应当在原公告发布媒体上发布澄清公告。澄清或者修改的内容可能影响投标文件编制的，采购人或者采购代理机构应当在投标截止时间至少 15 日前，以书面形式通知所有获取招标文件的潜在投标人；不足 15 日的，采购人或者采购代理机构应当顺延提交投标文件的截止时间。

（五）投标

政府采购中，"投标人"也称为"供应商"。《政府采购法》第二十一条对供应商进行了界定，即供应商是指向采购人提供货物、工程或者服务的法人、其他组织或者自然人。同时《政府采购法》第二十二条对供应商的资质进行了规定，即供应商应当具有独立承担民事责任的能力；具有良好的商业信誉和健全的财务会计制度；具有履行合同所必需的设备和专业技术能力；有依法缴纳税收和社会保障资金的良好记录；参加政府采购活动前三年内，在经营活动中没有重大违法记录。满足相应资质的供应商要参与到投标竞争中，还需要按照招标文件的要求编制投标文件。投标文件应当对招标文件提出的实质性要求和条件作出响应。87 号令第三十三条规定："投标人应当在招标文件要求提交投标文件的截止时间前，将投标文件密封送达投标地点。采购人或者采购代理机构收到投标文件后，应当如实记载投标文件的送达时间和密封情况，签收保存，并向投标人出具签收回执。任何单位和个人不得在开标前开启投标文件。逾期送达或者未按照招标文件要求密封的投标文件，采购人、采购代理机构应当拒收。"如果需要对投标文件进行补充、修改或者撤回，投标人可以在招标文件要求提交投标文件的截止时间前，补充、修改或者撤回已提交的投标文件，并书面通知招标人补充、修改的内容为投标文件的组成部分。另外，87号令第三十五条规定："投标人根据招标文件的规定和采购项目的实际情况，拟在中标后将中标项目的非主体、非关键性工作分包的，应当在投标文件中载明分包承担主体，分包承担主体应当具备相应资质条件且不得再次分包。"

（六）开标

87号令第四十一条规定，投标人少于3个的，不得开标。满足开标要求后，招标人或招标代理机构应当按照87号令第三十九条、第四十条、第四十一条、第四十二条对开标的时间、地点、程序等的规定开展开标工作，即开标应当在招标文件确定的提交投标文件截止时间的同一时间公开进行；开标地点应当为招标文件中预先确定的地点。开标由招标人或委托的代理机构主持，邀请所有投标人参加。但评标委员会成员不得参加开标活动。投标人未参加开标的，视同认可开标结果。开标时，由投标人或者其推选的代表检查投标文件的密封情况；经确认无误后，由工作人员当众拆封在招标文件要求提交投标文件的截止时间前收到的所有投标文件，并宣读投标人名称、投标价格和投标文件的其他主要内容。87号令第四十二条规定："开标过程应当由采购人或者采购代理机构负责记录，由参加开标的各投标人代表和相关工作人员签字确认后随采购文件一并存档。投标人代表对开标过程和开标记录有疑义，以及认为采购人、采购代理机构相关工作人员有需要回避的情形的，应当场提出询问或者回避申请。采购人、采购代理机构对投标人代表提出的询问或者回避申请应当及时处理。投标人未参加开标的，视同认可开标结果。"

（七）评标

评标由招标人依法组建的评标委员会负责，具体评标要求及如何开展评标工作参见本书第九章"政府采购评审"。

（八）中标

按照87号令第六十八条、第六十九条的相关规定，采购代理机构应当在评标结束后2个工作日内将评标报告送采购人。采购人应当自收到评标报告之日起5个工作日内，在评标报告确定的中标候选人名单中按顺序确定中标人。中标候选人并列的，由采购人或者采购人委托评标委员会按照招标文件规定的方式确定中标人；招标文件未规定的，采取随机抽取的方式确定。采购人自行组织招标的，应当在评标结束后 5 个工作日内确定中标人。采购人或者采购代理机构应当自中标人确定之日起 2 个工作日内，在省级以上财政部门指定的媒体上公告中标结果，招标文件应当随中标结果同时公告。在公告中标结果的同时，采购人或者采购代理机构应当向中标人发出中标通知书；对未通过资格审查的投标人，应当告知其未通过的原因；采用综合评分法评审的，还应当告知未中标人本人的评审得分与排序。中标通知书发出后，采购人不得违法改变中标结果，中标人无正当理由不得放弃中标。[①]

（九）签订合同

《政府采购法》第四十六条规定："采购人与中标、成交供应商应当在中标、成交通知书发出之日起三十日内，按照采购文件确定的事项签订政府采购合同。中标、成交通知书对采购人和中标、成交供应商均具有法律效力。中标、成交通知书发出后，采购人改变中标、成交结果的，或者中标、成交供应商放弃中标、成交项目的，应当依法承担法律责任。"87 号令第七十一条、第七十二条规定，采购人应当按照招标文件和中标人投标文件的规定，与中标人签订书面合同。所签订的合同不得对招标文件确定的事项和中标人投标文件作实质性修改。采购人不得向中标人提出任何不合理的要求作为签订合同的条件。政府采购合同应当包括采购人与中标人的名称和住所、标的、数量、质量、价款或者报酬、履行期限及地点和方式、验收要求、违约责任、解决争议的方法等内容。《政府采购法实施条例》第五十条规定，采购人应当自政府采购合同签订之日起 2 个工作日内，将政府采购合同在省级以上人民政府财政部门指定的媒体上公告。

【案例 7-1】 解除政府采购合同案。

原告平潭县闽剧团向法院起诉，请求：（1）解除与平潭县第五建筑工程公司之间签订的《建设工程施工合同》《闽剧团综合楼工程恢复施工协议书》；（2）被告返还自己多支付的工程款 10 万元；（3）被告赔偿自己的损失 2.5 万元。

被告平潭县第五建筑工程公司提出反诉，请求：（1）平潭县闽剧团立即偿还拖欠自己的工程款并赔偿经济损失合计 73 000 元；（2）解除双方之间签订的《建设工程施工合同》。

---

① 87 号令第七十条。

原、被告双方均同意解除双方之间签订的《建设工程施工合同》，但法院最后裁定驳回平潭县闽剧团的起诉，驳回平潭县第五建筑工程公司的反诉。这是为什么呢？

回溯案情，2004 年 12 月 30 日，经过招、投标，原、被告双方签订了《建设工程施工合同》。合同约定：平潭县闽剧团将经立项批准建设的"闽剧团综合楼"工程发包给被告施工。双方在庭审中均确认，该建设工程的工程款均由平潭县人民政府财政拨付。在施工过程中，因政府财政未及时拨付，被告平潭县第五建筑工程公司停工。后双方经协商签订了《闽剧团综合楼工程恢复施工协议书》，约定 2006 年 5 月 1 日前恢复施工。但协议签订后，被告并未恢复施工。2006 年 4 月 28 日，被告向原告平潭县闽剧团发出解除建设工程施工合同的通知书。因此，原告向法院提起诉讼，向被告提出上述三条诉求，被告也进行了反诉。

那么，到底出于什么原因法院没有支持双方解除建设工程施工合同呢？

平潭县法院经审理认为，被告所承接的工程是经过政府招、投标承接的，工程款亦由政府财政拨付，故该工程项目属于《政府采购法》规定的政府依法采购的工程项目，适用《政府采购法》。《政府采购法》（2014 年修正）第五十条规定："政府采购合同的双方当事人不得擅自变更、中止或者终止合同。政府采购合同继续履行将损害国家利益和社会公共利益的，双方当事人应当变更、中止或者终止合同。有过错的一方应当承担赔偿责任，双方都有过错的，各自承担相应的责任。"本案《建设工程施工合同》的解除应取得政府有关机关的同意，原、被告均不具有提出解除施工合同的诉讼主体资格。

故，平潭县法院裁定驳回平潭县闽剧团的起诉，驳回平潭县第五建筑工程公司的反诉。

第二节　竞争性谈判

【本节小引】　某京内中央预算单位将对办公楼楼内进行设计装修改造，预算资金 500 万元。因工期紧，该预算单位计划采用设计施工一体化采购。那么，此项目应当采用何种采购方式进行，能够保证既符合法律规定又满足项目需要？应当从以下两个方面分析。第一，项目属性。本项目属于政府采购工程项目，与建筑物、构筑物新建、改建、扩建无关的装修工程，不是《招标投标法》规定依法必须招投标的工程项目，所以应当采用竞争性谈判、单一来源采购或竞争性磋商方式。第二，项目需求特点。工期紧，采用设计施工一体化采购。这一特点符合《政府采购非招标采购方式管理办法》的规定，投资额达到 120 万元，属于集中采购机构采购项目，应当采用竞争性谈判采购方式委托集中采购机构实施。本节将对竞争性谈判的概念、适用情形和采购程序展开介绍。

一、概念

《政府采购法》第二十六条规定，政府采购方式包括竞争性谈判。《政府采购非招标采购方式管理办法》对竞争性谈判的概念进行了界定，即竞争性谈判是指谈判小组与符合资格条件的供应商就采购货物、工程和服务事宜进行谈判，供应商按照谈判文件的要求提交响应文件和最后报价，采购人从谈判小组提出的成交候选人中确定成交供应商的采购方式。竞争性谈判属于政府采购的非招标采购方式，它具有一定的竞争性。这一定性也决定了竞争性谈判具有自己的特点。第一，确定的适用范围和对象。第二，相对严格的程序性要求。第三，具体而细致的谈判。

二、适用情形

《政府采购法》第三十条规定："符合下列情形之一的货物或者服务，可以依照本法采用竞争性谈判方式采购：（一）招标后没有供应商投标或者没有合格标的或者重新招标未能成立的；（二）技术复杂或者性质特殊，不能确定详细规格或者具体要求的；（三）采用招标所需时间不能满足用户紧急需要的；（四）不能事先计算出价格总额的。"《政府采购法》对采购货物或服务可以采用竞争性谈判的法定情形进行了说明，但是并没有对工程建设项目适用竞争性谈判的情况作出规定，因此，财政部 2013 年颁布了部门规章《政府采购非招标采购方式管理办法》。该办法不仅对适用竞争性谈判的货物或服务采购情形作出了另外的规定，对适用竞争性谈判的工程建设项目情形也有说明。该办法第三条规定："采购人、采购代理机构采购以下货物、工程和服务之一的，可以采用竞争性谈判、单一来源采购方式采购；采购货物的，还可以采用询价采购方式：（一）依法制定的集中采购目录以内，且未达到公开招标数额标准的货物、服务；（二）依法制定的集中采购目录以外、采购限额标准以上，且未达到公开招标数额标准的货物、服务；（三）达到公开招标数额标准、经批准采用非公开招标方式的货物、服务；（四）按照招标投标法及其实施条例必须进行招标的工程建设项目以外的政府采购工程。"另外，《政府采购非招标采购方式管理办法》第二十七条对《政府采购法》第三十条规定之情形进行了进一步的细化说明："符合下列情形之一的采购项目，可以采用竞争性谈判方式采购：（一）招标后没有供应商投标或者没有合格标的，或者重新招标未能成立的；（二）技术复杂或者性质特殊，不能确定详细规格或者具体要求的；（三）非采购人所能预见的原因或者非采购人拖延造成采用招标所需时间不能满足用户紧急需要的；（四）因艺术品采购、专利、专有技术或者服务的时间、数量事先不能确定等原因不能事先计算出价格总额的。公开招标的货物、服务采购项目，招标过程中提交投标文件或者经评审实质性响应招标文件要求的供应商只有两家时，采购人、采购代理机构按照本办法第四条经本级财政部门批准后可以与该两家供应商进行竞争性谈判采购，采购人、采购代理机构应当根据招标文件中的采购需求编制谈判文件，成立谈判小组，由谈判小组对谈判文件进行确认。符合本款情形的①，本办法第三十三条②、第三十五条③中规定的供应商最低数量可以为两家。"

可以看到，《政府采购非招标采购方式管理办法》第二十七条对《政府采购法》关于竞争性谈判的适用情形之规定做了限制性解释，尤其是对第（三）项"用户紧急需要"附加了条件，对第（四）项"不能事先计算出总额"增加了特定的领域。

三、采购程序

根据《政府采购法》和《政府采购非招标采购方式管理办法》的规定，竞争性谈判应该遵循下列程序：

（一）公开采购意向

此环节与竞争性招标公开采购意向相同。

---

① 公开招标的货物、服务采购项目，招标过程中提交投标文件或者经评审实质性响应招标文件要求的供应商只有两家时，采购人、采购代理机构按照本办法第四条经本级财政部门批准后可以与该两家供应商进行竞争性谈判采购的。

② 《政府采购非招标采购方式管理办法》第三十三条：谈判文件能够详细列明采购标的的技术、服务要求的，谈判结束后，谈判小组应当要求所有继续参加谈判的供应商在规定时间内提交最后报价，提交最后报价的供应商不得少于3家。

③ 《政府采购非招标采购方式管理办法》第三十五条：谈判小组应当从质量和服务均能满足采购文件实质性响应要求的供应商中，按照最后报价由低到高的顺序提出3名以上成交候选人，并编写评审报告。

(二) 采购申请

这一程序适用于部分采用竞争性谈判的情形。《政府采购非招标采购方式管理办法》第五条规定:"根据本办法第四条①申请采用非招标采购方式采购的,采购人应当向财政部门提交以下材料并对材料的真实性负责:(一)采购人名称、采购项目名称、项目概况等项目基本情况说明;(二)项目预算金额、预算批复文件或者资金来源证明;(三)拟申请采用的采购方式和理由。"另外,《政府采购非招标采购方式管理办法》第二十八条规定:"符合本办法第二十七条第一款第一项情形②和第二款情形③,申请采用竞争性谈判采购方式时,除提交本办法第五条第一至三项规定的材料外,还应当提交下列申请材料:(一)在省级以上财政部门指定的媒体上发布招标公告的证明材料;(二)采购人、采购代理机构出具的对招标文件和招标过程是否有供应商质疑及质疑处理情况的说明;(三)评标委员会或者 3 名以上评审专家出具的招标文件没有不合理条款的论证意见。"

(三) 组建谈判小组

《政府采购非招标采购方式管理办法》第七条、第八条对谈判小组的组建和谈判小组的职责作出了规定和说明。竞争性谈判小组由采购人代表和评审专家共 3 人以上单数组成,其中评审专家人数不得少于竞争性谈判小组或者询价小组成员总数的 2/3。达到公开招标数额标准的货物或者服务采购项目④,或者达到招标规模标准的政府采购工程⑤,竞争性谈判小组应当由 5 人

---

①　《政府采购非招标采购方式管理办法》第四条:达到公开招标数额标准的货物、服务采购项目,拟采用非招标采购方式的,采购人应当在采购活动开始前,报经主管预算单位同意后,向设区的市、自治州以上人民政府财政部门申请批准。

②　《政府采购非招标采购方式管理办法》第二十七条第一款第一项:招标后没有供应商投标或者没有合格标的,或者重新招标未能成立的。

③　《政府采购非招标采购方式管理办法》第二十七条第二款:公开招标的货物、服务采购项目,招标过程中提交投标文件或者经评审实质性响应招标文件要求的供应商只有两家时,采购人、采购代理机构按照本办法第四条经本级财政部门批准后可以与该两家供应商进行竞争性谈判采购,采购人、采购代理机构应当根据招标文件中的采购需求编制谈判文件,成立谈判小组,由谈判小组对谈判文件进行确认。符合本款情形的,本办法第三十三条、第三十五条中规定的供应商最低数量可以为两家。

④　公开招标数额标准的货物或者服务采购项目,其公开招标数额标准为中央预算政府采购项目数额标准由国务院规定,地方预算政府采购项目数额标准由省、自治区、直辖市人民政府规定。

⑤　《必须招标的工程项目规定》第五条:本规定第二条至第四条规定范围内的项目,其勘察、设计、施工、监理以及与工程建设有关的重要设备、材料等的采购达到下列标准之一的,必须招标:(一)施工单项合同估算价在 400 万元人民币以上;(二)重要设备、材料等货物的采购,单项合同估算价在 200 万元人民币以上;(三)勘察、设计、监理等服务的采购,单项合同估算价在 100 万元人民币以上。同一项目中可以合并进行的勘察、设计、施工、监理以及与工程建设有关的重要设备、材料等的采购,合同估算价合计达到前款规定标准的,必须招标。

以上单数组成。采用竞争性谈判采购的政府采购项目，评审专家应当从政府采购评审专家库内相关专业的专家名单中随机抽取。技术复杂、专业性强的竞争性谈判采购项目，通过随机方式难以确定合适的评审专家的，经主管预算单位同意，可以自行选定评审专家。技术复杂、专业性强的竞争性谈判采购项目，评审专家中应当包含1名法律专家。竞争性谈判小组在采购活动过程中应当履行下列职责：（1）确认或者制定谈判文件；（2）从符合相应资格条件的供应商名单中确定不少于3家的供应商参加谈判；（3）审查供应商的响应文件并作出评价；（4）要求供应商解释或者澄清其响应文件；（5）编写评审报告；（6）告知采购人、采购代理机构在评审过程中发现的供应商的违法违规行为。

【问题7-3】 竞争性谈判小组中必须有采购人代表吗？

必须有采购人代表。《非招标采购方式管理办法》规定，在谈判过程中，谈判小组可以根据谈判文件和谈判情况实质性变动采购需求中的技术、服务要求以及合同草案条款，但不得变动谈判文件中的其他内容。实质性变动的内容，须经采购人代表确认。如果没有采购人代表，当谈判文件依法进行实质性变动时，无法履行法定确认程序。所以，竞争性谈判小组中应当有采购人代表。

（四）编制谈判文件

《政府采购非招标采购方式管理办法》第十条规定，谈判文件应当根据采购项目的特点和采购人的实际需求制定，并经采购人书面同意。采购人应当以满足实际需求为原则，不得擅自提高经费预算和资产配置等采购标准。《政府采购非招标采购方式管理办法》第十一条规定，谈判文件应当包括供应商资格条件、采购邀请、采购方式、采购预算、采购需求、采购程序、价格构成或者报价要求、响应文件编制要求、提交响应文件截止时间及地点、保证金交纳数额和形式、评定成交的标准等。另外，还应当明确谈判小组根据与供应商谈判情况可能实质性变动的内容，包括采购需求中的技术、服务要求以及合同草案条款。但谈判文件不得要求或者标明供应商名称或者特定货物的品牌，不得含有指向特定供应商的技术、服务等条件。

（五）确定邀请参加谈判的供应商名单

《政府采购非招标采购方式管理办法》第十二条规定，采购人、采购代理机构应当通过发布公告、从省级以上财政部门建立的供应商库中随机抽取或者采购人和评审专家分别书面推荐的方式，邀请不少于3家符合相应资格条件的供应商参与竞争性谈判。由此可知，确定邀请参加谈判供应商的方式有发布公告、从省级以上财政部门建立的供应商库中随机抽取、采购人和评审专家分别书面推荐三种，下面分别就这三种方式需要注意的事项进行说明。

《政府采购信息发布管理办法》（财政部令第101号）第八条规定，中央预算单位政府采购信息应当在中国政府采购网发布，地方预算单位政府采购信息应当在所在行政区域的中国政府采购网省级分网发布。除中国政府采购网及其省级分网以外，政府采购信息可以在省级以上财政部门指定的其他媒体同步发布。关于公告内容，《财政部关于做好政府采购信息公开工作的通知》（财库〔2015〕135号）规定，竞争性谈判公告内容应当包括采购人和采购代理机构的名称、地址和联系方法，采购项目的名称、数量、简要规格描述或项目基本概况介绍，采购项目预算金额，采购项目需要落实的政府采购政策，对供应商的资格要求，获取谈判文件的时间、地点、方式及文件售价，响应文件提交的截止时间、开启时间及地点，采购项目联系人姓名和电话。竞争性谈判公告的公告期限为3个工作日。《政府采购公告和公示信息格式规范（2020年版）》进一步规范了公告格式和内容，公告应按照《政府采购公告和公示信息格式规范（2020年版）》的要求进行编写。

通过从省级以上财政部门建立的供应商库中随机抽取方式确定邀请参加谈判的供应商的，应依照《政府非招标采购方式管理办法》第八条第二款和第十二条规定，由谈判小组从省级以上财政部门建立的供应商库中随机抽取符合资格条件的不少于3家供应商参与谈判。

通过采购人和评审专家分别以书面推荐方式确定邀请参加谈判的供应商的，依照《政府非招标采购方式管理办法》第十二条第三款规定，采购人和评审专家应当各自出具书面推荐意见，并且采购人推荐供应商的比例不得高于推荐供应商总数的50%。

确定邀请参加谈判的供应商后，由谈判小组向其提供谈判文件。供应商依据谈判文件的相关要求编制响应文件并提交响应文件，从谈判文件发出之日起至供应商提交首次响应文件截止之日止不得少于3个工作日。

谈判小组应当对响应文件进行评审，并根据谈判文件规定的程序、评定成交的标准等事项与实质性响应谈判文件要求的供应商进行谈判。未实质性响应谈判文件的响应文件按无效处理，谈判小组应当告知有关供应商。

（六）谈判

在谈判中，谈判的任何一方不得透露与谈判有关的其他供应商的技术资料、价格和其他信息。在谈判过程中，谈判小组可以根据谈判文件和谈判情况实质性变动采购需求中的技术、服务要求以及合同草案条款，但不得变动谈判文件中的其他内容，实质性变动的内容须经采购人代表确认。对谈判文件作出的实质性变动是谈判文件的有效组成部分，谈判小组应当及时以书面形式同时通知所有参加谈判的供应商。供应商应当按照谈判文件的变动情况和谈判小组的要求重新提交响应文件，并由其法定代表人或授权代表签字或者加盖公章。由授权代表签字的，应当附法定代表人授权书。供应商为自然人的，应当由本人签字并附身份证明。

谈判文件能够详细列明采购标的的技术、服务要求的，谈判结束后，谈判小组应当要求所有继续参加谈判的供应商在规定时间内提交最后报价，提交最后报价的供应商不得少于 3 家。谈判文件不能详细列明采购标的的技术、服务要求，需经谈判由供应商提供最终设计方案或解决方案的，谈判结束后，谈判小组应当按照少数服从多数的原则投票推荐 3 家以上供应商的设计方案或者解决方案，并要求其在规定时间内提交最后报价。公开招标的货物、服务采购项目转为竞争性谈判采购方式的，提交最终报价的供应商可以为 2 家，工程项目提交最终报价的供应商不得少于 3 家。

【问题 7-4】 供应商报价相同时，该如何处理？

竞争性谈判中，供应商报价相同的情形虽然很少见，但也存在可能性。遇到这种情况，通常有两种解决方式：第一种，谈判小组可以投票确定技术方案的排序，按照少数服从多数原则确定；第二种，可以对谈判供应商的技术方案、服务方案等内容进行打分，按照得分高低确定最后报价相同的成交候选人的排名，评分标准及规则应当在采购文件中公布。无论采取上述哪种解决方式，采购文件中都应当事先明确说明。

（七）确定成交供应商

谈判结束后，谈判小组应当从质量和服务均能满足采购文件实质性响应要求的供应商中，按照最后报价由低到高的顺序提出 3 名以上成交候选人，并编写评审报告。采购人应当在收到评审报告后 5 个工作日内，从评审报告提出的成交候选人中，根据质量和服务均能满足采购文件实质性响应要求且最后报价最低的原则确定成交供应商，也可以书面授权谈判小组直接确定成交供应商，并将结果通知所有参加谈判的未成交的供应商。

第三节 竞争性磋商

【本节小引】 政府采购服务类项目，因数量不能确定，且预算金额未达到公开招标数额标准，采购人采用竞争性磋商方式采购三年服务，合同按每年度签署，续签至三年，执行单价合同，支付金额按实际发生数量计算总价支付。第二年签署合同时，已确认数量会有较大幅度变化，合同执行总价达到公开招标数额标准，此类项目是重新开展采购采用公开招标方式实施，还是可以直接续签合同？财政部国库司答复提到"如果在第一年采购文件中有明确约定的情形下，第二年可以续签"，由此可知，政府采购服务类项目周期三年且一年一续签项目，确认采购方式的预算执行依据以第一年预算数额标准确定。同时，应当在采购文件中明确续签约定。目前，竞争性磋商采购项目在政府采购中占较大比例，本节将对竞争性磋商的概念、适用情形和采购程序展开介绍。

一、概念

竞争性磋商是我国政府采购领域的一种采购方式，它是由财政部门根据法律法规的授权，依据《政府采购法》，并结合我国政府采购实践创新性提出的一种采购方式。

竞争性磋商属《政府采购法》第二十六条中"国务院政府采购监督管理部门认定的其他采购方式"。2014 年财政部颁布的《政府采购竞争性磋商采购方式管理暂行办法》第二条规定："本办法所称竞争性磋商采购方式，是指采购人、政府采购代理机构通过组建竞争性磋商小组（以下简称磋商小组）与符合条件的供应商就采购货物、工程和服务事宜进行磋商，供应商按照磋商文件的要求提交响应文件和报价，采购人从磋商小组评审后提出的候选供应商名单中确定成交供应商的采购方式。"

从定义上看，竞争性磋商和竞争性谈判存在较大的相似性，但也存在一定差异。两者的差别主要体现在评审方法上。在"明确采购需求"阶段，两者关于采购程序、供应商来源方式、磋商或谈判公告要求、响应文件要求、磋商或谈判小组组成等方面的要求基本一致；在"竞争报价"阶段，竞争性磋商采用了类似公开招标的"综合评分法"，区别于竞争性谈判的"最低价成交"。

二、适用情形

《政府采购竞争性磋商采购方式管理暂行办法》第三条规定："符合下列情形的项目，可以采用竞争性磋商方式开展采购：（一）政府购买服务项目；（二）技术复杂或者性质特殊，不能确定详细规格或者具体要求的；（三）因艺术品采购、专利、专有技术或者服务的时间、数量事先不能确定等原因不能事先计算出价格总额的；（四）市场竞争不充分的科研项目，以及需要扶持的科技成果转化项目；（五）按照招标投标法及其实施条例必须进行招标的工程建设项目以外的工程建设项目。"与《政府采购法》和《政府采购非招标采购方式管理办法》中对竞争性谈判适用情形的规定相比较而言，除了"技术复杂或者性质特殊，不能确定详细规格或者具体要求的"及"因艺术品采购、专利、专有技术或者服务的时间、数量事先不能确定等原因不能事先计算出价格总额的"两种情形与之存在重合，竞争性磋商还有自己独特的适用情形，即"政府购买服务项目""市场竞争不充分的科研项目，以及需要扶持的科技成果转化项目"及"按照招标投标法及其实施条例必须进行招标的工程建设项目以外的工程建设项目"。

另外，《政府采购竞争性磋商采购方式管理暂行办法》第四条规定："达到公开招标数额标准的货物、服务采购项目，拟采用竞争性磋商采购方式的，采购人应当在采购活动开始前，报经主管预算单位同意后，依法向设区的市、自治州以上人民政府财政部门申请批准。"

三、采购程序

（一）公开采购意向

同本章第一节公开采购意向程序。

（二）组建磋商小组

磋商小组由采购人代表和评审专家共 3 人以上单数组成，其中评审专家人数不得少于磋商小组成员总数的 2/3。采购人代表不得以评审专家身份参加本部门或本单位采购项目的评审。采购代理机构人员不得参加本机构代理的采购项目的评审。在政府采购项目中，评审专家应当从政府采购评审专家库内相关专业的专家名单中随机抽取。如情况特殊、通过随机方式难以确定合适的评审专家的项目，经主管预算单位同意，可以自行选定评审专家。技术复杂、专业性强的采购项目，评审专家中应当包含 1 名法律专家。

这里需要单独说明一点，竞争性磋商和竞争性谈判、询价采购方式在组建磋商或谈判、询价小组方面虽有相同之处，但也有不同之处，主要不同点在于：《非招标采购方式管理办法》规定，达到公开招标数额标准的货物或者服务采购项目，或者达到招标规模标准的政府采购工程，竞争性谈判小组或者询价小组应当由 5 人以上单数组成，而《政府采购竞争性磋商采购方式管理暂行办法》未对此作出规定。

（三）编制和发布磋商文件

《政府采购竞争性磋商采购方式管理暂行办法》第八条、第九条对编制磋商文件提出了相关的要求。竞争性磋商文件应当包括供应商资格条件、采购邀请、采购方式、采购预算、采购需求、政府采购政策要求、评审程序、评审方法、评审标准、价格构成或者报价要求、响应文件编制要求、保证金交纳数额和形式以及不予退还保证金的情形、磋商过程中可能实质性变动的内容、响应文件提交的截止时间、开启时间及地点以及合同草案条款等。磋商文件应当根据采购项目的特点和采购人的实际需求制定，并经采购人书面同意。采购人应当以满足实际需求为原则，不得擅自提高经费预算和资产配置等采购标准。磋商文件不得要求或者标明供应商名称或者特定货物的品牌，不得含有指向特定供应商的技术、服务等条件。

《政府采购竞争性磋商采购方式管理暂行办法》第十条规定："从磋商文件发出之日起至供应商提交首次响应文件截止之日止不得少于 10 日。磋商文件售价应当按照弥补磋商文件制作成本费用的原则确定，不得以营利为目的，不得以项目预算金额作为确定磋商文件售价依据。磋商文件的发售期限自开始之日起不得少于 5 个工作日。提交首次响应文件截止之日前，采购人、采购代理机构或者磋商小组可以对已发出的磋商文件进行必要的澄清或者修改，澄清或者修改的内容作为磋商文件的组成部分。澄清或者修改的内容可能影响响应文件编制的，采购人、采购代理机构应当在提交首次响应文件截止时间至少 5 日前，以书面形式通知所有获取磋商文件的供应商；不足 5 日的，采购人、采购代理机构应当顺延提交首次响应文件截止时间。"《政府采购竞争性磋商采购方式管理暂行办法》第十三条规定："供应商应当在磋商文件要求的截止时间前，将响应文件密封送达指定地点。在截止时间后送达的响应文件为无效文件，采购人、采购代理机构或者磋商小组应当拒收。供应商在提交响应文件截止时间前，可以对所提交的响应文件进行补充、修改或者撤回，并书面通知采购人、采购代理机构。补充、修改的内容作为响应文件的组成部分。补充、修改的内容与响应文件不一致的，以补充、修改的内容为准。"

（四）确定邀请参加磋商的供应商名单

竞争性磋商确定邀请参加磋商的供应商的方式与竞争性谈判相同，即通过发布公告，从省级以上财政部门建立的供应商库中随机抽取或者采购人和评审专家分别书面推荐的方式，邀请不少于 3 家符合相应资格条件的供应商参与竞争性磋商采购活动。

采取采购人和评审专家书面推荐方式选择供应商的，采购人和评审专家应当各自出具书面推荐意见。采购人推荐供应商的比例不得高于推荐供应商总数的 50%。采用公告方式邀请供应商的，公告内容和格式应当符合 2020 年 7 月 1 日起执行的《政府采购公告和公示信息格式规范（2020 年版）》。公告期应为 3 个工作日。

【问题 7-5】 一般采用竞争性磋商进行采购时，对供应商进行资格性审查，可以委托评审专家进行吗？

可以。采用竞争性磋商进行采购的项目，可由采购人及其采购代理机构依法进行资格审查，也可由磋商小组进行资格审查，但应在磋商文件中进行明示。

（五）磋商

磋商小组应当按照客观、公正、审慎的原则，根据磋商文件规定的评审程序、评审方法和评审标准进行独立评审。未实质性响应磋商文件的响应文件按无效响应处理，并告知提交响应文件的供应商；磋商文件内容违反国家有关强制性规定的，磋商小组应当停止评审并向采购人或者采购代理机构说明情况。磋商小组所有成员应当集中与单一供应商分别进行磋商，并给予所有参加磋商的供应商平等的磋商机会。

在磋商过程中，磋商小组可以根据磋商文件和磋商情况实质性变动采购需求中的技术、服务要求以及合同草案条款，但不得变动磋商文件中的其他内容。实质性变动的内容，须经采购人代表确认。对磋商文件作出的实质性变动是磋商文件的有效组成部分，磋商小组应当及时以书面形式同时通知所有参加磋商的供应商。供应商应当按照磋商文件的变动情况和磋商小组的要求重新提交响应文件，并由其法定代表人或授权代表签字或者加盖公章。由授权代表签字的，应当附法定代表人授权书。供应商为自然人的，应当由本人签字并附身份证明。

磋商文件能够详细列明采购标的的技术、服务要求的，磋商结束后，磋商小组应当要求所有实质性响应的供应商在规定时间内提交最后报价，提交最后报价的供应商不得少于 3 家。磋商文件不能详细列明采购标的的技术、服务要求，需经磋商由供应商提供最终设计方案或解决方案的，磋商结束后，磋商小组应当按照少数服从多数的原则投票推荐 3 家以上供应商的设计方案或者解决方案，并要求其在规定时间内提交最后报价。最后报价是供应商响应文件的有效组成部分。市场竞争不充分的科研项目，以及需要扶持的科技成果转化项目和政府购买服务项目（财库〔2015〕124 号文件规定），提交最后报价的供应商可以为 2 家。

（六）确定成交供应商

经磋商确定最终采购需求和提交最后报价的供应商后，由磋商小组采用综合评分法对提交最后报价的供应商的响应文件和最后报价进行综合评分。磋商小组应当根据综合评分情况，按照评审得分由高到低顺序推荐 3 名以上成交候选供应商，并编写评审报告。采购代理机构应当在评审结束后 2 个工作日内将评审报告送采购人确认。在收到评审报告后 5 个工作日内，采购人从评审报告提出的成交候选供应商中，按照排序由高到低的原则确定成交供应商，也可以书面授权磋商小组直接确定成交供应商。采购人逾期未确定成交供应商且不提出异议的，视为确定评审报告提出的排序第一的供应商为成交供应商。

（七）发布成交公告

《政府采购竞争性磋商采购方式管理暂行办法》第二十九条规定："采购人或者采购代理机构应当在成交供应商确定后 2 个工作日内，在省级以上财政部门指定的政府采购信息发布媒体上公告成交结果，同时向成交供应商发出成交通知书，并将磋商文件随成交结果同时公告。成交结果公告应当包括以下内容：（一）采购人和采购代理机构的名称、地址和联系方式；（二）项目名称和项目编号；（三）成交供应商名称、地址和成交金额；（四）主要成交标的的名称、规格型号、数量、单价、服务要求；（五）磋商小组成员名单。采用书面推荐供应商参加采购活动的，还应当公告采购人和评审专家的推荐意见。"

（八）签订合同

采购人与成交供应商应当在成交通知书发出之日起 30 日内，按照磋商文件确定的合同文本以及采购标的、规格型号、采购金额、采购数量、技术和服务要求等事项签订政府采购合同。

第四节　询价

【本节小引】　某采购单位采购一批厨具，根据询价通知书，该项目中的不锈钢面盆技术指标须满足钢含量不低于 40% 的要求。经专家测算，A 供应商所报产品钢含量为 40%，B 供应商产品钢含量为 60%，C 供应商产品钢含量为 50%。A、B、C 三家供应商报价分别为 13 万元、13.5 万元、14.5 万元。询价小组评审后认为，B 供应商所报产品无论在外观、制作工艺，还是钢含量等硬指标，以及售后服务上，在所有报价供应商中均属一流，能最大化地满足采购人的使用需求。因此，询价小组推荐 B 供应商为成交供应商。该项目结果公布后受到质疑，最后监管部门责成该采购代理机构与采购人改变成交结果，最终将合同授予 A 供应商。那么，本项目中存在哪些问题？询价小组选择报价不是最低但质量一流的产品是否合规？为何监管部门责成该采购代理机构与采购人改变成交结果？本节将对询价的概念、适用情形和采购程序展开介绍。

一、概念

询价是指询价小组向符合资格条件的供应商发出采购货物询价通知书，要求供应商一次报出不得更改的价格，采购人从询价小组提出的成交候选人中确定成交供应商的采购方式，是我国《政府采购法》所规定的法定采购方式。

【问题 7-6】　询价与电子竞价相同吗？

不相同。询价是《政府采购法》确定的政府采购法定方式之一，适用于公开招标数额以下规格标准统一的货物类采购项目。电子竞价是中央国家机关政府采购中心拟定的一种电子化采购形式，非法定政府采购方式，适用于分散采购限额标准下，纳入电子竞价品目范围内且采购人无法通过框架协议实现采购的项目。电子竞价标的为电子竞价品目范围内的货物或服务。

二、适用情形

《政府采购法》第三十二条规定："采购的货物规格、标准统一、现货货源充足且价格变化幅度小的政府采购项目，可以依照本法采用询价方式采购。"由此确定，询价采购方式适用于规格、标准统一，现货货源充足且价格变化幅度小的货物项目采购。

三、采购程序

（一）提交申请材料

采购人应当在采购活动开始前，报经主管预算单位同意后，向设区的市、自治州以上人民政府财政部门申请批准，向财政部门提交以下材料并对材料的真实性负责：（1）采购人名称、采购项目名称、项目概况等项目基本情况说明；（2）项目预算金额、预算批复文件或者资金来源证明；（3）拟申请采用的采购方式和理由。

（二）组建询价小组

组建方式和职责与竞争性谈判小组相同，可参见本章第二节竞争性谈判。

（三）编制询价通知书

询价通知书应当包括供应商资格条件、采购邀请、采购方式、采购预算、采购需求、采购程序、价格构成或者报价要求、响应文件编制要求、提交响应文件截止时间及地点、保证金交纳数额和形式、评定成交的标准等。询价通知书编制完成后送给采购人审核确认，经采购人授权后方可发布。

（四）发布询价通知

询价通知或称询价邀请应当在指定的媒体或系统介质内发布。从询价通知书发出之日起至供应商提交响应文件截止之日止不得少于3个工作日。在提交响应文件截止之日前，采购人、采购代理机构或者询价小组可以对已发出的询价通知书进行必要的澄清或者修改，澄清或者修改的内容作为询价通知书的组成部分。澄清或者修改的内容可能影响响应文件编制的，采购人、采购代理机构或者询价小组应当在提交响应文件截止3个工作日前，以书面形式通知所有接收询价通知书的供应商，不足3个工作日的，应当顺延提交响应文件截止之日。

（五）询价评审

询价小组应当负责对供应商提供的报价按照询价公告进行独立评审。在询价过程中，询价小组不得改变询价通知书所确定的技术和服务等要求、评审程序、评定成交的标准和合同文本等事项。参加询价采购活动的供应商，应当按照询价通知书的规定一次报出不得更改的价格。询价小组应当从质量和服务均能满足采购文件实质性响应要求的供应商中，按照报价由低到高的顺序提出 3 名以上成交候选人，并编写评审报告。

（六）采购确认

采购代理机构应当在评审结束后 2 个工作日内将评审报告送采购人确认。采购人应当在收到评审报告后 5 个工作日内，从评审报告提出的成交候选人中，根据质量和服务均能满足采购文件实质性响应要求且报价最低的原则确定成交供应商，也可以书面授权询价小组直接确定成交供应商。采购人逾期未确定成交供应商且不提出异议的，视为确定评审报告提出的最后报价最低的供应商为成交供应商。出现下列情形之一的，采购人或者采购代理机构应当终止询价采购活动，发布项目终止公告并说明原因，重新开展采购活动：(1) 因情况变化，不再符合规定的询价采购方式适用情形的；(2) 出现影响采购公正的违法、违规行为的；(3) 在采购过程中符合竞争要求的供应商或者报价未超过采购预算的供应商不足 3 家的。

第五节　单一来源采购

【本节小引】　某中央预算单位某年年初采购一批检验设备及配套试剂，合同金额 1 100 万元，设备到货并验收合格后随即投入使用。因某种原因，患者量有所增加，检验量加大，配套试剂预计年中用尽。鉴于试剂的专用特点，需要采购原有试剂与设备匹配，该预算单位计划增购试剂，金额 105 万元。因为认为增购金额未超过原有合同金额的 10%，该预算单位与原供应商直接签订了补充协议。然而本项目增购金额虽未超过原有合同金额的 10%，但 105 万元已经达到政府采购限额，应当实施政府采购程序。上述情形不符合直接签订补充协议的规定，应当采用单一来源采购。本节将对单一来源采购的概念、适用情形和采购程序展开介绍。

一、概念

单一来源采购是指采购人从某一特定供应商处采购货物、工程和服务的采购方式，是我国法定的采购方式，属于政府采购非招标采购的范畴。

二、适用情形

《政府采购法》第三十一条规定："符合下列情形之一的货物或者服务，可以依照本法采用单一来源方式采购：（一）只能从唯一供应商处采购的；（二）发生了不可预见的紧急情况不能从其他供应商处采购的；（三）必须保证原有采购项目一致性或者服务配套的要求，需要继续从原供应商处添购，且添购资金总额不超过原合同采购金额百分之十的。"

只能从唯一供应商处采购是指，由于技术、工艺或专利权保护的原因，产品、工程和服务只能由特定的供应商、承包商和服务提供者提供，且不存在任何其他合理的选择和替代品。在这种情况下，由于各种客观原因的限制，不可能采用竞争性方式寻找很多供应商、承包商和服务提供者，只能采用单一来源采购方式。

发生了不可预见的紧急情况不能从其他供应商处采购是指，不可预见事件导致出现异常紧急情况，且出现该紧急事件的情势也非因为采购人，公开和限制性的其他采购方式由于程序相对复杂、时间限制较多，不可能在很短的时间内完成采购，难以满足用户的需求。在此情况下，单一来源采购方式由于程序相对简单，往往可以满足紧急采购的要求，常常被运用。

【问题7-7】 一个项目只有一个生产厂商可以满足，却有多个经销商的情形，是否适用单一来源采购方式？如果适用单一来源采购方式，供应商应当如何确定与哪一个经销商成交？

只能从唯一供应商处采购的，可以依照《政府采购法》采用单一来源采购方式。其中唯一供应商是指唯一的生产厂家或者这个生产厂家唯一授权的经销商。如果生产厂家有多个授权经销商的，属于单一来源采购中的特殊情形，采购人、采购代理机构应当按照《政府采购非招标采购方式管理办法》第四十一条规定，在单一来源采购具体协商中，与获得授权的多个经销商协商成交价格，确定最终供应商。

三、采购程序

由于单一来源采购竞争性较弱，在其审批程序上，监管部门应严格把关，规范程序。

（一）采购申请

采购人说明采购项目内容（或功能）、采购金额、采购时间、所要达到的预期目标、采购预算、单一来源采购理由等，经上级主管部门审核后提交财政管理部门。对于项目的专有技术或服务是否具有不可替代性或独占性，前后项目是否必须保持一致性或服务配套，采购人需聘请专业人员作出论证并公示，公示情况一并报财政管理部门。

（二）信息公告

《政府采购非招标采购方式管理办法》第三十八条规定："属于政府采购法第三十一条第一项情形，且达到公开招标数额的货物、服务项目，拟采用单一来源采购方式的，采购人、采购代理机构在按照本办法第四条报财政部门批准之前，应当在省级以上财政部门指定媒体上公示，并将公示情况一并报财政部门。公示期不得少于5个工作日，公示内容应当包括：（一）采购人、采购项目名称和内容；（二）拟采购的货物或者服务的说明；（三）采用单一来源采购方式的原因及相关说明；（四）拟定的唯一供应商名称、地址；（五）专业人员对相关供应商因专利、专有技术等原因具有唯一性的具体论证意见，以及专业人员的姓名、工作单位和职称；（六）公示的期限；（七）采购人、采购代理机构、财政部门的联系地址、联系人和联系电话。"

《政府采购非招标采购方式管理办法》第三十九条规定："任何供应商、单位或者个人对采用单一来源采购方式公示有异议的，可以在公示期内将书面意见反馈给采购人、采购代理机构，并同时抄送相关财政部门"。《政府采购非招标采购方式管理办法》第四十条规定："采购人、采购代理机构收到对采用单一来源采购方式公示的异议后，应当在公示期满后5个工作日内，组织补充论证，论证后认为异议成立的，应当依法采取其他采购方式；论证后认为异议不成立的，应当将异议意见、论证意见与公示情况一并报相关财政部门。采购人、采购代理机构应当将补充论证的结论告知提出异议的供应商、单位或者个人。"

（三）确定采购途径

由财政行政主管部门根据采购项目及相关规定确定能否采用单一来源采购这一采购方式，并确定单一来源采购的采购途径，即采用委托采购还是自行采购。

（四）协商

《政府采购非招标采购方式管理办法》第四十一条规定："采用单一来源采购方式采购的，采购人、采购代理机构应当组织具有相关经验的专业人员与供应商商定合理的成交价格并保证采购项目质量。"协商小组与供应商进行协商的主要内容是关于质量的稳定性、价格的合理性、售后服务的可靠性等问题。

（五）编制协商情况记录

《政府采购非招标采购方式管理办法》第四十二条规定："单一来源采购人员应当编写协商情况记录，主要内容包括：（一）依据本办法第三十八条进行公示的，公示情况说明；（二）协商日期和地点，采购人员名单；（三）供应商提供的采购标的成本、同类项目合同价格以及相关专利、专有技术等情况说明；（四）合同主要条款及价格商定情况。协商情况记录应当由采购全体人员签字认可。对记录有异议的采购人员，应当签署不同意见并说明理由。采购人员拒绝在记录上签字又不书面说明其不同意见和理由的，视为同意。"

（六）签发成交通知书

最终协商小组将谈判确定的成交价格报采购人，经采购人确认后签发成交通知书。但出现下列情形之一的，采购人或者采购代理机构应当终止采购活动，发布项目终止公告并说明原因，重新开展采购活动：（1）因情况变化，不再符合规定的单一来源采购方式适用情形的；（2）出现影响采购公正的违法、违规行为的；（3）报价超过采购预算的。

问题与案例目录

问题目录

案例目录

参考文献

［1］王丛虎．公共资源交易管理［M］．北京：经济科学出版社，2018．

［2］政府采购的工程合同的解除，谁说了算？［EB/OL］今日公共资源信息网．（2021-06-240）［2021-12-29］．http：//ggzynews．com/HTXMALS/anli/7997．html．

［3］竞争性谈判小组中必须有采购人代表吗？［EB/OL］．政府采购信息网．（2021-09-20）［2021-12-29］．https：//www．caigou2003．com/web/news/20210920/492239878424231937．html．

［4］财政部国库司咨询留言．留言编号：7718-3624579．［EB/OL］．中国政府采购网．（2020-12-09）［2021-12-29］．http：//www．mof．gov．cn/gongzhongcanyu/zixunfankui/index_ 74．htm．

［5］朱中一．厘清竞争性谈判与竞争性磋商之差异［EB/OL］．中国政府采购网．（2017-02-10）［2021-12-29］．http：//www．ccgp．gov．cn/llsw/201710/t20171028_ 9069527．htm．

［6］中国政府采购杂志社．政府采购500问［M］．北京：经济科学出版社，2021．

第八章　政府采购文件

【本章导读】　从广义看，政府采购文件包括政府采购全过程的记录与档案文件，其在政府采购过程中具有举足轻重的作用。采购文件是具有法律效力的文件，其编制是否科学、规范、严谨，直接影响到整个采购工作的质量和效能。本章节以政府采购流程为主线，对采购预备、采购实施、采购完成后三个阶段涉及的各类政府采购文件的编制要点进行说明，并对不同采购方式下的采购文件作出简要区别性说明。虽然政府采购合同也属于政府采购文件的重要内容，但由于其内容要点过多，对它的主要阐释请详见本指南第十章。

第一节　政府采购文件概述

【本节小引】　政府采购文件内容一般包括整个采购活动的记录、采购预算、招标文件、投标文件、评标标准、评估报告、定标文件、合同文本、验收证明、质疑答复、投诉处理决定及其他有关文件、资料。当前政府采购越来越多地采用线上采购的方式，利用各种数字平台系统优化采购流程、提高采购效率。数字化采购、智能化采购的趋势必然对政府采购文件编制提出了更高的要求，推动政府采购文件科学化、规范化、标准化。

一、政府采购文件的概念

《政府采购法》第四十二条第二款明确规定："采购文件包括采购活动记录、采购预算、招标文件、投标文件、评标标准、评估报告、定标文件、合同文本、验收证明、质疑答复、投诉处理决定及其他有关文件、资料。"其中，采购活动记录至少应当包括采购项目类别、名称；采购项目预算、资金构成和合同价格；采购方式，采用公开招标以外的采购方式的，应当载明原因；邀请和选择供应商的条件及原因；评标标准及确定中标人的原因；废标的原因；采用招标以外采购方式的相应记载。

【案例 8-1】　招标范围不完整导致的合同纠纷案。

某卫生部门通过公开招标方式采购一批基础医疗设备供全省基层医疗服务站点使用，最后选择了一家综合评分最高的供应商组织供货。该供应商将设备单价压至接近成本而中标，然而在实际执行过程中却无法按照采购人要求在指定时间内完成近百个站点的供货、安装、培训及数据联通服务，导致其后来放弃了合同。

政府采购对象分为三类，即货物、服务和工程。实际执行过程中的采购内容通常会具备多个属性，例如上述案例中包含了货物及组织供货服务，采购需求不仅应包含设备本身的技术参数，还包含供货组织等后期服务。

医疗系统采购项目通常是设备仪器耗材类，标准明确，参数指标清晰。此外，对采购内容所需的配套服务考虑也必须充分。如采购产品需要与现有其他产品配合使用时，要提供现有产品配套部分的技术指标、对接配合要求，便于供应商提供整体配套解决方案；涉及医疗耗材类的，需要说明适配性、使用频次、损耗等要求；大型仪器设备、系统设备具有使用年限、维护保养要求的，需考虑全寿命周期的服务要求。这些内容都对投标报价有较大影响。

二、政府采购文件编制的基本原则

政府采购文件的编制工作是政府采购的核心工作。采购文件通常包含了政府采购合同的主要条款，基本决定了中标、成交的政府采购合同的主要内容，对后续的投标、响应文件编制、响应活动以及评审活动产生重要影响。基于此，政府采购法律法规及其相关规范性文件对政府采购文件编制工作提出了要求，力图促进政府采购活动依法依规实施，减少采购过程中不必要的争议，进而提高政府采购的质量和效率。

【案例 8-2】　需求标准不明确导致的低价中标案。

某附属医院通过竞争性谈判方式采购门诊保洁服务，但采购结果发布后，采购人不能接受，认为成交供应商报价低，且从未有过向医院提供包含处理医疗污物等服务的经历，其服务方案中对服务标准、频次、处理方式的说明都不符合采购人要求。

采购需求应当清楚明了、表述规范、含义准确。对照采购内容要求的功能和质量，须对相应要求应达到的标准进行描述。同时，采购需求也根据其标准化程度和可量化程度各有不同。标准化高的更易量化，价格更为关键；

标准化低的不易量化，需要供应商提供解决方案，价格显得不是那么重要。供应商更是需要根据具体的需求，提供与项目采购内容相匹配的最优方案。在上述案例中，采购人未在前期明确相关要求及范围，导致供应商对项目的理解与采购人实际预期存在偏差，致使采购结果无法达到预期。

对于有明确实施标准的采购需求，应当在采购文件中详细描述具体的标准，以免供应商因响应的内容匹配、档次不满足导致报低价。设置指标的时候除了考虑竞争程度，还需要考虑便于评审等因素。

对于非标准化的采购内容需要由供应商提供解决方案的，需要对解决方案的内容、要求、标准进行描述，由供应商对照响应要求编写解决方案，便于评审时对照评分。如：要求供应商提供服务方案的时候，需要具体明确服务方案中应涉及哪些部分，每个部分方案中应当对哪些内容进行详细描述说明，方案编写到何种程度可赋何种分值等。

在采购文件编制过程中，起码需要遵循三大基本原则。一要遵守法律相关规定，不得包含违反国家有关强制性规定的内容，不得包含损害国家利益、公共利益、商业秘密、个人隐私和其他当事人合法权益的内容，不得包含违背公序良俗的内容。二要实现政府采购的目的和功能。采购文件应当在充分调查考量的基础上，准确确定采购需求，设定资格、技术与商务条件，充分利用合同约定，提高政府采购的质量，维护好采购人以及相关各方的合法权益；采取预留份额、价格优惠等方式贯彻落实节约能源、保护环境、扶持不发达地区和少数民族地区、促进中小企业发展、促进创新等政策性功能；不得设置歧视性、排他性等条款破坏公平竞争的政府采购市场秩序。三要坚持公平、诚实信用原则。政府采购是政府参与市场交易的一种具体形式，公平与诚实信用原则不仅是市场经济正常运行的重要原则，也是指导政府采购、规范采购各个相关方行为的重要原则。

近年来，国内部分省市为了规范政府采购文件编制工作，率先整理发布了采购文件的正面清单与负面清单，只不过具体采用的名称、形式以及覆盖的采购范围不同。这些清单主要是根据采购文件编制所涵盖的内容进行的调整，大致按照资格条件、采购需求、投标响应文件要求、评审方法、采购合同这样的结构和顺序进行编制。这在政府采购实践中不失为一种值得借鉴的有效管理方法。

【案例8-3】　未采购强制节能目录产品导致重招案。

某医院采购一批计算机，投诉人称本项目中标供应商使用与《第十六期节能产品政府采购清单台式计算机性能参数》不一致的产品投标。经审查，本项目采购文件编制违反了国务院办公厅《关于建立政府强制采购节能产品制度的通知》（国办发〔2007〕51号）第二项和《关于调整公布第十六期节能产品政府采购清单的通知》（财库〔2014〕90号）第八项的规定，影响中标结果，责令相关单位重新开展采购活动。

节约能源、保护环境属强制执行的政府采购政策。政府采购节能产品、环境标志产品实施品目清单管理，财政部及相关部门根据市场情况以品目清单的形式发布并适时调整。在具体执行采购活动时，应在采购文件中明确并执行。

对于在采购文件中列明的，按清单强制执行；未在清单中列明的规格型号，则须说明优先采购的条件。

实际项目中，按照《财政部 发展改革委 生态环境部 市场监管总局关于调整优化节能产品 环境标志产品政府采购执行机制的通知》（财库〔2019〕9号）、《关于印发环境标志产品政府采购品目清单的通知》（财库〔2019〕18号）、《关于印发节能产品政府采购品目清单的通知》（财库〔2019〕19号）、《市场监管总局关于发布参与实施政府采购节能产品、环境标志产品认证机构名录的公告》（2019年第16号）文件执行。

第二节　政府采购预备阶段文件

【本节小引】　与采购人相关的政府采购准备阶段的采购文件，按流程顺序分别包含政府采购预算文件、政府采购意向公告、需求调查文件、政府采购计划文件及委托代理协议等。

一、政府采购意向公告

政府采购意向公开是提高政府采购透明度的有力举措，对优化政府采购营商环境、提高采购绩效起着重要作用。2020年3月发布的《财政部关于开展政府采购意向公开工作的通知》（财库〔2020〕10号），要求各级预算单位自2022年1月1日起按规定公开采购意向。各级预算单位是负责公开采购意向工作的责任主体，中国政府采购网是最主要的公开渠道。这一环节涉及的采购文件主要指政府采购意向公告。

政府采购意向公告应当包括采购项目名称、采购需求概况、预算金额、预计采购时间等。其中，采购需求概况应当包括采购标的名称、采购标的需实现的主要功能或者目标、采购标的数量以及采购标的需满足的质量、服务、安全、时限等要求。采购意向公告可以定期或不定期公开，其发布时间原则上不得晚于采购活动开始前的 30 日。只有当遇到因不可预见原因急需开展某采购项目时，才可不公开采购意向。公告内容应当尽可能清晰完整，以方便供应商提前做好参与采购活动的准备。采购意向公告仅具有参考价值，采购项目实际采购需求、预算金额和执行时间以预算单位最终发布的采购公告和采购文件为准。

2020 年 3 月 18 日财政部办公厅发布的《政府采购公告和公示信息格式规范（2020 年版）》提供了政府采购意向公告范本，具体模板格式如下：

政府采购意向公告

_____（单位名称）_____ ___年___ （至） ____月政府采购意向

为便于供应商及时了解政府采购信息，根据《财政部关于开展政府采购意向公开工作的通知》（财库〔2020〕10 号）等有关规定，现将_____（单位名称）_____ ____年___ （至） ____月采购意向公开如下：

序号	采购项目名称	采购需求概况	预算金额（万元）	预计采购时间（填写到月）	备注
	(填写具体采购项目的名称)	_(填写采购标的名称，采购标的需实现的主要功能或者目标，采购标的数量，以及采购标的需满足的质量、服务、安全、时限等要求)_	_(精确到万元)_	_(填写到月)_	_(其他需要说明的情况)_
	......				
	......				

本次公开的采购意向是本单位政府采购工作的初步安排，具体采购项目情况以相关采购公告和采购文件为准。

（单位名称）

年　月　日

二、政府采购需求管理文件

采购需求管理包括采购需求确定、采购实施计划的编制、相关风险控制管理等环节，遵循科学合理、厉行节约、规范高效、权责清晰的原则。采购人对采购需求管理负有主体责任。《政府采购需求管理办法》第十条第一款规定："采购人可以在确定采购需求前，通过咨询、论证、问卷调查等方式开展需求调查，了解相关产业发展、市场供给、同类采购项目历史成交信息，可能涉及的运行维护、升级更新、备品备件、耗材等后续采购，以及其他相关情况。"采购需求应当完整、明确，包括以下内容：采购标的需实现的功能或者目标，以及为落实政府采购政策需满足的要求；采购标的需执行的国家相关标准、行业标准、地方标准或者其他标准、规范；采购标的需满足的质量、安全、技术规格、物理特性等要求；采购标的的数量、采购项目交付或者实施的时间和地点；采购标的需满足的服务标准、期限、效率等要求；采购标的的验收标准；采购标的的其他技术、服务等要求。

政府采购需求管理工作中主要涉及的文件是政府采购实施计划。政府采购实施计划是指采购人围绕实现采购需求，对合同的订立和管理所做的安排。根据《政府采购需求管理办法》第十三条规定，其主要内容包括合同订立安排与合同管理安排。合同订立安排包括采购项目预（概）算、最高限价，开展采购活动的时间安排，采购组织形式和委托代理安排，采购包划分与合同分包，供应商资格条件，采购方式、竞争范围和评审规则等。合同管理安排包括合同类型、定价方式、合同文本的主要条款、履约验收方案、风险管控措施等。《政府采购需求管理办法》第十七条第二款规定："采购项目划分采购包的，要分别确定每个采购包的采购方式、竞争范围、评审规则和合同类型、合同文本、定价方式等相关合同订立、管理安排。"《政府采购需求管理办法》第二十八条规定："采购人可以自行组织确定采购需求和编制采购实施计划，也可以委托采购代理机构或者其他第三方机构开展。"采购实施计划需要通过采购人的一般性审查与重点审查，如果不通过应当在修改后重新进行审查。《政府采购需求管理办法》第三十四条第一款规定："采购需求与采购实施计划的调查、确定、编制、审查等工作应当形成书面记录并存档。"根据《政府采购需求管理办法》第三十八条，在政府采购项目投诉、举报处理和监督检查过程中，发现未按规定编制政府采购实施计划等问题的，将依照《政府采购法》《中华人民共和国预算法》《财政违法行为处罚处分条例》《党政机关厉行节约反对浪费条例》等国家有关规定处理。关于采购实施计划的更多详细阐述可参见本指南第六章。

目前尚没有关于采购实施计划的范本可以参考，大多数采购单位的做法是对照《政府采购需求管理办法》第十三条、第十七条的规定分条列明内容，在各部门订立范本。

【案例8-4】　评分中涉及规模条件及歧视性排他性案。

某卫生保健中心采购荧光定量 PCR 仪，财政部依法实施监督检查中发现，该采购项目中存在采购文件将守合同重信用证书作为评审因素、将资格审查阶段审查的因素前置到采购文件购买阶段进行审查、采用综合评分法时评审标准中的分值设置未与评审因素的量化指标相对应等问题，违反中小企业及 87 号令相关规定，责令废标后整改。

分析： 政府采购项目禁止将注册资本、资产总额、营业收入、从业人员、利润、纳税额等规模条件作为评审因素。本项目中采购文件要求企业在申请办理守合同重信用证书时"开业已满两个会计年度，无经营性亏损，经济效益较好"，属于对企业规模有限制，违背中小企业政策，不能作为评分项。

文件编制时，已被取消的行业认证、证书不能作为评分项；与本项目采购需求、实现项目目标无关的不能作为评分项；证书在申请办理的过程中对企业规模条件有限制的也属于违背中小企业政策，不能作为评分项。

三、政府采购委托代理协议

一般来说，采购人通过调研确定委托代理机构，或被委托的采购代理机构确定是否接受委托。双方商谈代理事项，确定委托代理的事项范围、代理费用与支付方式，包括重要要求、协议变更终止的条件和操作方法等。最后，采购双方单位的有权机构审定后正式签订委托代理协议。

在采购实务中，有不少采购人以口头形式委托，但这种情况是危险且违法的。《政府采购法》第二十条规定："采购人依法委托采购代理机构办理采购事宜的，应当由采购人与采购代理机构签订委托代理协议，依法确定委托代理的事项，约定双方的权利义务。"订立政府采购委托代理协议就是为了维护委托的严肃性，防止因口头委托而造成不良后果，损害当事人权益。

《政府采购法实施条例》第十六条、《政府采购法》第二十条规定的委托代理协议，应当明确代理采购的范围、权限和期限等具体事项。

采购人和采购代理机构应当按照委托代理协议履行各自义务，采购代理机构不得超越代理权限。

但是《政府采购法》与《政府采购法实施条例》并没有对委托代理协议的格式以及制作主体进行明确。在采购实践中，部分省级财政部门发布了自已的政府采购项目委托代理协议示范文本，例如天津、山西、辽宁、云南等地。不过，随着目前电子政府采购平台的使用，越来越多的采购项目选择在电子政府采购平台上签订委托代理协议，更加方便快捷。

下为委托代理协议的参考文本：

××（采购人单位）政府采购项目委托代理协议

协议编号：

甲方（盖章）：

地址：

法定代表人：

委托代理人：

联系人：

联系电话：

采购需求负责人：

E-mail：

签订日期：

乙方（盖章）：

地址：

法定代表人：

委托代理人：

联系人：

联系电话：

E-mail：

签订日期：

根据《中华人民共和国政府采购法》《中华人民共和国合同法》及有关规定，甲方将下述项目委托乙方代理组织采购。乙方接受甲方委托，按照政府采购法律法规的规定，在甲方委托事项范围内依法开展政府采购活动。经甲乙双方协商，达成如下协议：

项目基本情况：

政府采购项目名称：

政府采购计划编号：

预算或最高限价（项目分包须按分包情况填写）：

组织形式：

采购方式：

采购需求：（可另附件）

委托期限：

本项目委托期限自____年____月____日至本项目完成时止。

甲方委托乙方的委托范围，在以下事项中具体确定：

（一）［是否］编制、发售采购文件。

（二）［是否］协助设定供应商资格条件。

（三）［是否］制定评标（评审）办法。

（四）［是否］解释采购文件。

（五）［是否］在省级以上财政部门指定媒体上发布采购公告。。

（六）［是否］落实开标（谈判、询价、磋商）、评标（评审）地点。

（七）［是否］供应商资格审查。

（八）［是否］代收代退供应商的投标保证金。

（九）［是否］随机抽取专家、组建评标委员会（谈判小组、询价小组、磋商小组），属于省属高校科研院所科研仪器设备项目或技术复杂、专业性强的采购项目代理选择评审专家。

（十）［是否］组织开标（谈判、询价、磋商），指定专人记录开评标（谈判、询价、磋商）过程。

（十一）［是否］组织评审工作。

（十二）［是否］整理评标报告送采购人。

（十三）［是否］根据评标委员会（评审小组）推荐的中标（成交）候选人名单顺序直接确定中标（成交）供应商。

（十四）［是否］在省级以上财政部门指定媒体上发布中标、成交公告。

（十五）［是否］发放中标（成交）通知书。

（十六）［是否］签订政府采购合同。

（十七）［是否］在省级以上财政部门指定媒体上发布合同公告。

（十八）［是否］将政府采购合同副本报政府采购监管部门备案。

（十九）［是否］项目验收。

（二十）［是否］在代理范围内答复供应商的询问和质疑。

甲方的权利和义务：

（一）指定一名项目联系人和一名采购需求负责人，代表甲方联系和处理采购过程中的有关事宜。

（二）保证在委托前已办理项目政府采购实施计划的备案或审批手续，并向乙方提供符合法律法规规定的项目采购需求。

（三）已落实项目采购所需资金，并确保资金来源和用途合法合规。

（四）对乙方编制的采购文件予以审核并书面确认。

（五）与乙方共同依法确定评标委员会（谈判小组、询价小组、磋商小组）人员组成。

（六）有权就委托的项目提出合法、合理的要求，但不得指定供应商或指定采购品牌，以及提出含有倾向性或者排斥潜在投标人的要求（单一来源采购除外）。

（七）依法出具授权书，委派采购人代表参加评标委员会（谈判小组、询价小组、磋商小组），但不得非法改变评标（评审）办法或干预、影响评标过程和结果。

（八）对审查投标或响应供应商资格负主体责任。

（九）在法定时间内按照评标（评审）报告推荐的中标、成交候选供应商顺序确定中标、成交供应商。

（十）对乙方在采购过程中的行为进行监督，发现乙方、评审专家和供应商在采购活动中的违法违规行为，应当保留有关证据，依法及时向政府采购监督管理部门反映。

（十一）保守采购过程中的有关商业秘密。

（十二）负责对超出委托授权范围外的询问和质疑依法进行答复。

（十三）遵守和执行法律法规和各项政府采购制度规定。

乙方的权利和义务：

（一）根据甲方委托的具体事项，提出项目采购的实施方案，并负责依法组织采购活动的具体实施。

（二）根据甲方的采购需求和合法要求编制采购文件，并报甲方确认。

（三）满足甲方的合法、合理要求，但对违法违规以及无理的要求应予拒绝。

（四）可以根据需要，就采购文件征询有关专家或者供应商意见。

（五）接受甲方监督，维护甲方和依法参与采购活动的供应商的合法权益。

（六）在委托范围内进行投标或响应供应商资格审查。

（七）保证采购活动的合法合规和采购质量。

（八）按照甲方委托的具体事项做好服务（若代理合同备案，需持本协议原件以供查验）。

（九）依法收取标书费和委托代理服务费（或中标服务费），并在中标、成交公告注明。

（十）保守采购过程中有关商业秘密。

（十一）发现甲方、评审专家和供应商在采购活动中的违法违规行为，应当保留有关证据，依法及时向政府采购监督管理部门反映。

（十二）负责在委托授权范围内依法答复供应商的询问和质疑。

（十三）遵守和执行法律法规和各项政府采购制度规定。

委托协议的变更和终止：

甲乙双方在协商一致的情况下，可以在法律法规许可范围内对委托协议内容作出变更；如因法定原因，致使采购项目发生更改或取消，本协议应作相应变更或终止。

争议解决：

甲乙双方应本着相互理解、相互支持的原则，积极配合共同做好本采购项目的政府采购工作。若发生争议，双方应通过友好协商妥善解决。协商不成的，可提请政府采购监督管理部门调解。调解不成的，可以向仲裁机构申请仲裁或者向法院提起诉讼。

违约责任：

甲乙双方应遵守法律法规和本协议规定，否则，将承担相应的法律责任，因违约造成经济损失的，由违约方承担。

有关费用：

乙方按照委托代理的具体事项承担组织项目采购活动的全部费用。除标书费和委托代理服务费（或中标服务费）外，乙方不得再收取其他任何费用。乙方出售的采购文件售价应当按照弥补制作、邮寄采购文件成本的原则确定，不得以营利为目的，不得以采购金额作为确定采购文件售价的依据。委托代理服务费（或中标服务费），按照《价格法》《关于商品和服务实行明码标价的规定》等法律法规规定，根据乙方接受委托承担服务的工作数量、难易程度以及服务成本、服务质量，由甲乙双方合理确认、具体商定。

本次代理服务费用：

（一）标书费；

（二）委托代理服务费；

（三）中标服务费。

备注：由甲方支付委托代理服务费的，乙方不得再收取中标服务费。

其他：

（一）其他未尽事宜由双方协商解决，经双方认可后，作为本协议的补充，与本协议具有同等效力。

（二）本协议自甲乙双方签字盖章并骑缝之日起生效。本协议一式5份，甲乙双方各执2份，甲方（或乙方代理）在向财政（政府采购监管）部门进行合同备案时，需送交本协议一份，同一项目多份合同分别报备的，可以从第二次报备开始持本协议复印件。

第三节 采购实施阶段的文件

【本节小引】 从采购人角度看，进入政府采购实施阶段的采购文件包含资格预审文件、招标文件、竞争性谈判文件、单一来源采购文件。

一、资格预审文件

87号令第二十一条规定："采购人或者采购代理机构应当根据采购项目的特点和采购需求编制资格预审文件。资格预审文件应当包括以下主要内容：（一）资格预审邀请；（二）申请人须知；（三）申请人的资格要求；（四）资格审核标准和方法；（五）申请人应当提供的资格预审申请文件的内容和格式；（六）提交资格预审申请文件的方式、截止时间、地点及资格审核日期；（七）申请人信用信息查询渠道及截止时点、信用信息查询记录和证据留存的具体方式、信用信息的使用规则等内容；（八）省级以上财政部门规定的其他事项。资格预审文件应当免费提供。"

（一）资格预审公告

资格预审公告一般在采购人或采购代理机构发出招标公告或者招标邀请书前发布。《招标投标法实施条例》第十五条第二款规定："招标人采用资格预审办法对潜在投标人进行资格审查的，应当发布资格预审公告、编制资格预审文件。"资格预审文件或者招标文件的发售期不得少于5日。依法必须进行招标的项目提交资格预审申请文件的时间，自资格预审文件停止发售之日起不得少于 5 日。资格预审公告参考文本如下。

资格预审公告

> 项目概况
>
> 　　(采购标的) 招标项目的潜在资格预审申请人应在 (地址) 领取资格预审文件，并于＿＿＿年＿＿月＿＿日＿＿点＿＿分 (北京时间) 前提交申请文件。

项目基本情况

　　项目编号 (或招标编号、政府采购计划编号、采购计划备案文号等，如有)：

　　项目名称：

　　采购方式：□公开招标　　□邀请招标

　　预算金额：

　　最高限价 (如有)：

　　采购需求：(包括但不限于标的的名称、数量、简要技术需求或服务要求等)

　　合同履行期限：

　　本项目 (是/否) 接受联合体投标。

申请人的资格要求

　　1. 满足《中华人民共和国政府采购法》第二十二条规定；

　　2. 落实政府采购政策需满足的资格要求：(如属于专门面向中小企业采购的项目，供应商应为中小微企业、监狱企业、残疾人福利性单位)

　　3. 本项目的特定资格要求：(如项目接受联合体投标，对联合体应提出相关资格要求；如属于特定行业项目，供应商应当具备特定行业法定准入要求。)

领取资格预审文件

　　时间：＿＿年＿＿月＿＿日至＿＿年＿＿月＿＿日 (提供期限自本公告发布之日起不得少于5个工作日)，每天上午＿＿至＿＿，下午＿＿至＿＿ (北京时间，法定节假日除外)

　　地点：

　　方式：

资格预审申请文件的组成及格式

（可详见附件）

资格预审的审查标准及方法

拟邀请参加投标的供应商数量

□采用随机抽取的方式邀请____家供应商参加投标。如通过资格预审供应商数量少于拟邀请供应商数量，采用下列方式（□1或□2）。（适用于邀请招标）

1. 如通过资格预审供应商数量少于拟邀请供应商数量，但不少于三家则邀请全部通过资格预审供应商参加投标。

2. 如通过资格预审供应商数量少于拟邀请供应商数量，且少于三家则重新组织招标活动。

□邀请全部通过资格预审供应商参加投标。（适用于公开招标）

申请文件提交

应在____年____月____日____点____分（北京时间）前，将申请文件提交至_____。

资格预审日期

资格预审日期为申请文件提交截止时间至____年____月____日前。

公告期限

自本公告发布之日起5个工作日。

其他补充事宜

凡对本次资格预审提出询问，请按以下方式联系

1. 采购人信息

名　　称：_____

地　　址：_____

联系方式：_____

2. 采购代理机构信息（如有）

名　　称：_____

地　　址：_____

联系方式：_____

3. 项目联系方式

项目联系人：（组织本项目采购活动的具体工作人员姓名）

电　　话：_____

（二）申请人须知表

申请人须知表见表 8-1。

表 8-1 申请人须知表

条款号	条款名称	编列内容
1	采购人	名称、地址、联系人、电话、邮箱（分别列明具体内容）
2	采购代理机构	名称、地址、联系人、电话、传真、邮箱（分别列明具体内容）
3	项目名称	
4	采购内容	
5	交货期	
6	质量要求	
7	申请人资质条件、能力和诚信	
8	是否接受联合体资格预审申请	（　　）不接受 （　　）接受，应满足下列要求
9	资格预审申请文件正、副本份数	正本＿＿＿份、副本＿＿＿份
10	资格预审申请文件的装订要求	
11	申请截止时间	＿＿＿年＿＿＿月＿＿＿日＿＿＿时＿＿＿分
12	递交资格预审申请文件的地点	
13	审查委员会人数	
14	资格审查方法	
15	资格预审结果的通知时间	

（三）资格预审申请文件

这一部分要求列明资格预审申请文件的组成、编制要求以及递交要求。申请文件包括资格预审申请函、法定代表人身份证明、法定代表人授权委托书、制造厂商授权书、联合投标协议书、申请人基本情况表、近年财务状况表、近三年完成的类似项目情况表、其他材料。

（四）资格审查办法

这一部分可以采取表格加文字的形式列明资格审查办法。

（五）资格预审申请文件格式

（可根据项目实际情况调整）

一、资格预审申请书

＿＿＿＿＿＿＿＿＿＿：

1. 在阅读了资格预审文件后我方愿意按该文件的要求，申请参加□＿＿＿＿＿＿（采购编号：　　）中＿＿＿＿＿＿（包）资格预审。

2. 我公司郑重承诺：在_____（项目名称）_____资格预审申请书中，我公司向采购人提交审查的所有资格预审证明文件材料，均合法、真实、有效，如有任何弄虚作假行为，我公司愿意接受采购人和有关行政主管部门依法给予的处罚。

供应商名称（盖章）：

法定代表人或其授权代表（签字或签章）：

年　月　日

二、法定代表人授权委托书

_____（采购人）：

本授权委托书声明：本人_____（姓名）系_____（供应商单位名称）的法定代表人，现授权委托_____（姓名）为我公司代理人，以本公司的名义参加贵单位组织的_____项目政府采购活动。该授权代表将全权负责处理我公司在该项目政府采购活动中的一切事务，其所签署的一切文书，我均予以承认。

该授权代表无转委托权。特此委托。

授权代表（签字）：_____　性别：_____　年龄：_____

身份证号码：_____

供应商：（盖章）　　　　法定代表人：（签字或签章）

年　月　日

附：法定代表人及授权代表身份证复印件

三、法定代表人身份证明书

单位名称：_____

单位性质：_____

地址：_____

成立时间：_____年__月__日

营业期限：_____

姓　　名：_____性别：____年龄：_____职务：_____系____

（申请单位名称）_____的法定代表人。

特此证明。

供应商名称（盖章）：_____

日　　期：_____年____月____日

附：法定代表人身份证复印件

四、申请人基本情况表

申请人名称					
注册地址			邮政编码		
联系方式	联系人		电　话		
	传　真		网　址		
组织结构					
法定代表人	（姓名）		技术职称		电话
技术负责人	（姓名）		技术职称		电话
成立时间		员工总人数：			
企业资格（质）等级		其中	注册执业资格人员		
营业执照号					
注册资本金			高级职称人员		
基本账户开户银行			中级职称人员		
基本账户账号			初级职称人员		
经营范围					
备　注					

五、近三年完成的类似项目汇总表

项目名称	
项目所在地	
采购人名称	
合同额（万元）	
合同授予日期	
履约验收日期	
项目负责人	
合同范围	
备　注	

备注：1. 近三年是指从投标截止日往前推算的 3 年，例如投标截止日为 2014 年 2 月 1 日，则近 5 年是指 2009 年 2 月 1 日至 2014 年 1 月 31 日。

2. 投标人应提供近三年已完成的类似项目情况。每张表格只填写一个项目，并标明序号。

3. 本表后应附中标通知书和（或）合同协议书、履约验收材料等的复印件。其中招标的项目应附中标通知书和合同协议书，非招标的项目附合同协议书。

六、参加政府采购活动前 3 年内在经营活动中
没有重大违法记录的书面声明

致：（采购人名称）

我单位（供应商名称）近三年内，在参加政府采购活动中没有重大违法记录，特此声明。

若采购人在本项目采购过程中发现我单位近三年内在政府采购活动中有重大违法记录，我单位将无条件地退出本项目的投标，并承担因此引起的一切后果。

供应商名称（盖章）：

法定代表人或其授权代表（签字或签章）：

年　月　日

（六）资格预审结果通知书

《招标投标法实施条例》第十九条规定："资格预审结束后，招标人应当及时向资格预审申请人发出资格预审结果通知书。"

二、招标文件

招标文件是招标过程中最重要的法律文件，是招标活动的章程。招标文件就其法律性质而言，属于要约邀请，但其在整个招标过程中对招标人和投标人都具有法律约束力。招标文件包括招标邀请（招标公告与招标邀请书）、投标人须知、评标方法、投标文件格式、技术标准和要求等。

（一）招标公告

招标公告参考文本如下。

招标公告

项目概况

（采购标的）招标项目的潜在投标人应在（地址）获取招标文件，并于　年　月　日　点　分（北京时间）前递交投标文件。

项目基本情况

项目编号（或招标编号、政府采购计划编号、采购计划备案文号等，如有）：

项目名称：

预算金额：

最高限价（如有）：

采购需求：（*包括但不限于标的的名称、数量、简要技术需求或服务要求等*）

合同履行期限：

本项目（*是/否*）接受联合体投标。

申请人的资格要求

1. 满足《中华人民共和国政府采购法》第二十二条规定；

2. 落实政府采购政策需满足的资格要求：（*如属于专门面向中小企业采购的项目，供应商应为中小微企业、监狱企业、残疾人福利性单位*）

3. 本项目的特定资格要求：（*如项目接受联合体投标，对联合体应提出相关资格要求；如属于特定行业项目，供应商应当具备特定行业法定准入要求。*）

获取招标文件

时间：＿＿年＿月＿日至＿＿年＿月＿日（*提供期限自本公告发布之日起不得少于5个工作日*），每天上午＿＿至＿＿，下午＿＿至＿＿（北京时间，法定节假日除外）

地点：

方式：

售价：

提交投标文件截止时间、开标时间和地点

＿＿年＿月＿日＿点＿分（北京时间）（*自招标文件开始发出之日起至投标人提交投标文件截止之日止，不得少于20日*）

地点：

公告期限

自本公告发布之日起5个工作日。

其他补充事宜

对本次招标提出询问，请按以下方式联系

1. 采购人信息

名　　称：＿＿＿＿＿＿＿＿＿＿

地　　址：＿＿＿＿＿＿＿＿＿＿

联系方式：＿＿＿＿＿＿＿＿＿＿

2. 采购代理机构信息（如有）

名　　称：＿＿＿＿＿＿＿＿＿＿＿＿

地　　址：＿＿＿＿＿＿＿＿＿＿＿＿

联系方式：＿＿＿＿＿＿＿＿＿＿＿＿

3. 项目联系方式

项目联系人：(*组织本项目采购活动的具体工作人员姓名*)

电　　话：＿＿＿＿＿＿＿＿＿＿＿＿

【案例8-5】 评分中未对应细化量化案。

某医疗救治体系项目被投诉，投诉人提出招标文件中没有写明具体评标方法、打分标准、计算公式等内容。经审查，该项目中招标文件规定采用综合打分法，规定了商务、技术和价格三部分的分值，但未规定具体评分因素及其分值比重，违反了《政府采购法》及87号令相关规定，责令废标后整改。

分析：评分项应当对照需求细化量化，指标编写时应明确判断标准，避免使用"优""良""中""一般"等容易引起歧义的表述；评审因素的指标量化为区间的，评审标准的分值对应量化到区间；避免采用横向比较各投标文件的方式打分。

在设置分值时应注意以下几点：(1) 价格分权重应在对应项目属性权限范围内选定。价格分权重起到导向作用，会引导供应商采用相应报价策略。(2) 技术分和商务分的分值权重根据项目采购需求及采购人对采购内容的关注重点，并结合供应商市场响应水平进行编写。如果部分项目技术水平差距不大，关键在于售后服务，那么相对应的分值权重可适当增加。(3) 要注意避免单项评分分值设置较大，以及多个评分项只有少量供应商能够响应的情况。

(二) 投标人须知

投标人须知主要包括七大部分。

1. 总则

总则部分需要说明招标概况（包括采购人、采购代理机构、项目名称与项目编号）、资金来源、项目内容、履约期限和质量要求、对合格投标人的要求、对合格货物和相关服务等的要求、保密义务以及招标澄清会的安排。

2. 招标文件

这一部分主要包括招标文件的组成、招标文件的澄清、招标文件的修改。

3. 投标文件

这一部分主要包括投标文件的组成、投标截止时间与地点、投标报价、投标有效期、投标保证金、资格审查资料、投标文件的编制、语言文字、计量单位、踏勘现场、投标澄清会以及费用承担等内容。

4. 投标

这一部分注明了对投标文件的密封与标记、递交与上传、修改与撤回等事宜的具体要求。

5. 开标

这一部分主要包括开标时间、地点和方式、开标程序等内容。

6. 评标

这一部分主要包括评标委员会、评标方法和标准。

7. 定标

这一部分主要包括中标人的确定、中标通知、履约担保、签订合同等事宜。

【问题8-1】　政府采购项目必须要有投标保证金吗？

《招标投标法实施条例》第二十六条规定："招标人在招标文件中要求投标人提交投标保证金的，投标保证金不得超过招标项目估算价的2%。投标保证金有效期应当与投标有效期一致。"实际上，收取投标保证金作为招标活动的规定环节并不是法律法规的强制性规定，采购人或者采购代理机构可以根据采购项目的实际情况，在招标文件中约定投标人是否应当提交投标保证金。投标保证金不得超过采购项目预算金额的2%。投标保证金提交方式应当包含支票、汇票、本票或者金融机构、担保机构出具的保函等非现金形式。未中标供应商的投标保证金应当自中标通知书发出之日起5个工作日内退还；中标供应商的投标保证金应当自政府采购合同签订之日起5个工作日内退还。除投标人自身原因导致无法及时退还投标保证金的，逾期退还除应当退还投标保证金本金外，还应当按中国人民银行同期贷款基准利率上浮20%后的利率支付超期资金占用费。

三、竞争性谈判（竞争性磋商、询价）公告

竞争性谈判（竞争性磋商、询价）公告参考文本如下。

竞争性谈判（竞争性磋商、询价）公告

> 项目概况
>
> *（采购标的）*采购项目的潜在供应商应在*（地址）*获取采购文件，并于____年____月____日____点____分（北京时间）前提交响应文件。

项目基本情况

项目编号*(或招标编号、政府采购计划编号、采购计划备案文号等，如有)*：

项目名称：

采购方式：□竞争性谈判 □竞争性磋商 □询价

预算金额：

最高限价（如有）：

采购需求：*（包括但不限于标的的名称、数量、简要技术需求或服务要求等）*

合同履行期限：

本项目*（是/否）*接受联合体。

申请人的资格要求

1. 满足《中华人民共和国政府采购法》第二十二条规定；

2. 落实政府采购政策需满足的资格要求：*（如属于专门面向中小企业采购的项目，供应商应为中小微企业、监狱企业、残疾人福利性单位）*

3. 本项目的特定资格要求：*（如项目接受联合体投标，对联合体应提出相关资格要求；如属于特定行业项目，供应商应当具备特定行业法定准入要求。）*

获取采购文件

时间：____年____月____日至____年____月____日*（磋商文件的发售期限自开始之日起不得少于5个工作日）*，每天上午____至____，下午____至____（北京时间，法定节假日除外）

地点：

方式：

售价：

响应文件提交

截止时间：____年____月____日____点____分（北京时间）*（从磋商文*

件开始发出之日起至供应商提交首次响应文件截止之日止不得少于10日；从谈判文件开始发出之日起至供应商提交首次响应文件截止之日止不得少于3个工作日；从询价通知书开始发出之日起至供应商提交响应文件截止之日止不得少于3个工作日）

地点：

开启（竞争性磋商方式必须填写）

时间：____ 年 ____ 月 ____ 日 ____ 点 ____ 分（北京时间）

地点：

公告期限 自本公告发布之日起3个工作日。

其他补充事宜

凡对本次采购提出询问，请按以下方式联系

1. 采购人信息

名　　称：_____

地　　址：_____

联系方式：_____

2. 采购代理机构信息（如有）

名　　称：_____

地　　址：_____

联系方式：_____

3. 项目联系方式

项目联系人：*（组织本项目采购活动的具体工作人员姓名）*

电　　话：_____

四、中标（成交）结果公告

中标（成交）结果公告参考文本如下。

中标（成交）结果公告

项目编号（或招标编号、政府采购计划编号、采购计划备案文号等，如有）：

项目名称：

中标（成交）信息

供应商名称：

供应商地址：

中标（成交）金额：*（可填写下浮率、折扣率或费率）*

主要标的信息

货物类	服务类	工程类
名称：	名称：	名称：
品牌（如有）：	服务范围：	施工范围：
规格型号：	服务要求：	施工工期：
数量：	服务时间：	项目经理：
单价：	服务标准：	执业证书信息：

评审专家（单一来源采购人员）名单：

代理服务收费标准及金额：

公告期限

自本公告发布之日起 1 个工作日。

其他补充事宜

凡对本次公告内容提出询问，请按以下方式联系。

1. 采购人信息

名　　称：＿＿＿＿＿＿＿＿＿＿＿＿＿

地　　址：＿＿＿＿＿＿＿＿＿＿＿＿＿

联系方式：＿＿＿＿＿＿＿＿＿＿＿＿＿

2. 采购代理机构信息（如有）

名　　称：＿＿＿＿＿＿＿＿＿＿＿＿＿

地　　址：＿＿＿＿＿＿＿＿＿＿＿＿＿

联系方式：＿＿＿＿＿＿＿＿＿＿＿＿＿

3. 项目联系方式

项目联系人：（*组织本项目采购活动的具体工作人员姓名*）

电　　话：＿＿＿＿＿＿＿＿＿＿＿＿＿

附件

1. 采购文件（已公告的可不重复公告）

2. 被推荐供应商名单和推荐理由（*适用于邀请招标、竞争性谈判、询价、竞争性磋商采用书面推荐方式产生符合资格条件的潜在供应商的*）

3. 中标、成交供应商为中小企业的，应公告其《中小企业声明函》

4. 中标、成交供应商为残疾人福利性单位的，应公告其《残疾人福利性单位声明函》

5. 中标、成交供应商为注册地在国家级贫困县域内物业公司的，应公告注册所在县扶贫部门出具的聘用建档立卡贫困人员具体数量的证明

【问题8-2】　公开招标方式的资格审查文件能否使用随机抽取的方式确定合格投标人名单？

不能。采用公开招标方式的，只允许资格预审文件采用合格制确定合格投标人，不能采取随机抽取的方式确定合格投标人名单。但是采用邀请招标方式可以采取随机抽取的方式确定合格投标人名单。87号令第十四条规定："采用邀请招标方式的，采购人或者采购代理机构应当通过以下方式产生符合条件的供应商名单，并从中随机抽取3家以上供应商向其发出投标邀请书。"

五、更正公告

更正公告参考文本如下。

更正公告

项目基本情况

原公告的采购项目编号（或招标编号、政府采购计划编号、采购计划备案文号等，如有）：＿＿＿＿＿＿＿＿＿＿＿＿＿

原公告的采购项目名称：＿＿＿＿＿＿＿＿＿＿＿＿

首次公告日期：＿＿＿＿＿＿＿＿＿＿＿＿

更正信息

更正事项：□采购公告 □采购文件 □采购结果

更正内容：（采购结果更正，还需同时在附件中公告变更后的中标（成交）供应商的相关信息）

更正日期：＿＿＿＿＿＿＿＿＿＿＿＿

其他补充事宜

凡对本次公告内容提出询问，请按以下方式联系

1. 采购人信息

名　　称：＿＿＿＿＿＿＿＿＿＿＿＿

地　　址：＿＿＿＿＿＿＿＿＿＿＿＿

联系方式：＿＿＿＿＿＿＿＿＿＿＿＿

2. 采购代理机构信息（如有）

名　　称：＿＿＿＿＿＿＿＿＿＿＿＿

地　　址：＿＿＿＿＿＿＿＿＿＿＿＿

联系方式：＿＿＿＿＿＿＿＿＿＿＿＿

3. 项目联系方式

项目联系人：(组织本项目采购活动的具体工作人员姓名)

电　　话：＿＿＿＿＿＿＿＿＿＿＿＿＿＿

附件（适用于更正中标、成交供应商）

1. 中标、成交供应商为中小企业的，应公告其《中小企业声明函》

2. 中标、成交供应商为残疾人福利性单位的，应公告其《残疾人福利性单位声明函》

3. 中标、成交供应商为注册地在国家级贫困县域内物业公司的，应公告注册所在县扶贫部门出具的聘用建档立卡贫困人员具体数量的证明

六、单一来源采购公示

对于达到公开招标数额标准，符合《政府采购法》第三十一条第一项规定情形，只能从唯一供应商处采购的项目，采购人应当将采购项目信息和唯一供应商名称在省级以上人民政府财政部门指定的媒体上公示，公示期不得少于5个工作日。单一来源采购公示参考文本如下。

单一来源采购公示

项目信息

采购人：＿＿＿＿＿＿＿＿＿＿＿＿＿

项目名称：＿＿＿＿＿＿＿＿＿＿＿

拟采购的货物或服务的说明：＿＿＿＿＿＿＿＿＿＿

拟采购的货物或服务的预算金额：＿＿＿＿＿＿＿＿＿＿

采用单一来源采购方式的原因及说明：＿＿＿＿＿＿＿＿＿＿

拟定供应商信息

名称：＿＿＿＿＿＿＿＿＿＿＿＿＿

地址：＿＿＿＿＿＿＿＿＿＿＿＿＿

公示期限

＿＿＿年＿＿月＿＿日至＿＿年＿＿月＿＿日（公示期限不得少于5个工作日）

其他补充事宜：

联系方式

1. 采购人

联　系　人：＿＿＿＿＿＿＿＿＿＿＿

联系地址：＿＿＿＿＿＿＿＿＿＿＿

联系电话：＿＿＿＿＿＿＿＿＿

2. 财政部门

联　系　人：＿＿＿＿＿＿＿＿＿

联系地址：＿＿＿＿＿＿＿＿＿

联系电话：＿＿＿＿＿＿＿＿＿

3. 采购代理机构（如有）

联　系　人：＿＿＿＿＿＿＿＿＿

联系地址：＿＿＿＿＿＿＿＿＿

联系电话：＿＿＿＿＿＿＿＿＿

附件

专业人员论证意见（格式见附件）

【问题 8-3】　投标截止前，资格预审结果公开合法吗？

在投标截止前，采购人及采购代理机构均不得透露潜在供应商或投标人的信息，否则是违法行为。采购人及采购代理机构不能因为公开透明是政府采购活动遵循的一个重要原则，就把所有的政府采购信息都公开，否则会给国家、社会、采购人或项目等造成无法弥补及挽回的损失，可能引发某些投标人或供应商的质疑、投诉，甚至行政复议或行政诉讼，影响项目的顺利进行。

第四节　招标（采购）完成后阶段的文件

【本节小引】　招标或采购完成后阶段的政府采购文件是指中标公告发出之后的各种相关采购文件，具体包括终止公告、投诉书、投诉处理决定书等，即招标或采购基本过程完成后的一些处理文件。

一、政府采购失败的相关文件

政府采购相关的法律法规将采购失败的具体情形大致分为两大类：废标与终止。《政府采购法》第三十六条列举了招标采购中应予废标的四种情形，《政府采购非招标采购方式管理办法》第三十七条、第四十三条、第五十条，《政府采购竞争性磋商采购方式管理暂行办法》第三十四条列举了非招标采购中应当终止采购活动的具体情形。

当采购过程中出现法定情形需要予以终止时，采购人或者采购代理机构应当在指定的媒体平台发布废标公告或终止公告。《财政部关于做好政府采购信息公开工作的通知》（财库〔2015〕135号）明确要求："依法需要终止招标、竞争性谈判、竞争性磋商、询价、单一来源采购活动的，采购人或者采购代理机构应当发布项目终止公告并说明原因。"在具体公告文件中究竟采用何种表述，主要取决于先前的采购方式。当选择招标采购方式（公开招标、邀请招标）时，采购失败对应的法律术语为废标；当选择非招标采购方式时，采购失败对应的法律术语为终止。两者之间不能随意混用套用。在采购公告的媒体发布平台上，除了废标公告与终止公告外，还会经常看到流标公告也往往被归类到终止公告当中，但流标并不是政府采购法律法规术语。为了保证政府采购的严肃规范性，建议在具体的采购活动中使用废标公告与终止公告的表述。

目前政府采购法律法规并未对终止公告的具体内容进行详细规定，但都明确要求其说明终止原因。终止公告具体模板可参见2020年财政部办公厅发布的《政府采购公告和公示信息格式规范（2020年版）》，废标公告除标题外其余格式与之相同。

终止公告

（一）项目基本情况

采购项目编号（或招标编号、政府采购计划编号、采购计划备案文号等，如有）：_____

采购项目名称：_____

（二）项目终止的原因

（三）其他补充事宜

（四）凡对本次公告内容提出询问，请按以下方式联系。

1. 采购人信息

名　　称：_____

地　　址：_____

联系方式：_____

2. 采购代理机构信息（如有）

名　　称：_____

地　　址：_____

联系方式：_____

3. 项目联系方式

项目联系人：(组织本项目采购活动的具体工作人员姓名)

电　　话：＿＿＿＿＿＿＿＿＿＿＿＿＿

【问题8-4】 某医院政府采购项目因故需发布终止公告，在公告上"项目终止的原因"处所写的内容是"经我单位确认，因故终止本项目招标活动"。请问该表达是否满足政府采购相关要求？

《财政部关于做好政府采购信息公开工作的通知》（财库〔2015〕135号）等政府采购相关政策均规定，依法需要终止招标、竞争性谈判、竞争性磋商、询价、单一来源采购活动的，采购人或者采购代理机构应当发布项目终止公告并说明原因。根据这些政策规定，终止公告中应说明原因，但"经我单位确认，因故终止本项目招标活动"实际未写明终止原因，故不满足政府采购相关要求。

二、质疑、投诉相关文件

《政府采购法》第四十二条规定："采购人、采购代理机构对政府采购项目每项采购活动的采购文件应当妥善保存，不得伪造、变造、隐匿或者销毁。采购文件的保存期限为从采购结束之日起至少保存十五年。"质疑答复与投诉处理决定及其他有关文件、资料也属于采购文件的一部分，应予以归档。

（一）质疑函

《政府采购质疑和投诉办法》（财政部令第94号）第十二条规定："供应商提出质疑应当提交质疑函和必要的证明材料。质疑函应当包括下列内容：（一）供应商的姓名或者名称、地址、邮编、联系人及联系电话；（二）质疑项目的名称、编号；（三）具体、明确的质疑事项和与质疑事项相关的请求；（四）事实依据；（五）必要的法律依据；（六）提出质疑的日期。供应商为自然人的，应当由本人签字；供应商为法人或者其他组织的，应当由法定代表人、主要负责人，或者其授权代表签字或者盖章，并加盖公章。"质疑供应商若委托代理人进行质疑的，质疑函应按要求列明"授权代表"的有关内容，并在附件中提交由质疑供应商签署的授权委托书。授权委托书应载明代理人的姓名或者名称、代理事项、具体权限、期限和相关事项。质疑供应商若对项目的某一分包进行质疑，质疑函中应列明具体分包号。

2018年2月1日财政部发布《政府采购供应商质疑函范本》，具体模板样式如下：

质疑函范本

质疑供应商基本信息

质疑供应商：_____

地址：_____ 邮编：_____

联系人：_____ 联系电话：_____

授权代表：_____

联系电话：_____

地址：_____ 邮编：_____

质疑项目基本情况

质疑项目的名称：_____

质疑项目的编号：_____ 包号：_____

采购人名称：_____

采购文件获取日期：_____

质疑事项具体内容

质疑事项1：_____

事实依据：_____

法律依据：_____

质疑事项2

……

与质疑事项相关的质疑请求

请求：_____

签字（签章）：_____ 公章：_____

日期：_____

质疑函制作说明：

1. 供应商提出质疑时，应提交质疑函和必要的证明材料。

2. 质疑供应商若对委托代理人进行质疑的，质疑函应按要求列明"授权代表"的有关内容，并在附件中提交由质疑供应商签署的授权委托书。授权委托书应载明代理人的姓名或者名称、代理事项、具体权限、期限和相关事项。

3. 质疑供应商若对项目的某一分包进行质疑，质疑函中应列明具体分包号。

4. 质疑函的质疑事项应具体、明确，并有必要的事实依据和法律依据。

5. 质疑函的质疑请求应与质疑事项相关。

6. 质疑供应商为自然人的，质疑函应由本人签字；质疑供应商为法人或者其他组织的，质疑函应由法定代表人、主要负责人，或者其授权代表签字或者盖章，并加盖公章。

（二）质疑答复书

目前财政部并没有提供质疑答复书的参考文本，各地在具体实践中往往根据《政府采购质疑与投诉办法》第十五条的规定，自行设计质疑答复书。《政府采购质疑与投诉办法》第十五条要求质疑答复应当包括"（一）质疑供应商的姓名或者名称；（二）收到质疑函的日期、质疑项目名称及编号；（三）质疑事项、质疑答复的具体内容、事实依据和法律依据；（四）告知质疑供应商依法投诉的权利；（五）质疑答复人名称；（六）答复质疑的日期"。值得特别注意的是，质疑答复当中不得涉及商业秘密。例如，投标标的的单价及总价等。根据《政府采购法实施条例》第四十三条第三款的规定，主要中标或者成交标的的名称、规格型号、数量、单价、服务要求等内容在中标成交结果公告中应当公开。因此，对于政府采购而言，已经公开的投标报价（单价和总价）不应作为商业秘密。当然，如果项目涉及国家秘密的，此处的事实部分也不得涉及。

根据上述要求，建议质疑答复书参考文本如下：

质疑答复书

质疑人（写明质疑人的名称或者姓名，如××公司）：

地址（按照营业执照上的地址，或者质疑函上的地址，居民身份证上的住址）：

法定代表人或者负责人（写明法定代表人或者负责人姓名和职务）：

联系电话：

委托代理人（如有，授权委托书上的代理人，写明姓名、职务）：

联系电话：

质疑人于____年____月____日向本中心交来《质疑函》，以_____（写项目的名称、编号）的_____（写质疑的对象，如采购文件、采购过程、中标、成交结果等）损害其权益为由向_____（受理质疑的采购人或采购代理机构）提出质疑，并要求_____（写明质疑人的具体质疑请求）。

质疑人质疑及其根据：

（具体写明供应商提交的《质疑书》的主要内容和提出质疑的根据）

质疑人向××××（受理单位）提供了如下证明材料：

（写明具体的证明材料名称）

对于质疑人的上述质疑，××××（受理单位）经过调查，现查明：

（具体写明调查后认定的事实和所依据的证据材料）

根据上述查明的事实，××××（受理单位）认为：

（写明经过调查后得出的结论意见、法律依据和对项目的处理结论）

如质疑人对本质疑答复不满意，可以在答复期满后十五个工作日内向××××财政厅（局）投诉。

感谢质疑人对政府采购工作的关心和支持！

××××（受理单位落款）

年　　月　　日

（三）投诉书

《政府采购质疑和投诉办法》（财政部令第94号）第十八条规定："投诉人投诉时，应当提交投诉书和必要的证明材料，并按照被投诉采购人、采购代理机构（以下简称被投诉人）和与投诉事项有关的供应商数量提供投诉书的副本。投诉书应当包括下列内容：（一）投诉人和被投诉人的姓名或者名称、通讯地址、邮编、联系人及联系电话；（二）质疑和质疑答复情况说明及相关证明材料；（三）具体、明确的投诉事项和与投诉事项相关的投诉请求；（四）事实依据；（五）法律依据；（六）提起投诉的日期。投诉人为自然人的，应当由本人签字；投诉人为法人或者其他组织的，应当由法定代表人、主要负责人，或者其授权代表签字或者盖章，并加盖公章。"

2018年2月1日财政部发布了《政府采购供应商投诉书范本》，具体模板样式如下：

投诉书范本

投诉相关主体基本情况

投　诉　人：＿＿＿＿＿＿＿＿＿＿＿＿＿＿＿＿＿＿＿＿＿＿＿＿＿＿＿

地　　　址：＿＿＿＿＿＿＿＿＿＿＿＿＿＿＿＿　邮编：＿＿＿＿＿＿

法定代表人/主要负责人：＿＿＿＿＿＿＿＿＿＿＿＿＿＿＿＿＿＿＿＿＿

联系电话：＿＿＿＿＿＿＿＿＿＿＿＿＿＿＿＿＿＿＿＿＿＿＿＿＿＿＿

授权代表：＿＿＿＿＿＿＿＿＿＿　联系电话：＿＿＿＿＿＿＿＿＿＿

地　　址：＿＿＿＿＿＿＿＿＿＿＿＿＿＿＿＿ 邮编：＿＿＿＿＿

被投诉人1：＿＿＿＿＿＿＿＿＿＿＿＿＿＿＿＿＿＿＿＿

地　　址：＿＿＿＿＿＿＿＿＿＿＿＿＿＿＿＿ 邮编：＿＿＿＿＿

联系人：＿＿＿＿＿＿＿＿＿＿ 联系电话：＿＿＿＿＿＿＿＿

被投诉人2

......

相关供应商：＿＿＿＿＿＿＿＿＿＿＿＿＿＿＿＿＿＿＿＿＿

地　　址：＿＿＿＿＿＿＿＿＿＿＿＿＿＿＿＿ 邮编：＿＿＿＿＿

联　系　人：＿＿＿＿＿＿＿＿＿ 联系电话：＿＿＿＿＿＿＿＿

投诉项目基本情况

采购项目名称：＿＿＿＿＿＿＿＿＿＿＿＿＿＿＿＿＿＿＿＿

采购项目编号：＿＿＿＿＿＿＿＿＿＿ 包号：＿＿＿＿＿＿＿＿

采购人名称：＿＿＿＿＿＿＿＿＿＿＿＿＿＿＿＿＿＿＿＿＿

代理机构名称：＿＿＿＿＿＿＿＿＿＿＿＿＿＿＿＿＿＿＿＿

采购文件公告：是/否 公告期限：＿＿＿＿＿＿＿＿＿＿＿＿

采购结果公告：是/否 公告期限：＿＿＿＿＿＿＿＿＿＿＿＿

质疑基本情况

　　投诉人于＿＿年＿＿月＿＿日，向＿＿＿＿＿＿＿＿＿提出质疑，质疑事项为：＿＿＿＿＿＿＿＿＿＿＿＿＿＿＿＿＿＿

　　采购人/代理机构于＿＿＿年＿＿＿月＿＿＿日，就质疑事项作出了答复/没有在法定期限内作出答复。

投诉事项具体内容

投诉事项1：＿＿＿＿＿＿＿＿＿＿＿＿＿＿＿＿＿＿＿＿＿＿

事实依据：＿＿＿＿＿＿＿＿＿＿＿＿＿＿＿＿＿＿＿＿＿＿＿

法律依据：＿＿＿＿＿＿＿＿＿＿＿＿＿＿＿＿＿＿＿＿＿＿＿

投诉事项2

......

与投诉事项相关的投诉请求

请求：＿＿＿＿＿＿＿＿＿＿＿＿＿＿＿＿＿＿＿＿＿＿＿＿＿

签字（签章）： 公章：

日期：

投诉书制作说明：

1. 投诉人提起投诉时，应当提交投诉书和必要的证明材料，并按照被投诉人和与投诉事项有关的供应商数量提供投诉书副本。

2. 投诉人若对委托代理人进行投诉的，投诉书应按照要求列明"授权代表"的有关内容，并在附件中提交由投诉人签署的授权委托书。授权委托书应当载明代理人的姓名或者名称、代理事项、具体权限、期限和相关事项。

3. 投诉人若对项目的某一分包进行投诉，投诉书应列明具体分包号。

4. 投诉书应简要列明质疑事项，质疑函、质疑答复等作为附件材料提供。

5. 投诉书的投诉事项应具体、明确，并有必要的事实依据和法律依据。

6. 投诉书的投诉请求应与投诉事项相关。

7. 投诉人为自然人的，投诉书应当由本人签字；投诉人为法人或者其他组织的，投诉书应当由法定代表人、主要负责人，或者其授权代表签字或者盖章，并加盖公章。

（四）投诉处理决定书/结果公告

《政府采购质疑和投诉办法》（财政部令第 94 号）第三十三条规定："财政部门作出处理决定，应当制作投诉处理决定书，并加盖公章。投诉处理决定书应当包括下列内容：（一）投诉人和被投诉人的姓名或者名称、通讯地址等；（二）处理决定查明的事实和相关依据，具体处理决定和法律依据；（三）告知相关当事人申请行政复议的权利、行政复议机关和行政复议申请期限，以及提起行政诉讼的权利和起诉期限；（四）作出处理决定的日期。"第三十四条规定："财政部门应当将投诉处理决定书送达投诉人和与投诉事项有关的当事人，并及时将投诉处理结果在省级以上财政部门指定的政府采购信息发布媒体上公告。"在当下的政府采购实践中，财政部仅提供了投诉处理结果公告的范本，并没有对投诉处理决定书的格式作出具体规范，因此，各地做法不尽统一。有的财政部门选择参照投诉处理结果公告的格式出具投诉处理决定书，有的财政部门参照类似行政复议决定书的格式。本指南建议借鉴格式更为简洁、清晰的公告范本出具投诉处理决定书。

2020 年 3 月 18 日财政部办公厅发布的《政府采购公告和公示信息格式规范（2020 年版）》提供了投诉处理结果公告范本，具体模板格式如下：

投诉处理结果公告

项目编号（或招标编号、政府采购计划编号、采购计划备案文号等，如有）：_____

项目名称：

相关当事人

投　诉　人：_____

地　　　址：_____

被投诉人：_____

地　　　址：_____

相关供应商：_____

地　　　址：_____

当　事　人：_____

地　　　址：_____

基本情况

处理依据及结果

其他补充事宜

（执法机关名称）

年　　月　　日

（五）验收结果报告

《政府采购法实施条例》第四十五条规定："采购人或者采购代理机构应当按照政府采购合同规定的技术、服务、安全标准组织对供应商履约情况进行验收，并出具验收书。验收书应当包括每一项技术、服务、安全标准的履约情况。政府向社会公众提供的公共服务项目，验收时应当邀请服务对象参与并出具意见，验收结果应当向社会公告。"

根据财政部办公厅发布的《政府采购公告和公示信息格式规范（2020 年版）》，公共服务项目验收结果公告具体模板格式如下：

公共服务项目验收结果公告

合同编号：_____

合同名称：_____

项目编号（或招标编号、政府采购计划编号、采购计划备案文号等，如有）：

_____

项目名称：_____

合同主体

采购人（甲方）：_____

地　　　址：_____

联系方式：＿＿＿＿＿＿＿＿＿＿＿＿＿＿

供应商（乙方）：＿＿＿＿＿＿＿＿＿＿＿＿

地　　址：＿＿＿＿＿＿＿＿＿＿＿＿＿＿

联系方式：＿＿＿＿＿＿＿＿＿＿＿＿＿＿

合同主要信息

服务内容：＿＿＿＿＿＿＿＿＿＿＿＿＿＿

服务要求：＿＿＿＿＿＿＿＿＿＿＿＿＿＿

服务期限：＿＿＿＿＿＿＿＿＿＿＿＿＿＿

服务地点：＿＿＿＿＿＿＿＿＿＿＿＿＿＿

验收日期： ＿＿＿＿＿＿＿＿＿＿＿＿

验收组成员（应当邀请服务对象参与）： ＿＿＿＿＿＿＿＿＿

验收意见： ＿＿＿＿＿＿＿＿＿＿＿＿＿＿＿

其他补充事宜： ＿＿＿＿＿＿＿＿＿＿＿＿＿

【案例8-6】 参数表述不准确导致的质疑案。

某医院"X线计算机断层成像系统（CT）"采购项目中，设备要求球管热容量为定值6.5mhu为固定值的技术参数，被供应商提出质疑。经采购人复核后修改为大于等于6.5mhu，但距离开标时间已不足15天，采购人认为此类参数属于表述时的疏忽，且时间紧迫不想延期，故要求所有报名并领取文件的供应商出具承诺函说明此修改不影响文件编制，不需要延期。招标结束后，排名第二的供应商提出质疑。最终本项目被主管部门认定程序不合法，相关承诺无效，废标后重新组织采购。

技术指标应当表述准确。设备性能、环境尺寸、速度重量等涉及产品差异化的指标，应在文件中以大于等于、不低于等方式进行表述。定制产品的尺寸如实验桌、标准规格产品如服装等，此类产品可直接提供固定指标要求。

技术指标应当没有歧义，如：可接入插口和可扩展插口、月产量和月最大负荷量等表述的是设备不同意义的性能指标。

一些市场惯例的描述和精准的定义有很大区别，如：定金和订金、质保期和缺陷责任期等，需要准确地了解其定义和用途，以免误解而产生纠纷。

程序时间应严格执行。政府采购活动中的程序时间有日历日和工作日两种表述，大多公示公告类时间限制都是工作日，值得注意的是工作日不包含节假公休。

问题与案例目录

参考文献

［1］江苏省苏州市工业园区财政局采购文件编制研究课题组．法治背景下采购文件编制的原则、要点和具体规范［J］．中国政府采购，2021（01）：44-54．

［2］政府采购负面清单知多少．［EB/OL］．政府采购信息网．http：//www.caigou2003.com/s/2019wlfmqd/．

［3］各地最新政府采购负面清单汇总目录．［EB/OL］政府采购信息网．https：//www.caigou2003.com/s/2019zzmfmqd/．

［4］张联成．投标截止前，资格预审结果"透明化"合法吗［N/OL］．中国政府采购报．2019-08-26．http：//www.ccgp.gov.cn/llsw/201908/t20190826_12755849.htm．

［5］葛俊波．政府采购"废标、终止、流标"之探讨［N/OL］．中国政府采购网．2021-10-27．http：//www.ccgp.gov.cn/llsw/202110/t20211027_17083990.htm．

［6］吴小明．政府采购实务操作与案例分析［M］．北京：经济科学出版社，2011．

［7］中国政府采购杂志社．政府采购500问［M］．北京：经济科学出版社，2021．

第九章 政府采购评审

【本章导读】 政府采购中的评审环节直接决定着政府采购的中标结果，其重要性可见一斑。为此，政府采购各个参与人都高度重视这个环节，尤其是采购人及其代理机构更是加倍关注。众所周知，在政府采购评审环节中起决定作用的应该是评审专家及采购人代表所组成的独立评审的评审委员会、竞争性谈判小组或询价小组。但事实上，评审过程并非如此简单。这其中，不仅评审专家可能会出现这样那样的问题，采购人、集中采购中心或采购代理机构、供应商、其他部门等都会或多或少地参与其中，并可能影响到最后的评审结果。

第一节 政府采购评审的一般要求

【本节小引】 政府采购评审有着严密的组织原则和方式方法要求，由于采购方式的不同，评审活动也有不同的发生轨迹。常见的政府采购评审主要包括公开招标的评标、竞争性谈判评审和竞争性磋商评审三种情形。虽然单一来源、询价也会涉及评审，但从理论上讲不属于真正意义上的采购评审。为此，我们介绍和分析的主要是三种常见的政府采购评审，内容主要包括评审主体、评审对象、评审方法及评审报告。

一、公开招标的评标

公开招标的评标活动由依照招标投标相关法律规定组织而成的评标委员会负责。评标委员会有一定的成员数量和资质上的要求，组建完成后由其按照评标准备、初步评审、详细评审、编写评标报告的步骤开展评标活动。在其评审活动中，常用的评审方法是最低投标价法和综合评分法。

（一）评标委员会的组建

政府采购的工程项目，要根据《招标投标法》《评标委员会和评标方法暂行规定》及《招标投标法实施条例》的规定进行，由招标人依法抽取的评标委员会负责评标。依法必须进行招标的项目的招标人非依据《招标投标法》及《招标投标法实施条例》有关规定，不得更换依法确定的评标委员会成员。同时，与投标人有利害关系的人不得进入相关项目的评标委员会，已经进入的应当更换。有以下情形之一的，不得担任评标委员会成员：(1) 投标人或者投标人主要负责人的近亲属；(2) 项目主管部门或者行政监督部门的人员；(3) 与投标人有经济利益关系，可能影响对投标公正评审的；(4) 曾因在招标、评标以及其他与招标投标有关活动中从事违法行为而受过行政处罚或刑事处罚的。评标委员会成员有上述规定情形之一的，应当主动提出回避。招标人应及时告知评审专家其应当回避的情形并核对评审专家身份和招标方代表授权函，对评审专家在活动中的职责履行情况予以记录，并及时将有关违法违规行为向有关行政监督部门报告。评标过程中，评标委员会成员有回避事由、擅离职守或者因健康等原因不能继续评标的，应当及时更换。被更换的评标委员会成员作出的评审结论无效，由更换后的评标委员会成员重新进行评审。

【问题9-1】 政府采购专家是从财政部门的专家库抽取，还是从综合评审专家库抽取？

这是一个比较现实的问题。全国各地公共资源交易平台整合情况不尽相同，有的地方建立了统一的公共资源交易综合专家库，而有的地方则是工程建设领域的评标专家库和政府采购评审专家库分开设立。在这种情况下，建立综合专家库的地方当然直接从综合专家库抽取；而工程建设评标专家库和政府采购评审专家库分离的地方，则应该根据当地财政部门的要求，原则上从政府采购专家库抽取。

另外，对于依法必须进行招标的项目，其评标委员会应由招标人的代表和有关技术、经济等方面的专家组成。成员人数应为5人以上单数，其中技术、经济等方面的专家不得少于成员总数的2/3。采购项目符合下列情形之一的，评标委员会成员人数应当为7人以上单数：(1) 采购预算金额在1 000万元以上；(2) 技术复杂；(3) 社会影响较大。同时，参与评标的专家应当从事相关领域工作满8年并具有高级职称或者同等专业水平，熟悉有关招标投标的法律法规，并具有与招标项目相关的实践经验，能够认真、公正、诚实、廉洁地履行职责。评标专家的来源有特定途径，应由招标人从国务院有关部门或者省、自治区、直辖市人民政府有关部门提供的专家名册或者招标代理机构的专家库内的相关专业的专家名单中确定。一般的招标项目应采取从专家名册（或专家名单）中随机抽取的方式，特殊招标项目则可以由招标人直接确定。根据《招标投标法实施条例》的规定，前述特殊招标项目，是指技术复杂、专业性强或者国家有特殊要求，采取随机抽取方式确定的专家难以保证胜任评标工作的项目。评标委员会成员名单一般应于开标前确定，在中标结果确定前应当保密。另外，评标委员会设负责人的，评标委员会负责人由评标委员会成员推举产生或者由招标人确定。评标委员会负责人与评标委员会的其他成员有同等的表决权。

政府采购中货物或服务需要招标的，则要依据中华人民共和国财政部令第87号，即《政府采购货物和服务招标投标管理办法》的规定进行。87号令对于评标委员会的要求和工程建设项目的规定相同，其第四十七条规定："评标委员会由采购人代表和评审专家组成，成员人数应当为5人以上单数，其中评审专家不得少于成员总数的三分之二。采购项目符合下列情形之一的，评标委员会成员人数应当为7人以上单数：（一）采购预算金额在1 000万元以上；（二）技术复杂；（三）社会影响较大。"对于专家的抽取，87号令第四十八条规定："采购人或者采购代理机构应当从省级以上财政部门设立的政府采购评审专家库中，通过随机方式抽取评审专家。对技术复杂、专业性强的采购项目，通过随机方式难以确定合适评审专家的，经主管预算单位同意，采购人可以自行选定相应专业领域的评审专家。"

【问题9-2】　政府采购评审专家应该由谁抽取，如何抽取？

《政府采购评审专家管理办法》第十二条规定，采购人或者采购代理机构应当从省级以上人民政府财政部门设立的评审专家库中随机抽取评审专家。评审专家库中相关专家数量不能保证随机抽取需要的，采购人或者采购代理机构可以推荐符合条件的人员，经审核选聘入库后再随机抽取使用。不难看出，政府采购专家的抽取工作是由采购人或其委托的采购代理机构进行的。但实际上，现在许多地方的专家抽取工作在电子终端上即可完成。

货物与服务采购项目的评标委员会应当对符合资格的投标人的投标文件进行符合性审查，以确定其是否满足招标文件的实质性要求。评标委员会对于投标文件中含义不明确、同类问题表述不一致或者有明显文字和计算错误的内容，应当以书面形式要求投标人作出必要的澄清、说明或者补正。投标人的澄清、说明或者补正应当采用书面形式，并加盖公章，或者由法定代表人或其授权的代表签字。投标人的澄清、说明或者补正不得超出投标文件的范围或者改变投标文件的实质性内容。

（二）评标委员会的任务

评标委员会是为了进行评标活动而组建起来的，它的主要任务是按照招标文件规定的评审标准和评审方法对投标进行评审和比较。根据87号令的相关规定，评标委员会负责具体评标事务，并独立履行下列职责：（1）审查、评价投标文件是否符合招标文件的商务、技术等实质性要求；（2）要求投标人对投标文件有关事项作出澄清或者说明；（3）对投标文件进行比较和评价；（4）确定中标候选人名单，以及根据采购人委托直接确定中标人；（5）向采购人、采购代理机构或者有关部门报告评标中发现的违法行为。因此，评标委员会的主要任务是按照招标文件的有关要求对招标文件进行审查和评价，对不同投标人的投标文件运用最低投标价法或综合评估法进行对比、评价，最终形成书面性的评审报告，并按照评审报告中的顺位顺序向招标人推荐中标候选人。另外，评审委员会还要担负起评标过程中的互相监督责任，及时向采购人、采购代理机构或财政部门等相关部门报告评标活动中的违法违规行为。

（三）评标委员会的评标活动

评标委员会的评标活动包括评标的准备、初步评审、详细评审、撰写书面评标报告与推荐中标候选人等。评标委员会的评标范围不仅包含竞选标，也囊括了中标人所投的备选标。而且，对于划分有多个单项合同的招标项目，招标文件是允许投标人为获得整个项目合同而提出优惠的，评标委员会也需对投标人提出的优惠进行审查。

1. 评标的准备与初步评审

根据《评标委员会和评标方法暂行规定》相关规定，评标委员会成员应当编制供评标使用的相应表格，认真研究招标文件，至少应了解和熟悉以下内容：（1）招标的目标；（2）招标项目的范围和性质；（3）招标文件中规定的主要技术要求、标准和商务条款；（4）招标文件规定的评标标准、评标方法和在评标过程中考虑的相关因素。而招标人或者其委托的招标代理机构则应当向评标委员会提供评标所需的重要信息和数据，如果设有标底，标底应当保密并在评标时作为参考。评标委员会在评标时应当根据招标文件规定的评标标准和方法对投标文件进行系统的评审和比较，按照投标报价的高低或者招标文件规定的其他方法对投标文件排序。招标文件中没有规定的标准和方法不得作为评标的依据。以多种货币报价的，应当按照中国银行在开标日公布的汇率中间价换算成人民币。评标委员会可以以书面方式要求投标人对投标文件中含义不明确、对同类问题表述不一致或者有明显文字和计算错误的内容作必要的澄清、说明或者补正。澄清、说明或者补正应以书面方式进行并不得超出投标文件的范围或者改变投标文件的实质性内容。评标委员会不得暗示或者诱导投标人作出澄清、说明或者接受投标人主动提出的澄清、说明。

初步评审过程中，首先需要进行的是废标的认定，因为一旦投标被认定为废标便无须进行下一步的评标活动。评标委员会可依据我国招标投标相关法律及《评标委员会和评标方法暂行规定》所规定的四类废标情况作出废标决定。（1）在评标过程中，评标委员会发现投标人以他人的名义投标、串通投标、以行贿手段谋取中标或者以其他弄虚作假方式投标的，该投标人的投标应作废标处理。（2）在评标过程中，评标委员会发现投标人的报价明显低于其他投标报价或者在设有标底时明显低于标底，使得其投标报价可能低于其个别成本的，应当要求该投标人作出书面说明并提供相关证明材料。投标人不能合理说明或者不能提供相关证明材料的，由评标委员会认定该投标人以低于成本报价竞标，其投标应作废标处理。（3）投标人资格条件不符合国家有关规定和招标文件要求的，或者拒不按照要求对投标文件进行澄清、说明或者补正的，评标委员会可以否决其投标。（4）评标委员会应当审查每一投标文件是否对招标文件提出的所有实质性要求和条件作出响应。未能在实质上响应的投标，应作废标处理。

【问题 9-3】 政府采购中出现废标的有哪几种情形？

根据《政府采购法》第三十六条的规定，出现以下情况的，应该予以废标：一是符合专业条件的供应商或者对招标文件作实质响应的供应商不足三家的；二是出现影响采购公正的违法、违规行为的；三是投标人的报价均超过了采购预算，采购人不能支付的；四是因重大变故，采购任务取消的。当然，废标后，还应该将废标的理由通知所有投标人。

此外，评标委员会应当根据招标文件，审查并逐项列出投标文件的全部投标偏差，包括重大偏差和细微偏差。投标文件有以下情形之一的，属于未能对招标文件作出实质性响应，应按《评标委员会和评标方法暂行规定》第二十五条规定作废标处理：（1）没有按照招标文件要求提供投标担保或者所提供的投标担保有瑕疵；（2）投标文件没有投标人授权代表签字和加盖公章；（3）投标文件载明的招标项目完成期限超过招标文件规定的期限；

（4）明显不符合技术规格、技术标准的要求；（5）投标文件载明的货物包装方式、检验标准和方法等不符合招标文件的要求；（6）投标文件附有招标人不能接受的条件；（7）不符合招标文件中规定的其他实质性要求。上述情形是我国招标投标法律对投标文件存在重大偏差的认定，一旦招标文件存在重大偏差，便可以将其投标认定为废标。而细微偏差是指投标文件在实质上响应招标文件要求，但在个别地方存在漏项或者提供了不完整的技术信息和数据等情况，并且补正这些遗漏或者不完整不会对其他投标人造成不公平的结果。细微偏差不影响投标文件的有效性，但评标委员会应当书面要求存在细微偏差的投标人在评标结束前予以补正。拒不补正的，在详细评审时可以对细微偏差作不利于该投标人的量化，量化标准应当在招标文件中规定。评审人在对细微偏差进行不利于投标人的量化时应从此规定。

但是，在否决不合格投标或者界定为废标后，因有效投标不足三个使得投标明显缺乏竞争的，评标委员会可以否决全部投标。

2. 评标委员会的详细评审

根据《评标委员会和评标方法暂行规定》的有关规定，经初步评审合格的投标文件，评标委员会应当根据招标文件确定的评标标准和方法，对其技术部分和商务部分作进一步评审、比较。评标委员会进行详细评审时所采用的评标方法包括经评审的最低投标价法（最低评标价法）、综合评估法或者法律、行政法规允许的其他评标方法。因此，我们主要介绍在评审活动中常用的最低投标价法和综合评估法。

（1）最低投标价法

根据87号令第五十四条之定义，最低评标价法，是指投标文件满足招标文件全部实质性要求，且投标报价最低的投标人为中标候选人的评标方法。对于该方法的适用情形，我国招标投标相关法律亦有规定，即"对于技术、服务等标准统一的货物服务项目，应当采用最低评标价法"。符合此情形的，一般要求评标委员会采用此方法进行评审。在采用最低评标价法评标时，除了算术修正和落实政府采购政策需进行的价格扣除外，不能对投标人的投标价格进行任何调整。采用最低评标价法的，最后评标结果按投标报价由低到高的顺序排列，投标报价相同的并列。投标文件满足招标文件全部实质性要求且投标报价最低的投标人为排名第一的中标候选人。根据经评审的最低投标价法完成详细评审后，评标委员会应当拟定一份"标价比较表"，连同书面评标报告提交招标人。"标价比较表"应当载明投标人的投标报价、对商务偏差的价格调整和说明以及经评审的最终投标价。

（2）综合评估法

根据《评标委员会和评标方法暂行规定》的有关规定，不宜采用经评审的最低投标价法的招标项目，一般应当采取综合评估法进行评审。综合评估法，是指投标文件满足招标文件全部实质性要求，且按照评审因素的量化指标评审得分最高的投标人为中标候选人的评标方法。

3. 撰写书面评标报告与推荐中标候选人

书面评标报告是评标委员会根据评审活动的开展情况，对评审过程、评审结果等诸因素的总结和书面呈现，这是评审活动的最终书面成果，也是我国政府采购相关法律对政府采购评审活动的要求。根据《评标委员会和评标方法暂行规定》及《招标投标法实施条例》，评标委员会完成评标后，应当向招标人提出书面评标报告和中标候选人名单，并将书面评标报告和中标候选人名单抄送有关行政监督部门。中标候选人应当不超过 3 个，并标明排序。中标人的投标应当符合下列条件之一：（1）能够最大限度满足招标文件中规定的各项综合评价标准；（2）能够满足招标文件的实质性要求，并且经评审的投标价格最低，但是投标价格低于成本的除外。

根据我国招标投标法律的相关规定，评标报告应当如实记载以下内容：（1）招标公告刊登的媒体名称、开标日期和地点；（2）投标人名单和评标委员会成员名单；（3）评标方法和标准；（4）开标记录和评标情况及说明，包括无效投标人名单及原因；（5）评标结果，确定的中标候选人名单或者经采购人委托直接确定的中标人；（6）评标标准、评标方法或者评标因素一览表；（7）其他需要说明的情况，包括评标过程中投标人根据评标委员会要求进行的澄清、说明或者补正，评标委员会成员的更换等。对评标结论持有异议的评标委员会成员可以以书面形式阐述其不同意见和理由。评标委员会成员拒绝在评标报告上签字且不陈述其不同意见和理由的，视为同意评标结论，但应当对此作出书面说明并记录在案。评标委员会向招标人提交书面评标报告后即告解散，评标过程中使用的文件、表格以及其他资料应当即时归还招标人。此时，评审活动宣告正式终结。

二、竞争性谈判的评审

竞争性谈判的评审是指由采购人代表和评审专家组成的谈判小组负责，在供应商提交响应文件后，依照谈判文件的相关规定，对响应文件的有效性、完整性和响应程度进行审查，从质量和服务均能满足采购文件实质性响应要求的供应商中，采用最低评标价法，按照最后报价由低到高的顺序提出3名以上成交候选人，并编写评审报告的评审过程。

（一）竞争性谈判评审人员的召集

依照《政府采购非招标采购方式管理办法》的相关规定，竞争性谈判小组由采购人代表和评审专家共3人以上单数组成，其中评审专家人数不得少于竞争性谈判小组成员总数的2/3。同时，采购人不得以评审专家身份参加本部门或本单位采购项目的评审，采购代理机构人员不得参加本机构代理的采购项目的评审。达到公开招标数额标准的货物或者服务采购项目，或者达到招标规模标准的政府采购工程，竞争性谈判小组应当由5人以上单数组成，同样，评审专家人数不得少于竞争性谈判小组成员总数的2/3。采用竞争性谈判采购的政府采购项目，评审专家应当从政府采购评审专家库内相关专业的专家名单中随机抽取。对于技术复杂、专业性强的竞争性谈判采购项目，通过随机方式难以确定合适的评审专家的，经主管预算单位同意，可以自行选定评审专家且评审专家中应当包含1名法律专家。

（二）竞争性谈判的评审内容和方法

根据《政府采购非招标采购方式管理办法》的有关规定，竞争性谈判小组在采购活动过程中应当审查供应商的响应文件并作出评价。对响应文件的评审主要包括对响应文件的有效性、完整性和响应程度的审查。响应文件中出现含义不明确、同类问题表述不一致或者有明显文字和计算错误的内容等问题时，可以要求供应商作出必要的澄清、说明或者更正。

依照《政府采购法》的有关规定，谈判结束后，谈判小组应当要求所有参加谈判的供应商在规定时间内进行最后报价，采购人从谈判小组提出的成交候选人中根据符合采购需求、质量和服务相等且报价最低的原则确定成交供应商，并将结果通知所有参加谈判的未成交的供应商。因此，这就要求谈判小组对供应商所提供的货物或服务的质量进行评审。对于"质量和服务相等"的判定，《政府采购法实施条例》中亦有明确："质量和服务相等，是指供应商提供的产品质量和服务均能满足采购文件规定的实质性要求。"若质量和服务相等，则从质量和服务相等的均能满足采购文件实质性响应要求的供应商中，按照最后报价由低到高的顺序提出3名以上成交候选人并编写评审报告，即采取最低评标价法进行评审，确定投标文件满足招标文件全部实质性要求且投标报价最低的供应商为中标候选人。

（三）评审报告的撰写与要求

根据《政府采购非招标采购方式管理办法》，竞争性谈判小组应当根据评审记录和评审结果编写评审报告，其主要内容包括：（1）邀请供应商参加采购活动的具体方式和相关情况，以及参加采购活动的供应商名单；（2）评审日期和地点，谈判小组、询价小组成员名单；（3）评审情况记录和说明，包括对供应商的资格审查情况、供应商响应文件评审情况、谈判情况、报价情况等；（4）提出的成交候选人的名单及理由。

评审报告应当由谈判小组全体成员签字认可。谈判小组成员对评审报告有异议的，按照少数服从多数的原则推荐成交候选人，采购程序继续进行。对评审报告有异议的谈判小组成员应当在报告上签署不同意见并说明理由，由谈判小组书面记录相关情况。谈判小组成员拒绝在报告上签字又不书面说明其不同意见和理由的，视为同意评审报告。采购代理机构应当在评审结束后2个工作日内将评审报告送采购人确认。采购人应当自收到评审报告之日起5个工作日内在评审报告推荐的中标或者成交候选人中按顺序确定中标或者成交供应商。

（四）重启评审的条件

根据《政府采购非招标采购方式管理办法》有关规定，除资格性审查认定错误和价格计算错误外，采购人或者采购代理机构不得以任何理由组织重新评审。采购人、采购代理机构发现谈判小组未按照采购文件规定的评定成交的标准进行评审的，应当重新开展采购活动，并同时书面报告本级财政部门。

三、竞争性磋商的评审

竞争性磋商的评审是指由采购人代表和评审专家组成的磋商小组负责，在供应商提交响应文件后，依照磋商文件中有关规定，审查响应文件的有效性、完整性和响应程度，从中确定出能够做出所有实质性响应的供应商，采用综合评分法确定候选供应商并编写评审报告的评审过程。

（一）竞争性磋商评审人员的召集

《政府采购竞争性磋商采购方式管理暂行办法》第十六条规定："磋商小组成员应当按照客观、公正、审慎的原则，根据磋商文件规定的评审程序、评审方法和评审标准进行独立评审。"即竞争性磋商的评审活动由磋商小组依照磋商文件规定的评审程序、评审方法和评审标准开展。磋商小组应由采购人代表和评审专家共 3 人以上单数组成，其中评审专家人数不得少于磋商小组成员总数的 2/3。采购人代表不得以评审专家身份参加本部门或本单位采购项目的评审。采购代理机构人员不得参加本机构代理的采购项目的评审。采用竞争性磋商方式的政府采购项目，评审专家应当从政府采购评审专家库内相关专业的专家名单中随机抽取。对于市场竞争不充分的科研项目、需要扶持的科技成果转化项目，以及情况特殊、通过随机方式难以确定合适的评审专家的项目，经主管预算单位同意，可以自行选定评审专家。技术复杂、专业性强的采购项目，评审专家中应当包含 1 名法律专家。

（二）竞争性磋商评审的内容与方法

首先，磋商小组应当依照磋商文件的有关规定，对响应文件的有效性、完整性和响应程度进行审查。对于响应文件中含义不明确、同类问题表述不一致或者有明显文字和计算错误的内容等问题的，磋商小组有权要求供应商作出必要的澄清、说明或者更正，但供应商的澄清、说明或者更正不得超出响应文件的范围或者改变响应文件的实质性内容。对于未实质性响应磋商文件的响应文件可按无效响应处理，同时应将无效响应决定告知提交响应文件的供应商。

其次，经磋商确定最终采购需求和提交最后报价的供应商后，由磋商小组采用综合评分法对提交最后报价的供应商的响应文件和最后报价进行综合评分，即确认响应文件满足磋商文件全部实质性要求且按评审因素的量化指标评审得分最高的供应商为成交候选供应商。综合评分法评审标准中的分值设置应当与评审因素的量化指标相对应，磋商文件中没有规定的评审标准不得作为评审依据。评审时，磋商小组各成员应当独立对每个有效响应的文件进行评价、打分，然后汇总每个供应商每项评分因素的得分。

最后，磋商小组应当根据综合评分情况，按照评审得分由高到低的顺序推荐 3 名以上成交候选供应商。对于市场竞争不充分的科研项目，以及需要扶持的科技成果转化项目，可以推荐 2 家成交候选供应商。评审得分相同的，按照最后报价由低到高的顺序推荐。评审得分且最后报价相同的，按照技术指标优劣顺序推荐。

（三）竞争性磋商评审报告的撰写与要求

编写评审报告是竞争性磋商评审环节的最后一步，是磋商小组进行评审工作的记录和总结。根据《政府采购竞争性磋商采购方式管理暂行办法》有关规定，评审报告应当包括以下主要内容：（1）邀请供应商参加采购活动的具体方式和相关情况；（2）响应文件开启日期和地点；（3）获取磋商文件的供应商名单和磋商小组成员名单；（4）评审情况记录和说明，包括对供应商的资格审查情况、供应商响应文件评审情况、磋商情况、报价情况等；（5）提出的成交候选供应商的排序名单及理由。同时，评审报告应当由磋商小组全体成员签字认可。磋商小组成员对评审报告有异议的，按照少数服从多数的原则推荐成交候选供应商，采购程序继续进行。对评审报告有异议的磋商小组成员，应当在报告上签署不同意见并说明理由，由磋商小组书面记录相关情况。磋商小组成员拒绝在报告上签字又不书面说明其不同意见和理由的，视为同意评审报告。

（四）重启评审的条件

根据《政府采购竞争性磋商采购方式管理暂行办法》有关规定，除资格性检查认定错误、分值汇总计算错误、分项评分超出评分标准范围、客观分评分不一致、经磋商小组一致认定评分畸高或畸低的情形外，采购人或者采购代理机构不得以任何理由组织重新评审。采购人、采购代理机构发现磋商小组未按照磋商文件规定的评审标准进行评审的，应当重新开展采购活动，并同时书面报告本级财政部门。

【案例9-1】 质疑评审委员会对实质性响应条件认定案。

某代理机构组织对环境监测仪器采购项目进行公开招标。经依法组建的评标委员会评标，M公司被推荐为第一中标候选人。中标结果公布后，第二中标候选人R公司对第一中标候选人的产品提出质疑。代理机构依法进行了答复。R公司对代理机构的质疑答复不满意，向财政部门投诉。

投诉人认为，第一中标候选人M公司的产品属于非抑制型离子色谱，没有抑制器，不符合招标文件中"3.6抑制器：具有高容量、免维护、低噪声和稳定的基线"的要求，认为中标人以虚假或混淆是非的方式应付或蒙蔽专家，并提供相关专业书籍和色谱技术丛书作为证明材料。

本投诉的焦点在于，中标产品的技术指标是否实质性响应招标文件要求。

财政部门接到投诉后，再次组织原评标委员会进行调查。意见是，M公司投标文件中关于"3.6抑制器"一项是有明确响应的：阳离子采用电子抑制器一套，无化学损耗，并在备注项有详细说明；未发现投诉人所说的"以虚假或混淆是非的方式来应付或蒙蔽专家"的行为。经查阅项目评分表和汇总表，本项目公布的中标候选人由评标委员会根据招标文件要求和评标办法对各投标人进行打分，根据总分排名提出推荐名单，是合法有效的。经财政部门审查，认为根据现有证据不能证明M公司所投产品离子色谱仪不能满足招标文件的要求。投诉人提供的相关专业书籍和色谱技术丛书，仅代表学术观点，不能作为认定的标准，因此不能作为有效证据采信。

综上所述，投诉人的投诉缺乏依据，根据《政府采购法》第五十六条、《政府采购质疑和投诉办法》（财政部令第94号）第二十九条之规定，财政部门作出了驳回的投诉处理决定。

87号令第四十六条规定："评标委员会负责具体评标事务，并独立履行下列职责：（一）审查、评价投标文件是否符合招标文件的商务、技术等实质性要求……"

因此，关于技术指标是否响应招标文件要求，应当由依法组建的评标委员会认定。如果有争议，可以组织评标委员会专家进行复审，听取专家的意见，必要时，也可请权威专业机构进行论证。

87号令第五十条规定："评标委员会应当对符合资格的投标人的投标文件进行符合性审查，以确定其是否满足招标文件的实质性要求。"

此外，国家七部委制定的《评标委员会和评标方法暂行规定》对招标文件是否实质性响应、哪些情况属于重大偏差及细微偏差有比较明确的规定，可以作为参考。

《评标委员会和评标方法暂行规定》第二十五条明确："下列情况属于重大偏差：（一）没有按照招标文件要求提供投标担保或者所提供的投标担保有瑕疵；（二）投标文件没有投标人授权代表签字和加盖公章；（三）投标文件载明的招标项目完成期限超过招标文件规定的期限；（四）明显不符合技术规格、技术标准的要求；（五）投标文件载明的货物包装方式、检验标准和方法等不符合招标文件的要求；（六）投标文件附有招标人不能接受的条件；（七）不符合招标文件中规定的其他实质性要求。

"投标文件有上述情形之一的，为未能对招标文件作出实质性响应，并按本规定第二十三条规定作废标处理。招标文件对重大偏差另有规定的，从其规定。"

《评标委员会和评标方法暂行规定》第二十六条明确："细微偏差是指投标文件在实质上响应招标文件要求，但在个别地方存在漏项或者提供了不完整的技术信息和数据等情况，并且补正这些遗漏或者不完整不会对其他投标人造成不公平的结果。细微偏差不影响投标文件的有效性。评标委员会应当书面要求存在细微偏差的投标人在评标结束前予以补正。拒不补正的，在详细评审时可以对细微偏差作不利于该投标人的量化，量化标准应当在招标文件中规定。"

第二节 专家参加政府采购评审问题

【本节小引】 某日，湖北省综合评标专家库发布《关于公布一批评标专家典型违法违规案例的通报》，共通报 12 起案例。涉及的 17 名评标专家中，4 人被取消担任评标委员会成员的资格，3 人被禁止评标 1 年，1 人被禁止评标 6 个月，其余被记入不良行为量化记分。该通报中评审专家涉及的问题行为既包括收受投标人贿赂、未按招标文件确定的评标标准和方法进行独立评审等违法犯罪行为，也有恶语中伤其他评标专家、扰乱评标现场秩序、无故迟到、擅自离开评标现场等违规违纪行为。针对这些违纪甚至违法犯罪行为，应当如何处理和应对呢？

一、采购专家参加评审的常见问题

无论是公开招标的评标，还是竞争性谈判、竞争性磋商的评审活动，都离不开采购专家的参与。参与评审的采购专家一般由采购方或采购代理机构按照随机抽取的方式从国务院有关部门或者省、自治区、直辖市人民政府有关部门提供的专家名册或者招标代理机构的专家库内的相关专业的专家名单中确定。采购专家确定后便自评审开始前至结束后，广泛地参与到评审的全过程，且在评审活动结束后仍需履行相关职责。因此，根据采购评审的进程，采购专家参加评审所引发的问题一般分布在评审开始前、评审进行中、评审结束后三个时期。例如，评审开始前由专家资质所引发的相关问题，评审进行中由依法依规评审所引发的问题，以及评审结束后由报酬给付所引发的问题等。因此，下文我们主要对这三个时期比较常见的与采购专家参与评审相关的问题进行介绍和回答。

【问题 9-4】 对于应当回避而未主动回避的评审专家应如何处置？此时评审活动又应如何开展？

根据《招标投标法实施条例》有关规定，评标专家应当回避而不回避的，由有关行政监督部门责令改正；情节严重的，禁止其在一定期限内参加依法必须进行招标的项目的评标；情节特别严重的，取消其担任评标委员会成员的资格。

另外，依据《政府采购法实施条例》有关规定，政府采购评审专家与供应商存在利害关系而未回避的，对该专家处2万元以上5万元以下的罚款，并禁止其参加政府采购评审活动。同时，根据《政府采购评审专家管理办法》有关规定，对于评审专家与供应商存在利害关系未回避的，还要列入不良行为记录。

除上述规定外，对于应当回避而未主动回避的评审专家应予以更换，被更换的评审专家作出的评审结论无效，由更换后的评审专家重新进行评审。

【问题9-5】 对于确认参加评审活动后无故不到或擅离职守的评审专家，应如何处置？

根据《招标投标法实施条例》有关规定，评标专家确认参加评审活动后，无故不到或擅离职守的，由有关行政监督部门责令改正；情节严重的，禁止其在一定期限内参加依法必须进行招标的项目的评标；情节特别严重的，取消其担任评标委员会成员的资格。

【问题9-6】 对于不按招标文件规定的标准和方法进行评审的专家，应如何处置？

根据《政府采购法实施条例》有关规定，政府采购评审专家未按照采购文件规定的评审程序、评审方法和评审标准进行独立评审或者泄露评审文件、评审情况的，由财政部门给予警告，并处2 000元以上2万元以下的罚款；影响中标、成交结果的，处2万元以上5万元以下的罚款，禁止其参加政府采购评审活动。同时，其评审意见无效，不得获取评审费，有违法所得的，没收违法所得，给他人造成损失的，依法承担民事责任。

除此之外，《政府采购评审专家管理办法》第二十九条规定，出现评审专家"未按照采购文件规定的评审程序、评审方法和评审标准进行独立评审或者泄露评审文件、评审情况"情形，应将涉事评审专家列入不良行为记录。

【问题9-7】 对于专家评审时拒绝出具书面意见的情形，应如何处理？

87号令第六十一条规定："评标委员会成员对需要共同认定的事项存在争议的，应当按照少数服从多数的原则作出结论。持不同意见的评标委员会成员应当在评标报告上签署不同意见及理由，否则视为同意评标报告。"因此，评审专家在评审时拒绝出具书面意见的，如不进行理由说明则视为同意评标报告，由评标委员会按照少数服从多数的原则作出结论。

【问题9-8】 对于评审专家私下接触招标人、招标代理机构、投标人或其他利害关系人的情形，应如何处理？

根据87号令第六十二条的规定，评标委员会及其成员在确定参与评标至评标结束前私自接触投标人的，其评审意见无效，并不得获取评审劳务报酬和报销异地评审差旅费。

【问题9-9】 对于评审专家在评审时向招标人征询确定中标人意向的情形，应如何处理？

根据87号令第六十二条的规定，评标委员会及其成员违反评标纪律发表倾向性意见或者征询采购人的倾向性意见的，其评审意见无效，并不得获取评审劳务报酬和报销异地评审差旅费。

【问题9-10】 对于评审专家接受任何单位或者个人提出的倾向性要求的情形，应如何处理？

根据《招标投标法实施条例》第七十一条的规定，评审专家接受任何单位或者个人明示或者暗示提出的倾向或者排斥特定投标人的要求的，由有关行政监督部门责令改正；情节严重的，禁止其在一定期限内参加依法必须进行招标的项目的评标；情节特别严重的，取消其担任评标委员会成员的资格。

【问题9-11】 对于评审专家在评审时对依法应当否决的投标不提出否决意见的情形，应如何处理？

根据《招标投标法实施条例》第七十一条的规定，评审专家对依法应当否决的投标不提出否决意见的，由有关行政监督部门责令改正；情节严重的，禁止其在一定期限内参加依法必须进行招标的项目的评标；情节特别严重的，取消其担任评标委员会成员的资格。

【问题9-12】 对于评审专家暗示或者诱导投标人作出澄清、说明，接受投标人主动提出的澄清、说明的情形，应如何处理？

根据87号令第六十二条的规定，评标委员会及其成员接受投标人提出的与投标文件不一致的澄清或者说明，投标文件中含义不明确、同类问题表述不一致或者有明显文字和计算错误的内容的除外，其评审意见无效，并不得获取评审劳务报酬和报销异地评审差旅费。

【问题9-13】 对于评审专家在有关部门依法对招标投标活动进行调查时不予配合的情形，应如何处理？

根据《政府采购评审专家管理办法》有关规定，对于评审专家拒不履行配合答复供应商询问、质疑、投诉等法定义务的，应列入不良行为记录。

二、评审专家其他严重问题举例

当前我国各省、市大都建有独立的专家库，但库内专家一般是通过简单的公开征集、单位推荐以及自我推荐等几种方式选聘入库。虽然有些省市或地区会对库内专家进行简单培训和考核，但评审专家业务素质良莠不齐的现状不容忽视。因此，评审专家在参加评审活动时，可能出现逾规违纪的情形，甚至会出现违法犯罪的情况。接下来，我们将介绍几种与评审专家相关的严重问题与处置方法。

【问题9-14】 对于参与评审活动的专家使用不实信息和虚假材料骗取评标专家资格的情形，应如何处理？

根据《政府采购评审专家管理办法》有关规定，对于提供虚假申请材料的评审专家，应列入不良行为记录，同时由省级以上人民政府财政部门将其解聘，取消其评标专家资格，涉嫌犯罪的，移送司法机关处理。

【问题9-15】 对于参与评审的专家委托他人或者接受他人委托代替评标的情形，应如何处理？

依据《政府采购评审专家管理办法》有关规定，委托他人或者接受他人委托代替评标属"未按照采购文件规定的评审程序、评审方法和评审标准进行独立评审或者泄露评审文件、评审情况"情形，应将涉事评审专家列入不良行为记录，确定其评审意见无效；有违法所得的，没收违法所得；给他人造成损失的，依法承担民事责任，并由财政部门给予警告，处2 000元以上2万元以下的罚款；影响中标、成交结果的，处2万元以上5万元以下的罚款，并禁止其参加政府采购评审活动。

【问题9-16】 对于评审专家与招标人、招标代理机构、投标人相互串通的情形，应如何处理？

我国招标投标及政府采购相关法律特别规定了投标人与其他投标人、投标人与招标人、投标人与招标代理机构之间的串通投标情形认定和处置措施，但并没有直接规定说明评审专家参与串通投标的情形认定和处置措施，但《政府采购评审专家管理办法》第二十七条规定："评审专家收受采购人、采购代理机构、供应商贿赂或者获取其他不正当利益，构成犯罪的，依法追究刑事责任；尚不构成犯罪的，处2万元以上5万元以下的罚款，禁止其参加政府采购评审活动。"

从刑事责任来看，当前评审专家面临的刑事责任多以非国家工作人员受贿罪来进行定罪处罚。最高人民法院、最高人民检察院颁布的《关于办理商业贿赂刑事案件适用法律若干问题的意见》中第六项规定："依法组建的评标委员会、竞争性谈判采购中谈判小组、询价采购中询价小组的组成人员，在招标、政府采购等事项的评标或者采购活动中，索取他人财物或者非法收受他人财物，为他人谋取利益，数额较大的，依照刑法第一百六十三条的规定，以非国家工作人员受贿罪定罪处罚。"《中华人民共和国刑法》第一百六十三条对于非国家工作人员受贿罪是这样规定的："公司、企业或者其他单位的工作人员，利用职务上的便利，索取他人财物或者非法收受他人财物，为他人谋取利益，数额较大的，处三年以下有期徒刑或者拘役，并处罚金；数额巨大或者有其他严重情节的，处三年以上十年以下有期徒刑，并处罚金。"对于非国家工作人员受贿罪中"数额较大""数额巨大"的认定，《最高人民法院、最高人民检察院关于办理贪污贿赂刑事案件适用法律若干问题的解释》亦有明确的标准，"刑法第一百六十三条规定的非国家工作人员受贿罪、第二百七十一条规定的职务侵占罪中的'数额较大''数额巨大'的数额起点，按照本解释关于受贿罪、贪污罪相对应的数额标准规定的二倍、五倍执行，"即非国家工作人员受贿罪中"数额较大"是指"六万元以上不满四十万元"，"数额巨大"是指"一百万元以上不满一千五百万元"。上述数额标准与实践中参与串通投标评审专家受贿的金额是有一定距离的，虽然我国《刑法》中有"串通投标罪"的规定，但在现有法律体系和实践中，并不能将评审专家作为串通投标的实行犯对其进行刑事处罚，而是将评审专家作为串通投标罪的帮助犯对其进行刑事责任追究。

在现实中，评审专家未收受财物或其他好处而接受请托在评标过程中实施不正当行为帮助投标人中标的，符合《政府采购评审专家管理办法》第二十七条"评审专家未按照采购文件规定的评审程序、评审方法和评审标准进行独立评审或者泄露评审文件、评审情况"的情形。对此种情形，由财政部门给予警告，并处 2 000 元以上 2 万元以下的罚款；影响中标、成交结果的，处 2 万元以上 5 万元以下的罚款，禁止其参加政府采购评审活动。

【案例 9-2】 评标专家受贿被判实刑案。

河南省综合评标专家库网站于 2020 年 11 月 17 日发布《关于 5 名评标专家犯非国家工作人员受贿罪相关情况的通报》。通报称，5 名评标专家相互串通，操纵评标，犯非国家工作人员受贿罪，被鹤壁市中级人民法院依法判刑。

2018年8月2日至8月5日，李某、赵某某、齐某某、何某某、吴某某作为河南省综合评标库专家，被随机抽取参加鹤壁市淇滨区2018年山丘区五小水利工程项目的评标活动。5人接受请托人高额好处费，相互串通，瓜分标段，共同给请托人委托公司打高分，违规操纵评标结果。该项目共7个标段，前5个标段的中标候选人第一名均是被5人共同操纵产生的，性质极其恶劣。

经鹤壁市中级人民法院终审，5人均触犯刑法，判处有期徒刑一年到一年六个月不等，缓期一年到二年不等。

【问题9-17】 对于评审专家恶意索取不合理评标酬劳或者以其他不正当方式谋取额外酬劳的情形，应如何处理？评审专家的评审酬劳数额又该如何确定？

依据87号令的相关规定，评审专家恶意索取不合理评标酬劳或者以其他不正当方式谋取额外酬劳的，可由采购人或者采购代理机构对其恶意行为或不正当方式进行记录，并及时向财政部门报告。由有关行政监督部门依据所在地区评标专家管理办法，取消涉事专家评标专家资格，情节严重的，终身不再接受其入库申请；构成犯罪的，依法追究刑事责任。

《政府采购评审专家管理办法》规定，省级人民政府财政部门应当根据实际情况，制定本地区评审专家劳务报酬标准，中央预算单位按照属地标准执行。中国政府采购网为此开辟了专栏，集中发布各地区评审专家劳务报酬标准，目前可供查询的省、自治区、直辖市有北京、上海、重庆、湖北、湖南、山西、山东、黑龙江、吉林、广东、陕西、甘肃、青海、宁夏、新疆、西藏、江苏、浙江、广西、云南、福建、贵州共22个（2021）。该专栏会对各省份评审专家劳务报酬标准进行不定期更新，供采购人、代理机构查询使用，并依此确定评审专家的劳务报酬数额。对于评审专家往返城市间实际发生的交通费、住宿费等费用，可参照采购人执行的差旅费管理办法相应标准向采购人或集中采购机构凭据报销。

【案例9-3】 彭某某扰乱评审秩序受处罚案。

某采购项目评标结束后，招标代理机构工作人员按标准发放专家劳务费，评标专家彭某某以评标辛苦为由，要求增加劳务费。经协商，招标代理机构工作人员向每位评标委员会成员增加了100元劳务费。其后，彭某某以担任主任评委为由，以拒绝在评标报告上签字为要挟，再次要求招标代理机构工作人员为自己增加专家劳务费 100 元。在要求遭到代理机构工作人员拒绝后，彭某某撕毁评标报告封面并离开评标现场。彭某某严重扰乱评标工作秩序，不能客观公正地履行职责，其行为造成了恶劣影响。

处理结果：禁止彭某某参加依法必须进行招标的项目的评标 6 个月并予以通报。

【案例 9-4】　D 大学在报名阶段排除潜在供应商案。

采购人 D 大学就该校校园网基础设施改造更新工程项目进行公开招标。2017 年 6 月 30 日，其发布招标公告，此后组织了开标、评标工作。随后，采购人 D 大学发布中标公告，B 公司为中标供应商。

9 月 12 日，财政部收到采购人 D 大学的举报材料。D 大学反映：（1）招标文件关于交换机生产厂商通过 CMMI4 级（或以上）国内认证时间不少于 3 年的评分设置不合理；（2）相关供应商 C 公司与 M 公司在采购人 D 大学供应商库中注册时所留邮箱相同，且 M 公司投标文件内容简单，投标产品技术参数与其官网技术参数不一致，C 公司和 M 公司涉嫌恶意串通。

财政部依法启动监督检查程序，并向相关当事人调取证据材料。

C 公司称：（1）其与 M 公司无任何业务往来，负责本次投标事宜的员工私自委托第三方完成供应商入库注册，未得到 C 公司授权；（2）其完全按照招标文件要求的格式编制投标文件。

M 公司称：其与 C 公司没有任何业务往来。M 公司员工委托熟人办理供应商入库注册，该员工不知道该熟人是否与其他供应商有联系。

经查，该项目招标公告要求潜在供应商在采购人 D 大学采购信息网的供应商入口注册，审核通过后，方可参加该项目；要求将以下资料扫描件在该项目报名截止前发送至指定邮箱办理入库手续：（1）企业法人营业执照副本；（2）公司法定代表人身份证复印件（加盖供应商公章）；（3）开户许可证；（4）近三个月的纳税证明材料；（5）最近三个月缴纳社会保障金凭证。

该项目招标文件评分标准中对制造厂商能力做了规定，要求交换机生产厂家在国内具有成熟的软件开发能力、通过 CMMI4 级（或以上）认证，以保障投标产品代码质量与稳定性，要求为国内认证（由国内 CMMI4 认证组织或企业颁发），且获得时间不少于 3 年，提供证书复印件并加盖厂商投标专用授权章的得 100 分，无认证不得分，权重 5%。

经查询采购人 D 大学供应商库，C 公司与 M 公司注册信息中的电子邮箱相同。

招标文件评分标准中的评分说明要求，若评标委员会组成为7人或7人以上时，去掉1个最高分和1个最低分后的平均分，即为投标人综合得分。

根据《政府采购法》第二十二条第二款、《政府采购法实施条例》第二十条第八项的规定，该项目存在以不合理的条件对供应商实行差别待遇或者歧视待遇的情形。采购人D大学反映的其他问题缺乏事实依据。

因此，鉴于该项目采购活动出现了影响采购公正的违法、违规行为，根据《政府采购法》第三十六条第一款第二项的规定，责令采购人废标。

根据《政府采购法》第七十一条第三项、87号令第五十二条、《财政部关于加强政府采购货物和服务项目价格评审管理的通知》的规定，责令采购人D大学限期改正。

在行政处罚阶段，财政部向采购人D大学送达行政处罚事项告知书，告知其存在以不合理的条件对供应商实行差别待遇或者歧视待遇的情形。采购人D大学申辩称：其要求供应商在注册入库时提供开户许可证、近三个月纳税证明材料、最近三个月缴纳社会保障金凭证等，符合《政府采购法》第二十二条、《政府采购法实施条例》第十七条的规定，不存在以不合理的条件对供应商实行差别待遇或者歧视待遇。

关于采购人D大学的申辩理由，财政部认为：采购人可以对供应商进行资格审查，但是应当按照法定条件和程序进行，不应前置到报名阶段。根据《政府采购法》第七十一条第三项的规定，对采购人D大学作出了警告的行政处罚。

相关当事人在法定期限内未就处理处罚决定申请行政复议或提起行政诉讼。

关于采购人D大学反映的问题（1）招标文件要求交换机生产厂商通过CMMI4级（或以上）国内认证且时间不少于3年的评分设置要求过高，与国家扶持中小企业政策不符。

关于采购人D大学反映的问题（2）仅依据C公司、M公司注册邮箱相同及M公司投标文件所列参数与投标产品的官网参数不一致，不能认定存在恶意串通的情形。同时，经查阅C公司与M公司的投标文件，未发现恶意串通的情形。并且，采购人D大学要求潜在供应商在其采购信息网供应商入口注册、审核通过后，才能购买招标文件，属于《政府采购法实施条例》第二十条第八项规定的以其他不合理条件限制或者排斥潜在供应商的情形，构成以不合理条件对供应商实行差别待遇或者歧视待遇，违反了《政府采购法》第二十二条第二款的规定。另外，采购人 D 大学招标文件中要求若评标委员会组成为 7 人或 7 人以上时，去掉一个最高分和一个最低分的平均分为投标人综合得分，违反了 87 号令中对评审方法的规定和说明。

第三节　采购人参加政府采购评审问题

【本节小引】　无论是公开招标方式，还是竞争性谈判、竞争性磋商方式，采购人代表和评审专家都是政府采购评审活动的主体。而且，采购人作为招标的发起方，依法应在招标文件中对评审的方法、标准等一系列评审要求作出规定和说明。从评审程序上来看，自评审专家的选取，到评标委员会、竞争性谈判小组或竞争性磋商小组的组建，再到评审活动的组织开展，最后到评审结果的收取和运用，采购人都发挥着无比重要的作用，是整个评审活动的掌舵人。但当采购人代表作为专家参加评审应该注意什么问题呢？

根据我国政府采购相关法律的有关规定，公开招标采购项目开标结束后，由采购人或者采购代理机构依法对投标人的资格进行审查。合格投标人不足 3 家的，不得评标；合格投标人满足 3 家后，由采购人或者采购代理机构负责组织评审工作。评审活动由采购人代表和满足一定数量要求的评审专家组成的评标委员会、竞争性谈判小组、磋商小组负责具体开展。

采购人采取授权代表参与的方式来保障采购方的在场，但采购人代表不得以评审专家身份参加本部门或本单位采购项目的评审。评标委员会中无采购人代表参加不违反 87 号令的相关规定。为落实采购人主体责任，财政部门提倡采购人指派熟悉项目的工作人员作为采购人代表参与评审，可以为本单位工作人员，也可为其他单位工作人员。但是，评标委员会、谈判小组或磋商小组组建完成后，评审活动就由评标委员会、谈判小组或磋商小组根据招标文件、谈判文件或磋商文件中规定的评审程序、评审标准和评审方法独立进行，采购人、采购代理机构就不得非法干预，否则评标结果无效。

【问题 9-18】　采购人负责组织评审工作，具体应该做些什么呢？

根据 87 号令的相关规定，采购人或者采购代理机构负责组织评标工作，并履行下列职责：（1）核对评审专家身份和采购人代表授权函，对评审专家在政府采购活动中的职责履行情况予以记录，并及时将有关违法违规行为向财政部门报告；（2）宣布评标纪律；（3）公布投标人名单，告知评审专家应当回避的情形；（4）组织评标委员会推选评标组长，采购人代表不得担任组长；（5）在评标期间采取必要的通信管理措施，保证评标活动不受外界干扰；（6）根据评标委员会的要求介绍政府采购相关政策法规、招标文件；（7）维护评标秩序，监督评标委员会依照招标文件规定的评标程序、方法和标准进行独立评审，及时制止和纠正采购人代表、评审专家的倾向性言论或者违法违规行为；（8）核对评标结果，对于经评标委员会认定评分畸高、畸低情形的，要求评标委员会复核或者书面说明理由，评标委员会拒绝的，应予记录并向本级财政部门报告；（9）评审工作完成后，按照规定向评审专家支付劳务报酬和异地评审差旅费，不得向评审专家以外的其他人员支付评审劳务报酬；（10）处理与评标有关的其他事项。

同时，采购人、采购代理机构也应当采取必要措施，保证评标在严格保密的情况下进行。

【问题9-19】 采购人的纪检监察人员可否进入评审现场？评审现场应如何工作？

87号令第六十六条规定："除采购人代表、评标现场组织人员外，采购人的其他工作人员以及与评标工作无关的人员不得进入评标现场。"因此，采购人的纪检监察人员不得进入现场，同时，依据政府采购法律制度规定，评审现场活动应全程录音录像。

【问题9-20】 采购人委托的采购代理机构可否进入评审现场，为什么？

87号令第六十六条规定："除采购人代表、评标现场组织人员外，采购人的其他工作人员以及与评标工作无关的人员不得进入评标现场。"因此，采购代理机构不能以评标现场组织人员以外的身份进入评审现场。

【问题9-21】 采购人是否有权对评审的资质提出异议？

有权，但只有在规定情形下质疑才能生效。根据87号令有关规定，评标结果汇总完成后，除下列情形外，任何人不得修改评标结果：（1）分值汇总计算错误的；（2）分项评分超出评分标准范围的；（3）评标委员会成员对客观评审因素评分不一致的；（4）经评标委员会认定评分畸高、畸低的。评标报告签署后，采购人或者采购代理机构发现存在以上情形之一的，应当组织原评标委员会进行重新评审，重新评审改变评标结果的，书面报告本级财政部门。

另外，87号令第六十七条规定："评标委员会或者其成员存在下列情形导致评标结果无效的，采购人、采购代理机构可以重新组建评标委员会进行评标，并书面报告本级财政部门，但采购合同已经履行的除外：（一）评标委员会组成不符合规定的。（二）评标委员会及其成员确定参与评标至评标结束前私自接触投标人；接受投标人提出的与投标文件不一致的澄清或者说明，投标文件中含义不明确、同类问题表述不一致或者有明显文字和计算错误的内容除外；违反评标纪律发表倾向性意见或者征询采购人的倾向性意见；对需要专业判断的主观评审因素协商评分；在评标过程中擅离职守，影响评标程序正常进行的。（三）评标委员会及其成员独立评标受到非法干预的。（四）有政府采购法实施条例第七十五条规定的违法行为的。"

除上述规定情形外，采购人不得以其他理由对评审资质提出异议，并应当自收到评标报告之日起5个工作日内，在评标报告确定的中标候选人名单中按顺序确定中标人。中标候选人并列的，由采购人或者采购人委托评标委员会按照招标文件规定的方式确定中标人；招标文件未规定的，采取随机抽取的方式确定。采购人在收到评标报告5个工作日内未按评标报告推荐的中标候选人顺序确定中标人，又不能说明合法理由的，视同按评标报告推荐的顺序确定排名第一的中标候选人为中标人。

对于违反87号令有关规定进行重新评审或者重新组建评标委员会进行评标的采购人、采购代理机构，由财政部门责令限期改正。情节严重的，给予警告，对直接负责的主管人员和其他直接责任人员，由其行政主管部门或者有关机关给予处分，并予通报。采购代理机构有违法所得的，没收违法所得，并可以处以不超过违法所得3倍、最高不超过3万元的罚款；没有违法所得的，可以处以1万元以下的罚款。

【案例9-5】　某大学自行选择评审专家库之外专家案。

采购人D大学委托代理机构Z公司就D大学智慧校园软件平台采购项目进行公开招标。2017年6月26日，代理机构Z公司发布招标公告，此后组织了开标、评标工作。同年7月6日，代理机构公司Z公司发布中标公告，F公司为中标供应商。

2017年9月21日，财政部收到关于该项目的举报材料。举报人反映：该项目未从政府采购评审专家库中抽取评审专家，评审主体不适格。

财政部依法启动监督检查程序，并向相关当事人调取证据材料。

采购人D大学和代理机构Z公司称：中央高校、科研院所采购科研仪器设备的，可在政府采购评审专家库外自行选择评审专家。因此，该项目未从财政部专家库中抽取专家。

经查，《D大学招标采购评审专家随机抽选结果表单》中抽选方法及原则要求，根据《招标投标法》及其实施条例、《政府采购法》及其实施条例，以及财政部《政府采购评审专家管理办法》和《D大学招标与采购特邀监察员制度暂行办法》等法律法规和规章制度的规定，由采购单位或采购代理机构的经办人，在有关部门的监督下，从招投标评委专家库和特邀监察员库中随机抽取专家，按拟定专家评委和特邀监察员人数，多抽取一定数量专家作为备选，并按先后顺序排列递补。

该项目未见政府采购评审专家库评审专家抽取记录。

根据《政府采购法实施条例》第三十九条、87号令第四十八条及《关于完善中央单位政府采购预算管理和中央高校、科研院所科研仪器设备采购管理有关事项的通知》的规定，该项目评审专家抽取不合法。

鉴于该项目评审专家抽取不合法，其评审意见无效。财政部不再对举报人反映的价格评审问题进行审查。因此，根据《政府采购法》第三十六条第一款第二项的规定，责令采购人废标。根据《政府采购法》第七十一条及《政府采购法实施条例》第六十八条第五项的规定，责令采购人D大学和代理机构Z公司限期改正。

在行政处罚阶段，财政部向采购人D大学和代理机构Z公司送达行政处罚事项告知书，告知其存在未从政府采购评审专家库中抽取评审专家的情形。采购人D大学申辩称：本项目采购的产品为非办公类仪器设备，主要用于教学与研究，因此其按照《关于完善中央单位政府采购预算管理和中央高校、科研院所科研仪器设备采购管理有关事项的通知》的规定实施采购是合规的。同时，其及时暂停项目，没有造成实际危害后果。

关于采购人D大学的申辩理由，财政部认为：该项目采购内容不属于科研仪器设备范畴，且实际上也不是由采购人D大学使用，而是由其附属中学使用，因此该项目不属于《关于完善中央单位政府采购预算管理和中央高校、科研院所科研仪器设备采购管理有关事项的通知》规定的情形。同时，拟作出的处罚幅度较轻，并无不合理之处。

根据《政府采购法》第七十一条及《政府采购法实施条例》第六十八条第五项的规定，财政部对采购人D大学和代理机构Z公司分别作出了警告的行政处罚。

关于举报人反映的问题，该项目采购内容为D大学附属中学的智慧校园软件平台，不属于《关于完善中央单位政府采购预算管理和中央高校、科研院所科研仪器设备采购管理有关事项的通知》规定的情形。该项目未从政府采购评审专家库中抽取评审专家，违反了《政府采购法实施条例》第三十九条和 87 号令第四十八条的规定。

关于举报人反映的其他问题，鉴于该项目评审专家抽取不合法，其评审意见无效，财政部不再进行审查。

问题与案例目录

问题目录

【问题9-14】 对于参与评审活动的专家使用不实信息和虚假材料骗取评标专家资格的情形，应如何处理？

【问题9-15】 对于参与评审的专家委托他人或者接受他人委托代替评标的情形，应如何处理？

【问题9-16】 对于评审专家与招标人、招标代理机构、投标人相互串通的情形，应如何处理？

【问题9-17】 对于评审专家恶意索取不合理评标酬劳或者以其他不正当方式谋取额外酬劳的情形，应如何处理？评审专家的评审酬劳数额又该如何确定？

【问题9-18】 采购人负责组织评审工作，具体应该做些什么呢？

【问题9-19】 采购人的纪检监察人员可否进入评审现场？评审现场应如何工作？

【问题9-20】 采购人委托的采购代理机构可否进入评审现场，为什么？

【问题9-21】 采购人是否有权对评审的资质提出异议？

案例目录

参考文献

［1］财政部国库司，等．《中华人民共和国政府采购法实施条例》释义［M］．北京：中国财政经济出版社，2015.

［2］董勇．政府采购评审专家现状及管理办法［J］．中国政府采购，2019（05）：49-51.

［3］中国政府采购杂志社．政府采购500问［M］．北京：经济科学出版社，2021.

［4］今日公共资源信息网．河南5名评标专家收取高额好处费，相互串通、操纵评标，被判刑［EB/OL］．http://ggzynews.com/HTXMALS/anli/5359.html.

［5］今日公共资源信息网．违法评标！17名专家被处理！［EB/OL］．http：//ggzynews. com/HTXMALS/anli/7884. html.

　　［6］今日公共资源信息网 . 技术指标是否实质性响应谁说了算［EB/OL］. http：//ggzynews. com/htxmals/anli/506. html.

　　［7］殷亚红，政府采购行政裁决指导性案例编写组 . 政府采购行政裁决指导性案例解读汇编［M］. 北京：经济科学出版社，2020.

第十章　政府采购合同

【本章导读】　政府采购合同作为重要法律文件，对采购双方的权利和义务进行了约定。采购人如何合规地订立合同？在合同的执行过程中究竟有哪些容易疏忽的问题？如何充分保障采购人的合法利益？本章将依据《中华人民共和国民法典》（以下简称《民法典》）和《政府采购法》等相关法律法规，全面解读政府采购合同的基本概念以及政府采购合同订立和履行过程中的要点。

第一节　政府采购合同的一般规定

【本节小引】　政府采购合同是约定采购人与供应商之间权利义务的重要法律文件，是采购活动中形成的必要文件之一。理解政府采购合同的一般规定及其相关法律法规，有助于顺利开展采购活动的实务操作和合同管理。因此，本节将从适用范围、性质、分类三个角度对政府采购合同的一般性规定进行阐释。

一、政府采购合同的适用范围

政府采购合同的适用范围即政府采购合同将在哪些领域内被使用。

根据《政府采购法》第二条对政府采购的定义，政府采购合同适用于各级国家机关、事业单位和团体组织等行政主体，为了开展日常政务活动或向公众提供公共服务的需要，使用财政性资金采购依法制定的集中采购目录以内的或者采购限额标准以上的货物、工程、服务，而与公民、法人或其他组织就相互间的权利义务达成协议。签订政府采购合同是供应商确定之后的重要采购步骤，是采购人与供应商的义务。同时，政府采购合同也是采购人与供应商履行义务、解决争议的重要依据。但是，政府采购合同并不能够完全根据采购人和供应商双方合意拟定，而必须要以招标文件（包括竞争性谈判文件、询价采购文件等）为蓝本，不能脱离招标文件的基本原则与范围。

【问题 10-1】　政府采购物品价值较低是否可以不签订政府采购合同？

《政府采购法》第七十一条规定："采购人、采购代理机构有下列情形之一的，责令限期改正，给予警告，可以并处罚款，对直接负责的主管人员和其他直接责任人员，由其行政主管部门或者有关机关给予处分，并予通报：……（五）中标、成交通知书发出后不与中标、成交供应商签订采购合同的。"《政府采购法实施条例》第七十二条规定："供应商有下列情形之一的，依照政府采购法第七十七条第一款的规定追究法律责任：……（二）中标或者成交后无正当理由拒不与采购人签订政府采购合同。"由此可见，政府采购合同的签订是对采购人和供应商的强制性义务，是提供财政性资金管理使用备查的重要文件，能够防止公有资产的恶意流失，因而不能以采、供双方约定或是采购的物品价值高低、采购标的类型等为由不签订政府采购合同。

二、政府采购合同的性质

合同的性质是指合同属于什么类型的合同，合同具有什么法律特性。明确政府采购合同的性质，有助于进一步理解合同条款，以及出现合同纠纷后的有效处理。

（一）政府采购合同是双务、有偿合同

双务合同即当事人双方相互之间存在对等给付义务。政府采购合同中供应商的义务是提供与合同约定一致的货物、工程、服务，而采购人的义务则是按照合同约定支付对价。有偿合同是指当事人一方取得权利必须支付相应对价的合同，对于政府采购合同来说，这个对价属于财政性资金。

【问题 10-2】　中标企业增加捐赠物资条款合适吗？

政府采购合同是有偿合同，采购人在接受供应商提供的货物或服务时，必须支付对价。同时，87 号令第六条明确规定："采购人不得向供应商索要或者接受其给予的赠品、回扣或者与采购无关的其他商品、服务。"因此，采购人应当拒绝中标企业增加捐赠物资的条款。

（二）政府采购合同既具有民事合同性质，又具有行政合同性质

有关政府采购合同的法律性质自《政府采购法》颁布实施以来一直争论不休，有民事合同说、行政合同说和混合合同说三类。目前学界大多认为政府采购合同既具有民事合同性质，又具有行政合同性质。《政府采购法》第四十三条第一款规定："政府采购合同适用合同法。采购人和供应商之间的

权利和义务，应当按照平等、自愿的原则以合同方式约定。"2021 年 1 月 1 日我国《民法典》颁布实施后，《合同法》废止，其相关内容均编入《民法典》中的合同编，《政府采购法》此条款内容也应相应做出调整。但根据《政府采购法》立法时的初衷，目前，在具体适用的过程中应遵循以下原则：（1）《民法典》是一般法，《政府采购法》是特别法，法律适用的原则是特别法优于一般法，因此，《政府采购法》有明确规定的，应予以适用；《政府采购法》无特殊规定的，应适用《民法典》中一般合同的相关规定。（2）政府采购合同适用《民法典》中平等主体之间订立合同的一般原则，主要指平等自愿原则、公平公正原则、诚实信用原则。政府采购人与供应商在订立政府采购合同时双方的法律地位是平等的，不存在隶属关系和强制关系，政府采购合同在很大程度上还是双方自愿协商的产物。（3）由于政府采购合同还具有部分行政合同的性质，因此在法律适用过程中还应注意政府采购监督管理部门对政府采购合同的监督管理权，包括依法对合同履行进行监督检查、行使对合同履行的撤销权、对违约供应商的制裁权等。

【问题 10-3】 政府采购合同产生纠纷时，供应商是否可以提起行政诉讼？

可以。《行政诉讼法》第十二条第十一款规定："人民法院受理公民、法人或者其他组织提起的下列诉讼：……（十一）认为行政机关不依法履行、未按照约定履行或者违法变更、解除政府特许经营协议、土地房屋征收补偿协议等协议的。"关于行政协议的范围，《最高人民法院关于审理行政协议案件若干问题的规定》第一条和第二条分别从内涵和外延两个角度予以明确。第一条规定："行政机关为了实现行政管理或者公共服务目标，与公民、法人或者其他组织协商订立的具有行政法上权利义务内容的协议，属于行政诉讼法第十二条第一款第十一项规定的行政协议。"第二条规定："公民、法人或者其他组织就下列行政协议提起行政诉讼的，人民法院应当依法受理：（一）政府特许经营协议；（二）土地、房屋等征收征用补偿协议；（三）矿业权等国有自然资源使用权出让协议；（四）政府投资的保障性住房的租赁、买卖等协议；（五）符合本规定第一条规定的政府与社会资本合作协议；（六）其他行政协议。"政府采购合同很大部分是行政机关为实现公共利益或者行政管理目标，在法定职责范围内，与公民、法人或其他组织协商订立的合同，故属行政诉讼的受理范畴。

三、政府采购合同的分类

合同的分类可以根据合同性质的不同划分为有偿合同和无偿合同、单务合同和双务合同、要式合同和不要式合同、有名合同和无名合同、主合同和从合同等；也可以根据内容划分，如聘用合同、借调合同、停薪留职合同、技术转让合同、技术开发合同等。在政府采购实务中，我们通常可按照采购类型和有无标准文本进行划分。

（一）按照政府采购的类型划分

政府采购一般包括购买、租赁、委托、雇用四种形式，因此，政府采购合同也可以分为买卖合同、租赁合同、委托合同、雇用合同四种类型，同时，还可能存在两种或以上类型的混合合同。《民法典》合同编中对这四种类型合同的一般条款以及主要内容等都有明确规定，根据《政府采购法》第四十三条第一款的规定，如无其他特别规定时，不同类型的政府采购合同在草拟、签订、履行、争议解决时，可以参照《民法典》中不同类型合同的特殊规定。

（二）按照政府采购合同有无标准文本划分

按照采购合同有无标准文本可以划分为标准文本政府采购合同和一般政府采购合同。合同标准文本是指有关部门针对特定采购人或采购项目制定的标准合同。《政府采购法实施条例》第四十七条明确规定："国务院财政部门应当会同国务院有关部门制定政府采购合同标准文本。"国家鼓励有关部门制定出更多的政府采购合同标准文本，简化采购人与供应商签订合同的成本，提高政府采购的效率。目前，合同标准文本主要应用于集中采购过程中。

合同标准文本中应当包括通用合同条款和专用合同条款。采购人或者采购代理机构在使用合同标准文本实施采购及签订合同时，对通用合同条款应当不加修改地直接引用。对专用合同条款，采购人或者采购代理机构可以结合采购项目具体特点和实际需要，在专用合同条款中对通用合同条款进行补充、细化，但除通用合同条款明确规定可以作出不同约定外，专用合同条款补充和细化的内容不得与通用合同条款相抵触，不得违反法律、行政法规的强制性规定，以及平等、自愿、公平和诚实信用原则，否则相关内容无效。

目前，国务院有关部门正在加紧制定各类政府采购合同标准文本。今后有望针对政府采购项目的不同种类和特点，研究制定出购买、委托、雇用、租赁、价格不确定（成本补偿）、数量不确定、期限不确定（长期战略合作）、特许经营等多种不同类型的标准文本。合同标准文本制定或发布后，采购人或采购代理机构与供应商应当依法按照政府采购合同标准文本签订政府采购合同。

第二节　政府采购合同的签订

【本节小引】　签订政府采购合同是一项具有"承前启后"意义的活动，它有着大量琐碎、细致的工作环节，包括合同起草、相关方确认、合同审核、双方签字盖章等基本流程。合同是整个采购操作程序的结果，是招标文件、中标供应商投标文件、评标结果等相关资料的集中体现，合同文本内容又对后续履约做了详细的规定。因此，对待政府采购合同的签订工作，必须做到合法合规、全面细致。

一、政府采购合同订立的形式

合同订立的一般形式主要分为书面形式、口头形式和其他形式。合同的书面形式，是指以文字等有形的表现方式签订合同的形式。

《政府采购法》第四十四条规定："政府采购合同应当采用书面形式。"书面形式的合同能够准确地固定合同双方当事人的权利义务，在发生纠纷时有据可查，便于处理。所以，法律要求凡是比较重要、复杂的合同，都应当采用书面形式订立。政府采购具有特殊性，量大面广，涉及金额较大且程序较为复杂，因此，在签订合同、明确双方法律义务关系时更要格外谨慎，必须采取书面形式，口头形式和其他形式签订的政府采购合同均无法律效力。

合同书和合同确认书是典型的书面形式的合同，但是，书面合同不仅是以纸质形式呈现，使用数据电文，包括电报、电传、传真、电子数据交换和电子邮件等方式订立的合同，都能够有形地表现所载内容，并且可以随时调取查用电子数据，具有与文字等形式签订的合同相同的属性。因而，对于这一类用数据电文订立的政府采购合同，也应视为书面合同，承认其书面合同的效力。

二、政府采购合同签订的主体

政府采购合同订立的双方主体应分别为采购人和供应商。采购人是指依法进行政府采购的各级国家机关、事业单位、团体组织。结合《民法典》相关规定，政府采购合同的一方应当是依法进行登记并具备民事行为能力的法人或组织，因此，国家机关、事业单位、团体组织中的部门、科室或者个人不能作为政府采购合同订立的主体。供应商是指向采购人提供货物、工程或者服务的法人、其他组织或者自然人。以公开招标、邀请招标的方式进行的政府采购，选定的供应商即中标人；以其他方式进行的政府采购，选定的供应商为成交人。

《政府采购法》第四十三条第二款规定："采购人可以委托采购代理机构代表其与供应商签订政府采购合同。由采购代理机构以采购人名义签订合同的，应当提交采购人的授权委托书，作为合同附件。"采购代理机构受采购人委托可以以采购人的名义与供应商订立采购合同，由此产生的法律后果由采购人承担。但需要注意的是，采购代理机构的权限来自采购人的授权委托，因此，采购代理机构应严格按照授权委托书中列明的被授权事项（包括采购内容、采购时间、数额等）行使代理权限。

【问题 10-4】 某事业单位与某公司下属分公司签订的采购合同是否有效？

政府采购合同双方应是依法进行登记并具备民事行为能力的法人或组织，因此，企事业单位的各部、科、处、室等是不具备主体资格的，如果签订了采购合同可能会因为主体不合格而被认定无效；而企事业单位的分支机构，如分厂、分公司、办事处、附属机构等，则应看其是否有授权，是否有法人营业执照。如果有，则具备签订合同的主体资格；不具有法人资格的部门、机构对外签订合同时，需要其法人事先授权或事后追认签章，采购合同才生效。

【问题 10-5】 以联合体形式参与政府采购的供应商可以在提交联合协议的同时派代表与采购人签订采购合同吗？

《政府采购法》第二十四条规定："两个以上的自然人、法人或者其他组织可以组成一个联合体，以一个供应商的身份共同参加政府采购。以联合体形式进行政府采购的，参加联合体的供应商均应当具备本法第二十二条规定的条件，并应当向采购人提交联合协议，载明联合体各方承担的工作和义务。联合体各方应当共同与采购人签订采购合同，就采购合同约定的事项对采购人承担连带责任。"因此，虽然联合协议能够明确联合体各方在采购过程中承担的工作和义务，但根据合同的相对性，该联合协议只能证明联合体内部之间的权利义务关系，在订立政府采购合同时，联合体各方仍应共同与采购人签订采购合同，此采购合同中规定的事项才能对采购人和联合体各方产生约束力。联合体各方承担连带责任，意味着当联合体某一方或几方未按照约定履行合同义务时，采购人可以依据政府采购合同向联合体中的任一方或几方请求履行合同义务或者依法赔偿。

【问题 10-6】 母公司中标后，能将全部工作委托给旗下专业全资子公司吗？

《政府采购法实施条例》《政府购买服务管理办法》均禁止将项目转包，母公司中标政府采购项目后不可以转包给旗下子公司。

【案例 10-1】 非法人代表且无授权的人员签订的采购合同不合规案。

某单位与某大学签订《委托办事合同协议》，协议约定由法定代表人或其授权人签字，实际执行过程中协议由项目负责人签订，且无授权委托书。该签字是否有效？实际上，《行政事业单位内部控制规范（试行）》第五十四条规定，单位应当合理设置岗位，明确合同的授权审批和签署权限。常见的授权委托方式主要有两种：一种是由法定代表人签署的授权委托书；另一种是以单位制度的形式，规定各类合同的授权审批和签署权限。无论哪种方式的委托，均应有相应的书面说明并签章。无书面授权委托书和签订合同的行为，该单位是可以撤销的。因此在实务中，要注重对合同签订者的权限的审查，规避因签订者身份不合规而带来的合同被撤销的风险。显然，本案中非法人代表且无法定授权的人员签订的合同是不合规的。

三、政府采购合同的主要内容

政府采购合同的内容是对招标文件内容的进一步保障落实，是采、供双方履行义务的重要依据，也是确保采购目的能够顺利实现的关键。在合同签订前，采购人和供应商必须要对合同内容进行严格审查，必要时应该请法务人员审核。

（一）政府采购合同中的必要条款

为了确保采购目的的实现，国家法律规定了一些内容必须在合同条款中予以体现。《政府采购法》第四十五条明确规定："国务院政府采购监督管理部门应当会同国务院有关部门，规定政府采购合同必须具备的条款。"《政府采购需求管理办法》第二十三条规定："合同文本应当包含法定必备条款和采购需求的所有内容，包括但不限于标的名称，采购标的质量、数量（规模)、履行时间（期限）、地点和方式，包装方式，价款或者报酬、付款进度安排、资金支付方式，验收、交付标准和方法，质量保修范围和保修期，违约责任与解决争议的方法等。采购项目涉及采购标的的知识产权归属、处理的，如订购、设计、定制开发的信息化建设项目等，应当约定知识产权的归属和处理方式。采购人可以根据项目特点划分合同履行阶段，明确分期考核要求和对应的付款进度安排。对于长期运行的项目，要充分考虑成本、收益以及可能出现的重大市场风险，在合同中约定成本补偿、风险分担等事项。合同权利义务要围绕采购需求和合同履行设置。国务院有关部门依法制定了政府采购合同标准文本的，应当使用标准文本。属于本办法第十一条规定范围的采购项目，合同文本应当经过采购人聘请的法律顾问审定。"87 号令第七十二条规定："政府采购合同应当包括采购人与中标人的名称和住所、标的、数量、质量、价款或者报酬、履行期限及地点和方式、验收要求、违约责任、解决争议的方法等内容。"《国务院办公厅关于政府向社会力量购买服务的指导意见》明确，购买主体要按照合同管理要求，与承接主体签订合同，明确所购买服务的范围、标的、数量、质量要求，以及服务期限、资金支付方式、权利义务和违约责任等。

可见，采购人在开展政府采购活动过程中，必须严格执行法定的采购方式和采购程序，不能随心所欲。政府采购合同的主要内容，也就不能像一般民事合同那样由采购人与供应商随意确定，其主要内容必须有所限制。基于上述原因，《政府采购法》授权国务院政府采购监督管理部门会同有关部门对政府采购合同的必要条款进行规范，这些必要条款除一般合同条款如：标的名称、数量、质量、履行时间、地点、方式、违约责任、争议解决等之外，通常还包括一些凸显政府采购管理要求的有关条款，如有关政府采购项目预算管理要求的条款；资金支付条款，如政府采购项目的合同款项要实行国库集中支付；政策性要求条款，如节能环保、促进中小企业发展等；有关预防腐败要求的条款，如在合同标的物之外，供应商不得提供、采购人不得接受赠品的要求；履约验收条款，如政府采购招标项目邀请项目未中标供应商、项目评审专家等参与合同验收，大型或者复杂的政府采购项目应当邀请国家认可的质量检测机构参加验收工作，以强化履约监督；有关维护国家利益、公共利益及国家安全要求的条款；合同强制备案条款，如采购人应当在合同自签订之日起七个工作日内将政府采购合同副本报同级政府采购监督管理部门和有关部门备案等。政府采购合同的必备条款具有强制执行性，采购人和供应商在签订政府采购合同时要严格遵照执行，不能有所偏废和遗漏，否则将会影响政府采购合同的法律效力。

针对采、供双方在签订政府采购合同的实践中经常出现的问题，双方尤其是采购方在约定合同条款时应当在以下方面提起注意：（1）标的条款应写全称，要写明当事人、品牌、计量单位和计量方法、数量；（2）明确质量标准，约定质量责任条款时可以约定合同解除权；（3）合同涉及金额较大或对标的物质量要求较高时应约定检验条款，包括检验时间、检验标准和方法、检验机构等；（4）售后服务和培训义务的约定；（5）运输、装卸条款要明确具体，履约中的任何一个环节都要严谨、明确；（6）违约条款要符合国家法律规定，具有可操作性。

【案例 10-2】 履约保证金金额超过合同金额 10% 的不合规案。

某单位签订设备采购合同，约定"卖方提供本合同总价 15% 履约保证金保函（3 月期）和总价 5% 质量保证金保函（1 年期）后，3 日内支付全款"。那么，该项条款内容是否合规呢？《政府采购法实施条例》第四十八条规定，履约保证金的数额不得超过政府采购合同金额的 10%。在实务中，有单位为加快财政资金支付进度，一方面收取高额履约保证金，如约定履约保证金为政府采购合同的 30%；另一方面在未完全达到验收标准的情况下，如设备到货未完成验收就支付全额款项，这些做法是不合规的。

【案例 10-3】 采购合同中未约定验收方式和违约责任案。

某医院采购彩色超声诊断仪，合同约定：设备安装后按出厂标准和进口注册证的相关标准验收。但合同中既没有相关标准附件，也没有约定验收方式和验收不合格的处理方法及违约责任。如何判断该合同行为呢？根据 87 号令第七十二条的规定，验收方法和违约责任应当是政府采购合同中的必要条款，缺少对验收时间、验收标准、验收资质等的明确规定，容易在履行过程中引起争议，不利于防范履约风险。

（二）政府采购合同的内容应与招标文件一致

政府采购主要是以公开招标的形式进行的，政府采购合同订立的双方则分别为招标人和中标人。招标公示结束后，采购人与供应商在签订合同时，应注意合同的主要条款应当与招标文件和中标人的投标文件的内容一致，否则，就违背了招标投标活动的初衷，对其他未中标人来讲亦不公正。《招标投标法实施条例》第五十七条第一款明确规定："招标人和中标人应当依照招标投标法和本条例的规定签订书面合同，合同的标的、价款、质量、履行期限等主要条款应当与招标文件和中标人的投标文件的内容一致。招标人和中标人不得再行订立背离合同实质性内容的其他协议。"这就要求招标人在编制招标文件前，应就合同主要条款的内容进行充分的考虑，且应本着严谨的原则，在签订合同时，注意合同条款和招标文件相应条款的一致性，避免产生纠纷。

同时，《招标投标法实施条例》第七十五条也规定了违背招标文件订立合同需要承担的行政责任："招标人和中标人不按照招标文件和中标人的投标文件订立合同，合同的主要条款与招标文件、中标人的投标文件的内容不一致，或者招标人、中标人订立背离合同实质性内容的协议的，由有关行政监督部门责令改正，可以处中标项目金额5‰以上10‰以下的罚款。"

【问题 10-7】　中标后采、供双方是否可以在签订合同时更改招标文件中的履行地点？

原则上，政府采购合同是不允许对招标文件的内容进行变更的，这一点从《政府采购法实施条例》第六十七条的严格规定中就可以看出。该条规定："采购人有下列情形之一的，由财政部门责令限期改正，给予警告，对直接负责的主管人员和其他直接责任人员依法给予处分，并予以通报：……（四）未按照采购文件确定的事项签订政府采购合同。"该条规定并未区分所变更内容是否属于实质性内容，而采取"一刀切"的方式，要求采购人和责任人承担行政责任。而考虑到招标投标工作的时间和人力成本以及在不违反公平竞争的原则下顺利实现采购目的，实际中可以在不影响中标结果和合同根本目的的前提下，对非"实质性内容"进行变更。要解答该问题，就要综合分析问题中的履约地点是否会影响中标结果或者合同根本目的。若合同标的为 100 台电脑，履约地点从北京市 A 区变更至北京市 B 区，则不属于"实质性变更"。而如果从北京市变更至上海市呢？结果可能不同。若标的为建筑工程，则履约地点一定属于"实质性内容"，不能变更。

【案例 10-4】　政府采购合同中的付款方式不得变更案。

某单位 2019 年通过竞争性磋商方式采购某宣传制作项目，磋商文件中约定"在协议签订后，并报送的选题通过审核后的 5 个工作日内支付60%，待节目全部完成并通过审核后的 3 个工作日内支付尾款"。但该单位与成交供应商签订的采购合同中约定的付款方式为"在协议签订后，并报送的选题通过审核后的 5 个工作日内支付70%，待节目全部完成并通过审核后的 3 个工作日内支付尾款"。

对付款方式的修改属于对招标文件确定事项的实质性修改，违反了87号令第七十一条。合同标的、数量、质量、价款或者报酬、履行期限、履行地点和方式、违约责任和解决争议方法的变更都属于实质性修改。政府采购合同内容中的变更多见于降低采购价格、变更付款方式、延长质保期等，这种修改尽管经过合同双方的同意，但是是法律禁止的，可能会在之后的审查中被发现，存在着潜在的风险。

（三）对政府采购合同内容的审定

《政府采购需求管理办法》第二十三条第三款规定，四类应当开展需求调查的采购项目，其合同文本应当经过采购人聘请的法律顾问审定。这四类采购项目具体包括：（1）1 000万元以上的货物、服务采购项目，3 000万元以上的工程采购项目；（2）涉及公共利益、社会关注度较高的采购项目，包括政府向社会公众提供的公共服务项目等；（3）技术复杂、专业性较强的项目，包括需定制开发的信息化建设项目、采购进口产品的项目等；（4）主管预算单位或者采购人认为需要开展需求调查的其他采购项目。这对采购人提出了新的要求，政府采购活动中，某些项目建设投资周期长、项目资金投入大、技术复杂、专业性强，使得其实施和交付的风险增大，对法律的依存度大大提高。因此，这类项目涉及的法律文件由法律顾问专家参与设计和审定，已经是一个客观存在的现实需求。

四、政府采购合同的签订时间

为了保障采购合同签订的时效性，督促政府采购的进度，《政府采购法》第四十六条对政府采购合同的签订时间作了强制性规定，即"采购人与中标、成交供应商应当在中标、成交通知书发出之日起三十日内，按照采购文件确定的事项签订政府采购合同。中标、成交通知书对采购人和中标、成交供应商均具有法律效力。中标、成交通知书发出后，采购人改变中标、成交结果的，或者中标、成交供应商放弃中标、成交项目的，应当依法承担法律责任"。相关法律对采购人不签订合同需承担的责任并没有明确规定。相反，供应商如果放弃中标、成交项目则需承担民事责任和行政责任。87号令第七十三条第一款规定："采购人与中标人应当根据合同的约定依法履行合同义务。"《政府采购非招标采购方式管理办法》第五十四条规定，成交供应商未按照采购文件确定的事项签订政府采购合同，或者与采购人另行订立背离合同实质性内容的协议的，责令限期改正，情节严重的，列入不良行为记录名单,在1~3年内禁止参加政府采购活动,并予以通报。可以看出,供应商的行政责任主要是指列入不良行为记录名单和限制参加政府采购活动。此外,供应商还应对采购人的经济损失承担一定的赔偿责任。

应当说明的是,当政府采购监督部门处理询问或者质疑事项时,可以根据情况,要求采购人暂停签订合同,暂停周期不超过30天。《政府采购法》第五十七条规定:"政府采购监督管理部门在处理投诉事项期间,可以视具体情况书面通知采购人暂停采购活动,但暂停时间最长不得超过三十日。"《政府采购法实施条例》第五十四条规定:"询问或者质疑事项可能影响中标、成交结果的,采购人应当暂停签订合同;已经签订合同的,应当中止履行合同。"

【问题 10-8】 中标或者成交供应商拒绝与采购人签订合同时,采购人可以采取哪些措施?

采购人可以督促成交供应商签订合同,也可以请求监督部门给予处理,还可以提起民事诉讼。此外,根据《政府采购法实施条例》第四十九条的规定:"中标或者成交供应商拒绝与采购人签订合同的,采购人可以按照评审报告推荐的中标或者成交候选人名单排序,确定下一候选人为中标或者成交供应商,也可以重新开展政府采购活动。"

【案例 10-5】 供应商拒绝签订政府采购合同采购人重新进行招标案。

某单位软件开发项目以竞争性磋商方式进行采购,共五家单位投标,经评审,共产生三名成交候选供应商:第一名A公司,最终报价100万元;第二名B公司,最终报价658万元;第三名C公司,最终报价426万元。采购人当场确认第一名A公司为成交供应商。评审结果宣布后,A公司表示不能实现磋商文件中的项目需求,且不能按期完成开发,要求放弃中标资格。磋商小组认为,A公司不能无故放弃成交资格,且第二成交候选供应商报价过高,应当按程序公布该项目的成交供应商为A公司。代理机构将此情况反馈给采购人,采购人决定重新开展采购。本案中,采购人选择重新开展采购活动是正确的,因为第二成交候选供应商的报价比成交供应商高出五百多万元,价格差距较大,而重新开展采购活动,能够借助新的市场竞争,遴选出较佳的成交供应商。

【问题 10-9】 采、供双方自中标、成交通知书发出之日起超过30天才签订采购合同,合同是否有效?

有效。法定的三十日，是对双方尽快签订合同的督促，如超过期限签订合同属于操作不太规范，需要加强内部管理。从民事角度来讲只要双方签订了合同，则合同肯定有效。因为根据《合同法》的规定，投标文件为要约，标明的投标有效期是附有期限的要约，只有过了有效期投标文件才失效，因此即使过了三十日法定的签订合同期限，其投标文件依然在有效期内，双方仍需按招投标文件的内容签订合同。

【问题 10-10】 供应商不领取中标通知书怎么办？

签订采购合同的时间是以中标通知书发出之日起开始计算的，与供应商收到通知书的时间无关。供应商无故不领取中标通知书并拖延与采购人签订采购合同的，可以按照《政府采购法》第四十六条、《政府采购法实施条例》第四十九条、87 号令第七十五条等有关规定，追究供应商的法律责任并重新确定新的供应商。

五、政府采购合同的效力

（一）政府采购合同的成立和生效时间

民事法律行为成立和生效的时间，既有相一致的情形，也有不一致的情形。《民法典》第一百三十六条第一款规定："民事法律行为自成立时生效，但是法律另有规定或者当事人另有约定的除外。"《政府采购法》和《政府采购法实施条例》均没有对政府采购合同的成立时间进行明确规定。合同成立时间的确定，直接决定其中一方违背合同的行为是承担缔约过失责任还是违约责任。目前业内的主流看法是根据《民法典》的相关规定，即将中标通知书发出之时确立为政府采购合同的成立时间。因此，供应商在中标后故意拖延不与采购人签订采购合同的，应当按照招标文件的说明，承担违约责任，而不是缔约过失责任，两者在举证方式、责任承担形式、惩罚力度等方面都有很大差距。

对于政府采购合同的生效时间，采、供双方可以进行约定，可以是合同签订后生效，也可以选择一段时间后或者一定条件满足后生效。

（二）影响政府采购合同效力的情形

政府采购合同签订后并非绝对生效，也可能因其在内容上违反了法律、行政法规的强制性规定和社会公共利益而不具有法律效力，合同双方的权利将得不到合同的保护，因此有必要在合同签订前了解政府采购合同无效的情形，并尽量避免无效合同的产生。

1. 无效政府采购合同

无效政府采购合同是指合同虽然已经成立，但因其在内容上违反了法律、行政法规的强制性规定和社会公共利益而不具有法律效力。《政府采购法》《招标投标法》都没有通过列举立法的形式罗列无效合同的法定情形，《民法典》第一百四十六条规定，行为人与相对人以虚假的意思表示实施的民事法律行为无效。

2. 政府采购合同效力的处理规则

政府采购合同效力问题要依据民事合同的规则。《民法典》第一百四十七条规定："基于重大误解实施的民事法律行为，行为人有权请求人民法院或者仲裁机构予以撤销。"第一百四十八条："一方以欺诈手段，使对方在违背真实意思的情况下实施的民事法律行为，受欺诈方有权请求人民法院或者仲裁机构予以撤销。"第一百四十九条："第三人实施欺诈行为，使一方在违背真实意思的情况下实施的民事法律行为，对方知道或者应当知道该欺诈行为的，受欺诈方有权请求人民法院或者仲裁机构予以撤销。"第一百五十条："一方或者第三人以胁迫手段，使对方在违背真实意思的情况下实施的民事法律行为，受胁迫方有权请求人民法院或者仲裁机构予以撤销。"第一百五十一条："一方利用对方处于危困状态、缺乏判断能力等情形，致使民事法律行为成立时显失公平的，受损害方有权请求人民法院或者仲裁机构予以撤销。"《民法典》第一百四十七条至第一百五十一条的规定表明，存在重大误解、欺诈、胁迫、显失公平的情况时一方可以选择撤销合同。但是，《政府采购法实施条例》第七十一条规定："有政府采购法第七十一条、第七十二条规定的违法行为之一，影响或者可能影响中标、成交结果的，依照下列规定处理：……（三）政府采购合同已签订但尚未履行的，撤销合同，从合格的中标或者成交候选人中另行确定中标或者成交供应商；没有合格的中标或者成交候选人的，重新开展政府采购活动。（四）政府采购合同已经履行，给采购人、供应商造成损失的，由责任人承担赔偿责任。"

由此可知，对于政府采购合同被确定为违法后的效力和处理结果是按合同是否履行来确定的，即采购合同订立后尚未履行的，撤销合同，也就是尚未履行的政府采购合同为无效合同；政府采购合同已经履行的，其违法行为造成的损失通过民事赔偿责任予以解决。

【案例10-6】 采购人与供应商串通投标并签订的采购合同无效案。

2005年某市财政局接到举报称，由该市政府采购中心组织的M大学在现代化办公设备及服务采购项目采购过程中，与中标供货商 Y 公司存在串通投标违法行为。经过调查，该财政局获取了 Y 公司与该市另一家供货商串通投标的事实。因此，该财政局按照《政府采购法》《行政处罚法》等相关法律法规，依照法定程序，分别对两家串通投标供货商进行了行政处罚：处以中标额 10% 罚款；列入不良记录名单，三年内禁止参加政府采购活动；中标结果无效，并撤销合同。

Y 公司在该市中级人民法院对 M 大学提起了民事诉讼，要求 M 大学承担违约责任。法院开庭审理，依法驳回了诉讼请求。2006 年 Y 公司又在该市东安区人民法院对市财政局提起了行政诉讼，要求撤销该局的行政处罚决定。经该市某区法院公开审理，认定"市财政局认定的 Y 公司串通投标事实清楚，证据充分，程序合法，行政处罚适用法律正确"，一审判决驳回 Y 公司的诉讼请求，维持市财政局的行政处罚决定。Y 公司不服该行政判决，上诉到市中级人民法院。经市中级人民法院公开开庭审理，作出了"驳回上诉，维持原判"的终审判决。

第三节　政府采购合同的公开与备案

【本节小引】　政府采购合同签订后是否需要公开与备案？公开与备案的责任主体是谁？有哪些具体要求？在实际工作中，上述问题经常被我们所忽略。下面我们将回答上述问题。

一、政府采购合同的公开

在实践中，采购人、采购代理机构往往通过隐瞒政府采购项目信息、操控采购需求（如虚报、多报采购需求，设置倾向性、排斥性需求等）、不按照采购文件确定事项签订采购合同、签订"阴阳合同"、虚假采购（只订立采购合同而不实际履行，或者"偷梁换柱"改变合同标的）、虚假验收等手段，达到让内定供应商中标、成交或者挪用甚至套取采购项目预算资金的目的。针对此类问题，为防止暗箱操作，保证政府采购公开、公平、公正，加强社会监督，结合政府采购的整个流程和各个重要环节，相关部门制定了一系列提高政府采购透明度的具体措施。

《政府采购法实施条例》第五十条规定："采购人应当自政府采购合同签

订之日起 2 个工作日内，将政府采购合同在省级以上人民政府财政部门指定的媒体上公告，但政府采购合同中涉及国家秘密、商业秘密的内容除外。"

《财政部关于做好政府采购信息公开工作的通知》中明确规定政府采购项目要公开，"政府采购合同应当自合同签订之日起 2 个工作日内公告。批量集中采购项目应当公告框架协议。政府采购合同中涉及国家秘密、商业秘密的部分可以不公告，但其他内容应当公告。政府采购合同涉及国家秘密的内容，由采购人依据《保守国家秘密法》等法律制度规定确定。采购合同中涉及商业秘密的内容，由采购人依据《反不正当竞争法》《最高人民法院关于适用〈中华人民共和国民事诉讼法〉若干问题的意见》等法律制度的规定，与供应商在合同中约定。其中，合同标的名称、规格型号、单价及合同金额等内容不得作为商业秘密。合同中涉及个人隐私的姓名、联系方式等内容，除征得权利人同意外，不得对外公告"。

《财政部关于进一步做好政府采购信息公开工作有关事项的通知》中明确要求严格执行政府采购信息发布制度规定："各地区、各部门应当按照《政府采购法》《政府采购法实施条例》和《财政部关于做好政府采购信息公开工作的通知》规定，认真做好政府采购信息公开工作。采购人或者其委托的采购代理机构应当切实做好采购项目公告、采购文件、采购项目预算金额、采购结果、采购合同等采购项目信息公开工作，实现政府采购项目的全过程信息公开。对于采购项目预算金额、更正事项、采购合同、公共服务项目采购需求和验收结果等信息公开薄弱环节，应当进一步完善相关工作机制，切实履行公开责任。各级财政部门应当严格按照财库〔2015〕135 号文件规定的时间、内容等要求，及时完整公开投诉和监督检查处理决定、集中采购机构考核结果以及违法失信行为记录等监管处罚信息。"该通知第九条规定："实施动态监管和大数据分析。各级财政部门应当将政府采购项目全流程信息公开纳入动态监管范围，重点加强对单一来源公示、采购文件、采购结果和采购合同等信息的比对，运用大数据分析技术开展对采购项目执行情况和信息公开情况的核查和动态监管，不断推进信息公开工作。"

(一) 政府采购合同公开的时间要求

为了便于社会监督，提高监督的及时性，采购人应当在政府采购合同签订之日起 2 个工作日内，将政府采购合同进行公告。若采购人与中标、成交供应商双方并非同一天签署合同，根据《民法典》第四百九十条 "当事人采用合同书形式订立合同的，自当事人均签名、盖章或者按指印时合同成立"

的规定，这种情况下的合同签订之日应为双方当事人均已签字或者盖章之日。

（二）政府采购合同公开的内容要求

政府采购合同应当公开，但合同中涉及国家秘密、商业秘密、个人隐私的内容除外，即政府采购合同内容"以公开为原则、以不公开为例外"。政府采购合同通常包括以下主要内容：合同当事人的名称或者姓名和住所，合同标的名称、规格型号、数量、单价及合同价款、质量要求、服务要求，履行期限、地点和方式，违约责任，解决争议的方法等。在这些合同内容中，可能涉及国家秘密、商业秘密的主要有：合同当事人的名称或者姓名和住所，合同标的单价及合同价款，履行期限、地点和方式等。由于有些国家机关职责地位重要或者单位性质敏感，实践中，一些观点认为，采购人的名称和住所、合同履行地点、合同项目具体细节等内容涉及国家秘密。不过，《政府采购法》第八十五条规定，涉及国家安全和秘密的采购不适用本法。由于《政府采购法》已经排除了涉密项目的法律适用，因此，对于政府采购合同来说，合同当事人的名称或者姓名和住所，合同项目具体细节，履行期限、地点和方式等内容，一般不涉及国家秘密。关于合同标的单价及合同价款等，供应商出于销售策略等考虑一般不希望公开，有的供应商甚至还会对其销售价格采取保密措施，宣称这些内容是他们的商业秘密。尽管在一般商业领域，这些内容可能成为商业秘密，但是对于政府采购来说，供应商愿意参加政府采购项目竞标，就表示其已经同意遵守政府采购的规则，包括政府采购的信息公开要求。根据《政府采购法实施条例》第四十三条第三款，合同标的名称、规格型号、数量、单价及合同金额等内容在中标成交结果公告中已经公开，因此对于政府采购合同而言，上述内容已经不再是商业秘密。

政府采购合同公告模板如图 10-1 所示。

合同编号应与单位内部管理合同编号一致，体现单位合同管理的规范性。附件应将已签订的合同文本上传。

实践中特别需要注意的是，采购人在公开政府采购合同时，应当注意对个人隐私权的保护。如果合同中涉及个人隐私内容，则不能擅自公开。例如，为方便联系，一般合同的落款中都含有合同双方当事人的联系人姓名、联系方式等个人信息，在公开政府采购合同时，应当先对这些属于个人隐私的内容进行屏蔽处理，或者征得权利人的同意。

××单位××项目

一、合同编号：

二、合同名称：

三、项目编号：

四、项目名称：

五、合同主体

采购人（甲方）：

地址：

联系方式：

供应商（乙方）：

地址：

联系方式：

六、合同主要信息

主要标的名称：

规格型号（或服务要求）：

主要标的数量：

主要标的单价：

合同金额：

履约期限、地点等简要信息：

采购方式：

七、合同签订日期：

八、合同公告日期：

九、其他补充事宜：

本合同对应的中标成交公告：

附件：

图 10-1 政府采购合同公告模板

（三）政府采购合同公开的媒体要求

采购人应当将政府采购合同在省级以上人民政府财政部门指定的媒体上公告。

（四）政府采购合同公开的责任主体

采购人是政府采购合同公开的责任主体，负责按时在指定媒体上发布合同公告。按照《政府采购法实施条例》第六十七条的规定，采购人未按照规定公告政府采购合同的，由财政部门责令限期改正，给予警告，对直接负责的主管人员和其他直接责任人员依法给予处分，并予以通报。

【案例 10-7】 政府采购合同未公开案。

某事业单位委托招标代理机构通过公开招标方式采购了预算为 1 147 万元的"康复计算机及人工智能研究设备购置项目"和预算为 602 万元的"神经修复与功能康复研究设备购置项目"，未公示采购合同。

政府采购合同应该公开。《政府采购法实施条例》第五十条规定："采购人应当自政府采购合同签订之日起 2 个工作日内，将政府采购合同在省级以上人民政府财政部门指定的媒体上公告，但政府采购合同中涉及国家秘密、商业秘密的内容除外。"

【案例10-8】 政府采购合同公开时间不符合要求案。

某医院购置医用直线加速器，预算为6 000万元，采用公开招标方式进行采购，中标金额6 000万元。2020年12月8日合同签订完成，于2021年5月12日，合同进行公示。

政府采购合同应当自合同签订之日起2个工作日内公告，该医院政府采购合同公示时间超过合同签订之日起155日，不符合《政府采购法实施条例》第五十条的规定。

二、政府采购合同的备案

政府采购合同签订后，采购人负有将合同的副本在法定的期限内提交同级政府采购监督管理部门和有关部门备案的义务。此规定便于政府采购监督管理部门加强对政府采购活动的监督检查。

《政府采购法》第四十七条规定："政府采购项目的采购合同自签订之日起七个工作日内，采购人应当将合同副本报同级政府采购监督管理部门和有关部门备案。"

第四节 政府采购合同的履行

【本节小引】 在实际工作中，经常会出现未履行合同约定的情形，如未验收或验收不符合要求，不满足付款条件却支付采购资金等。我们总结了政府采购合同的验收、结算、追加、变更等方面的相关政策，并结合工作实际进行分析。

一、政府采购合同的验收

履约验收是对供应商履行合同情况的检查和审核，是检验采购质量的关键环节。做好验收工作，可以检验供应商的履约能力和信誉，如果出现质量问题，可以根据合同相关条款规定，及时处理，从而保护采购人的合法权益。在实践中，普遍存在重供应商的确定和购买行为、轻履约验收的现象，虽然采购人在合同订立前做了大量工作，但由于没有把好验收关，供应商提供的产品或履约结果不符合合同规定的情况时有发生，给采购人造成一定的损失，更为严重的是损害了公共利益。为此，国家相关法律法规对此作出规定，以强化采购人的验收意识，保证采购质量。

《政府采购法》第四十一条规定："采购人或者其委托的采购代理机构应当组织对供应商履约的验收。大型或者复杂的政府采购项目，应当邀请国家认可的质量检测机构参加验收工作。验收方成员应当在验收书上签字，并承担相应的法律责任。"

《政府采购法实施条例》第四十五条规定："采购人或者采购代理机构应当按照政府采购合同规定的技术、服务、安全标准组织对供应商履约情况进行验收，并出具验收书。验收书应当包括每一项技术、服务、安全标准的履约情况。政府向社会公众提供的公共服务项目，验收时应当邀请服务对象参与并出具意见，验收结果应当向社会公告。"

《国家卫生健康委员会政府采购管理暂行办法》第六十一条规定："各单位应当加强对政府采购项目验收的管理。各单位或者采购代理机构应当成立验收小组，按照采购合同的约定对供应商履约情况进行验收。验收时，应当按照采购合同的约定对每一项技术、服务、安全标准的履约情况进行确认。验收结束后，应当出具验收书，列明各项标准的验收情况及项目总体评价标准，由验收双方共同签署。验收结果应当与采购合同约定的资金支付及履约保证金返还条件挂钩。履约验收的各项资料应当存档备查。"

《财政部关于进一步加强政府采购需求和履约验收管理的指导意见》明确要求严格规范开展履约验收，具体规定如下："……（五）采购人应当依法组织履约验收工作。采购人应当根据采购项目的具体情况，自行组织项目验收或者委托采购代理机构验收。采购人委托采购代理机构进行履约验收的，应当对验收结果进行书面确认。（六）完整细化编制验收方案。采购人或其委托的采购代理机构应当根据项目特点制订验收方案，明确履约验收的时间、方式、程序等内容。技术复杂、社会影响较大的货物类项目，可以根据需要设置出厂检验、到货检验、安装调试检验、配套服务检验等多重验收环节；服务类项目，可根据项目特点对服务期内的服务实施情况进行分期考核，结合考核情况和服务效果进行验收；工程类项目应当按照行业管理部门规定的标准、方法和内容进行验收。（七）完善验收方式。对于采购人和使用人分离的采购项目，应当邀请实际使用人参与验收。采购人、采购代理机构可以邀请参加本项目的其他供应商或第三方专业机构及专家参与验收，相关验收意见作为验收书的参考资料。政府向社会公众提供的公共服务项目，验收时应当邀请服务对象参与并出具意见，验收结果应当向社会公告。（八）严格按照采购合同开展履约验收。采购人或者采购代理机构应当成立验收小组，按照采购合同的约定对供应商履约情况进行验收。验收时，应当按照采购合同的约定对每一项技术、服务、安全标准的履约情况进行确认。验收结束后，应当出具验收书，列明各项标准的验收情况及项目总体评价，由验收双方共同签署。验收结果应当与采购合同约定的资金支付及履约保证金返还条件挂钩。履约验收的各项资料应当存档备查。（九）严格落实履约验收责任。验收合格的项目，采购人应当根据采购合同的约定及时向供应商支付采购资金、退还履约保证金。验收不合格的项目，采购人应当依法及时处理。采购合同的履行、违约责任和解决争议的方式等适用《中华人民共和国合同法》。供应商在履约过程中有政府采购法律法规规定的违法违规情形的，采购人应当及时报告本级财政部门。"

（一）政府采购合同验收的责任主体

采购人对履约验收负主体责任。采购人应当切实做好履约验收工作，完善内部机制、强化内部监督、细化内部流程，把履约验收嵌入本单位内控管理流程，加强相关工作的组织、人员和经费保障。

（二）政府采购合同验收的组织形式

验收的组织形式有两种，一种是采购人自行组织项目验收；另一种是委托采购代理机构履约验收。采购代理机构应当根据委托代理协议的规定，代理采购人组织验收，采购人应当对验收结果进行书面确认。

（三）政府采购合同验收的方式

采购人或者采购代理机构应当成立验收小组，应当邀请实际使用人参与验收，可以邀请参加本项目的其他供应商或第三方专业机构及专家参与验收，相关验收意见作为验收书的参考资料。在通常情况下，大型或者复杂的采购项目，对验收人员的技术要求比较高，为了增强验收能力，采购人应当邀请经过国家认可的专业检测机构参加验收，各行各业都有这类机构，如建设部门认定的工程管理机构、国家质量检测部门认定的检测机构等。按照《政府采购法》的规定，如果邀请专业检测机构参加验收，采购人或者受其委托的采购代理机构仍然为验收方。

（四）政府采购合同验收的内容要求

采购人或者采购代理机构应当按照采购合同的约定对供应商履约情况进行验收。具体来说，就是按照采购合同的约定对每一项技术、服务、安全标准的履约情况进行确认。

（五）政府采购合同验收书的要求

验收方对供应商的履约进行验收，最后要将验收情况在验收书上如实说明，列明各项标准的验收情况及项目总体评价标准，由验收双方共同签署。验收方要对自己的验收意见负责，如果验收意见与事实不符，损害采购人或者供应商的合法权益，应当承担相应的法律责任。履约验收的各项资料应当存档备查。

【案例 10-9】 政府采购合同验收时未填写验收单案。

某医院通过中央集采方式采购台式计算机，合同金额为 211.5 万元。合同约定"甲方经办人验货时要认真填写验收单，注明送货时间、送货地点及开机测试情况等内容，经办人签字后交供应商""双方签署验收单后 7 个工作日内，甲方按财政部规定支付货款"。但实际执行中，该单位经办人未填写验收单。

此做法不符合《政府采购法实施条例》第四十五条规定："采购人或者采购代理机构应当按照政府采购合同规定的技术、服务、安全标准组织对供应商履约情况进行验收，并出具验收书。"

【案例 10-10】 验收资料不规范案 1。

某中心采购屏风，合同金额为 18 130 元，验收单无验收时间且验收人未签字。

验收资料应当列明各项标准的验收情况及项目总体评价，由验收双方共同签署，包括签字和日期。

【案例 10-11】 验收资料不规范案 2。

2020 年 1 月 16 日，某医院与某医疗管理公司签订了《心电监护仪采购合同》，合同金额为 260.4 万元。合同约定采购数量为 93 台，但实际验收数量 60 台，并通过验收。

验收数量与合同约定不符，供货商未严格履行合同。对于验收不合格的项目，采购人应当依法及时处理，并追究验收者的相应责任。

二、政府采购合同的结算

政府采购合同验收合格之后，将进入结算环节，采购人应当根据采购合同的约定及时向供应商支付采购资金、退还履约保证金。

《政府采购法实施条例》第五十一条规定："采购人应当按照政府采购合同规定，及时向中标或者成交供应商支付采购资金。政府采购项目资金支付程序，按照国家有关财政资金支付管理的规定执行。"

《政府采购促进中小企业发展暂行办法》第九条规定："鼓励采购人在与中小企业签订政府采购合同时，在履约保证金、付款期限、付款方式等方面给予中小企业适当支持。采购人应当按照合同约定按时足额支付采购资金。"

《关于政府采购进口产品管理有关问题的通知》中第八部分关于"资金支付问题"规定："采购人向财政部门申请支付政府采购进口产品资金时，应当提供财政部门审核同意文件、采购合同和产品报关单等材料，以确保所采购的产品规格、数量金额等与审批或采购文件规定的一致，否则不予支付。"

（一）政府采购合同结算的时间要求

政府采购合同的采购人是国家机关、事业单位和团体组织，采购人如果不及时支付采购资金，将会严重损害政府信用。政府采购使用的是纳入预算管理的财政性资金，本来不应该存在资金拖欠问题。但实践中，少数采购人之所以不及时支付采购资金，往往是为了借机"吃拿卡要"，这种行为严重败坏了社会风气，所以国家政策法规要求采购人按照政府采购合同规定，及时向中标或者成交供应商支付采购资金。

（二）政府采购合同结算的条件

采购人支付采购资金的前提条件是履行了政府采购合同要求，如验收合格的项目，采购人应当根据采购合同的约定及时向供应商支付采购资金、退还履约保证金；验收不合格的项目，采购人应当依法及时处理。

【案例10-12】 取费基数计算错误案。

某中心负责各医疗机构大型医疗设备的集中采购工作，其与某代理公司签订委托代理协议，约定按照《招标代理服务费管理暂行办法》（计价格〔2002〕1980号），以集中采购中标金额作为取费基数收取招标代理费。实际执行时，以各医疗机构与中标单位签订的合同中单台设备中标金额作为取费基数收取招标代理费。

该做法未履行合同约定，实际结算费用高于合同约定。根据《招标代理服务费管理暂行办法》规定，招标代理服务收费按差额定率累进法计算，随着中标金额的升高，费率逐级降低，若将中标金额拆分，将导致费用的增加。

【案例10-13】 履约保证金未按合同约定时限退还案。

某单位与北京某机电技术有限公司签署《组合式空调机组维修合同》。合同约定："质保期为维修服务项目内容全部验收之日起24个月，质保期后

30 个工作日内甲方将合同总金额的 5% 的履约保证金无息退还乙方。"2018 年 11 月，该单位收取履约保证金，2018 年 12 月验收合格，截至 2021 年 4 月 26 日，该笔保证金仍未按合同约定返还对方。

该单位应当于 2020 年 12 月后 30 个工作日内向北京某机电技术有限公司返还履约保证金，其违反了《财政部关于进一步加强政府采购需求和履约验收管理指导意见》作出的"验收合格的项目，采购人应当根据采购合同的约定及时向供应商支付采购资金、退还履约保证金"的规定。

三、政府采购合同的追加

既要保护采购人的正当采购追加需求，又要防止采购人和供应商规避政府采购程序，《政府采购法》第四十九条规定："政府采购合同履行中，采购人需追加与合同标的相同的货物、工程或者服务的，在不改变合同其他条款的前提下，可以与供应商协商签订补充合同，但所有补充合同的采购金额不得超过原合同采购金额的百分之十。"

《政府采购法》对政府采购合同的补充合同作了必要的限定：第一，追加政府采购需求必须是在政府采购合同履行中；第二，采购人需追加的货物、工程或者服务必须与原政府采购合同的标的相同，不能追加与原合同标的不同的采购对象，这是对补充合同标的质上的要求；第三，除增加数量以外，不得改变原合同的其他条款；第四，所有补充合同的采购金额不得超过原采购金额的百分之十，这是对补充合同采购金额在数量上加以限制，以达到防止采购人与供应商串通、规避政府采购程序的目的。

【问题 10-11】 追加采购和添购的区别是什么？

追加采购是合同仍在履行过程中的采购行为，追加的标的为与合同标的相同的货物、工程或者服务，按规定可与供应商签订补充合同，但所有补充合同金额不能超过原合同采购金额的百分之十。

添购是原合同履行完毕后，仍然购买原采购标的的独立采购项目。《政府采购法》第三十一条规定："符合下列情形之一的货物或者服务，可以依照本法采用单一来源方式采购：……（三）必须保证原有采购项目一致性或者服务配套的要求，需要继续从原供应商处采购，且添购资金总额不超过原合同采购金额百分之十的。"

【问题 10-12】 采购人在服务内容及服务价格不变的情况下可以自主确定续签下一年合同吗？

在年度预算能够保障且采购文件中予以明确可以签订不超过3年履行期限政府采购合同的前提下，采购人可以续签合同，不需要财政部门的批准，但总的合同履行期限不得超过3年。如果采购文件中没有明确可以签订3年服务期限合同，则履约期满后采购人需要重新开展采购活动。

四、政府采购合同的变更、中止或终止

政府采购合同执行过程中，双方当事人想变更、中止或终止合同是有特定情形的，国家相关法律法规做了明确的规定。

《政府采购法》第五十条规定："政府采购合同的双方当事人不得擅自变更、中止或者终止合同。政府采购合同继续履行将损害国家利益和社会利益的，双方当事人应当变更、中止或者终止合同。有过错的一方应当承担赔偿责任，双方都有过错的，各自承担相应的责任。"

《政府采购法实施条例》第五十四条规定："询问或者质疑事项可能影响中标、成交结果的，采购人应当暂停签订合同，已经签订合同的，应当中止履行合同。"

采购人与中标、成交供应商的任何一方，都无权擅自变更、中止或者终止合同；在政府采购合同履行中，如果没有出现继续履行合同将损害国家利益和社会公共利益的情况，采购人与中标、成交供应商双方即使协商一致，也不得变更、中止或者终止合同。

无论什么原因，一旦出现政府采购合同继续履行将损害国家利益和社会公共利益的情况，采购人和供应商双方都有义务变更、中止或者终止合同。这是采购人和供应商应当履行的法定义务。

第五节　违约责任

【本节小引】　违约是任何合同在履行过程中都有可能遇到的问题，政府采购合同亦是如此。采购合同一旦出现违约，将对整个采购活动的顺利完成影响巨大。但《政府采购法》中对合同违约的规定较少，民事责任和行政责任的划分也较为混乱。因此，当政府采购合同出现质量违约时，该如何处理？出现服务违约时，是否可以要求对方承担行政责任？同时，采购合同违约争议的处理能否适用《民法典》的有关规定？本节将做具体分析。

一、违约的几种情形

政府采购合同违约主要有质量违约、未按时履约、数量违约和服务违约等情形。

（一）质量违约

政府采购合同的质量违约主要包括常规品违约和定制品违约两种情况。一是产品不符合标准，这里指的标准可以是国际标准、国内标准、行业标准，或者双方约定的标准。一般政府采购合同在约定标准的同时必须明确附带违约的处理方法及意见，比如退货、换货等，同时要规定在此期间延误订单损失的惩罚额度。二是产品合格率低于合同规定下限，在这种情况下一般可以要求供方补货或者扣除质保金。

对于定制品质量违约的情况主要有：一是产品与图纸不符；二是所供产品与要求的参数不符；三是所供产品技术规格不符，如公差过大、用料纯度或者标号不对，或者生产工艺不正确等；四是产品功能与性能规格不符，比如功能达不到要求、操作过于复杂不人性化。在处理不同的质量违约时，采取的措施一般也不尽相同。前两种违约情况如果是可以修正的，尽量以修正为主，并且向供应商索取延迟交付产生的违约金；后两种情况如果已经影响了产品的性能和使用，应该严格验收并可以拒绝交付。

（二）未按时履约

政府采购合同未按时履约的情况主要有两种：供应商未按时提供货物或未按时完成工程进度、采购人未按时支付价款。

（三）数量违约

数量违约在合同履行过程中较为常见，主要是指交付的物品数量不符合合同的约定，或购买的服务数量不符合约定。

（四）服务违约

服务违约一般存在这几种情况：物流服务违约、培训服务违约、设备维护服务违约。物流服务违约，包括运输方式选择不正确、包装方式简单不足以保护运输物品、交货地点不明确或不准确、物流公司选择不恰当致使货物丢失等。培训服务违约包括培训周期过长、培训效果未达到预期、培训师资变动等。设备维护服务违约的情况可能有：设备维护人员工作效率低下、维护费用过高、维护中断等。

二、违约责任承担的形式

由于政府采购合同既具有民事合同性质，又具有行政合同性质，因此，政府采购合同违约既要承担民事责任，又要承担行政责任，这是该合同区别于其他一般民事合同的重要方面。

（一）行政责任

政府采购合同违约的行政责任主要包括：罚金、列入不良行为记录名单、一定时间内禁止参加政府采购活动、没收违法所得、吊销营业执照等。《政府采购法实施条例》第七十二条规定："供应商有下列情形之一的，依照政府采购法第七十七条第一款的规定追究法律责任：……（二）中标或者成交后无正当理由拒不与采购人签订政府采购合同；（三）未按照采购文件确定的事项签订政府采购合同；（四）将政府采购合同转包；（五）提供假冒伪劣产品；（六）擅自变更、中止或者终止政府采购合同。"《政府采购法》第七十七条第一款规定如下："供应商有下列情形之一的，处以采购金额千分之五以上千分之十以下的罚款，列入不良行为记录名单，在一至三年内禁止参加政府采购活动，有违法所得的，并处没收违法所得，情节严重的，由工商行政管理机关吊销营业执照；构成犯罪的，依法追究刑事责任。"

（二）民事责任

民事责任的归责与追究除依据《政府采购法》《政府采购法实施条例》外，还要依据《民法典》的具体规定。《政府采购法实施条例》第七十六条规定："政府采购当事人违反政府采购法和本条例规定，给他人造成损失的，依法承担民事责任。"具体的政府采购合同方承担民事责任的情形要依据《民法典》的规定，其方式主要有：（1）继续履行，指合同义务没有履行或者履行不符合约定的，守约方可以要求违约方按照合同约定继续履行，直至达到合同目的；（2）采取补救措施，指履行义务的标的物品质不符合合同约定的条件，不需继续履行而只需采取适当补救措施，即可达到合同目的或守约方认为满意的目的；（3）违约金，指合同各方在合同中约定的一方或各方违约时，违约方要支付给守约方一定数额的货币，以弥补守约方损失，是同时兼有责罚违约行为作用的违约责任方式；（4）赔偿金，指合同各方在合同中约定的，一方因违约给对方造成实际损害的，按实际损害数额给予赔偿的责任承担方式。政府采购合同签订双方可以根据实际情况约定适用一种或几种民事违约责任。

三、违约责任的抗辩

在一些特定情况发生时，法律赋予当事人可以不履行合同义务的权利。在法律规定的情况下不履行合同义务的，可以不承担违约责任，当被起诉违约时，可以提出抗辩。《民法典》中规定了以下三种抗辩权：

（1）同时履行抗辩权。如合同中没有对先后履行义务有约定的，当事人应该一起履行合同义务。

（2）先履行抗辩权。如采购合同中明确约定履行义务的先后顺序时，如果先履行义务的一方没有按照合同约定履行义务，后履行合同义务的一方可以不履行义务，并有权要求先履行义务的一方承担违约责任。

（3）不安抗辩权。不安抗辩权是指在上述有先后履行义务顺序的合同中，后履行合同义务的一方突然出现了丧失履行合同能力的情况（主要有经营状况严重恶化、转移财产抽逃资金、丧失商业信誉等），先履行合同义务的一方为了保证自己的权利，防止对方出现违约，可以暂停履行合同，等到对方有能力履约后再继续履行合同。法律对不安抗辩权的行使有严格的要求，不支持一方当事人随便以行使不安抗辩权为由提出中止合同，借机损害合同另一方当事人的利益。另外，行使不安抗辩权的当事人应当履行通知对方的义务，在对方提供了适当担保或者恢复履约能力后，应当继续履行合同。

【案例10-14】　工程承包合同中的不安抗辩权案。

某年2月，通过招标，某工程承包公司（供应商）取得某省公路建设局（采购人）一条长50公里的高速公路建设权。合同的主要内容是：合同总金额1 400万元人民币，采购人预付300万元预付款，工期一半时再付400万元，完工后经验收合格支付剩下的700万元。采购人承担一切原材料的供应，工期为240天。3月5日，供应商进驻工地开始施工。6月，采购人提出，在合同总价款不变的情况下，要求供应商将工期缩短30天，供应商认为工期缩短30天不可能，因为施工地段地质状况较差，地形也较复杂，不可能加快施工速度。此时供应商的几台大型施工设备发生损坏，对工程进度产生了一些影响。7月某日，当工程进行到一半时，采购人突然以供应商进展迟缓不能按期完工为由，利用不安抗辩权，宣布中止合同，并拒绝支付400万元的工程款，且要求供应商提供履约保证金。供应商不同意提供履约保证金，认为工程进度虽遇到一些问题，但并不影响按时完工，况且此前已交过履约保证金。发包方遂解除合同。

不安抗辩权可以有效保护采购方的权益，尤其是当供应商不能按时履约的隐患出现时，如采购人继续支付中期采购款，可能存在"财货两空"的风险，但本案中采购人不适当行使了不安抗辩的权利。因为在合同履行过程中采购人突然提出在合同总价款不变的情况下，要求供应商将工期缩短30天。采购人在不与供应商协商的情况下自行缩短工期属于自行变更合同实质内容。供应商认为工期缩短30天不可能，因为施工地段地质状况较差，地形也较复杂，不可能加快施工速度，属于合理抗辩，所以合同仍应该按照原有内容履行。7月某日，时间过半工期过半，采购人突然以供应商进展迟缓不能按期完工为由利用不安抗辩权，宣布中止合同，并拒绝支付400万元的工程款，且要求供应商提供履约保证金，供应商不同意提供履约保证金，认为工程进度虽遇到一些问题，但并不影响按时完工，况且此前已交过履约保证金。供应商的抗辩合理，而发包方解除合同，属于不当行使不安抗辩权，应该被追究违约责任。在本案中存在继续履行合同的条件，合同依然有效。

问题与案例目录

问题目录

【问题 10-10】 供应商不领取中标通知书怎么办?

【问题 10-11】 追加采购和添购的区别是什么?

【问题 10-12】 采购人在服务内容及服务价格不变的情况下可以自主确定续签下一年合同吗?

案例目录

【案例 10-1】 非法人代表且无授权的人员签订的采购合同不合规案。

【案例 10-2】 履约保证金金额超过合同金额 10% 的不合规案。

【案例 10-3】 采购合同中未约定验收方式和违约责任案。

【案例 10-4】 政府采购合同中的付款方式不得变更案。

【案例 10-5】 供应商拒绝签订政府采购合同采购人重新进行招标案。

【案例 10-6】 采购人与供应商串通投标并签订的采购合同无效案。

【案例 10-7】 政府采购合同未公开案。

【案例 10-8】 政府采购合同公开时间不符合要求案。

【案例 10-9】 政府采购合同验收时未填写验收单案。

【案例 10-10】 验收资料不规范案1。

【案例 10-11】 验收资料不规范案2。

【案例 10-12】 取费基数计算错误案。

【案例 10-13】 履约保证金未按合同约定时限退还案。

【案例 10-14】 工程承包合同中的不安抗辩权案。

<h1 style="text-align:center">参考文献</h1>

[1] 王天颖. 试论政府采购合同法律性质 [J]. 法制博览,2018 (20):204.

[2] 何红锋. 政府采购合同法律性质再探析 [J]. 中国政府采购,2017 (2):18-21.

[3] 朱晶晶,俞玲泉,梁天. 政府机构改革背景下政府采购合同的新思考 [J]. 中国政府采购,2019 (6):58-63.

[4] 蒲树和,王富有,温春生. 政府采购合同草拟主要条款研究 [J]. 热带农业工程,2013,37 (4):55-58.

[5] 董阳. 论我国政府采购合同法律制度的完善 [J]. 法制博览,2019 (14):109-110.

[6] 王立凤. 供应商放弃成交资格有何影响 [N]. 中国政府采购报,

2017-04-14（4）.

［7］赵会平．政府采购合同成立时间探究［J］．中国政府采购，2014（3）：62-65.

［8］财政部国库司，等．《中华人民共和国政府采购法实施条例》释义［M］．北京：中国财政经济出版社，2015.

［9］李源．政府采购合同签订后法律责任的承担［J］．中国政府采购，2020（9）：66-69.

［10］朱少平，张通．中华人民共和国政府采购法释义［M］．北京：中国财政经济出版社，2002.

［11］中国政府采购杂志社．政府采购500问［M］．北京：经济科学出版社，2021.

第三部分

政府采购管理与监督

第十一章　政府采购内部控制

【本章导读】　通过阐述政府采购内部控制的概念、目标、内容和方法，政府采购各环节风险评估，内部控制岗位设置和职责分工，以及政府采购各环节内部控制设计等，帮助读者深刻理解政府采购内部控制制度建设的重要性，认清政府采购内部控制的风险点以及相应的风险防控措施等。

第一节　概述

【本节小引】　李某是某医疗卫生单位负责政府采购业务招标管理工作的人员，其工作职责是按照国家有关招投标的政策、法规和医院制定的政府采购招标管理规定，利用电子商务手段开展招标管理、招标档案整理和归档等工作。他认为，政府采购内部控制是政府采购业务与内部控制相加，单位已经普遍形成了内部政府采购业务流程，整个流程中大家实际上已经形成了隐性的分工和牵制，内部控制可能会带来政府采购业务的低效率。如何评价李某的看法？

一、政府采购业务内部控制概念及意义

政府采购业务内部控制是指单位结合政府采购业务活动特点，通过制定政府采购管理制度，合理设置政府采购关键岗位，建立政府采购内部控制流程、措施，执行政府采购程序，规范单位使用财政性资金进行集中政府采购目录内或政府采购限额标准以上的货物、工程和服务的采购的管理活动，实现对政府采购活动风险有效防范，构建管理体系流程化、标准化、规范化的全面管控，对政府采购业务进行有效防范和管控的一系列方法和手段的总称。各单位应不断完善政府采购工作管理机制，形成政府采购管理工作长效工作机制。

加强对政府采购活动的内部控制管理，是贯彻《中共中央关于全面推进依法治国若干重大问题的决定》的重要举措，是深化政府采购制度改革的内

在要求，对落实党风廉政建设主体责任、推进依法采购具有重要意义，也是政府采购制度体系持续推进，政府采购业务数字化转置加速，绿色采购可持续发展理念日益融入政府采购各个环节的重要保障。同时，也有利于保障单位正常运行、提高政府采购质量、提升资金使用效益、提升社会公信力、促进单位事业发展质量和水平。根据《行政事业单位内部控制规范（试行）》（财会〔2012〕21号）（以下简称《内控规范》）、《财政部关于全面推进行政事业单位内部控制建设的指导意见》（财会〔2015〕24号）（以下简称《指导意见》）、《财政部关于加强政府采购活动内部控制管理的指导意见》（财库〔2016〕99号）的规定及相关要求，各单位应坚持全面管控与重点防控并举、分工制衡与提升效能并重、权责对等与依法惩处并行的基本原则，落实政府采购法律法规要求，强化内部流程控制，促进政府采购提质增效。

【问题 11-1】　加强内部控制是否会带来政府采购业务的低效率？

从长远来看，政府采购内部控制工作有利于提升采购业务的执行效率，提升单位资金的使用效益，推动单位廉政建设，提高业务精细化管理程度，提升业务管理质量。

二、政府采购内部控制目标

政府采购内部控制目标主要包括保证单位政府采购活动合法合规、财务信息真实完整，通过制定制度、健全机制、完善措施、规范流程，逐步形成依法合规、运转高效、风险可控、问责严格的政府采购管理机制，实现对政府采购业务的有效控制，有效防范舞弊和预防腐败，提高公共服务的效率和效果，推动卫生健康事业单位健康稳定发展。

1. 总体目标

政府采购内部控制目标应与单位发展战略目标、经济运营目标、财务目标相契合。单位应通过有效的风险管理与内部控制，制定相关制度和流程，确保经济运营与战略相适应，并兼顾社会公益性和效益性，全面、系统、持续地收集相关信息，实现单位管理活动的合法合规和高效运转。

2. 单位层面控制目标

加强单位政府采购组织模式管理，按照需求方、政府采购方、代理机构分离的管理模式进行权力制衡和监督。根据相关法律法规，结合单位实际情况，建立健全政府采购管理内部制度，明确政府采购管理组织架构、管理部门和监督部门等，明确工作流程、责任分工和权限设置，使政府采购管理规范有序。合理设置政府采购管理岗位职责,确保不相容岗位适度分离,配备具有专业胜任能力的政府采购岗位人员,不断完善政府采购人员培训和考核机制,确保办理政府采购业务的人员及时全面掌握相关政策规定,合法合规开展业务。建立岗位责任追究机制,对因业务管理不当造成的损失予以追究,落实政府采购管理主体责任。

3. 业务层面控制目标

政府采购业务预算和计划、需求的编制,符合国家和主管部门的相关规定,格式规范,要素齐全,内容真实,预算金额合理,依据翔实,经过可行性论证。

规范管理单位政府采购实施工作,严格内部申请审核,选择合理的政府采购方式,提高政府采购效率。规范政府采购程序,规范各环节操作流程,提高政府采购质量。规范政府采购代理机构、招标专家管理和供应商管理,明确受托代理机构的资质要求,明晰双方责任,明确代理机构考核要求。规范专家入选、工作和考核要求,规范选择评标专家,确定专家工作责任。加强供应商资质信誉的审查,建立供应商考核机制,定期开展评议评价,建立优胜劣汰的动态管理机制。

规范政府采购文件合同签订,对合同方资质和履约能力进行严格审查,严格按照权限办理审批,确保签订内容的合法性、规范性、完整性;重大合同或复杂合同应聘请专业人员出具审核意见,签订后加强文件留档和合同台账登记、保管、变更工作。规范政府采购资金支付,严格审批支付程序,规范业务核算,保证会计信息的准确完整。

明确政府采购业务验收主体和验收流程,根据不同政府采购方式确定验收主体和管理责任,配备相应岗位人员。制定政府采购验收管理制度,明确政府采购验收工作流程、验收标准、验收报告等要求。建立验收问题处理机制,对验收的异常情况及时反馈,重大异常情况要通过集体决策提出解决措施。建立政府采购验收质量和验收记录抽查制度,发现风险及时采取有效措施。

规范政府采购信息公布,建立信息公开制度,明确信息公开的范围和主题。定期对政府采购执行情况及工作计划完成情况进行统计分析,组织内部公开。制定单位政府采购业务档案管理制度,明确归档范围和保管期限,确保政府采购过程的可追溯性。

坚持依法依规、权责对等、公平公正、简便高效、诚实信用的原则,建立单位政府采购投诉和质疑管理机制,建立政府采购投诉和质疑处理流程,规范答复内容，提高投诉和质疑管理工作的处理效率，明晰业务主体法律责任。

建立政府采购归档管理制度，规范档案归档范围、归档主管部门、归档时限、归档流程等工作，明确管理要求、措施和程序，确保档案保管安全有序，防止秘密资料泄露。

4. 评价与监督控制、档案管理目标

规范政府采购管理监督机制，明确监督的内容和流程，定期开展政府采购管理监督。定期开展政府采购业务结果评价工作，从政府采购效率、效果、效益等方面进行绩效评价，发现问题应及时整改。

三、政府采购内部控制的内容

内部控制是保障权力规范有序、科学高效运行的有效手段，也是实现组织目标的长效保障机制。政府采购内部控制应遵循合法合规、风险可控、高质高效和可持续发展的运营目标，在单位内部建立一种相互制约、相互监督的政府采购业务内控制度，通过风险评估、内部控制建设、内部控制报告、内部控制评价等工作，保障单位政府采购业务合法合规、资产安全和使用有效、财务信息真实完整，有效防范舞弊和预防腐败、提高资源配置和使用效益。

政府采购内部控制应贯穿内部权力运行的决策、执行和监督全过程，内容包含政府采购预算编制和下达、政府采购计划编制与审核、政府采购需求编制、政府采购方式的选择与变更、政府采购实施活动、合同管理和履约验收、答复询问质疑和投诉管理、档案管理等。单位应依法承担政府采购工作的主体责任，规范内部参与政府采购的各层级全体人员，做到约束机制健全、权力运行规范、风险控制有力、监督问责到位，强化政府采购业务内部控制，明确政府采购归口管理部门，在政府采购活动中建立政府采购、资产管理、财务、审计、纪检监察等部门或岗位相互协调、相互制约的机制，加强政府采购内部控制业务监督和评价工作，不断促进单位政府采购内部控制工作的提升。

四、政府采购内部控制的方法

政府采购内部控制的方法是指为了合法合规、风险可控、高质高效和可持续发展地执行政府采购业务，运用内部控制的工具，对业务风险进行有效防范和管控的措施和手段的总称。

（一）不相容岗位相互分离

单位应当合理设置政府采购业务关键岗位，明确岗位职责权限，实施不相容岗位相互分离措施，形成相互制约、相互监督的工作机制。

政府采购不相容岗位包括但不限于政府采购计划制订与预算审批、招标文件准备与复核、合同签订与验收、预算审批与付款、政府采购验收与保管、政府采购执行与监督等岗位。

（二）内部授权审批控制

单位应当明确政府采购业务各岗位办理业务和事项的权限范围、审批程序和相关责任，建立重大事项集体决策和会签制度。相关工作人员应当在授权范围内行使职权、办理业务。

（三）归口管理

根据本单位实际情况，按照权责对等的原则，采取成立政府采购管理联合工作小组，并确定牵头部门或牵头人员等方式，对政府采购业务活动实行统一管理。

（四）预算控制

强化对政府采购业务的预算约束，使预算管理贯穿于单位政府采购活动的全过程。编制政府采购预算、年度政府采购计划，按照预算和计划管理政府采购业务。

（五）财产保护控制

建立政府采购验收制度，针对货物、服务和工程政府采购，提出相应的验收要求。建立资产日常管理制度和定期清查机制，采取资产记录、实物保管、定期盘点、账实核对等措施，确保资产安全完整。

（六）会计控制

建立健全本单位财务管理制度，加强会计机构建设，提高会计人员业务水平，强化会计人员岗位责任制，规范会计基础工作，加强会计档案管理，明确会计凭证、会计账簿和财务会计报告处理程序。加强政府采购业务核算，属于政府采购业务的，要严格按照政府采购要求，将政府采购手续提交财务部门作为入账依据。政府采购归口管理部门和财务部门应相互配合，统计政府采购完成情况，尤其是要加强政府采购执行情况的统计。

（七）单据控制

单位应根据国家有关规定和政府采购活动业务流程，在政府采购管理制度中明确界定政府采购活动所涉及的表单和票据，要求相关工作人员按照规定填制、审核、归档、保管单据。

（八）信息内部公开

建立健全政府采购活动相关信息内部公开制度，根据国家有关规定和单位的实际情况，确定政府采购信息内部公开的内容、范围、方式和程序，确定政府采购信息外部公开的内容、方式和程序。

【问题11-2】 实施政府采购内部控制的主要措施有哪些？

第一，单位需要明晰事权，依法履职尽责。政府采购人、政府采购代理机构和监管部门应当根据法定职责开展工作，既不能失职不作为，也不得越权乱作为。单位要实施归口管理，明确委托代理权利义务，强化内部监督。第二，单位要合理设岗，强化权责对应，在界定岗位职责的基础上，实施不相容岗位分离、相关业务多人参与、定期轮岗。第三，分级授权，推动科学决策。明确不同级别的决策权限和责任归属，按照分级授权的决策模式，建立与组织机构、政府采购业务相适应的内部授权管理体系。第四，优化流程，实现重点管控。单位要增强政府采购计划性、加强关键环节控制、明确时限要求、强化利益冲突管理，加强对政府采购活动的流程控制，突出重点环节，确保政府采购项目规范运行。第五，加强单位政府采购内部控制的监督和评价工作，不断提升政府采购业务的科学性和规范性。

第二节 政府采购风险评估

【本节小引】 2006年2月，薛某到某单位应聘，成为该单位设备处政府采购人员，为单位下面的两个研究部门采购实验用原料。其主要工作内容包括原料的价格洽谈、询价比价、签订合同以及向单位财务申请付款。按单位规定，同一种生产原料，薛某需要选择两三家供货商，对价格进行比对，并向报价最低的那家供货商购买。同时，单位规定，政府采购工作需要单位的审计部门进行监管。但在实际操作中，因政府采购量大、品种繁多，难以做到面面俱到，如薛某负责采购生产辅料，时间往往比较仓促，单位领导无暇顾及，常会以薛某的个人意见作为决策的主要依据。薛某在该单位入职以来，没有进行过任何岗位的轮换，这便为薛某在选定供货商环节牟利提供了机会。

一、政府采购风险评估的概念

风险是指潜在事项的发生对目标实现产生的影响。政府采购风险评估是量化政府采购活动中风险发生的可能程度及其造成的后果。如政府采购管理制度和制衡机制的缺失、关键岗位职责不清，以及政府采购管理中的其他漏洞或隐患，都有可能造成政府采购活动风险。单位需要从单位层面对政府采购的组织、机制、制度、岗位、信息系统进行全面梳理，同时从业务层面对政府采购业务流程进行全面梳理，及时识别、系统分析政府采购活动中与实现政府采购内部控制目标相关的风险，找到漏洞和隐患，合理确定风险应对策略。

【问题 11-3】 内部控制风险点的重要程度如何界定？

内部控制很重要的一点是通过风险评估，梳理出各关键环节的风险点和控制点，并对风险点采取相应的控制措施。风险控制点是指在某一特定的内部控制管理过程中，任何一个失去控制并且不一定产生不可接受的内控风险的环节或步骤。也就是说，风险控制点是指那些能控制风险因素的任何流程操作环节、步骤或过程。这种控制是根据单位良好的业务规章制度、流程管理、规范岗位操作标准等而设置的。通常来讲，单位内部控制风险点的重要程度取决于单位负责人对风险的容忍度。各单位可结合自身的实际情况，选择适合的方式（参照本节的第二、三部分），比如采用问卷调查等方式对内部控制风险点的重要程度进行界定。

【问题 11-4】 政府采购业务风险评估需要关注的要点有哪些？

是否按照《政府采购法》以及相关法律法规建立健全包括政府采购预算与计划管理、政府采购活动管理、验收与合同管理、质疑投诉答复管理和内部监督检查等方面的内部管理制度；是否指定专人负责收集、整理、归档并及时更新与政府采购业务有关的政策制度文件；是否建立政府采购业务管理岗位责任制；政府采购岗位职责分工是否明确并符合牵制和效率的原则；政府采购计划编制是否合理；政府采购合同履行过程中，监控是否到位；是否按照政府采购项目验收标准进行验收；政府采购验收的监管是否到位；政府采购资金支付申请是否合规并经过必要的审核；会计记录是否能全面真实反映单位政府采购过程的资金流和实物流；政府采购信息公布是否规范，并进行分类统计；单位政府采购文件是否得到妥善保管；等等。

二、政府采购风险评估的程序

单位在进行政府采购风险评估时，通常可按照目标设定、风险识别、风险分析和风险应对四个步骤具体开展。

（一）目标设定

目标设定是风险评估程序的起点，旨在明确单位各项经济活动的控制重点和原则，也是业务风险识别和控制措施设计的主要依据。在政府采购业务目标设定阶段，单位应收集单位层面和政府采购业务流程层面的各类初始信息，涉及计划编制、业务执行过程以及总结评估等方面的资料信息。在初始信息收集的基础上，单位应根据业务实际需要设定经济活动相关目标，明确业务的控制目标。

（二）风险识别

在风险识别阶段，单位应根据前期内部控制基础性评价与现状调研获得的业务信息，建立风险分类框架，通过风险矩阵识别经济活动对应的风险事件，对风险事件的类别、成因、影响以及责任部门等进行描述，形成单位风险事件库。在此基础上，通过根据单位当前经济活动现状编制风险评估问卷、专家访谈等方法，对单位面临的各类风险进行调查，确定单位重大风险排序。

（三）风险分析

在风险分析阶段，单位应根据风险识别阶段的调查结果，对各经济活动风险事件发生的可能性和影响程度进行分析，确定单位经济活动风险管理的优先顺序。单位可综合采用蒙特卡罗模拟、压力测试、概率分析、情景分析以及关键风险指标分析等方法，对风险发生的原因、风险发生后可能导致的损失、风险的管理难度以及与其他风险之间的关系进行分析，确定单位经济活动风险等级排序，为单位风险应对奠定基础。一般来说，单位风险分析包括两大核心内容：一是风险事项发生的可能性（频率、概率）；二是风险事项产生的影响。单位在具体开展风险分析时，应从单位经济活动具体情况出发，运用适当的风险分析技术，定量或定性地评估相关事项，为风险应对提供依据。

风险分析过程中可采用定性和定量相结合的方法。定性方法可用于确定风险因素的优先级，为分析或处理风险提供初步的方向。定量方法可将风险指标量化，进一步确定各类风险发生的可能性或影响程度。可能性与影响程度的度量标准，取决于组织风险偏好，因此，单位应当根据自身的风险偏好研究制定本单位的风险评估标准。

（四）风险应对

在风险应对阶段，单位应根据自身条件和外部环境，围绕经济活动目标、风险偏好和风险可接受程度、风险发生的原因和风险重要性水平，制订风险应对策略和风险解决方案。风险应对的目的是将剩余风险控制在风险承受度以内。单位可以综合运用风险规避、风险降低、风险转移和风险承受等策略应对经济活动风险。

1. 风险规避

风险规避是指通过改变相关业务活动的计划以消除特定风险事件的威胁。

2. 风险降低

风险降低是指通过采取措施减轻风险事件的不利后果或将风险事件发生的可能性降低到一个可以接受的范围内。

3. 风险转移

风险转移是指通过合同约定、供应商担保、购买保险或将业务外包等方式将风险的后果转移给第三方。

4. 风险承受

风险承受是指在规避风险、降低风险和转移风险的执行成本超过风险事件损失的情况下，不采取任何措施而准备应对风险事件的策略。

具体来看，针对风险矩阵图中的不同风险，可采取不同的策略。（1）针对极低或低风险区域，承担该区域中的各项风险且不再增加控制措施。（2）针对中风险区域，严格控制该区域中的各项风险且专门补充制定各项控制措施。（3）针对高风险区域，确保规避和转移该区域中的各项风险且优先安排实施各项防范措施。（4）针对极高风险区域，积极规避和转移该风险区域中的各项风险且优先安排实施各项防范措施。

【问题 11-5】 风险评估与内部控制之间的关系是什么？

风险评估是内部控制的一个环节，完整的内部控制流程包括识别风险、评估风险、控制措施、信息交流与沟通、风险评价等。因此，风险评估用于确定事件风险发生的频率及风险影响的大小，是内部控制工作的重要环节。

三、政府采购风险评估的方法

风险评估的方法包括但不仅限于定性方法、定量方法。

（一）定性方法

（1）问卷调查：指通过问卷的形式收集不同级别人员对风险的态度和认知程度。

（2）个别访谈：指通过梳理单位的组织架构、制度和业务流程，对不同科室或职能部门的相关人员进行访谈，确认前期工作中已识别的风险，进一步了解可能存在的其他风险。

（3）德尔菲法：指针对某些风险问题咨询相关领域的多个专家，由专家根据自己的经验进行风险评估，将专家的评估结果进行整理归纳，通过多轮反馈后得到一致的风险评估结论。

（4）标杆比较：指通过将本单位的业务流程、管理模式等与同类单位或行业的最佳实践相比较，寻找差距，发现自身短板的方法。

（二）定量方法

（1）概率分析：是研究众多不确定性因素发生不同变化幅度的概率分布及其对控制目标实现的影响，可参考的指标有概率、期望值、方差等。

（2）敏感性分析：指从多个不确定性因素中找出对控制目标实现有重要影响的敏感性因素，通过改变这些指标的数值，分析、测算控制目标的实现受这些因素变动的影响程度大小，并进一步判断单位的风险承受能力。

（3）统计推论：指通过分析数据预测风险发生的概率和后果的方法，分为前推、后推和旁推三类。前推是指根据历史经验和数据，预测未来风险可能发生的概率和后果；后推是指将未来风险事件与有数据可查的已知事件相联系，从而判断该风险事件发生的可能性和后果；旁推是指通过收集类似事件的历史数据来评估和分析该风险事件的方法。

（4）压力测试：指对某种极端情况进行前瞻性预测，可用于推测内控流程的有效性和风险事件发生的影响程度，从而评估组织的风险承受能力。

（5）蒙特卡罗模拟：是一种随机抽样和统计试验相结合的方法。利用该方法可以使风险发生的可能性、成因以及风险带来的损失或机会得到量化，通过建立概率模型预测风险的分布，进而评估风险情况。

（6）情景分析法：是通过假设未来可能发生的不同情景，识别和分析各种情景之下可能发生的风险事件及其发生方式、可能性和影响程度的方法。

【问题 11-6】　风险评估方法是否对政府采购风险评估业务均适用？

内部控制分为单位层面和业务层面，单位层面是从全局的角度对组织机构、岗位职责、制度机制等进行制约，其控制方法对于各项业务均适用。风险评估同理，可以从单位层面和业务层面的角度进行分析。单位层面的风险包括宏观环境与政策方面风险、决策风险、组织架构风险、权责划分风险等。业务层面的风险包括预算业务控制风险、收支业务控制风险、采购业务控制风险等。

【问题 11-7】　各单位应如何选取风险评估的方法？

风险评估的方法有多种，单位应该根据自身的规模、性质及内控开展的阶段进行综合评估，选择适用于自身的风险评估方法。前面提到的案例中，出现较为严重的风险问题包括关键岗位的设置、轮岗制度的实施。对该单位这两个风险事件进行评估，可以先采用定性的方法，确定该类风险的严重等级，再用定量的方法，进一步确定事件出现的可能性、影响因素，详细对风险加以描述，制定更细化的应对措施。

【问题11-8】 从关键岗位设置的风险角度来说,如何应用风险评估方法?

从关键岗位设置的风险角度来说,单位首先可以运用个别访谈法对单位整体的政府采购业务流程进行全面、细致的了解。其次,可以根据单位该关键岗位的业务及风险等相关情况向专家咨询,专家针对该关键岗位产生的风险及影响程度进行评估,定性分析该关键岗位的风险情况。更有条件的,还可以针对该岗位发生风险的概率,进行概率分析或者敏感性分析等定量分析,进一步明确该关键岗位风险评估标准。

【案例11-1】 某公立医院开展政府采购风险评估工作流程。

某公立医院于2020年邀请会计师事务所成立专门工作小组开展政府采购风险评估工作,具体流程步骤如下:

首先是风险识别阶段。工作小组对与该医院政府采购工作相关的制度、资料进行收集、分析,初步了解该医院在政府采购工作方面存在的风险。之后采用访谈法对政府采购业务相关的领导、中层管理人员、基层工作人员就风险的相关话题进行访谈。通过以上环节,最终形成该医院政府采购相关的风险事件库。

其次是风险分析阶段。工作小组以风险事件库为基础,对风险事件进行整理,采取"以风险为主线,参照其他行政事业单位以往案例、经验和行业风险事件库进行提炼"的原则,重点在于显现未来可能发生的某些风险事件。经过研讨并参考和结合行业风险事件库,在流程图辨识的基础上,补充风险事件39件。然后划分风险类别,以更好地对某些相关的风险进行归类分析,结合风险事件所涉及的工作流程以及影响结果,依据风险事件的关系以及单位的实际情况,整理得出风险分类结构。结合财政部《内控规范》等制度的相关要求,并结合单位的实际情况,定义一级风险、二级风险、三级风险和四级风险事件。政府采购风险统计分析结果如表11-1所示。根据划分的风险类别进行风险成因分析,本次风险评估采用概率分析和情景分析法对二级风险进行了成因分析。风险成因分析结果如表11-2所示。

最后,工作小组根据风险分析结果,对每一项风险事件进行分析,采用合理的风险应对方法进行应对。

表11-1 政府采购风险统计分析结果

一级风险	二级风险	三级风险	四级风险
政府采购控制风险	7	18	36

表 11-2 风险成因分析结果

风险类别	风险名称	风险描述	风险成因分析		风险的影响结果
			外部因素	内部因素	
政府采购控制风险	政府采购管理机制风险	操作风险。政府采购程序中环节繁多，政府采购人员操作不规范、不慎，不严格或出现质量问题等。政府采购项目时间迟延或出现质量不完善合规风险。政府采购不遵守政府采购法律法规，可能导致政府采购违法违规行为的发生。因为政府采购工作人员处理采购事项缺乏专业性和高效性，或失败性的招投标资源浪费项，可能导致采购过程中的资源浪费	• 政府采购政策的变动及调整	• 未设立或明确政府采购的归口管理部门； • 未对政府采购的职责划分、政府采购程序等内容进行明确和规范，政府采购政策遵守政府采购方式； • 部门权责划分及岗位职责未清晰界定，政府采购管理制度缺失； • 政府采购业务内部管理机制不健全	可能导致政府采购效率降低，从而给医院健康发展不合规，正常运转和健康发展带来不确定性
	政府采购计划风险	风险评估不足。政府采购计划制订之前，应该由专业的评估机构对项目可行性、风险等结构等方面进行评估，确保政府采购项目以认真满足政府采购的需要，并降低采购过程中的风险。如果评估不足，政府采购计划无法顺利实施，包括计划内容不明确，对市场供应和需求情况不了解等，可能导致政府采购计划编制时间过导或实施过晚，计划编制时间不合理，预算不足或者采购计划无法正常实施，政府采购计划中需求不明确或需求变更，可能导致政府采购需求变更复杂，需要重新启动招标或谈判，增加采购成本和时间成本	• 无	• 政府采购计划的编制范围不明确； • 政府采购计划制订时未充分考虑实际需求及财务预算； • 未按照财务程序进行审核审批	可能导致政府采购计划与实际偏差较大，政府采购不能满足商品或服务需求，政府采购金额超出预算，或者造成资产闲置，给医院的业务开展和经济利益带来不确定性
	政府采购请购风险	请购资料不足。请购过程中的规范性、流程和手续不完整；请购流程中不能合理决策，决定采购方案不考虑不全面；请购与需求不够匹配；请购过程中信息公开度不够	• 无	• 政府采购请购不符合年度政府采购计划； • 未严格按照政府采购预算执行进度办理请购手续或超政府采购预算范围； • 政府采购申请内容填写不完整，不准确； • 未经有效审批或越权审批； • 对采购物品的功效、价格、质量的审查不够严谨； • 请购信息不公开	可能导致政府采购后续招标环节无法得出准确数据；政府采购过程中出现纠纷和法律风险；政府采购方案不合理，不能执行或执行结果不如预期；采购的产品不符合预期；实际需求造成资源浪费和经济损失等

续表

风险类别	风险名称	风险描述	风险成因分析		风险的影响结果
			外部因素	内部因素	
政府采购控制风险	政府采购方式管理风险	合规风险。政府采购政策研究不充分;内容确定风险,各类采购范围界定不清晰;舞弊风险。未按规定履行采购方式选择或采购审批程序,单一来源采购方式选择不合规,变更采购方式变更不合理或采购方式变更未完善购审批手续	●政府采购政策的变动及调整	●医院未明确政府采购方式选择标准; ●政府采购时未严格按照上级单位及医院管理规定选择采购方式; ●监督管理机制不完善; ●政府采购方式变更未严格履行政府采购审批手续	可能导致应招标政府采购未招标,应政府采购未执行,政府采购过程存在舞弊行为,受到监管部门的处罚,使医院的利益及形象受损
	政府采购实施风险	采购程序风险:政府采购涉及程序频频,程序不当或操作不严谨可能会导致投标人的权利受到损害,同时也会增加政府采购成本和时间成本。进一步影响政府采购的效率和效果。合同履约风险:合同履约过程中,由于供应商自身的质量和技术问题等,会导致合同履约风险的发生,舞弊风险。采购过程中出现贪污腐败问题,侵害公民的合法权益,对政府形象产生不良影响。制度完善缺失风险:相关制度不完善或执行不力,可能会引发多种风险,例如利益输送,信息不公,法制风险等	●政府采购物资市场价格上涨; ●政府采购方式的主要由于供应料为卖方市场; ●原材料自身的质量不良; ●供应商信用不良,未严格履行合同条款	●政府采购人员对国家及地方的政府采购政策认识不到位; ●政府采购方式的选取不恰当,不符合国家及地方有关规定; ●政府采购程序不规范,执行不严; ●政府采购前未对政府采购市场的价格变化进行深入研究与分析; ●政府采购人员能力水平不足; ●对政府采购过程的监督管理不到位	可能导致影响政府采购的货物、质量,服务质量,政府采购业务违规操作,受到处罚,而给医院的业务正常开展和经济利益带来不确定性

续表

风险类别	风险名称	风险描述	风险成因分析		风险的影响结果
			外部因素	内部因素	
政府采购控制风险	政府采购验收风险	技术质量风险：政府采购的商品、服务或工程需要满足一定的技术标准和质量要求，如果产品或服务不能满足要求，可能会导致政府资源浪费和项目效果不佳的局面。 过程管理风险：政府采购验收过程中可能存在管理不规范或验收程序不符合规范要求，如验收标准不明确、增加验收风险。 人员专业素质风险：政府采购验收需要有专业技术人员进行评估和检验，如果评估人员专业素质不过关，可能会导致验收评估不准确，从而产生风险。 时间和成本风险：政府采购是一个涉及时间和成本的竞争性活动，验收过程中可能因为时间过长或成本过高而出现风险。	• 无	• 验收人员组成不合理或能力不足； • 验收程序不规范； • 验收标准不明确； • 验收不严格； • 未出具有效的验收证明	可能导致政府实际采购的产品或服务与合同规定存在差异，商品的服务或质量无法得到保障，而给医院的业务正常开展和经济利益带来不确定性
	供应商管理风险	供应商资质风险：政府采购需要对供应商进行严格的资质审查，确保其具有资质、信誉和经验等方面的要求。 供应商合规风险：政府采购需要确保采购过程中商合规性，包括合同、票据和报告等方面。同时，政府采购需对供应商的合规性进行审查，确保其符合相关法规和规定。 供应商信誉风险：政府采购需要对供应商的信誉进行评估，并控制可能存在的行为不端和违法行为的风险。 供应商运营风险：政府采购需要确保供应商的运营能力和稳定性，并对供应商的质量、交货能力、维修和售后服务等方面进行考核	• 政府对供应商管控模式的变化； • 供应商信用不良； • 供应商严格履行合同条款	• 供应商管理责任划分不明确； • 未设立科学的供应商评估与准入机制； • 对供应商资质信誉情况的真实性和合法性疏于审查； • 未定期对供应商开展评价； • 未对不合格供应商进行记录； • 供应商名录更新不及时	可能导致供应货或服务质量得不到有效保证，政府采购效率降低，而给医院利益和业务活动的正常开展带来不确定性

第三节　政府采购单位层面内部控制

【本节小引】　某医院在进行年度设备采购时，按照规定年度预算内的设备采购事项，需经分管采购业务的院领导决策审批后办理；超过预算或预算外的设备采购事项，须先报院预算管理委员会调整或追加预算后，按各医院的审批权限确定是否再提交院长办公会等决策机构进行审批后执行；涉及医院战略或单位金额重大的设备采购，还要执行医院的"三重一大"决策审批流程。该医院采购审批流程是否符合政府采购单位层面内部控制的规定？

一、政府采购内部控制制度建设

单位在执行政府采购业务的过程中，既涉及外部也涉及内部的相关环节与程序。单位应当在符合国家有关规定的基础上，通过梳理政府采购业务流程，对单位政府采购业务管理现状进行全面分析与评价，按照《内控规范》第三十二条的要求，建立健全政府采购预算与计划管理、政府采购活动管理、验收管理等政府采购内部管理制度。

（一）政府采购内部控制制度建设风险点

（1）单位未根据《政府采购法》建立内部配套的政府采购规章制度和流程，可能导致政府采购业务没有严格按照法律法规执行，采购环节有漏洞，无据可依、无章可循，致使单位政府采购存在较大的随意性和不规范性。

（2）政府采购管理制度中工作流程不明确。政府采购业务各环节的工作流程、时间要求和具体责任不清晰。

（3）未建立政府采购信息公开制度。采购过程不公开透明，缺少监督措施。

（二）政府采购内部控制制度建设控制措施

（1）制定政府采购内部管理制度。制定采购预算、计划、实施、验收、合同、支付、信息公开、监督等全流程管理制度，明确管理要求、措施和程序。

（2）政府采购管理制度建设要明确工作流程。明确采购工作流程、时间要求、审批权限和责任划分等。

（3）实施政府采购信息公开。按照公开要求，通过多种方式进行内外公开，接受内部监督和社会监督。

【问题11-9】 政府采购内部管理制度应包括哪些方面的内容？

政府采购内部管理制度主要包括以下4个方面的内容：

(1) 政府采购业务管理机构和相关岗位的设置及其职责权限。

(2) 政府采购业务的工作流程。

(3) 与政府采购业务相关的审核责任和审批权限。

(4) 与政府采购相关的检查责任等。

二、政府采购组织机构设置

《内控规范》第三十五条规定："单位应当加强对政府采购活动的管理。对政府采购活动实施归口管理，在政府采购活动中建立政府采购、资产管理、财会、内部审计、纪检监察等部门或岗位相互协调、相互制约的机制。"因此，为规避政府采购业务中的风险，对政府采购实施有效的控制，单位应科学、合理地设置政府采购组织机构。

(一) 政府采购组织机构设置风险点

政府采购组织机构设置风险点主要有以下3个方面：

(1) 政府采购组织机构设置不完善。组织机构设置没有体现决策、执行、监督互相分离的原则。未建立采购业务领导机构，未明确采购归口管理部门，组织架构模型部分机构缺失，导致单位内部的部门管理、职责分工、业务流程等方面缺乏有效制衡和监督。

(2) 政府采购组织机构设计和运行不合理。组织机构的设计和运行无法满足信息沟通的要求，未明确业务部门、采购归口管理部门和财务部门沟通协调机制，部门或岗位之间缺乏有效沟通与协调，导致单位内部的部门管理、职责分工、业务流程等方面缺乏有效制衡和监督，不利于信息在各层级、各业务活动间的上传下达，无法为员工提供履行职责所需的信息，沟通效率低下，采购管理工作进展缓慢，相互推诿等。

(3) 政府采购组织机构设置未按要求进行调整设置。单位内部组织机构设置未考虑单位现有管理情况，未按要求进行调整，不能有效支持单位发展战略的实施，以及未根据环境变化及时作出调整；同时，对组织机构的设置、各职能部门的职责权限、组织的运行流程等没有明确的书面说明和规定，存在关键职能缺位或职能交叉的现象。

(二) 政府采购组织机构设置控制措施

政府采购组织机构设置控制措施主要有以下3个方面：

1. 合理设置政府采购组织机构，确保制衡有效

由于单位的政府采购规模、内外环境等因素各不相同，各个单位的政府采购组织机构的具体设置也有所不同。一般而言，单位的政府采购组织机构都应包括政府采购决策机构、政府采购执行机构和政府采购监督机构。

（1）政策采购决策机构。单位可以成立政府采购领导小组，作为专门履行政府采购管理职能的决策机构。政府采购领导小组在政府采购管理组织体系中居于领导核心地位，其成员由单位领导、政府采购归口部门、财会部门、相关业务部门和监督部门的负责人组成。政府采购领导小组主要通过定期或不定期召开政府采购工作会议开展工作，其主要工作是对政府采购工作的方针政策进行决策和指导，对政府采购活动中的重要事项承担领导和协调职能。

（2）政府采购执行机构。政府采购执行机构是指对单位政府采购业务决策、实施等进行管理的部门，一般包括政府采购归口管理部门、采购部门、财会部门以及相关业务部门等。

政府采购归口管理部门一般设在单位（综合管理）办公室。政府采购业务比较多的单位，应当成立政府采购部门或者指定政府采购归口管理部门，负责对政府采购业务进行审核和批准。政府采购业务比较少的单位，可以成立专门的政府采购工作小组承担此项任务。其主要工作包括：一是根据财政部门有关政府采购的管理规定，拟定本单位的政府采购制度、流程等规范性文件；二是审核汇总采购需求部门提交的政府采购预算建议数、政府采购计划，审核采购需求、采购方式、采购组织形式，审核采购文件，协助实施委托集中采购机构和代理机构采购的项目；三是组织自行采购项目的招标采购活动；四是负责本单位政府采购的日常管理工作、信息统计工作；五是组织或参与政府采购项目验收工作；六是在单位职责范围内，负责组织受理、处理采购事项的质疑，投诉的答复，纠纷的处理；七是负责采购资料的归口管理与备案工作；八是负责向领导班子会议汇报纳入"三重一大"议事决策范围的政府采购事项；九是配合监督机构对政府采购项目实施情况及内控情况进行监督检查。

由于各单位具体情况不同，可根据各单位自身情况确定采购部门所设立的科室。其主要工作是：进行采购项目的市场调研，提出采购需求，拟定采购预算；拟定采购文件；参与招标采购活动；拟定采购合同，报本单位合同归口管理部门审核后，根据授权签订采购合同；协调并监督中标供应商履行

合同；申请并协调按合同约定支付采购资金；组织或参与采购项目的验收；负责采购项目的质疑投诉答复文本的草拟，参与采购项目质疑投诉、纠纷事项的处理。

财会部门负责单位政府采购预算的汇总及政府采购资金的支付，在政府采购业务方面的主要工作为：一是负责汇总编制单位政府采购预算、计划，报同级财政部门批准后，下达各业务部门执行；二是及时转发财政部门的有关管理规定及政府采购相关信息；三是审核各业务部门申报政府采购的相关材料，确定资金来源；四是复核政府采购支付申请手续，办理相关资金支付；五是根据政府采购部门提交的政府采购合同和验收证明，依据国家统一的会计制度，对政府采购业务进行账务处理；六是定期与政府采购部门沟通和核对政府采购业务的执行和结算情况。

内部相关业务部门是单位政府采购申请的提出部门，在政府采购业务方面的主要工作为：一是申报本部门的政府采购预算建议数；二是依据内部审批下达的政府采购预算和实际工作需要编制政府采购计划，进行政府采购需求登记，提出政府采购申请；三是对政府采购文件进行确认，对有异议的政府采购文件进行调整、修改；四是对实行公开招标的政府采购项目的预中标结果进行确认，发放中标通知书，并依据中标通知书参加政府采购合同的签订；五是对政府采购合同和相关文件进行备案；六是提出政府采购资金支付申请。

（3）政府采购监督机构。政府采购监督机构是指单位中对政府采购业务进行监督的部门。按照单位政府采购决策、执行和监督相互分离的原则，单位内部应当成立政府采购监督部门，建立由财务、审计、纪检等部门共同参与的监督机制，对项目立项、采购预算和计划编制、信息公告情况、招评标情况、合同签订、履约验收、款项支付等环节及时进行监督，对采购金额是否超出预算，采购方式是否合规，是否组织履约验收等进行检查，全面摸排当前政府采购管理工作中存在的问题和原因，梳理问题清单，明确工作责任并组织开展整改工作。对外部审计、巡视中发现的问题，坚持"清单制+责任制+时限制"，逐项制订整改方案，统筹做好政府采购面上的突出问题和隐性问题整改；加强对反馈问题整改情况的督促检查"回头看"。进一步完善监管措施，构建监管体系，形成采购监管工作长效机制。

2. 建立沟通协调和联动机制，推动政府采购内部控制工作的实施

内部控制建设是一项复杂的系统工程，需要多个部门沟通协调和配合，

因此单位应建立部门或岗位间的沟通协调联动机制，尤其注重政府采购各部门（如政府采购归口管理部门、采购部门、财会部门、监察部门等）或岗位之间的沟通协调机制，充分调动各部门的积极性，保证部门之间信息传递流畅。

3. 全面梳理单位内部环境和内部机构，及时根据环境变化调整组织机构设置

单位应根据组织架构的设计规范，对现有内部环境和内部机构设置进行全面梳理。在内部环境梳理过程中，关注领导层和管理层的任职资格和履职情况，以及机制的运行效果。如存在问题，应当采取有效措施加以改进。在内部机构梳理过程中，应当关注内部机构设置的合理性和运行的高效性，如存在职能交叉、运行效率低，应当及时调整，促使政府采购组织形成有效决策、执行、监督的工作机制。

【问题11-10】　某医院政府采购管理办法未确定政府采购归口管理部门，且未明确相关采购活动职责分工，是否合理？

2017年某医院修订了《某医院政府采购管理办法》，办法中规定采购执行由各业务归口部门负责，采购管理工作由财务、审计、院办等职能部门参与，没有明确政府采购归口管理部门，且未明确相关采购活动职责分工，是否合理？

不合理。《财政部关于加强政府采购活动内部控制管理的指导意见》（财库〔2016〕99号）关于"归口管理"有如下规定："（一）明晰事权，依法履职尽责。……1. 实施归口管理。采购人应当明确内部归口管理部门，具体负责本单位、本系统的政府采购执行管理。归口管理部门应当牵头建立本单位政府采购内部控制制度，明确本单位相关部门在政府采购工作中的职责与分工，建立政府采购与预算、财务（资金）、资产、使用等业务机构或岗位之间沟通协调的工作机制，共同做好编制政府采购预算和实施计划、确定采购需求、组织采购活动、履约验收、答复询问质疑、配合投诉处理及监督检查等工作。"《内控规范》第三十五条规定："单位应当加强对政府采购活动的管理。对政府采购活动实施归口管理，在政府采购活动中建立政府采购、资产管理、财会、内部审计、纪检监察等部门或岗位相互协调、相互制约的机制。"《公立医院内部控制管理办法》第三十条规定："采购业务内部控制……（二）采购业务活动应当实行归口管理。"该单位未明确政府采购归口管理部门，且相关采购业务分工职责不明，不符合制度规定。

三、政府采购内部控制工作机制建设

政府采购内部控制工作机制建设是实现科学决策、有序执行和有效监督的基本保障，主要包括建立"三重一大"、议事决策、授权审批、关键岗位责任制、轮岗机制等。"三重一大"是根据中共中央"凡属重大事项决策、重大项目安排、大额度资金运作、重要人事任免等事项必须由集体讨论作出决定"的要求，结合单位工作实际制定的实施办法；议事决策机制是明确议事规则和决策程序的制度安排；授权审批机制是对不同类别和标准的经济活动事项决策进行分级授权审批的制度安排；关键岗位责任制和轮岗机制是明确岗位职责权限和轮岗周期的制度安排。单位应根据《内控规范》第十四条和第十五条的规定，强化工作机制控制，确保内部控制的有效实行，实现权力相互制衡。

（一）政府采购内部控制工作机制风险点

政府采购内部控制工作机制风险点主要有以下 5 个方面：

（1）"三重一大"制度建设不健全、流于形式，未真正发挥决策制度作用。政府采购业务的决策、执行和监督未有效分离。政府采购业务执行过程控制混乱，决策和监督角色缺失，导致制衡机制失效，无法准确识别政府采购业务活动中的风险。

（2）议事决策机制缺失或者设置不合理。缺乏议事决策制度，或者决策机构职责权限设置不明确，授权审批权限设置不当，导致资源错配、资源浪费，甚至出现舞弊行为。

（3）未建立或未明确授权审批机制。办理政府采购业务和事项前未经过适当的授权审批，未建立分级授权审批制度，没有对不同类型的经济事项明确责任、划分权限实行分档审批，对于重大事项可能出现"一言堂"的决策风险。

（4）岗位职责未明确或者分配不当。没有明确划分关键岗位，或者关键岗位职责权限划分不清，未严格分离不相容岗位，出现混岗现象，导致关键岗位责任无法落实，工作无序开展。

（5）关键岗位未定期轮岗或未建立轮岗制度。关键岗位不轮岗，工作人员消极怠工，产生疲劳效应，工作效率低下，影响工作效果，存在内部管理隐患，无法有效监控关键岗位。

（二）政府采购内部控制工作机制控制措施

政府采购内部控制工作机制控制措施主要有以下 5 个方面：

（1）建立健全"三重一大"相关制度，完善决策事项内容。建立健全政府采购"三重一大"相关制度，需要综合考虑各种因素，对政府采购决策过程中的权利制衡进行全链条考虑，从分类决策、标准规制、信息公开、财务审计、行政监督等多方面入手，设立多层次制度和监管机制，实现政府采购的高效、规范和公正过程。建立制衡机制是建立内部控制体系的核心内容，规范内部治理结构和权力运行规则，确保经济活动的决策、执行和监督相互分离，包括过程和岗位的分离。单位应确保决策过程、执行过程和监督过程三个过程既相互分离又相互制约，决策是执行的前置程序，执行是决策的具体落实，监督影响和制约着决策和执行。单位政府采购决策机构是政府采购领导小组，由党政领导班子组成。政府采购归口管理部门、采购部门、财会部门、相关业务部门作为执行机构负责具体政府采购工作。监督小组由单位纪检部门、审计部门、财会部门人员共同组成，对政府采购活动实施全过程监督，三者之间相互制衡。同时单位针对各部门的相关岗位也应制定相应岗位职责，实行岗位分离，使其相互制约形成采购权、支付权、验收权分离，达到使用者、采购者与监督者相互监督制约的效果。

（2）建立健全议事决策机制，确保决策的科学性、合理性。单位应当制定本单位的议事决策制度，议事决策制度中应明确议事决策规则，确定议事成员构成，决策事项范围，投票表决规则，决策纪要的撰写、流转和保存，以及对决策事项的贯彻落实和监督程序等。单位要按照决策、执行和监督相互分离、相互制约的要求，建立健全集体研究、专家论证和技术咨询相结合的议事决策机制。对于重大经济事项，应当建立重大经济事项议事决策机制，按照规定的权限和程序实行集体决策审批或者联签制度，并应以纪实方式记录集体决策过程。同时重大经济事项的内部决策应由单位领导班子集体研究决定。对于业务复杂、专业性强的经济活动，特别是政府采购业务，其技术要求和业务流程比较复杂，单位应采用专家论证或技术咨询等方式，保证专家和专业技术人员的意见在决策中得到充分体现，保障决策的合法合规和科学合理。提供论证和技术咨询的人员可以是本单位的专业人员，也可以是外聘的专业机构人员和专家，在参与论证和提供技术咨询的过程中，应当保持独立、客观、公正，并对论证结果和咨询服务质量负责。对于关系到公共利益、公众权益、需要广泛知晓的事项和社会关切的事项，单位应认真听取人民群众的意见和建议。此外，单位应当建立决策问责制度，跟踪决策执行的效率和效果，加强对决策执行的跟踪问效，保证决策的有效落地。对经济活动中出现的重大决策失误，未履行集体决策程序和不按决策执行业务的人员，应当追究相应的责任。

（3）建立政府采购内部授权审批机制。《财政部关于加强政府采购活动内部控制管理的指导意见》（财库〔2016〕99号）指出："明确不同级别的决策权限和责任归属，按照分级授权的决策模式，建立与组织机构、采购业务相适应的内部授权管理体系。"因此，各单位应根据经济活动决策事项的类别和标准，建立和完善授权审批制度。授权审批制度，其原则是建立分级授权审批制度。分级授权，是对涉及政府采购的各管理层级和各工作岗位，分事项的类别、重要性、工作量（数量）、金额等维度分别授权，明确授权范围、授权对象、授权期限、授权与行权责任、一般授权与特殊授权界限，防止授权不当、越权办事。对重大经济活动决策事项建立审批机制和会签制度。授权审批是对审批权限和级别进行限制，包括分级审批、分额度审批和逐项审批三种方式。授权审批的终极权限在于集体决策，目的是对重大事项防止出现"一支笔"或"一言堂"的决策风险，防范错误决策导致的潜在重大损失。

（4）建立健全关键岗位责任制，确保不相容岗位相互分离。单位要根据确保不相容岗位相互分离、相互制约和相互监督的原则，科学设置关键岗位，明确各岗位职责权限和权利运行规程，切实做到分事行权、分岗设权、分级授权、定期轮岗。

①有效识别关键岗位。单位关键岗位在内部控制体系中承担重要的工作任务，责任重权力大，做到有效识别关键岗位才能开展内部控制工作，保障经济活动有效开展。单位应根据医疗行业的经济活动特点，结合本单位的实际情况，明确关键岗位识别的标准、原则、程序及注意事项，有效识别和控制关键岗位。

②落实关键岗位责任制。单位应建立健全关键岗位责任制，明确关键岗位职责。根据政府采购业务的性质特点，可以将单位政府采购业务涉及的关键岗位大致分为政府采购负责人、政府采购专员、招标采购、合同管理、会计核算等几个岗位。此外，单位还应当以岗位责任书或其他相关文件的书面形式规定内控关键岗位专业胜任能力和职业道德的相关要求，明确岗位职责，划清职责边界、岗位权限以及其他岗位与外界的关系，并将上述具体要求落实到人员配置和相关人员的岗位职责设置中。例如对于审核岗来说，要明确内部审核的各项要素、标准、权限和工作要求，对照要求逐项把关，审

核不通过的退回上一岗补充或纠正，实行办理、审核、审定的内部审核机制。还应当明确必要的协作、AB角临时替岗的内容和工作机制。

③实现不相容岗位相互分离、相互制约和相互监督。不相容岗位分离的核心目的是"内部牵制"，要求每项经济业务都要由两个或以上部门或人员经手，单个人或部门的工作必须与其他人或部门的工作相一致或相联系，并受到监督和制约。《内控规范》第三十三条规定："单位应当明确相关岗位的职责权限，确保政府采购需求制定与内部审批、招标文件准备与复核、合同签订与验收、验收与保管等不相容岗位相互分离。"根据这一规定，单位应根据自身实际情况，合理设置政府采购业务岗位，并把握两个原则：一是牵制原则。确保每项经济业务都要经过两名或两名以上工作人员处理，做到相互牵制，不相容岗位相互分离。二是效率原则。分离应体现在不兼容岗位之间，而不是所有岗位都要分离。如果受到人员编制的限制而无法完全实现不兼容岗位相互分离，可以结合本单位实际情况采取提高透明度、加强检查监督等方法替代进行风险控制。

政府采购工作是政府与市场"交火的前线"，应该实行不相容岗位相互分离。在具体采购工作中，不相容关键岗位应分离的有：采购项目调研立项与审定；采购预算编制与审核；采购预算审批与执行；采购需求提出与审核；采购方式申请与审定；采购文件编制与审核；采购活动组织与质疑投诉答复；采购合同拟订与审核；采购合同签订与验收；采购合同执行与验收；采购资金支付审批与支付执行；监督检查与上述相关岗位。

根据上述12组不相容关键岗位，本书设计了标准不相容职责分布表，如表11-3所示。

表11-3　标准不相容职责分布

岗位职责	申请	审批	执行	验收	记录	付款
申请		×	×	×	×	×
审批	×		×	×	×	×
执行	×	×		×	×	×
验收	×	×	×		×	×
记录	×	×	×	×		×
付款	×	×	×	×	×	

注：×表示职责不相容。

在现阶段政府采购人员机构设置不可能完全到位的情况下，对不相容岗位本身也要结合本单位实际，突出关键不相容岗位的分离，非关键不相容岗位则采取提高透明度、加强检查监督等方法进行控制，寻找制约与效率的最佳结合点。

（5）实行关键岗位轮岗机制，防范经济活动风险。定期轮岗是内控的四大措施之一，单位应当建立内部控制关键岗位轮岗机制。实践证明，关键岗位不轮岗，经济活动风险是比较大的。关键岗位定期轮岗，有利于尽早发现内部管理中存在的问题和隐患，也有利于克服人员管理的"疲劳效应"，保持关键岗位工作人员的工作干劲，并促使其牢固树立风险防范意识和拒腐防变的思想道德防线，自觉依法履行职责。

单位应当在关键岗位管理制度中明确轮岗的范围、轮岗条件、轮岗方式、轮岗周期、交接流程、责任追溯等内容，使单位关键岗位轮岗制度化、规范化。具体轮岗周期视岗位不同和单位情况而定，如3年、5年或8年定期轮岗。对于不同风险等级的政府采购岗位应设定不同的轮岗周期，风险等级高的岗位原则上应当缩短轮岗年限。另外，单位应通过定期开展关键岗位评估工作，监督检查各关键岗位轮岗具体执行情况，确保单位关键岗位轮岗工作执行到位。专业性强、规模小、人员少、受编制所限的单位，可能不具备人员轮岗条件，单位应当采取专项审计、部门互审等替代控制措施，确保关键岗位受到有效监控。

【问题11-11】 在对关键岗位轮岗情况进行内部审计时，如何将内部审计在内部控制管理中的作用有效发挥出来？

内部审计是内部控制完善与否的晴雨表，内部审计有利于内部控制的自我评价、实时监督，保证内部控制的有效运行。

第一，要明确内部审计部门的责任和权限，厘清内部审计和内部控制的关系。内部审计是内部控制的再控制，是内部控制的环境因素。在实际操作中，要明确内部审计角色定位，内部审计不能负责内部控制的建设工作，不能既当裁判员，又当运动员。

第二，要提高内部审计机构层次，强化其权威性和独立性。只有内部审计的独立性和地位提高了，才能更好地监督单位内部控制的正常运行，才能更好地履行内部审计改善经营管理的职能。

第三，内部审计要对单位内部控制开展定期和不定期的各项审计，并对单位内部控制制度设计的效果及其实施的有效程序作出评价，发现问题及时纠正，做到内部控制有效落地。

第四，将内部审计的监督工作，从事后审计向事中审计及事前审计转移，防患于未然。目前，大部分单位的内部审计都是事后审计，主要起监督作用，随着内部控制体系的完善，内部审计将对内部控制的全过程进行全方位的监督和评价，其作用将更多地体现在事前预防和事中控制上。内部审计应能及时发现各个环节存在的问题，把风险降到最低。

第五，要重视内部审计在内部控制评价中的作用。内部审计可以通过对单位内部控制的有效性进行评价，发挥日常监督的专业特长，并与外部审计配合，内外联动，发挥内部审计对内部控制的日常评价作用，提高内部控制制度的遵从性，促进单位内部控制管理的有效性。

【案例 11-2】 医院试剂"任性"采购行不行？

某医院检验科自 2007 年起通过北京市试剂耗材采购平台采购试剂。该平台在 2014 年停用后，该医院仍沿用原平台供应商，以原价格继续采购试剂耗材。其中，2019 年从 11 家供应商处采购试剂金额达 402.81 万元，2020 年从 14 家供应商处采购试剂金额达 239.22 万元（含 2019 年 11 家供应商），未组织政府采购，未签订政府采购合同，且该项工作常年由该医院负责试剂采购的人员独立完成，未见医院对重要岗位执行轮岗或采取定期内部审计等措施予以监督，是否存在风险？

该医院存在重大廉洁风险。《财政部关于加强政府采购活动内部控制管理的指导意见》（财库〔2016〕99 号）在关于加强政府采购的主要措施中，提出"合理设岗、界定岗位职责，不相容岗位分离，相关业务多人参与、实施定期轮岗制度，不具备轮岗条件的应当定期采取专项审计等控制措施"等规定。该医院负责试剂采购的人员常年由一人独立完成，存在岗位设置不合理的情况，并且没有实行定期轮岗制度，也未进行专项审计。岗位设置缺乏监督，容易发生管理人员舞弊和腐败现象，因此存在重大廉洁风险。

【案例 11-3】 岗位职责不分离带来内控风险。

Z 医院的政府采购相关制度的签发由政府采购管理办公室和审计科完成，但是该制度落成和执行涉及药剂科、器械科、总务科等科室，因此需要各相关科室的交叉配合。由于各科室员工在政府采购过程中对《Z 医院政府采购管理办法》的理解不到位，执行力度不够，以致相关部门的药品、试剂、耗材等物资的政府采购、验收及入库未实现岗位分离。目前 Z 医院实行政府采购院内分散采购和集中采购相结合的政府采购模式，试剂和耗材都由器械科进行政府采购。但该科室在政府采购及管理过程中为了节省人事费用，不相容岗位并没有进行分离，具体体现在该科室进行试剂政府采购时，政府采购执行、验收、入库、登记台账、报表制作五项职能都由器械科内部同一人进行。

四、政府采购内部控制信息化建设

随着我国经济的迅速发展，信息技术已经应用于社会生活的各个领域。随着医改的不断深入，公立医院应该摒弃陈旧、落后的传统工作模式，通过科学的信息化管理方式提升医院的整体工作效率及服务质量。搭建科学的电子信息化体系平台，使政府采购程序更加透明，易于监控，从而杜绝腐败现象，并且有助于提高管理效率和质量。

单位政府采购内部控制信息化建设应结合战略发展进行规划和部署，结合单位政府采购业务和内部控制实际建设情况制订具体规划和部署方案，健全单位级政府采购信息化部署机制，加强内部系统与政府采购电子化平台的对接工作。通过与单位内部控制系统集成，实现政府采购业务信息化，结合内部控制风险管理，将内控措施嵌入信息系统中，达到智能化管控效果。要对政府采购内部控制建立数据管理，充分利用结构化和非结构化数据，融合新技术，支持单位决策分析。政府采购内部控制信息化建设构架如图 11-1 所示。

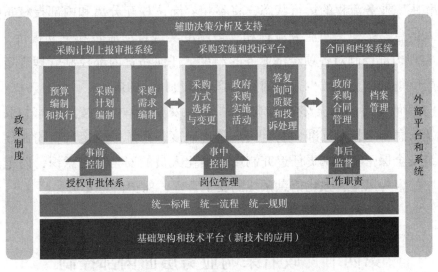

图 11-1　政府采购内部控制信息化建设构架

（一）政府采购内部控制信息化建设风险点

（1）信息系统缺乏或规划不合理。缺少信息系统的支持或者信息系统规划不合理，可能造成"信息孤岛"或重复建设，导致单位的经营管理效率低下。

（2）信息系统运行维护和安全措施不到位。信息系统运行维护有漏洞，没有及时进行定期备份和软件升级，可能会导致信息泄露或毁损，系统无法正常运行，造成重大损失。

（3）信息系统监控措施缺失。缺乏对信息系统操作人员的严密监控，缺乏对信息系统的日常监督管理，导致工作人员舞弊和利用计算机犯罪。

（二）政府采购内部控制信息化建设控制措施

（1）实施归口管理，有效组织信息化工作。单位应对信息系统建设实施归口管理。信息系统归口管理部门负责制定信息系统开发战略规划和长期发展计划，有效指导信息系统建设工作，组织、汇总需求，根据实际需求设计解决方案，健全单位信息系统管理程序，有序组织信息系统开发、运行和维护，搭建各类信息系统一体化管理的平台，实现内部信息的程序化、标准化。

（2）固化经济活动业务流程，减少或消除人为操纵因素。单位应将经济活动及其内部控制流程嵌入单位信息系统中，固化经济活动业务流程，自动记录和跟踪业务流程的运行状态，将不相容岗位相互分离和内部授权审批控制嵌入信息系统中，使业务流程和管理制度实现自动流转和主动提示，"自动"实现内部控制对各项经济业务的约束，任何违背内部控制管理规定的行为都能够得到制止，减少人为因素对管理制度执行的影响。

（3）加强信息系统安全控制，保护信息安全。单位应按照国家相关法律法规及信息安全技术标准，制定用户管理制度、系统数据定期备份制度、信息系统安全保密和泄密责任追究制度，强化人员的安全保密意识，防范经济活动中的人为风险，强化信息系统的安全管理，保护信息安全。

第四节　政府采购业务层面内部控制

【本节小引】 某省举办大型扶贫物资政府采购，总金额500万元。因为时间紧急，若采用公开招标的方式无法满足政府采购需求，因此政府采购中心接到任务后，考虑到该批货物规格、标准统一，且现货源充足，经中心领导决定，采用询价方式采购，并迅速组成项目小组。政府采购中心办事人员在核实了项目需求之后，以最快速度发出询价单，明确最低价格。5 天后，政府采购大会如期举行。在政府采购过程中，根据会场领导要求，政府采购中心组织的专家与每一位供应商进行谈判，同时要求他们对询价单上的报价做出调整。报价结束后，根据各供应商二次报价情况及各单位资质情况，专家组综合评分，并根据得分高低向领导小组推举本次政府采购各个分包项目的中标候选人。至此，任务圆满完成。该事件涉及哪些政府采购关键环节？是否遵守了政府采购内部控制的规定和要求？

一、科学设计政府采购流程

科学设计政府采购流程需要清晰梳理政府采购业务流程，根据流程查找政府采购业务内部控制风险点并采取相应的内部控制措施。

政府采购业务流程包括预算编制和下达、政府采购计划编制和政府采购需求申请、政府采购方式的选择和变更、政府采购实施确定供应商、政府采购合同签订，以及履约验收、付款、质疑答复和投诉处理、档案管理和采购业务后评价等。

政府采购主要业务流程如图 11-2 所示。

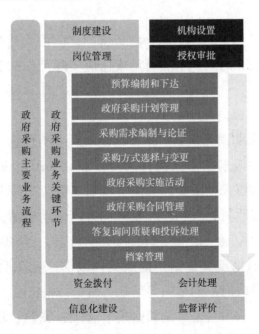

图 11-2 政府采购主要业务流程

二、政府采购流程关键环节的风险点和控制措施

政府采购流程关键环节的风险点和控制措施主要应从预算编制、拟定采购计划、采购需求编制、采购方式选择与变更、采购活动实施、质疑投诉、合同管理、档案管理等环节入手。

（一）政府采购预算编制风险点和控制措施

强化政府采购预算管理全过程控制，政府采购预算管理的主要内容包括预算的编制、审核、调整、批复等。建立健全政府采购预算内部控制管理制度，明确政府采购预算编制归口管理部门，合理设置政府采购预算业务关键岗位，配备关键岗位人员，明确岗位职责权限，确保政府采购预算编制与审定不相容岗位相互分离，加强关键环节控制。各单位应当按照有关法律法规及业务流程规定，明确政府采购预算重点环节的控制措施。未编制政府采购预算的不得组织政府采购。

1. 政府采购预算编制风险点

（1）不了解政府采购预算编制范围，未编制政府采购预算，政府采购预算不细化。

（2）对大额政府采购缺少可行性论证。

（3）政府采购预算编制流程不规范，超预算政府采购，预算调整未履行相关审批手续。

（4）业务部门、政府采购部门、财务部门之间的沟通交流不充分、不协调，导致政府采购预算的编制不能满足或适应实际工作的需求，或是造成资金资产的闲置浪费。

2. 政府采购预算编制控制措施

（1）强化政府采购预算编制工作，细化政府采购预算。凡纳入国务院公布的《中央预算单位政府集中采购目录及标准（2020年版）》范围内的集中政府采购品目和政府采购限额标准以上项目，都应当按照预算编制文件要求，在部门预算中列明货物、工程和服务的政府采购金额，完整、准确编制政府采购预算。同时按照《政府采购品目分类目录》，明确每项支出中货物、工程和服务类型，细化预算编制，按照具体政府采购项目编报政府采购品目、政府采购标的、政府采购金额等信息，避免漏报错报。

重点关注政府采购项目安排是否必要、合理、完整；政府采购预算是否有资金保障；所有货物、工程和服务政府采购是否均已纳入政府采购预算和

计划。

（2）大额的政府采购项目事前要进行可行性论证，按照预算审批管理规定执行；重大政府采购项目严格按照"重大经济事项决策"的管理规定执行，即严格执行政府采购"预算"控制及"重大经济事项"控制。

（3）明确政府采购预算编制要求和程序。各单位执行《预算管理一体化规范（试行）》（财办〔2020〕13号）政策要求，归口部门根据单位事业发展规划，细化政府采购预算项目进行编制审核汇总需求部门上报的政府采购预算。财务部门根据上级主管部门的要求组织各归口部门编制政府采购预算，审核并汇总各归口部门提交的政府采购预算及相关资料；汇总平衡后向预算管理委员会、院长办公会和党委会汇报年度预算编制情况。将政府采购预算纳入部门预算向上级主管部门报送。

医院财务部门应当根据政府采购预算批复情况分解下达预算指标，各业务部门严格按照财政部批复的政府采购预算、集采目录、政府采购限额标准等要求开展政府采购活动，未列入政府采购预算的，不得进行政府采购。年度预算执行过程中，由于部门预算资金调剂（包括追加、追减或调整结构）需要明确政府采购预算的，财务部门组织各归口部门按照部门预算调整的有关规定和程序办理，经主管部门报送财政部审核批复。

（4）建立政府采购、预算、资产管理等部门或岗位之间的沟通协调工作机制，共同做好编制政府采购预算和实施计划、确定政府采购需求工作。根据政府采购需求，充分调研市场情况，科学合理预测政府采购支出，提高政府采购预算编制的科学性、准确性、完整性和可执行性。

（5）准确、及时上报政府采购申请和申请执行情况。政府采购合同签订后，各单位应当按规定生成计划执行情况信息统计报表，按规定时间报送主管部门。年度结束后15日内，各单位应当总结上年度政府采购工作，分析政府采购预算执行情况，并向主管部门报送政府采购信息统计报表和分析报告。

【案例11-4】　政府采购应按批复政府采购预算数量、金额执行。

201×年度××医院采购手术及辅助设备，项目批复预算1 300万元，其中财政资金700万元，其他资金600万元，项目政府采购方式为公开招标。经查阅项目申报书，该项目应政府采购负压抽吸系统设备金额达350万元，经院长办公会审议通过，实际政府采购独立通风换气笼具设备金额达448万元，与批复内容不符。

该项目未按照批复政府采购预算数量、金额执行。《政府采购法》第六条规定："政府采购应当严格按照批准的预算执行。"《中央本级项目支出预算管理办法》第二十八条规定："项目支出预算一经批复，中央部门和项目单位不得自行调整。"第二十九条规定："中央部门应当按照批复的项目支出预算组织项目的实施，并责成项目单位严格执行项目计划和项目支出预算。"

【案例 11-5】 采购预算执行需要明确的采购计划来实现。

××医院各部门仅有政府采购预算额度，没有明确的政府采购计划。在实际政府采购执行中，每次政府采购临时提交院长办公会审议，不利于成本控制、过程监控和对配置需求的合理规划。

该医院的预算编制不科学、不细化、不合理。《关于加强中央预算单位政府采购管理有关事项的通知》规定，要"强化政府采购计划管理"。中央单位在开展政府采购活动前必须按照政府采购预算编制政府采购计划，所有使用财政性资金及配套资金开展的政府采购活动，均要编制政府采购计划并细化到政府采购项目和品目。

（二）拟定政府采购计划内部控制

建立健全政府采购计划内部控制管理制度，合理设置政府采购计划业务关键岗位，配备关键岗位人员，明确岗位职责权限，确保政府采购预算编制与不相容岗位相互分离，加强关键环节控制。各单位应当按照有关法律法规及业务流程规定，明确政府采购计划重点环节的控制措施。未编制政府采购实施计划的不得组织政府采购。加强年度政府采购计划管理，保证政府采购计划合理可行，计划制订过程合规，降低政府采购成本，使单位利益最大化。

1. 政府采购计划内部控制风险点

（1）政府采购计划与预算不匹配，未制订政府采购计划或者政府采购计划金额大于政府采购预算金额。

（2）政府采购计划未按程序论证和审批。如果各单位需求科室的政府采购需求申报未与科室预算及实际需求相匹配，年度政府采购计划未合理地统筹安排，未严格执行单位授权审批程序，可能导致政府采购计划无法执行，政府采购重复或政府采购遗漏。

（3）开展政府采购活动前未编报政府采购计划，政府采购计划与用款计划不匹配。

2. 政府采购计划内部控制措施

（1）各单位要按照《政府采购法》的规定和财政部门预算管理的要求，将政府采购项目全部编入部门预算，做好政府采购预算和政府采购计划编报的相互衔接工作，确保政府采购计划严格按政府采购预算的项目和数额执行。

（2）明确政府采购计划编制归口管理部门，明确政府采购计划编制要求和程序，明确政府采购计划的审批权限和程序；重点关注政府采购计划与业务部门工作计划和资产存量是否相适应、与资产配置标准和配置计划是否相符、专业性设备是否附相关技术部门的审核意见等。

（3）增强政府采购计划性。政府采购人应当提高编报与执行政府采购预算、实施计划的系统性、准确性、及时性和严肃性，制定政府采购实施计划执行时间表和项目进度表，有序安排政府采购活动。建立政府采购预算和计划台账，登记政府采购预算和计划执行情况，合理安排政府采购进度，确保按预算和计划执行，提高政府采购业务效率，降低政府采购成本。

【问题 11-12】 政府采购预算与政府采购计划的关系是什么？

政府采购预算是对单位一个预算年度政府采购规模、品目、项目的客观规划，可以理解为政府采购资金计划。先有政府采购预算，后有政府采购计划。政府采购计划包括政府采购预算、政府采购项目、政府采购方式等，是对政府采购预算的细化，是具体实施细则，用于指导和控制具体的政府采购活动。

（三）政府采购需求编制内部控制

政府采购需求管理，是指政府采购人组织确定政府采购需求和编制政府采购实施计划，并实施相关风险控制管理的活动。政府采购需求管理应当遵循科学合理、厉行节约、规范高效、权责清晰的原则。政府采购需求应当符合法律法规、政府采购政策和国家有关规定，符合国家强制性标准，遵循预算、资产和财务等相关管理制度规定，符合政府采购项目特点和实际需要。政府采购需求应当依据部门预算（工程项目概预算）确定。

要建立健全政府采购需求内部控制管理制度，加强对政府采购需求的形成和实现过程的内部控制和风险管理，确保政府采购需求制定与内部审批不相容岗位相互分离，加强关键环节控制，明确政府采购需求重点环节的控制措施。

1. 政府采购需求编制内部控制风险点

（1）政府采购需求不明确，具有倾向性和排他性。在政府采购工作中，能否合理确定政府采购需求是政府采购活动能否顺利实施的关键。政府采购文件编写过程中，一方面存在不能合理确定政府采购需求的问题，另一方面存在以不合理条件排斥其他潜在供应商的问题。不合适的政府采购文件不仅会出现资金使用不当的情况，而且可能面临遭遇供应商质疑投诉的风险。

（2）政府采购需求文件没有经过集体论证和领导班子集体审批。

（3）政府采购需求审核不严格，需求参数不公允，验收不严格，导致政府采购的货物或服务质次价高等问题出现。

2. 政府采购需求编制内部控制措施

（1）各单位应制定政府采购需求管理办法，政府采购人可以在确定政府采购需求前，通过咨询、论证、问卷调查等方式开展需求调查，了解相关产业发展、市场供给、同类政府采购项目历史成交信息，可能涉及的运行维护、升级更新、备品备件、耗材等后续政府采购情况，以及其他相关情况。建立政府采购需求内部会签机制，确保职能部门对政府采购需求前置审核，通过加强事前风险管理，降低政府采购风险。

（2）建立政府采购需求单位内部的分权和岗位分离机制，设置科学合理的逐层逐级审批机制和重大政府采购需求的集体讨论制度。

（3）政府采购人应当建立审查工作机制。在政府采购活动开始前，针对政府采购需求管理中的重点风险事项，对政府采购需求和政府采购实施计划进行审查，审查分为一般性审查和重点审查。对于审查不通过的，应当修改政府采购需求和政府采购实施计划的内容并重新进行审查。一般性审查主要审查是否按照规定的程序和内容确定政府采购需求、编制政府采购实施计划。审查内容包括政府采购需求是否符合预算、资产、财务等管理制度规定；对政府采购方式、评审规则、合同类型、定价方式的选择是否适用说明理由；属于按规定需要报相关监管部门批准、核准的事项，是否作出相关安排；政府采购实施计划是否完整。重点审查是在一般性审查的基础上，进行非歧视性审查、竞争性审查、政府采购政策审查、履约风险审查等。

审查工作机制成员应当包括本部门、本单位的政府采购、财务、业务、监督等内部机构。政府采购人可以根据本单位实际情况，建立相关专家和第三方机构参与审查的工作机制。

（四）采购方式选择与变更

根据《政府采购法》的规定，政府采购方式包括公开招标、邀请招标、竞争性谈判、单一来源采购、询价以及国务院政府采购监督管理部门认定的其他采购方式。采购单位应通过制定采购管理办法，强化采购方式选择与变更的管控，包括：明确岗位权限和职责分工、细化工作流程、标准等做法；采购方式选择应纳入采购需求管理、采购项目实施计划管理、审查工作机制的内容中，以达到采购方式的选择符合法定适用的情形和采购需求的特点；属于按规定需要报相关监管部门批准、核准的事项，按工作程序进行报批。对于政府采购方式变更事项，应当加强内部审核，严格履行审批手续。

1. 采购方式选择与变更主要风险点

（1）采购需求缺乏合理性，采购需求未进行充分论证，采购需求内容、技术要求等不明确，采购需求金额不在限额标准内。

（2）提交申请变更政府采购方式论证材料与政策文件要求不一致，提交材料不完整、不准确，变更申请材料未按时提交。

（3）采购方式变更不具备必要性，采购方式变更论证材料不完善，采购方式变更申请程序不规范。

2. 采购方式选择与变更内部控制措施

（1）对采购需求的合理性进行审核，如有必要可邀请专家对采购需求进行论证。重点审核采购项目是否属于政府采购目录、采购金额是否高于集中采购限额。采购纳入政府集中采购目录的项目，必须委托集中采购机构采购。政府集中采购目录以外的项目可以自行采购，也可以自主选择委托集中采购机构，或者集中采购机构以外的采购代理机构采购。

（2）围绕实现采购需求制订管理实施计划，按采购包确定采购方式的管理安排。采购方式的选择应当符合法定使用情形和采购需求特点，根据采购项目规模、预算、组织形式、采购方式制定采购政策，明确岗位权限和职责分工、细化标准以及流程。

（3）建立健全需求管理制度，建立审查工作机制。在采购活动开始前，针对采购需求管理中的风险事项、采购需求和采购实施计划进行审查。对采购方式的选择，采购管理部门应当根据采购需求和相关行业、产业发展状况，对拟申请采用采购方式的理由及必要性进行内部会商审查。审查意见应当由相关部门（岗位）人员共同签字认可，属于按规定需要报相关监管部门批准核准的事项，需按流程进行办理。

（4）建立健全政府采购方式审批管理办法以及变更流程，明确审批人、权限及授权标准。采购需求部门申请变更政府采购方式的，提出申请，并按照相关规定提交相关材料。采购工作小组受理变更采购方式的报批报备。

（5）采购部门（岗位）应当组织财务、业务等相关部门（岗位），根据采购需求和相关行业、产业发展状况，对拟申请采用采购方式的理由及必要性进行内部会商。会商意见应当由相关部门（岗位）人员共同签字认可。

【问题 11-13】 选择合规合理方式进行采购的要点有哪些？

《政府采购需求管理办法》第十九条规定："采购方式、评审方法和定价方式的选择应当符合法定适用情形和采购需求特点，其中，达到公开招标数额标准，因特殊情况需要采用公开招标以外的采购方式的，应当依法获得批准。采购需求客观、明确且规格、标准统一的采购项目，如通用设备、物业管理等，一般采用招标或者询价方式采购……采购需求客观、明确，且技术较复杂或者专业性较强的采购项目，如大型装备、咨询服务等，一般采用招标、谈判（磋商）方式采购……不能完全确定客观指标，需由供应商提供设计方案、解决方案或者组织方案的采购项目，如首购订购、设计服务、政府和社会资本合作等，一般采用谈判（磋商）方式采购……"第二十条规定："除法律法规规定可以在有限范围内竞争或者只能从唯一供应商处采购的情形外，一般采用公开方式邀请供应商参与政府采购活动。"

【问题 11-14】 采购审查工作中采购方式相关审查的重点内容有哪些？

《政府采购需求管理办法》第二十九条第一款规定："采购人应当建立审查工作机制，在采购活动开始前，针对采购需求管理中的重点风险事项，对采购需求和采购实施计划进行审查，审查分为一般性审查和重点审查。"一般性审查内容包括对采购方式、评审规则、合同类型、定价方式的选择是否说明适用理由；属于按规定需要报相关监管部门批准、核准的事项，是否作出相关安排；采购实施计划是否完整。重点审查是在一般性审查的基础上，进行以下审查：（一）非歧视性审查。主要审查是否指向特定供应商或者特定产品，包括资格条件设置是否合理，要求供应商提供超过2个同类业务合同的，是否具有合理性；技术要求是否指向特定的专利、商标、品牌、技术路线等；评审因素设置是否具有倾向性，将有关履约能力作为评审因素是否适当。（二）竞争性审查。主要审查是否确保充分竞争，包括应当以公开方式邀请供应商的，是否依法采用公开竞争方式；采用单一来源采购方式的，是否符合法定情形；采购需求的内容是否完整、明确，是否考虑后续采购竞争性；评审方法、评审因素、价格权重等评审规则是否适当。（三）采购政策审查。主要审查进口产品的采购是否必要，是否落实支持创新、绿色发展、中小企业发展等政府采购政策要求。

（五）政府采购实施活动内部控制

根据《政府采购法》《政府采购法实施条例》等法律法规的规定，采购需求部门的采购申请经审批备案后，由采购实施部门实施采购活动，单位通过制定采购管理制度，明确采购管理模式和采购需求、管理、实施、监督等部门的职责，并建立不同类型采购组织、方式的标准以及工作流程；根据财政部有关规定编制采购预算，合理安排采购计划，保证政府采购计划科学合理，具有财力保障；严格执行法律法规，保证应当纳入集中采购的项目都采用集中采购程序，规范招投标行为，确保招投标公开、公平、公正，自行采购时，项目单位应充分做好市场调研，详细编制采购技术参数与服务要求；建立采购代理机构、供应商管理机制等措施，进一步规范选择采购代理机构，规范供应商管理，建立供应商优胜劣汰的管理机制，达到进一步加强采购实施控制，提高采购效率和质量的目的。

1. 政府采购实施活动主要风险点

（1）采购代理机构和评标专家风险。未依据规定程序选择代理机构；采购代理机构能力或责任心不强，评标专家入选标准不明确、考核不严格，评标专家对评标工作的重要性、严肃性认识不足，未实现动态管理，可能导致乱评、错评等现象发生，影响采购质量。

（2）采购文件审核风险。采购文件内容明显排斥某一供应商；采购文件的内容不够完整、合理及准确；采购对象数量、交付或实施的时间和地点不明确；采购对象的验收标准不明确；采购文件描述不规范；采购合同的具体条款内容有所欠缺；评审因素与采购需求不对应；采购文件中的技术指标与实际采购需求不符；对专业技术部分的专有名词含义描述不准确，可能存在重大误解；采购文件与采购需求内容不一致。

（3）采购文件变更风险。采购文件中对专业技术部分的专有名词含义描述不准确，可能存在重大误解；采购文件存在不清楚的地方，可能导致采购标的物与采购需求出现偏差。

（4）集中采购需求报送风险。批量集中采购需求报送不及时，填写采购需求品类与集采目录不一致，采购需求技术标准不明确，采购需求金额不在限额内。报送采购金额与年初预算数差别较大，采购需求品类、金额准确性不足。

（5）招标管理风险。招标机构人员能力不足，专业匹配不相适应，造成招标周期长、招标文件存在缺陷，包括招标文件内容不详细，文件中规格要求不清晰，存在针对性、倾向性、排他性等，不利于后期评标，可能影响招标质量和采购进展。

（6）招标过程不规范风险。未按照规定程序组织招标工作；招标工作组织混乱，随意性强；未检查投标文件密封情况；超过截止日期依旧接受投标文件；投标人随意补充、修改或撤回投标文件；向投标人收取保证金超过国家标准；未及时退回中标供应商的保证金；逾期退回保证金；投标文件不完整或表述前后不一致等；开标过程缺少记录；回避或拒绝回答质疑或疑问；专家抽取不规范；评标步骤不规范；未对投标文件进行符合性检查；评标专家存在违规行为等；中标公告未在指定媒体公开；中标公告不完整；公告期限未达时间要求；出现低价恶意中标等。

2. 政府采购实施活动内部控制措施

（1）规范采购代理机构管理。单位应逐步建立采购代理机构管理机制，科学、公正、全面评价采购代理机构，提升采购代理机构综合素质。采购代理机构管理机制包括建立采购代理机构库，并定期进行评价等内容。单位选择的采购代理机构是指依法取得行政主管部门认定的具有采购代理机构资格的独立法人企业，且为政府采购代理机构名录中的政府采购代理机构。应建立采购代理机构的遴选机制，明确部门职责，细化遴选程序及评选标准，定期组织采购实施部门对采购代理机构进行服务评价。

（2）规范采购专家管理。采购人或者采购代理机构应当从省级以上人民政府财政部门设立的评审专家库中随机抽取评审专家。评审专家库中相关专家数量不能保证随机抽取需要的，采购人或者采购代理机构可以推荐符合条件的人员，经审核选聘入库后再随机抽取使用。技术复杂、专业性强的采购项目，通过随机方式难以确定合适评审专家的，经主管预算单位同意，采购人可以自行选定相应专业领域的评审专家。自行选定评审专家的，应当优先选择本单位以外的评审专家。除采用竞争性谈判、竞争性磋商方式采购，以及异地评审的项目外，采购人或者采购代理机构抽取评审专家的开始时间原则上不得早于评审活动开始前2个工作日。采购人或者采购代理机构应当在评审活动开始前宣布评审工作纪律，并将记载评审工作纪律的书面文件作为采购文件一并存档。评审专家与参加采购活动的供应商存在利害关系的，应当回避。评审专家对本单位的政府采购项目只能作为采购人代表参与评审活动。各级财政部门政府采购监督管理工作人员，不得作为评审专家参与政府采购项目的评审活动。出现评审专家缺席、回避等情形导致评审现场专家数量不符合规定的，采购人或者采购代理机构应当及时补抽评审专家，或者经采购人主管预算单位同意自行选定补足评审专家。无法及时补足评审专家的，采购人或者采购代理机构应当立即停止评审工作，妥善保存采购文件，依法重新组建评标委员会、谈判小组、询价小组、磋商小组进行评审。评审专家应当严格遵守评审工作纪律，按照客观、公正、审慎的原则，根据采购文件规定的评审程序、评审方法和评审标准进行独立评审。评审专家发现采购文件内容违反国家有关强制性规定或者采购文件存在歧义、重大缺陷导致评审工作无法进行时，应当停止评审并向采购人或者采购代理机构书面说明情况。评审专家应当配合答复供应商的询问、质疑和投诉等事项，不得泄露评审文件、评审情况和在评审过程中获悉的商业秘密。集中采购目录内的项目，由集中采购机构支付评审专家劳务报酬；集中采购目录外的项目，由采购人支付评审专家劳务报酬。

（3）加强供应商管理。单位应逐步建立供应商的管理机制，确保供应商提供的产品或服务满足采购要求。供应商的管理机制包括建立合格供应商名录，以及对供应商进行定期评价等。

（4）根据不同的组织形式，包括委托代理、自行采购（比选、议价）、电子卖场等不同采购形式订立详细的标准和程序，并严格执行。对达到公开招标数额标准的货物、服务采购项目，如需采用其他非公开招标政府采购形式采购，须符合国家变更采购方式的相关规定。变更为单一来源采购方式的，需经至少3名以上专业人员进行论证；对招标过程中提交投标文件或经评审实质响应投标文件需求的供应商只有1家而需要变更为单一来源采购方式的，需提供评标委员会或3名以上评审专家出具的招标文件没有不合理条款的论证意见，并按照国家变更规定上报国家卫生健康委、财政部。对未达到公开招标数额标准的货物、服务采购项目，在采用公开招标方式失败后，重新按规定采用其他非公开招标、院内比选及院内议价方式的采购项目，应建立变更申请与审批流程，并按照国家变更规定上报国家卫生健康委、财政部。

（5）规范招标机构人员配备。要求机构专业齐全，人员经验丰富、执业操守优良。

（6）加强招标文件质量审核。根据招标项目要求和采购方案编制招标文件，招标文件要求要素齐全，避免排他性内容。标底以批准的预算为基本依据。招标公告在指定的报纸杂志、信息网络或其他媒介发布。对潜在投标人进行资格审查，发布资格预审公告。对招标文件、资格预审公告需要澄清或修改的，应当在原公告发布媒体上发布澄清公告。在发布招标公告、资格预审公告或者发出投标邀请书后，一般情况不得擅自终止招标活动。终止招标，需要书面通知。

（7）规范招标过程。规范执行招标工作程序；严格执行投标文件、投标保证金管理要求；合理确定评标方法，对技术、服务等标准统一的货物和服务项目，应当采用最低评标价法，对技术、服务相对复杂、要求高的货物和服务，可采取综合评分法；规定中标管理程序。

【案例11-6】 评标办法能不能随便改？

某采购中心就某项目组织政府采购邀请招标。6月8日，采购中心经过法定程序确定5家供应商参加，随后向他们发出招标邀请书及招标文件。至投标截止时间为止，5家供应商均按招标文件要求把投标文件送达招标单位，同时交纳了投标保证金。6月29日，招标单位主持并邀请投标人及有关部门共同参加了开标会议。会上，招标采购单位宣布了调整后的评标办法，但立即招致部分投标人的异议，其中甲投标人认为新的评标办法不公平，不能接受，书面声明不参与开标、评标、定标退出投标，并中途退出会场。最终评标结果为乙投标人中标。

87号令第二十条规定："采购人或者采购代理机构采购单位应当根据采购项目的特点和需求编制招标文件。"招标文件应当包括招标项目的技术要求、对投标人资格审查的标准、投标报价要求和评标标准等所有实质性要求。第二十七条规定："采购人或者采购代理机构可以对已发出的招标文件、资格预审文件、投标邀请书进行必要的澄清或者修改，但不得改变采购标的和资格条件。澄清或者修改应当在原公告发布媒体上发布澄清公告。澄清或者修改的内容为招标文件、资格预审文件、投标邀请书的组成部分。澄清或者修改的内容可能影响投标文件编制的，采购人或者采购代理机构应当在投标截止时间至少15日前，以书面形式通知所有获取招标文件的潜在投标人；不足15日的，采购人或者采购代理机构应当顺延提交投标文件的截止时间。澄清或者修改的内容可能影响资格预审申请文件编制的，采购人或者采购代理机构应当在提交资格预审申请文件截止时间至少3日前，以书面形式通知所有获取资格预审文件的潜在投标人；不足3日的，采购人或者采购代理机构应当顺延提交资格预审申请文件的截止时间。"第五十二条规定："评标委员会应当按照招标文件中规定的评标方法和标准，对符合性审查合格的投标文件进行商务和技术评估，综合比较与评价。"

因此，在投标截止后，评标标准不应有任何改变，否则即为违规。本案例在开标后改变评标方法和标准的做法应该属于严重违反"公开、公平、公正和诚实信用的原则"的行为。《管理办法》第六十七条规定，未按招标文件规定的评标方法和标准进行评标的，上述行为影响评标结果的，评标结果无效。

（六）答复询问质疑、配合投诉处理内部控制

根据《政府采购法》《政府采购法实施条例》《政府采购质疑和投诉办法》（财政部令第 94 号）等法律法规及规章制度，单位应通过加强对政府采购质疑与投诉工作的认识，明确政府采购质疑和投诉处理的主体责任，依法履行职责和处理纠纷，完善政府采购投诉处理工作机制，包括建立咨询论证制度、积极探索纠纷调解机制、依法处理违法违规政府采购当事人、做好政府采购投诉处理组织保障工作等。采购人、采购代理机构和财政部门应坚持问题导向，以实现科学合理确定采购需求，从源头上减少政府采购质疑投诉；客观公正地进行采购评审，从而在采购过程中预防质疑投诉；坚守公平正义法治理念，本着实事求是的原则，及时回复供应商质疑投诉事项；强化质疑投诉服务意识。采购人、代理机构和财政部门要站在政治意识、大局意识、责任意识、服务意识的高度，从改善服务态度、提高服务水平、增强服务效能入手，高效处理投诉事项，不断加强自身职业道德和行业自律教育，加大政府采购法律法规宣传力度，规范政府采购行为，全面提升业务能力和水平，减少质疑投诉事项发生。不断完善政府采购质疑、投诉内控机制，营造良好的政府采购营商环境。

1. 答复询问质疑、配合投诉处理主要风险点

（1）编制的招标文件内容不规范。采购人经常会根据自己的意向，以自身的经验进行招标文件的编制，严谨性不强。如对投标文件重大负偏离内容的表述、供应商资格性条件的表述较为模棱两可，造成供应商的误解。

（2）招标文件编制存在倾向性、歧视性条款。采购人在采购活动开始之前往往会以某一公司的产品作为标准，将其商务条款、技术条款套用在欲采购的产品上，这样会使招标文件的内容出现歧视性和倾向性。

（3）一些评审专家责任心不强、专业素养不高。在评标过程中，评审投标文件时，审查内容不仔细，评审过于随意等。

（4）供应商之间存在矛盾，互相攻击及恶性竞争。如同行之间为了中标

某一采购项目，故意捏造事实，有意诋毁竞争者，以达到自己中标的目的。

2. 答复询问质疑、配合投诉处理主要控制措施

（1）完善政府采购质疑投诉管理制度，明确责任主体，增强法采意识，积极引导供应商按程序进行质疑投诉活动。

（2）严谨细致编制好政府采购文件。采购文件是采购活动的重要组成部分，而资格条件和采购需求是采购文件的重中之重，政府采购中产生的很多质疑都源于资格条件门槛设置过高，是采购需求不严谨、不科学所造成的。因此，合理科学规范的政府采购文件，能从源头上保证政府采购公平、公正，有效地预防质疑投诉的产生。

（3）规范专家评审。采购评审专家有配合采购代理机构或者采购人答复供应商质疑和询问的法定义务。政府采购活动的核心环节是专家评审，把好专家评审关。首先，要严格抽取专家；其次，要使评审专家在评标活动开始之前了解评审规定、程序和原则，对招标文件有一定的熟悉程度，提高评审效率和质量；最后，要严肃评标纪律，保证评审专家独立评标。

（4）将询问答疑工作处理得更加细致。政府采购质疑投诉往往始于供应商的询问，这个环节的答复使供应商满意了，在质疑的萌芽阶段就能够减少和避免质疑，因此要以端正的服务态度答复供应商的询问，解除供应商的困惑。要提高自身业务水平，对政府采购法律法规要熟练掌握。

（5）加强对供应商的法规宣传和培训。引导供应商正确行使自己的权利，严格按程序进行质疑。质疑答复是围绕当事人的质疑请求展开的，供应商的质疑请求明确，采购人、采购代理机构才能有针对性地答复和进行自我纠正。所以，供应商质疑的事项要清晰明确、内容完整、事实清楚、法律适用正确。

【案例11-7】 配合投诉处理的主要措施有哪些？

某市财政局接到 A 供应商针对 B 研究所实验设备采购招标项目的投诉。A 供应商认为招标过程中存在明显倾向性的情况并提供了相应的申诉材料。市财政局调取了 B 研究所和中标供应商 C 的相关资料，发现投诉事项属实，且该政府采购事项处于采购活动已经完成但尚未签订政府采购合同的阶段，因此作出以下投诉处理决定：依据《政府采购质疑和投诉办法》（财政部令第94号）第三十一条规定，确认该政府采购项目第一次评审结果合法有效，请被投诉人和采购人做好该项目的后续工作。该投诉处理决定是否恰当？针对投诉的问题，B 研究所应该采取哪些措施？

这一投诉处理决定没有法律依据，理由为：依据《政府采购质疑和投诉办法》（财政部令第94号）第三十一条规定，B研究所针对此项投诉问题，首先，应完善政府采购质疑投诉管理制度，明确责任主体，增强法采意识。其次，应严谨细致编制好政府采购文件，认真核查投标单位的资料，避免此类问题再次发生，要从源头上保证政府采购公平、公正，有效地预防质疑投诉的产生。最后，B研究所还应该加强对供应商的法规宣传和培训，引导供应商正确行使自己的权利，严格按程序进行质疑。

（七）政府采购合同管理（履约验收）内部控制

政府采购合同管理（履约验收）内部控制是指单位通过制定政府采购活动合同管理制度、流程，加强对采购合同的审查管理，对拟签订合同的供应商的主体资格、信用状况等进行风险评估，按照规定权限签署采购合同。对于影响重大、涉及较高专业技术或法律关系复杂的合同，应当组织法律、技术、财务等专业人员参与谈判。对涉密的采购业务项目，签订时应当加强安全保密管理，与相关供应商或采购中介机构签订保密协议或者在合同中设定保密条款。建立严格的采购验收制度，大型或者复杂的采购项目应当邀请国家认可的质量检测机构参加验收工作。对于验收过程中发现的异常情况，验收机构应当查明原因并及时处理。对于不合格货物，相关部门依据检验结果办理退货、索赔等事宜。对延迟交货造成损失的，采购管理部门要按照合同约定索赔。加强采购付款的管理，完善付款流程，严格审核采购预算、合同、相关单据凭证、审批程序等相关内容，特别是采购发票等票据的真实性、合法性和有效性，审核无误后按照合同规定付款。重视采购付款的过程控制和跟踪管理，涉及大额或长期的预付款项，应当定期进行追踪核查，及时办理核销手续。发现有疑问的预付款项，应当及时采取措施，尽快收回款项；发现其他异常情况，应当拒绝向供应商付款，避免出现资金损失。按照中标（成交）通知书、招标文件（评审文件）、中标人的投标文件（响应文件）等草拟合同，按照本单位合同管理办法规定完成审核、会签、用章，规范合同履约和验收等工作。

1. 政府采购合同管理（履约验收）主要风险点

（1）采购合同签订风险。对合同对方资质和履约能力缺少审查；合同签订未按审批权限审批；合同签订内容有疏漏、有错误；重大合同、专业复杂合同，未经律师和专业人员审核；合同未按规定归档。

（2）采购合同履行风险。合同对方未履约，擅自分包转包合同，合同执行缺少监控，合同纠纷，未按合同规定付款。

（3）履约验收主体风险。验收主体不清，验收管理责任划分不清，验收人员不具备专业能力、未到现场验收、未对实物验收、责任心不强、验收有疏漏。

（4）履约验收过程风险。验收制度不完善，验收程序不规范，验收标准不明确，验收证明内容不完整，验收报告未归档。

（5）履约验收问题处理风险。对于验收异常情况未及时处理，对于不合格货物未依据检验结果办理退货、索赔等事宜。

（6）履约验收监管不力。轻视验收监管，缺少验收质量和验收记录抽查，验收问题未及时整改。

（7）合同变更风险。合同变更或解除未按权限审批，合同变更或解除不符合合同相关规定，变更或解除原因不清。

2. 政府采购合同管理（履约验收）内部控制措施

（1）规范合同签订。采购合同应明确约定有关质量、数量、价款、履行地点、履行期限、履行方式、履行费用、违约责任、所有权转移、风险负担等内容。明确合同审计、合同备案要求、合同归档要求。

（2）涉密的采购业务项目，应当加强安全保密管理，与相关供应商或采购中介机构签订保密协议或者在合同中设定保密条款。

（3）按照法律法规严格对采购进口产品进行审查并履行审批手续。

（4）规范合同履行。明确合同管理归口部门，加强执行监管；开展合同执行审计；明确合同完成验收程序；明确合同履行要求，如经采购单位同意可以依法采取分包方式履行合同，补充合同签订管理要求等。

（5）明确验收主体管理。明确验收主体，对于单位委托采购代理机构的采购项目，由单位或委托的采购代理机构按照采购合同约定组织验收；对于单位自行采购项目，单位按照合同约定自行组织验收；验收时涉及技术性强的、大宗的和新、特物资，可由质检或主管部门参与验收；单位物资采购必须邀请资产使用部门等相关人员参与验收。单位验收应明确验收部门和岗位及其职责；重大项目成立验收小组；复杂专业性采购，验收人员应包括相关领域专家；配备验收装备；加强人员培训；直接参与采购项目的工作人员不得作为验收工作的主要负责人。

（6）规范验收管理。制定验收制度，明确验收工作程序和时限，明确技术、服务、安全等验收标准，明确验收报告内容和格式要求，明确归档要求等。按照验收标准对所购货物、服务或工程的品种、规格、数量、质量、技术要求及其他内容组织验收。验收合格，出具验收意见，参与验收人员要签字确认，货物验收后及时办理入库。涉及政府采购的验收结果要按规定向社会公告。

（7）规范处理验收问题。对于验收过程中发现的异常情况，验收机构应当查明原因并及时处理。对于不合格货物，验收时当面提出，要求供应商按照合同规定补足、更换、退货，或办理索赔等事宜。对延迟交货造成损失的，采购管理部门要按照合同约定索赔。涉及违法情形的，要移交司法部门。

（8）规范合同变更。制定合同变更管理规定，明确变更条件、变更情形、变更程序和变更责任。

【案例11-8】　构筑物质量出问题，谁之过？

甲建设单位新建一市政构筑物，与乙设计院和丙工程公司分别订立了设计合同和施工合同。工程按期竣工，但不久该构筑物一侧墙壁即出现裂缝塌落。甲建设单位为此找到丙工程公司，要求该公司承担责任。丙工程公司认为其严格按施工合同履行了义务，不应承担责任。后经勘验，墙壁裂缝是由于地基不均匀沉降所引起。甲建设单位于是又找到乙设计院，认为乙设计院设计图纸有差错，造成墙壁出现裂缝，乙设计院应承担责任。乙设计院则认为其设计图纸所依据的地质资料是甲建设单位自己提供的，不同意承担责任。为此甲建设单位状告丙工程公司和乙设计院，要求该两家单位承担相应责任。法院审理后查明，甲建设单位提供的地质资料不是该构筑物的地质资料，而是相邻地块的资料，而对于该情况，事故发生前乙设计院一无所知。试分析本案中各方的责任应如何承担？

本案涉及两个合同关系，其中施工合同的主体是甲建设单位和丙工程公司，设计合同的主体是甲建设单位和乙设计院。根据查明的事实，导致市政构筑物墙壁出现裂缝并塌落的原因是地基不均匀沉降，与施工无关，所以丙工程公司不应承担责任。但是，乙设计院认为地质资料系由甲建设单位提供故不承担责任的辩称不成立。按照设计合同，甲建设单位应当提供准确的地质资料，但工程设计的质量好坏直接影响到工程的施工质量以及整个工程质量的好坏，设计院应当对本单位完成的设计图纸的质量负责，对于有关的设计文件应当符合能够真实地反映工程地质、水文地质状况，评价准确，以及数据可靠的要求。本案中乙设计院在整个设计过程中未对甲建设单位提供的地质资料进行认真审查，造成设计差错，应当承担相应的违约责任，而甲建设单位提供错误的地质资料，应承担主要责任。

（八）档案管理内部控制

政府采购档案中涉及大量的项目资料，通过政府采购档案能够清晰了解政府采购活动的全过程，其可被作为正式政府采购活动合法性的主要凭证，因此对档案的真实性和完整性提出了很高的要求。从内部控制层面来看，加强政府采购档案管理工作对提高内控工作具有极为重要的意义。

1. 档案管理的主要风险点

（1）政府采购档案管理制度不健全。单位内部各部门对于政府采购应归档的政府采购预算与计划以及各类批复文件、招标文件、投标文件、评标文件、验收证明、合同文本等资料和归档期限无据可依、无章可循。

（2）政府采购档案管理失真。单位对于政府采购归档材料无主体责任部门，未使用统一的档案管理方法进行保存和管理，可能出现人为因素造成的档案资料失真情况。

（3）政府采购档案被泄露。单位未建立政府采购档案保密制度，未按照密级进行分类归档和管理，未对档案借阅、调取、复印、变更、销毁进行统一管理，未与招标代理机构签订保密协议或在合同中设定保密条款，存在保密资料泄露的风险。

2. 档案管理的内部控制措施

（1）确保制定明确的归档管理制度。建议单位建立和完善政府采购档案管理制度，规范档案归档范围、归档主管部门、归档时限、归档流程等工作，明确管理要求、措施和程序。

（2）确保档案保管安全有序。确认单位政府采购业务档案归档主管部门，保证资料的真实性和完整性，按照统一的档案资料编号方法进行统一保存，严格管理档案查阅权限，控制档案接触人员范围，保证归档材料不被篡改。

（3）确保秘密资料不被泄露。单位应建立政府采购档案保密制度，按照密级对档案进行分类管理，严格控制档案借阅、调取、复印、变更、销毁的流程，完善授权审批制度和流程资料的保管，防止秘密资料泄露风险。

【问题 11-15】 采购单位政府采购业务量不大，因此不需要对政府采购档案进行管理，这种理解对吗？

《政府采购法》第四十二条规定："采购人、采购代理机构对政府采购项目每项采购活动的采购文件应当妥善保存，不得伪造、变造、隐匿或者销毁。采购文件的保存期限为从采购结束之日起至少保存十五年……"按照规定，单位政府采购文件应从政府采购结束之日起至少保存十五年，政府采购文件包括政府采购活动记录、政府采购预算、招标文件、投标文件、评标标准、评估报告、定标文件、合同文本、验收证明、质疑答复、投诉处理决定及其他有关文件、资料。

问题与案例目录

【案例11-4】　政府采购应按批复政府采购预算数量、金额执行。

【案例11-5】　采购预算执行需要明确的采购计划来实现。

【案例11-6】　评标办法能不能随便改？

【案例11-7】　配合投诉处理的主要措施有哪些？

【案例11-8】　构筑物质量出问题，谁之过？

第十二章 政府采购质疑与投诉

【本章导读】 本章主要介绍政府采购质疑与投诉的概念、基本程序和在实践中需要注意的关键点。首先，以政府采购询问、质疑和投诉的概念作为切入点，帮助读者准确识别相关概念，特别是掌握质疑和投诉的界定和特征。其次，在实践中，政府采购质疑和投诉有严格的程序要求，通过对相关流程介绍，帮助读者准确把握政府采购质疑和投诉流程。最后，重点介绍在质疑和投诉中应关注的重要知识点，通过典型问题和代表性案例分析，帮助读者准确把握关键问题。

第一节 概述

【本节小引】 某医科大学采购办公设备一批，某供应商对采购文件有疑问，向采购人发出书面函，该行为属于询问、质疑还是投诉？采购人应如何处理？要回答上述问题，应先准确界定政府采购询问、质疑和投诉的概念，回答"提出主体""提出的内容""向谁提出"三个基本问题。除供应商外，潜在供应商对采购文件也可提出询问或质疑。询问、质疑均是向采购人或采购代理机构提出，投诉是向政府采购监督部门提出。询问不是质疑的前置程序，而质疑是投诉的前置程序。政府采购质疑和投诉是政府采购争议必须要经过的两个程序，要解决质疑和投诉的诸多问题，应先理解二者的概念和特征。

一、概念

《政府采购法》第五十一条规定："供应商对政府采购活动事项有疑问的，可以向采购人提出询问，采购人应当及时作出答复，但答复的内容不得涉及商业秘密。"第五十二条规定："供应商认为采购文件、采购过程和中标、成交结果使自己的权益受到损害的，可以在知道或者应知其权益受到损害之日起七个工作日内，以书面形式向采购人提出质疑。"第五十三条规定："采购人应当在收到供应商的书面质疑后七个工作日内作出答复，并以书面形式通知质疑供应商和其他有关供应商，但答复的内容不得涉及商业秘密。"第五十四条规定："采购人委托采购代理机构采购的，供应商可以向采购代理机构提出询问或者质疑，采购代理机构应当依照本法第五十一条、第五十三条的规定就采购人委托授权范围内的事项作出答复。"

《政府采购法实施条例》第五十二条进一步规定："采购人或者采购代理机构应当在 3 个工作日内对供应商依法提出的询问作出答复。供应商提出的询问或者质疑超出采购人对采购代理机构委托授权范围的，采购代理机构应当告知供应商向采购人提出。政府采购评审专家应当配合采购人或者采购代理机构答复供应商的询问和质疑。"

（一）政府采购询问

根据政府采购相关规定，政府采购询问是指供应商对政府采购活动中有疑问的事项，向采购人或者采购代理机构提出问题或者了解情况，采购人或者采购代理机构应当在 3 个工作日内进行答复的行为。

【问题 12-1】 询问是否属于狭义的质疑与投诉制度的一部分？

作为法学上的概念，《中华法学大辞典·宪法学卷》将询问定义为："'质问'的对称。又称'普通质询'。议会或代表机关成员向政府或其他国家机关就某一事项发问，对方在一般情况下只予以回答而不会构成辩论的制度。"我国现行政府采购中有关询问的规定，是采购过程中一种正常的沟通交流，是供应商在政府采购过程中，就不清楚、不明白、不了解的事项向采购人或采购代理机构问明情况，采购人或采购代理机构就此答复。其目的在于要求采购人或采购代理机构就某些问题进行澄清。这与质疑和投诉的冲突对抗性明显不同，因此，询问并非属于狭义的质疑与投诉制度的一部分。

【问题 12-2】 询问是否为启动质疑的前置程序？

政府采购询问是在对采购活动事项有疑问的情况下作出的，询问的事项非常广泛，政府采购活动的任何事项都可以询问。赋予供应商询问权，其目的在于保障供应商的知情权、监督采购人遵守和实行公开原则。但纵观《政府采购法》，不管是第五十一条还是第五十四条的规定均没有把询问与质疑形成程序链条，即询问与质疑之间无程序性上的先后之分。供应商通过询问，可以就某些问题与采购人进行正常沟通交流。询问并非启动质疑或投诉的前置程序，不会对正常启动的质疑或投诉程序产生法律效果。

【问题12-3】　对询问的主体和形式是否有要求？

根据我国政府采购的相关规定，充分赋权给参加政府采购活动的供应商，对于询问的主体、询问的事项以及询问的时间等均未作出限制性规定，即所有供应商对所有与政府采购有关事项都不受约束地、在政府采购活动的任何时间均享有向采购人或采购代理机构询问的权利。

根据《政府采购质疑和投诉办法》（财政部令第94号）第十一条第二款"潜在供应商已依法获取其可质疑的采购文件的，可以对该文件提出质疑。对采购文件提出质疑的，应当在获取采购文件或者采购文件公告期限届满之日起7个工作日内提出"的规定，潜在供应商有权对采购文件提出质疑。由此可以推断，潜在供应商亦可以对采购文件进行询问。但除此之外的其他内容，潜在供应商不应具有询问权。

对于供应商询问的形式，现行政府采购法律法规亦无明确规定。在实践中，供应商可以口头或书面询问。

【案例12-1】　采购人和采购代理机构是否都有义务答复供应商？

某区卫生健康委委托某采购中心以公开招标方式采购信息中心硬件设备，某公司购买了招标文件并参与了投标。在采购过程中，该公司就招标文件某个参数向该卫生健康委提出询问。卫生健康委回复称：我委已将该采购项目委托给采购中心，如贵公司有疑问，请与采购中心联系。该公司根据卫生健康委回复，向采购中心询问，采购中心回复称：招标文件中已明确，招标文件的最终解释权属于采购人。故贵公司的询问不在采购中心的代理权限范围内，应由采购人进行答复。

分析：根据《政府采购法实施条例》第五十二条的规定，采购人和采购代理机构都有义务答复供应商。本案中，采购人和采购代理机构不应互相推诿，而应依法进行答复。供应商提出的询问或质疑超出采购人对采购代理机构委托授权范围的，采购代理机构应当告知供应商向采购人提出。答复供应商时，应注意以下事项。

第一，答复形式。因现行政府采购法律法规并未对答复形式进行规定，故采购人或采购代理机构可采取书面或口头方式答复。在实践中，建议答复形式根据询问形式进行：如供应商口头询问，则采购人或采购代理机构可口头答复；如供应商书面询问，则相应进行书面答复。

第二，答复内容。政府采购相关法律法规规定，除要求答复的内容不得涉及商业秘密外，其他内容并未限制。因政府采购活动最终只能有一个供应商胜出，采购人或采购代理机构有可能收到很多未中标供应商的询问，因此，答复时应当清晰、有理有据，避免因答复不当而将供应商的询问引向质疑或投诉。

对于何种内容涉及商业秘密，谁来判断一项内容是否涉及商业秘密，以及是否需要采购人举证证明某项内容属于商业秘密等问题，容易出现争议，这就需要采购人把握好标准，不能肆意扩大对商业秘密的理解而对供应商的合理询问一概以商业秘密回绝，亦不得在回答问题时因回答内容涉及需保密事项而违反政府采购方面的管理规定或侵害第三者的商业秘密。

第三，答复必须及时。采购人或采购代理机构应当在3个工作日内对供应商依法提出的询问作出答复，不及时答复有可能承担某些责任。《政府采购法实施条例》第六十八条规定，对供应商的询问逾期未作处理的，采购人或采购代理机构应承担相应法律责任。

采购人或采购代理机构应当以保证政府采购活动正常进行、树立自身良好形象、保护供应商合法权益为宗旨，重视供应商的询问，并及时、准确、实事求是地做好答复工作。对供应商提出的不合理或者涉及商业秘密的问题，也应耐心、细致地做好解释答复工作，以避免询问转化为质疑、投诉。

(二) 政府采购质疑

质疑和投诉制度是确保政府采购目标实现的关键措施。政府采购欲达到公平、公正、公开透明的目标，首先就要确保政府采购操作程序的透明化，具体包括信息公开、预算公开、过程公开及供应商可以提出质疑和投诉等措施。其中，质疑和投诉制度是政府采购制度能否得以健康发展及有效实施的关键。用中国台湾学者罗昌发的话说："异议与申诉制度，可以说是整部采购法的精髓所在。对于厂商而言，政府采购法甚多条文对厂商的权益保障，都必须依赖异议与申诉制度给予维护；在厂商受到不公平或不当的待遇时，若不能提供有效的救济方式，将使整个采购制度的目的，沦为空谈。"

在汉语中，质疑有"提出疑难问题，请求解释"之意。根据上述内容，质疑是指供应商认为采购文件、采购过程和中标、成交结果使自己的合法权益受到损害，在知道或者应当知道权益受到损害的法定期间内，以书面形式向采购人、采购代理机构提出的质询和疑义。依据立法精神，这里的供应商应当包括潜在供应商。质疑的特征是：(1) 质疑的主体是作为政府采购当事人之一的供应商和潜在供应商；(2) 质疑的内容包括采购文件、采购过程和中标、成交结果；(3) 质疑的对象是政府采购的其他当事人——政府采购人、采购代理机构；（4）质疑要求必须在法定期间内以法定形式提出。

（三）政府采购投诉

在现代汉语中，投诉的含义为："公民或单位向有关部门或有关人员申诉其合法权益受到侵犯，并请求处理。"《政府采购法》第五十五条规定："质疑供应商对采购人、采购代理机构的答复不满意或者采购人、采购代理机构未在规定的时间内作出答复的，可以在答复期满后十五个工作日内向同级政府采购监督管理部门投诉。"第五十六条规定："政府采购监督管理部门应当在收到投诉后三十个工作日内，对投诉事项作出处理决定，并以书面形式通知投诉人和与投诉事项有关的当事人。"根据上述规定，投诉是指质疑供应商对采购人、采购代理机构不满意或者采购人、采购代理机构未在规定时间内作出答复，在答复期满后法定期间内，向同级政府监督管理部门提出的申诉。投诉的特征是：（1）投诉的主体是质疑供应商；（2）质疑的理由是采购人、采购代理机构的答复不能令质疑供应商满意，或者采购人、采购代理机构未在规定的时间内作出答复；（3）质疑供应商的投诉必须在答复期满后的法定期间内提出。

【案例 12-2】　未经质疑的投诉是否不予受理？

在某国有培训中心学员楼床上用品、瓷板装饰画及房间杂件采购项目中，招标文件对客房床头瓷板装饰画的画框要求为：画面内容为反映祖国锦绣河山的山水风景画及花鸟画作品……；画面风格以中国传统的山水画、花鸟画风格为主要表现手法……；并备注要求投标人在开标时根据要求提供样品一件。四家投标人提交了投标文件，三家投标人开标时提供了投标样品，某公司未提交样品。该公司因未中标而进行投诉称，招标文件要求，画面内容为反映祖国锦绣山河的山水风景画及花鸟画，而三家投标人提供的样品，只体现了山水风景画而未体现花鸟画，视为未响应招标文件要求。据此，该公司提出对样品实质响应供应商不足三家，该项目应重新招标。后财政部门以该公司质疑时并未涉及投标样品的画面内容、风格为由，不受理该投诉。该公司不服，将财政部门诉至法院。后法院驳回其诉讼请求。

分析：根据《政府采购法》第五十五条、《政府采购法实施条例》第五十五条等规定，在政府采购活动中，政府采购质疑是投诉的前置程序，供应商应在质疑阶段明确质疑事项，对未经质疑的事项先行质疑。如对质疑答复不满或采购人未在规定时间内作出答复，供应商方可依法进行投诉。投诉时不应超过质疑事项，但在投诉中投诉供应商在投诉书中补充了通过质疑获得的有关事实和依据的，不应认定是增加了投诉事项。本案中，某公司质疑时未涉及投标样品的画面内容、风格，对未经质疑而直接提出的投诉内容，不属于财政部门受理的政府采购投诉事项范围，财政部门可以不予处理。

二、政府采购质疑和投诉的基本程序

（一）质疑的基本程序

1. 供应商提出质疑

供应商应当坚持实事求是、诚实信用的原则，在知道或者应当知道自己权益受到侵害之日起7个工作日内，以书面形式向采购人或采购代理机构提出质疑。采购文件可以要求供应商在法定质疑期内一次性提出针对同一采购程序环节的质疑。

提出质疑的主体应当是参与政府采购活动的供应商，接受质疑的主体为采购人或采购代理机构。

供应商质疑应在法定质疑范围内进行质疑，即有权对采购文件、采购过程或者中标（成交结果）提出质疑。

质疑供应商提出质疑应当提交具备法定内容的质疑函和必要的证明材料。

2. 采购人或采购代理机构受理质疑

采购人、采购代理机构不得拒收质疑供应商在法定质疑期内发出的质疑函，对质疑供应商的质疑函均应受理。如果认为质疑函内容属于询问而非质疑的，也应对质疑供应商进行回复处理。

3. 采购人或采购代理机构质疑答复

（1）采购人或采购代理机构应当在收到质疑函后7个工作日内作出答复，并以书面形式通知质疑供应商和其他有关供应商。答复的内容不得涉及商业秘密。

（2）供应商对评审过程、中标或者成交结果提出质疑的，采购人、采购代理机构可以组织原评标委员会、竞争性谈判小组、询价小组或者竞争性磋商小组协助答复质疑。政府采购评审专家应当配合采购人或者采购代理机构答复供应商的询问和质疑。

（3）采购人、采购代理机构认为供应商质疑不成立，或者虽成立但未对中标、成交结果构成影响的，继续开展采购活动；认为供应商质疑成立且影响或者可能影响中标、成交结果的，按照下列情况处理。

第一，对采购文件提出的质疑，依法通过澄清或者修改可以继续开展采购活动的，澄清或者修改采购文件后继续开展采购活动；否则，应当修改采购文件后重新开展采购活动。

第二，对采购过程、中标或者成交结果提出的质疑，合格供应商符合法定数量时，可以从合格的中标或者成交候选人中另行确定中标、成交供应商的，应当依法另行确定中标、成交供应商；否则，应当重新开展采购活动。

第三，质疑答复导致中标、成交结果改变的，采购人或者采购代理机构应当将有关情况书面报告本级财政部门。

4. 质疑供应商收到质疑答复

（1）质疑供应商收到质疑答复后，如果对质疑答复满意，则质疑结束。

（2）质疑供应商对采购人、采购代理机构的答复不满意，或者采购人、采购代理机构未在规定时间内作出答复的，可以依法投诉。

（二）投诉的基本程序

1. 供应商提起投诉

质疑供应商对采购人、采购代理机构的答复不满意，或者采购人、采购代理机构未在规定时间内作出答复的，可以在答复期满后15个工作日内向财政部门提起投诉。

投诉人投诉时，应当提交投诉书和必要的证明材料，并按照被投诉采购人、采购代理机构以及与投诉事项有关的供应商数量提供投诉书的副本。投诉书应当具备法定内容。

供应商投诉的事项不得超出已质疑事项的范围，但基于质疑答复内容提出的投诉事项除外。

2. 财政部门接收并审查投诉

财政部门收到投诉书后，应当在5个工作日内进行审查，审查后按照下列情况处理。

（1）投诉书内容不符合相关规定的，应当在收到投诉书5个工作日内一次性书面通知投诉人补正。补正通知应当载明需要补正的事项和合理的补正期限。未按照补正期限进行补正或者补正后仍不符合规定的，不予受理。

（2）投诉不符合投诉条件的，应当在3个工作日内书面告知投诉人不予受理，并说明理由。

（3）投诉不属于本部门管辖的，应当在3个工作日内书面告知投诉人向有管辖权的部门提起投诉。

（4）投诉符合规定的，依法受理。

3. 投诉处理

对符合投诉条件的，财政部门自收到投诉书之日起即为受理，并在收到投诉后8个工作日内向被投诉人和其他与投诉事项有关的当事人发出投诉答复通知书及投诉书副本。

财政部门处理投诉事项原则上采用书面审查的方式。财政部门认为有必要时，可以进行调查取证或者组织质证。财政部门依法进行调查取证时，投诉人、被投诉人以及与投诉事项有关的单位及人员应当如实反映情况，并提供财政部门所需要的相关材料。应当由投诉人承担举证责任的投诉事项，投诉人未提供相关证据、依据和其他有关材料的，视为该投诉事项不成立；被投诉人未按照投诉答复通知书要求提交相关证据、依据和其他有关材料的，视同其放弃说明权利，依法承担不利后果。

财政部门应当自收到投诉之日起30个工作日内，对投诉事项作出处理决定。财政部门处理投诉事项，需要检验、检测、鉴定、专家评审以及需要投诉人补正材料的，所需时间不计算在投诉处理期限内。以上所称所需时间，是指财政部门向相关单位、第三方、投诉人发出相关文书、补正通知之日至收到相关反馈文书或材料之日。财政部门向相关单位、第三方开展检验、检测、鉴定、专家评审的，应当将所需时间告知投诉人。

财政部门在处理投诉事项期间，可以视具体情况书面通知采购人和采购代理机构暂停采购活动，暂停采购活动时间最长不得超过30日。采购人和采购代理机构收到暂停采购活动通知后应当立即中止采购活动，在法定的暂停期限结束前或者财政部门发出恢复采购活动通知前，不得进行该项采购活动。

4. 作出处理决定

（1）投诉人提起的投诉事项，财政部门经查证属实的，应当认定投诉事项成立。经认定成立的投诉事项不影响采购结果的，继续开展采购活动。

影响或者可能影响采购结果的，财政部门按照下列情况处理：未确定中标或者成交供应商的，责令重新开展采购活动；已确定中标或者成交供应商但尚未签订政府采购合同的，认定中标或者成交结果无效，责令重新开展采购活动；政府采购合同已经签订但尚未履行的，撤销合同，责令重新开展采购活动；政府采购合同已经履行，给他人造成损失的，相关当事人可依法提起诉讼，由责任人承担赔偿责任。

（2）财政部门应当将投诉处理决定书送达投诉人和与投诉事项有关的当事人，并及时将投诉处理结果在省级以上财政部门指定的政府采购信息发布媒体上公告。

第二节 政府采购质疑

【本节小引】 某公立医院采购软件系统，在网上发布采购公告和采购文件。某供应商看到采购文件后，认为该文件所设定的供应商条件违法导致其无法投标，于是发函要求该医院对供应商条件进行修改。该供应商的发函行为，属于询问、质疑还是投诉？其发函时并未参与投标，能否要求某公立医院修改条件？判断该供应商的发函行为属于询问还是质疑，关键要看内容：询问通常是表达疑问，要求采购人释疑解惑；质疑是权利救济，目的在于维权。该供应商能否提出质疑，要对参与质疑项目这一行为进行界定。质疑还应在法定时限和质疑范围内进行，采购人不得拒收质疑供应商在法定质疑期限内发出的质疑函，应当在收到供应商的书面质疑后七个工作日内作出书面答复。

一、政府采购质疑的提出

政府采购询问和质疑有很多相同之处，如提出主体相同、回（答）复人均为采购人或采购代理机构、均可采用书面形式等，导致询问和质疑在实践中有时很难界定。

【问题12-4】 如何区别政府采购询问与质疑？

第一，目的不同。根据《政府采购法》第五十一条和第五十二条，询问通常是供应商表达疑问，采购人对该疑问进行解释，其目的在于对供应商释疑解惑。由此，政府采购询问，是采购过程中供应商和采购人或采购代理机构之间一种正常的、和平的交流。而质疑的目的是维权，是供应商对采购人行为和决策的挑战或抗议，是质疑方认为自身权益受到损害时提起的权利救济。因此，质疑与询问的最重要区别，就是质疑具有很强的冲突对抗性——采购人在接收到供应商的函件后，如果该函件内容仅仅是咨询、摸清相关情况，并无实体权利和诉求主张，则该函件可以认定为询问；如该函件涉及供应商权益内容，该权益不解决会导致供应商权利受损，则应界定该函件为质疑。

第二，形式不同。政府采购相关规定要求，供应商应以书面形式提出质疑，但并未明确要求询问采取书面形式。因此，供应商可以采取书面形式询问，也可以当面口头询问；可以采用电子邮件等形式询问，也可以打电话询问。

第三，范围不同。询问可以针对政府采购过程中各种事项，所涉事项可能是合同订立阶段的事项，也可能是合同履行阶段的事项。而质疑事项仅针对合同订立阶段的"采购文件、采购过程和中标、成交结果"。

第四，时间限制不同。供应商提出询问没有时间限制，在任何时间均可提出。质疑则有时间限制，供应商可以在知道或者应知其权益受到损害之日起7个工作日内，以书面形式向采购人、采购代理机构提出质疑。如超过上述时限，采购人有权拒绝受理。

此外，答复时间也不同。对供应商依法提出的询问应当在3个工作日内作出答复；而收到供应商的书面质疑后应在7个工作日内作出答复。

（一）政府采购质疑的提出主体

《政府采购质疑和投诉办法》（财政部令第94号）第十条第一款规定："供应商认为采购文件、采购过程、中标或者成交结果使自己的权益受到损害的，可以在知道或者应知其权益受到损害之日起7个工作日内，以书面形式向采购人、采购代理机构提出质疑。"第十一条规定："提出质疑的供应商（以下简称质疑供应商）应当是参与所质疑项目采购活动的供应商。潜在供应商已依法获取其可质疑的采购文件的，可以对该文件提出质疑。对采购文件提出质疑的，应当在获取采购文件或者采购文件公告期限届满之日起7个工作日内提出。"根据上述规定，需要注意关于质疑主体的三个方面。

（1）质疑范围明确：供应商只有在认为"采购文件、采购过程和中标、成交结果"损害了自身利益的情况下，才可以提出质疑，即质疑的范围仅限于采购文件、采购过程和中标、成交结果几种情形。

（2）质疑主体限定为参与所质疑项目的供应商，如果采购文件、采购过程和中标、成交结果与质疑供应商没有关系，或是其他主体，就不宜提出质疑。

（3）要科学界定"参与所质疑项目采购活动"的内涵。因提出质疑的供应商应当是参与所质疑项目采购活动的供应商，故有必要对"参与所质疑项目采购活动"进行界定，避免产生争议。

【问题 12-5】 未参与采购项目的主体能否提出质疑？

质疑对于保障供应商的合法权益、有效避免与化解各种矛盾和纠纷具有重要意义。但对于有权质疑的主体，实践中有不同声音。如某公司并未参与某政府采购项目，但其向采购人递交对招标文件的质疑函，采购人是否应予受理？

持赞同意见者认为，未参与政府采购项目的主体，亦有质疑权。其理由为：首先，政府采购因使用财政性资金，属于阳光采购，应公开、公平、公正，接受任何主体的监督。如质疑主体仅限定为"供应商"或"潜在供应商"，无法对政府采购进行有效监管。其次，《中华人民共和国宪法》（以下简称《宪法》）第四十一条第一款规定："中华人民共和国公民对于任何国家机关和国家工作人员，有提出批评和建议的权利；对于任何国家机关和国家工作人员的违法失职行为，有向有关国家机关提出申诉、控告或者检举的权利，但是不得捏造或者歪曲事实进行诬告陷害。"根据该规定，公民对政府采购中相关国家机关、国家工作人员等违法失职行为，有提出申诉、控告或者检举的权利。最后，如剥夺未参与者的质疑权，其有可能通过检举信、网络平台等进行投诉、举报，结果会使采购人的工作更加被动。

上述意见看似合理，但却忽视了质疑的本质，混淆了相关概念。

第一，政府采购作为阳光采购，要接受监督，但监督要在现行法律规定的基础上进行。第二，《政府采购法》第七十条规定："任何单位和个人对政府采购活动中的违法行为，有权控告和检举，有关部门、机关应当依照各自职责及时处理。"因此，不仅《宪法》第四十一条第一款，而且《政府采购法》第七十条亦明确了任何主体对政府采购活动的违法行为均有监督权。但该种监督中的控告、检举，与政府采购质疑属于不同的监督形式，实施中也不应混同。第三，如因害怕检举、控告等造成的影响而任意扩大质疑主体范围，只能视为无原则的妥协，并非解决问题的最好方法，而且曲解了质疑制度的本质含义。因此，在尊重现行规定的基础上，质疑权只能赋予"参与所质疑项目采购活动的供应商"和"依法获取其可质疑的采购文件的潜在供应商"。

【案例 12-3】 供应商是否参与政府采购活动的判定，应区分不同采购阶段并采用不同评判标准。

某医院发布的医用冷藏冰箱招标公告，要求投标人须提供医疗器械经营许可证或备案登记证。该公告同时明确，凡有意参加的供应商，购买招标文件时应有医疗器械经营许可证或备案登记证等原件或复印件。某公司认为，本次标的冷藏冰箱所要求的温度范围、技术条件等，一般电器公司生产的冰箱完全满足要求，根本不需要医疗器械经营许可证或备案登记证等，故以某医院发布的招标公告所设置资格要求侵犯其权益为由，向采购人提出书面质疑。某医院表示，某公司现在针对招标公告提出质疑，并非相关规定明确的质疑范围，且某公司并未购买招标文件，也无权提出质疑。某公司收到某医院回复后，要求购买招标文件。某医院以某公司无法提供医疗器械经营许可证或备案登记证，不能购买为由，拒绝向其出售招标文件。某公司进退两难：提出质疑时被告知必须先购买招标文件，购买招标文件时被告知没有资格购买。

分析：对于"参与所质疑项目采购活动"的界定，业界往往以是否购买招标文件作为判定标准。该判定标准不甚合理，极易产生上述案例呈现的问题：因招标公告存在问题，导致某公司无法获取招标文件。在此情形下，如以是否购买招标文件作为判定是否参与采购活动的标准，将导致某公司无法质疑，最终导致其无法投诉甚至以诉讼方式维护自身权益。

此外，以是否购买采购文件作为供应商参与采购活动的判定标准，亦与现行规定相悖。《政府采购法实施条例》第五十三条规定："政府采购法第五十二条供应商应知其权益受到损害之日，是指（一）对可以质疑的采购文件提出质疑的，为收到采购文件之日或者采购文件公告期限届满之日；（二）对采购过程提出质疑的，为各采购程序环节结束之日；（三）对中标或者成交结果提出质疑的，为中标或者成交结果公告期限届满之日。"该条对《政府采购法》第五十二条对供应商应知道其权益受到损害之日有明确界定，其中对可以质疑的采购文件提出质疑的，为"收到采购文件之日或者采购文件公告期限届满之日"。该规定在"收到采购文件之日"外另外界定"采购文件公告期限届满之日"，已经考虑到实践中存在供应商不能依法获取采购文件的情形，并且明确规定了供应商权益受侵害之日为"采购文件公告期限届满之日"。

因此，判断供应商是否参与了质疑项目采购活动，可结合《政府采购法实施条例》第五十三条之规定，区分不同采购阶段并采用不同评判标准，具体如下：如供应商对采购公告提出质疑，应当以其"是否实施了购买采购文件的行为"作为判定依据；如供应商对采购文件提出质疑，应以其"是否购买了采购文件"作为判定依据；如供应商对采购过程提出质疑，则应以其是否具体参与采购过程作为判定依据；如供应商对中标或者成交结果提出质疑，应当以其是否提交了响应文件作为判定依据。

【案例12-4】 财政部政府采购第29号行政裁决指导性案例。

采购人×厅委托代理机构R公司就"×厅信息应用平台采购项目"（以下称本项目）进行公开招标。2018年12月5日，代理机构R公司发布招标公告。2018年12月8日，T公司提出质疑。2018年12月14日，代理机构R公司答复质疑。2018年12月21日、2018年12月28日、2019年2月1日，代理机构R公司分三次发布更正公告。2019年2月21日，本项目开标、评标。2019年2月25日，代理机构R公司发布中标公告。

2018年12月19日，T公司向财政部门提起投诉，投诉事项为：招标文件关于"技术人员能力保障""企业综合实力"等评审因素的评分标准存在以不合理的条件排斥、限制潜在供应商的问题，严重侵害了T公司和"其他潜在参与公司"的正当权益。

财政部门依法受理本案，并向相关当事人调取证据材料。

经查，本项目采购的服务内容与范围包括软件开发、系统集成建设和安全服务等。

T公司提供的营业执照显示，其经营范围包括印刷技术的研发、纸制品及包装制品的生产、加工、销售等印刷行业相关经营内容。

财政部门向T公司进一步调查取证，要求其提供因本项目招标文件导致其合法权益受到损害的相关证明材料，截至投诉处理决定作出前，T公司未作出书面答复，也未提交任何证明材料。

处理理由

关于投诉事项，根据《政府采购法》第二十二条规定，参加政府采购活动的供应商应当具备履行合同所必需的设备和专业技术能力等条件。本项目采购内容为农经信息应用平台建设服务，T公司的经营范围不包括本项目所需的应用平台建设及软件开发等内容，根据现有材料也不能证明T公司具备符合本次采购项目所要求的专业技术能力。因此，T公司不符合参加本次采购活动的供应商应当具备的条件，不属于本项目采购活动的利害关系人，无权对招标文件提出质疑。根据《政府采购质疑和投诉办法》（财政部令第94号）第二十九条第（一）项的规定，T公司提起的投诉不符合法定受理条件。

处理结果

根据《政府采购质疑和投诉办法》（财政部令第94号）第二十九条第（一）项的规定，受理后发现T公司投诉不符合法定受理条件，驳回投诉。

相关当事人在法定期限内未就处理决定申请行政复议、提起行政诉讼。

(二) 政府采购质疑的时限

政府采购活动是一个动态过程，供应商如果认为采购文件、采购过程和中标、成交结果使自己的权益受到损害，应当及时提出质疑，否则就可能给采购过程的连续性带来不利影响。另外，供应商及时提出质疑，也有利于采购人或采购代理机构及时纠正问题。

【案例 12-5】 质疑超过法定时间是否应不予受理?

2021 年 6 月，某公立医院就该院信息集成项目进行公开招标采购。某公司于 2021 年 6 月 23 日购买了采购文件。投标结束后，由 7 名委员组成的评审委员会进行了评审，某公司未中标。某公司对该中标结果有异议，于 2021 年 7 月 13 日向某医院提出质疑，要求其重新进行评标或重新进行招标。质疑事项为：第一，采购文件中评分标准制定存在问题；第二，采购文件范围存在问题。某医院就上述质疑答复，称某公司未在法定期限内提出质疑，故不予回复。某公司进行投诉后，财政部门作出《处理决定》，认为某公司未在法定期限内对招标文件进行质疑，不符合投诉的条件。后某公司提起诉讼，法院驳回其起诉。

分析：政府采购相关法律法规对质疑时间的规定属于强制性规定，相关当事人必须严格遵循。根据《政府采购法》第五十二条、第五十五条和《政府采购法实施条例》第五十三条规定，政府采购供应商应当在法定期限内提出质疑，且提出质疑是提出投诉的前置条件。本案中，某公司于 2021 年 6 月 23 日购买了采购文件，应当认定其此时知悉了采购文件的内容，而采购文件已写明了招标范围、评分标准等，某公司未在法律规定的 7 个工作日内提出质疑，不管其质疑是否合理，由于超出了法定时间，构成质疑的时限无效。采购人对该质疑不予受理、财政部门认定该两项投诉不符合投诉条件，均符合法律规定。

【问题 12-6】 质疑期限起算应如何界定?

我国普遍采用的关于法律时效期间起算点的标准为"知道或应当知道权利被侵害"。"知道""应当知道"，是一种主观判断，实践中易产生争议，《政府采购法实施条例》第五十三条从可操作角度，区分"采购文件""采购过程""中标或者成交结果"三类不同的可质疑事项范围，分别规定了质疑时效的具体起算时间。

(1) 对可以质疑的采购文件提出质疑的，为收到采购文件之日或者采文件公告期限届满之日。供应商获得政府采购文件的方式一般有两种：一种是公告，该种方式质疑起算日期为公告期限届满之日；另一种是供应商直接从采购人或采购代理机构处获取，该种方式下质疑时效期间的起算日期为供应商收到采购文件之日。

随着政府采购电子化的迅猛发展和政府采购透明度要求的不断提高，招标文件等采购文件以公告形式发布、由潜在供应商自行下载的做法越来越普遍。在这种情况下，采购文件既以公告方式发布，又以点对点方式发布，质疑时效应从供应商实际下载采购文件之日起算，因为供应商下载采购文件后就表明其已经"知道"。

（2）质疑采购过程的时效，为各采购程序环节结束之日。采购过程，是指从采购项目信息公告发布起，到中标、成交结果公告止，涵盖采购文件的发出、投标、开标、评标、澄清、谈判、询价等各个采购程序环节。例如，对招标公告环节提出质疑的，质疑时效期间的起算日期就是招标公告结束之日（实践中需注意的是，有关招标、竞争性谈判、询价等采购公告的质疑，视供应商质疑内容的不同，质疑时效的起算时间是不同的。例如，对采购公告这一采购环节的质疑，如对采购公告发布渠道、发布期限的质疑，应属于对采购过程的质疑，质疑时效期间的起算日期应为采购公告结束之日；如是对采购公告内容的质疑，比如对采购公告中供应商资格条件的质疑，应属于对采购文件的质疑，质疑时效期间的起算日期应为供应商收到采购文件之日或者采购公告期限届满之日）。对现场踏勘或招标答疑环节提出质疑的，现场踏勘或招标答疑结束之日就是质疑时效期间的起算日期；对开标过程提出质疑的，开标结束之日就是质疑时效期间的起算日期；对谈判过程提出质疑的，谈判结束之日就是质疑时效期间的起算日期。

（3）质疑中标或成交结果的时效起算日期，为中标或成交结果公告期限届满之日。此处需要注意，质疑供应商内容是针对中标或成交结果，还是质疑如评审得分等采购过程中的事项。如某供应商在某采购项目的中标结果公告后，认为评标过程中评审得分不合理侵犯了自己的权益，此时不应界定为其对中标结果质疑，而应界定为其对采购过程中评标环节事项有争议，此时的时效起算日期应以该供应商知道评审结果时作为起算点。

【问题 12-7】　质疑期限起算日期应从哪天开始？

《民法典》第二百零一条第一款规定："按照年、月、日计算期间的，开始的当日不计入，自下一日开始计算。"另外，民事诉讼相关规定明确，期间不包括在途时间；诉讼文书在期满前交邮的，不算过期。因此，政府采购质疑的时效起算时间也应遵守这一原则，即质疑、投诉的时效期间应当从起算日期的次日开始计算；质疑、投诉文书在期满前交邮的不算过期。例如，2021 年 9 月 1 日，某采购项目成交结果公告期满。某供应商如针对该成交结果提起质疑，其起算点应为 9 月 2 日，法定质疑期限应为 9 月 2 日（星期四）至 9 月 10 日（星期五）期间的 7 个工作日。假如供应商是以邮寄方式递送质疑函的，采购人或采购代理机构于 9 月 11 日才收到，只要邮戳等能证明供应商的质疑函是在 9 月 10 日以前（含 9 月 10 日）发出的，采购人或采购代理机构依法仍然应当受理。

（三）政府采购质疑的范围

根据《政府采购法》第五十二条，供应商可以质疑的范围为使自己的权益受到损害的采购文件、采购过程和中标、成交结果。

【问题 12-8】 是否所有的采购文件均可质疑？

《政府采购法》第四十二条第二款规定："采购文件包括采购活动记录、采购预算、招标文件、投标文件、评标标准、评估报告、定标文件、合同文本、验收证明、质疑答复、投诉处理决定及其他有关文件、资料。"那么，供应商对前述所有采购文件均可提出质疑吗？答案应当是否定的。《政府采购法实施条例》第五十三条第（一）项规定，关于供应商应知其权益受到损害之日的认定中，供应商"对可以质疑的采购文件提出质疑的，为收到采购文件之日或采购文件公告期限届满之日"。因此，质疑供应商可以质疑的采购文件，应当是供应商依法可以获取的采购文件，比如招标文件、竞争性谈判文件、询价通知书、竞争性磋商文件和资格预审文件等。而采购活动记录、定标文件是采购人或采购代理机构的内部资料，采购预算是财政部门按照国家有关预算管理的规定对采购人的批复，对这些采购文件不可提出质疑。

此外，质疑答复、投诉处理决定也是不可置疑的采购文件。供应商如对验收证明有异议，应按照解决合同争议的途径处理而不能提出质疑。评标标准、合同文本是可以质疑的，但它们一般都已包括在招标文件、竞争性谈判文件和询价通知书之中。投标文件除开标及中标时公开的内容外，其他内容不会对外公开，评估报告对外公开的仅仅是中标、成交公告所包含的内容。投标文件和评估报告也不属于可质疑的采购文件（对投标文件和评估报告的公开内容可以提出质疑，但是这些质疑应归属于对采购过程或者中标、成交结果的质疑）。除《政府采购法》第四十二条第二款所列举采购文件外，在实践中还有两类重要的采购文件，即招标、谈判、询价、磋商、资格预审公告和招标文件、谈判文件、询价通知书、磋商文件以及资格预审文件的澄清、修改、补充文件。对这两类采购文件是可以提出质疑的。不过，从法律性质上来说，澄清、修改、补充文件本身就属于招标文件、谈判文件、询价通知书、磋商文件、资格预审文件的组成部分。

综上，可质疑的采购文件主要是指招标、谈判、询价、磋商、资格预审公告以及招标文件、谈判文件、询价通知书、磋商文件、资格预审文件（包括属于其组成部分的澄清、修改、补充文件和评标标准、合同文本等）。

【问题 12-9】 中标结果公告后，供应商还能质疑采购过程吗？

只要供应商提出质疑符合法律上的要求即应允许。《政府采购质疑和投诉办法》（财政部令第 94 号）第十条第一款规定："供应商认为采购文件、采购过程、中标或者成交结果使自己的权益受到损害的，可以在知道或者应知其权益受到损害之日起 7 个工作日内，以书面形式向采购人、采购代理机构提出质疑。"其中，采购过程是指从采购项目信息公告发布起，到中标、成交结果公告止，涵盖采购文件的发出、投标、开标、评标、澄清、谈判、询价等各个采购程序环节。该办法第十条第二款规定："采购文件可以要求供应商在法定质疑期内一次性提出针对同一采购程序环节的质疑。"如果采购文件明确上述内容，供应商针对同一采购程序多次质疑的，采购人或采购代理机构只需对第一次依法进行处理。

（四）政府采购质疑函及必要的证明材料

供应商提出质疑，应根据《政府采购质疑和投诉办法》（财政部令第 94 号）第十二条规定，提交符合要求的质疑函和必要的证明材料。具体包括："（一）供应商的姓名或者名称、地址、邮编、联系人及联系电话；（二）质疑项目的名称、编号；（三）具体、明确的质疑事项和与质疑事项相关的请求；（四）事实依据；（五）必要的法律依据；（六）提出质疑的日期。供应商为自然人的，应当由本人签字；供应商为法人或者其他组织的，应当由法定代表人、主要负责人，或者其授权代表签字或者盖章，并加盖公章。"

【案例 12-6】 符合质疑函要求的电子邮件，是否应认定为书面形式？

某医院迁址扩建项目之中央空调设备采购项目，经评标后某医院在政府采购网上发布中标公告。某公司以电子邮件形式向采购人发出质疑书，采购人未回复。某公司向财政部门投诉，财政部门经调查，作出投诉处理决定。

投诉处理决定书指出，投诉人以邮件形式向被投诉人提出质疑，此邮件不符合法定要件，且招标文件规定以书面形式提出质疑，故投诉人的邮件不属于有效的质疑函，被投诉人应当拒收。后某公司提起诉讼，法院经审理后认定，财政部门认为某公司在向采购人提出质疑时发出的质疑函从内容及需具备的要件上均不符合相关规定，作出判决其邮件不符合有效质疑函的回复并无不当之处。

分析：基于书面形式的重要性，政府采购中的很多重要法律行为几乎都要采取书面形式进行。《政府采购法》第五十二条规定，提出质疑要以书面形式。《政府采购质疑和投诉办法》（财政部令第94号）第十二条规定，供应商提出质疑应提交质疑函，并对质疑函的形式及应当包括的内容作出了明确规定。例如，形式上应当有符合要求的签字或盖章；内容上要有具体、明确的质疑事项和与质疑事项相关的请求等。《民法典》第四百六十九条第二款和第三款规定："书面形式是合同书、信件、电报、电传、传真等可以有形地表现所载内容的形式。以电子数据交换、电子邮件等方式能够有形地表现所载内容，并可以随时调取查用的数据电文，视为书面形式。"根据上述规定，电子邮件视为书面形式的一种。因此，供应商所发电子邮件，如其形式和内容具备质疑函的法定要件，应当视为书面形式。

本案中，某公司通过电子邮件提出质疑，但被认定为不具备质疑函法定内容，因而未被认定为有效质疑。该案对供应商的提醒是：供应商在进行质疑时，应严格依照现行规定进行，符合法定形式和内容。如以电子邮件形式提交，建议将符合要求的质疑函作为附件提出。

对于采购人或采购代理机构而言，必须要明确的是：电子邮件等亦是书面形式的一种，如果电子邮件中的内容满足质疑函的法定要求，仍要视其为有效质疑。为减少实践中的争议，采购人或采购代理机构收到通过电子邮件发来的质疑函后，应与质疑人沟通，让其提交明确的、符合要求的质疑函。

二、政府采购质疑的答复

《政府采购法》第五十三条、《政府采购质疑和投诉办法》（财政部令第94号）第十三条均规定，采购人、采购代理机构不得拒收质疑供应商在法定质疑期内发出的质疑函，应当在收到质疑函后7个工作日内作出答复，并以书面形式通知质疑供应商和其他有关供应商。

（一）政府采购质疑答复的形式

根据《政府采购法》第五十三条、《政府采购质疑和投诉办法》（财政部令第94号）第十三条规定，质疑答复必须是书面形式。

【案例12-7】　口头质疑答复是否违规？

某采购代理机构发布公告，就某疾控中心所需系统集成及应用软件组织公开招标采购。因对采购结果不服，落标的某供应商在某采购代理机构公布采购结果的次日提出了质疑。该公司认为，在这次招标中，招标文件的评标原则和中标标准中关于设备性能分值的设定存在明显的倾向性及排斥其他投标人的内容，其技术参数完全是按照市场上某家公司产品的技术参数标准设定的。因此，导致中标商能得满分而其他生产厂家无法得满分甚至无法得分。收到质疑函后，某采购代理机构随即给某公司法定代表人打去电话，解释技术指标的设置理由。听完解释后，某公司法定代表人表示理解。但几天后，某公司向某采购代理机构提起投诉，投诉内容除质疑部分外，还增加了代理机构未在规定时间内作出质疑答复的事由。代理机构非常不理解。

分析：根据《政府采购法》第五十三条、《政府采购质疑和投诉办法》（财政部令第94号）第十三条的规定，质疑答复不仅应在规定时间内作出，而且应该以书面形式作出。本案中，某代理机构以口头形式答复供应商的质疑，明显不妥。采购人或采购代理机构进行答复，应严格遵守法律规定，以书面形式进行答复，不仅是对供应商的尊重，而且是证据保留。

（二）政府采购质疑答复的内容

质疑答复除了应采取书面形式，其答复内容还应满足《政府采购质疑和投诉办法》（财政部令第94号）第十五条的规定，即应当包括：（1）质疑供应商的姓名或者名称；（2）收到质疑函的日期、质疑项目名称及编号；（3）质疑事项、质疑答复的具体内容、事实依据和法律依据；（4）告知质疑供应商依法投诉的权利；（5）质疑答复人名称；（6）答复质疑的日期。此外，质疑答复的内容不得涉及商业秘密。

【案例12-8】　质疑答复时是否必须告知供应商投诉的权利？

某康复中心公开招标采购残疾人康复设施设备（包一、包三重招），招标公告中载明："六、投标人资格要求……6. 提供所投产品的食品药品监督管理部门签发的有效的医疗器械注册证复印件并加盖公章（如国家另有规定，则适用其规定）……采购需求，包一：康复设施设备采购：上肢功率车……"某公司参加了该项目包一采购活动但未中标。某公司向某康复中心提出质疑，认为包一中标公告排名第一的公司与排名第二的公司，涉嫌采用未取得医疗器械注册证或Ⅰ类医疗器械备案凭证的产品参与投标。某康复中心作出质疑回复称：经过核查相关的法律法规文件，原评标委员会一致认定采购需求产品"上肢功率车"并不属于《医疗器械分类目录》内的任何范畴，故贵公司的质疑我公司不予接受。某公司不服该质疑答复而向财政部门提起投诉称："某康复中心对我公司关于本次招标结果质疑的回复不专业、不负责、不作为。"

财政部门经审查作出《投诉处理决定书》，认为某康复中心作出的质疑答复中，未告知质疑供应商依法投诉的权利，该投诉事项成立。经认定成立的投诉事项不影响采购结果，继续开展采购活动。对被投诉人的违规行为将另行予以处理。某公司不服该处理决定，向法院提起诉讼。后法院判决财政部门的处理并无不当。

分析：根据《政府采购法》第五十五条和第五十八条的规定，法律将对政府采购监督管理部门的投诉作为供应商质疑和申请复议或提起诉讼的中间程序。因此，投诉对于供应商最后能否通过司法程序来保障自己的权益至关重要。故《政府采购质疑和投诉办法》（财政部令第94号）第十五条规定的质疑答复应当具备的内容中，明确要求必须告知质疑供应商依法投诉的权利。本案中，某康复中心质疑回复中未告知某公司投诉的权利，行为明显不当。

采购人或采购代理机构进行答复时，还应注意：第一，应针对质疑事项，逐一进行答复，不应超出质疑请求事项。对于质疑供应商提出的事实与理由，应予查证，逐项予以分析，以决定是否采信。第二，根据《政府采购质疑和投诉办法》（财政部令第94号）第十五条规定进行答复，不遗漏应当具备的内容。第三，质疑答复书除回复给质疑供应商外，还应通知与质疑事项有关的其他供应商。第四，质疑答复不得涉及商业秘密。

（三）政府采购质疑答复的时间

《政府采购法》第五十三条规定："采购人应当在收到供应商的书面质疑后七个工作日内作出答复，并以书面形式通知质疑供应商和其他有关供应商，但答复的内容不得涉及商业秘密。"根据上述规定：第一，期间开始之日，不计算在期间内；第二，期间届满的最后一日是节假日的，以节假日后的第一日为期间届满的日期；第三，期间不包括在途时间；第四，答复期限不能延长。

【案例12-9】 采购人未在收到供应商的书面质疑后七个工作日内作出答复是否违规？

某地区卫生健康委就空调机定点采购资格项目进行公开采购资格项目招

标，并在评标后发布中标结果公告，17家供应商成为中标人。某公司于当年1月18日提出质疑，认为中标结果中有两家公司的经营者为夫妻，存在控股、管理关系，该两家公司的投标应同时无效。1月25日，某区卫生健康委作出回复函（1月25日）称：我委将组织原评审委员会协助调查，结果另行通知。某区卫生健康委经调查后于同年2月5日再次作出回复函（2月5日）称：被质疑的两家公司未出现某公司质疑的情形。某公司不服该回复函，于同年2月11日向财政部门提交投诉书。财政部门经调查核实，于同年3月23日作出《投诉处理决定书》，认为某公司投诉事项缺乏事实及法律依据，驳回某公司的投诉。某公司对该决定不服，向法院提起行政诉讼。后法院认定，考虑到采购人在收到质疑函后七个工作日内作出回复函（1月25日），告知某公司需要组织原评审委员会协助答复，结果另行通知，而组织原评审委员会对质疑问题进行处理客观上确实需要一定的准备时间，虽然该迟延答复未对某公司的实质权利义务造成影响，但对质疑所作出答复的程序存在瑕疵。财政部门所作的《投诉处理决定书》对此瑕疵未予指出，存在不当，法院在此予以指正。

分析：《政府采购法》等法律法规规定采购人、采购代理机构应当在收到书面质疑后七个工作日内作出答复，但并未规定采购人可以延期答复的特殊情形，故答复期限属于强制性规范，采购人必须遵守。本案中，采购人在收到质疑函后，作出回复函（1月25日），告知质疑供应商需要原评审委员会协助，结果另行通知进行回复，因此该回复函实质上并未对质疑供应商的质疑进行回复。采购人2月5日作出的回复函，已经超过了法定的七个工作日的答复期限，质疑答复已经违法。综上，法院最后的认定值得商榷。

（四）政府采购质疑处理

《政府采购质疑和投诉办法》（财政部令第94号）第十六条规定："采购人、采购代理机构认为供应商质疑不成立，或者成立但未对中标、成交结果构成影响的，继续开展采购活动；认为供应商质疑成立且影响或者可能影响中标、成交结果的，按照下列情况处理：（一）对采购文件提出的质疑，依法通过澄清或者修改可以继续开展采购活动的，澄清或者修改采购文件后继续开展采购活动；否则应当修改采购文件后重新开展采购活动。（二）对采购过程、中标或者成交结果提出的质疑，合格供应商符合法定数量时，可以从合格的中标或者成交候选人中另行确定中标、成交供应商的，应当依法另行确定中标、成交供应商；否则应当重新开展采购活动。质疑答复导致中标、成交结果改变的，采购人或者采购代理机构应当将有关情况书面报告本级财政部门。"

根据上述规定，质疑的后果主要有：第一，质疑不成立，继续开展采购活动；第二，质疑成立，但未对中标、成交结果构成影响的，继续开展采购活动；第三，质疑成立且影响或者可能影响中标、成交结果的，分别进行处理。其中，质疑答复导致中标、成交结果改变的，应当具备以下条件：（1）供应商质疑事项成立；（2）对中标、成交结果构成影响；（3）限于对采购过程、中标或者成交结果提出的质疑；（4）合格供应商符合法定数量；（5）可以从合格的中标或者成交候选人中另行确定中标、成交供应商。

【案例 12-10】　质疑成立，是否可依法取消中标资格？

某区卫生健康委委托某公共资源交易中心发布的某服务项目竞争性谈判采购的公告和竞争性谈判文件中要求：供应商必须具备《政府采购法》第二十二条规定的条件，项目负责人应具有高级及以上技术职称。经评审后，成交供应商为某公司。公告期间，采购人收到质疑函称：某公司开标过程中提供虚假材料，投标中所用项目负责人朱某不是其员工，要求取消某公司中标资格。在采购人调查期间，某公司作出书面回复称：朱某是与其签有《战略合作协议》的另外一家公司的在职员工，招标文件中仅要求供应商的"项目负责人应具有高级及以上技术职称"，并未指出必须是本单位员工，朱某作为案涉采购项目负责人符合招标文件要求。接到回复后，采购人组织5名专家进行论证，专家集体认为：项目负责人应为本单位的工作人员，建议取消某公司的中标资格；鉴于本项目剩余的合格供应商符合法定数量，中标结果按法定程序顺延。另外，某公司自认其公司没有具有高级及以上技术职称的工作人员。财政部门经审查，作出以下处理决定：根据相关规定及专家论证意见，质疑事项成立，取消中标供应商资格。某公司不服，提起诉讼。法院最终支持了财政部门的处理决定。

分析：本案中，案涉采购项目竞争性谈判文件中关于供应商资格条件规定，项目负责人应具有高级及以上技术职称。某公司自认其没有具有高级及以上技术职称的工作人员，并不符合案涉采购项目供应商资格条件。某公司明知其不符合案涉采购项目供应商资格条件，仍以与其他公司签有《战略合作协议》约定人员资质共享为由，将其他公司具有高级技术职称的职员朱某拟定为项目负责人，参加案涉采购项目竞争性谈判并中标，不排除其为谋取中标或成交，借用其他公司职员朱某的资质参加竞争性谈判并中标的情况。

项目负责人除了必须具备相应资质，还是代表中标供应商对采购项目完成过程全面负责的管理者，并对项目完成情况承担总体责任。如项目负责人并非中标供应商的职员，则不能有效地代表中标供应商履行管理职责并承担总体责任，可能导致采购项目在完成过程中出现管理问题及质量问题，甚至造成严重影响或是难以追责等风险。综上，采购人及财政部门根据《政府采购质疑和投诉办法》（财政部令第94号）第十六条第（二）项的规定进行处理，并无不当。

第三节　政府采购投诉

【本节小引】　某区卫生健康委采购一批办公桌椅，某供应商未中标，直接写了一封投诉函，就采购结果向某区财政部门投诉。某区财政部门不予受理该投诉。某供应商将某区财政部门告上法庭。财政部门不受理该投诉是否正确？判断财政部门的行为是否正确，应当对质疑和投诉关系进行判定：根据质疑前置原则，未经质疑或超出质疑范围的，财政部门均可以不予受理。财政部门对投诉进行处理时，以书面调查为原则，必要时可以进行调查取证或者组织质证，并应当在收到投诉后30个工作日内，对投诉事项作出处理决定，并以书面形式通知投诉人和与投诉事项有关的当事人，且应当在省级以上人民政府财政部门指定的媒体上公告。

一、政府采购投诉的提出

在政府采购活动中，参加采购的供应商如能顺利成为中标者或者成交人，就与采购人、采购代理机构建立交易关系；如相反，则易产生纠纷，特别是供应商认为采购文件、采购过程或中标、成交结果使自己的权益受到损害时。如果质疑仍然解决不了供应商的问题，就需要为质疑供应商继续提供一个公正、迅速解决问题的救济途径，以使其权益得到有效保护。因此，允许供应商向政府采购监督管理部门进行投诉的机制就相应产生。

（一）政府采购投诉的提起主体

《政府采购法》第五十五条规定："质疑供应商对采购人、采购代理机构的答复不满意或者采购人、采购代理机构未在规定的时间内作出答复的，可以在答复期满后十五个工作日内向同级政府采购监督管理部门投诉。"因此，投诉的提起主体为依法提起质疑的供应商，未经质疑不得提起投诉，这就是质疑前置原则。

【问题 12-10】 供应商被禁止参加政府采购活动是否有权投诉？

根据《政府采购法》第五十五条的规定，如供应商未依法质疑，其无权进行投诉。提出质疑的供应商应当是参与所质疑项目采购活动的供应商或者潜在供应商。若供应商被禁止参加政府采购活动，则根本不可能参与到政府采购活动中去，当然无权质疑、投诉。

（二）政府采购投诉的范围

《政府采购质疑和投诉办法》（财政部令第94号）第二十条规定："供应商投诉的事项不得超出已质疑事项的范围，但基于质疑答复内容提出的投诉事项除外。"根据上述规定，供应商投诉事项不得超出已质疑事项的范围。供应商在提起投诉时，如投诉事项超出已质疑事项，则超出质疑范围的投诉事项属于提起投诉前未依法进行质疑，该部分事项不符合投诉受理的条件，财政部门依法应当不予受理。

【案例 12-11】 超出质疑范围的投诉事项是否应受理？

某公司投诉认为某医科大学和中标供应商存在恶意串通，理由为某医科大学在未知中标结果的情况下进行装修施工，涉嫌与中标供应商恶意串通。后经法院认定，某公司上述投诉事项在其之前的两次质疑及相关质疑答复中均未涉，财政部门处理认定该项投诉属无效投诉事项并予以驳回，于法有据。另外，某公司未提交证据证明某医科大学提前进行装修施工，亦无法认定存在恶意串通问题。

分析：本案中，某公司投诉事项在之前质疑书中并未提及，故财政部门将该投诉事项列为无效投诉事项并予以驳回，并无不当。财政部门在受理投诉时，首先应关注投诉事项和质疑事项是否一致，充分贯彻质疑前置原则。供应商投诉的事项必须是已经过质疑的事项，在质疑事项之外增加新的投诉事项，属于超出质疑范围的投诉，采购监督部门不应受理。

（三）政府采购投诉的条件

《政府采购质疑和投诉办法》（财政部令第94号）第十九条规定："投诉人应当根据本办法第七条第二款规定的信息内容，并按照其规定的方式提起投诉。投诉人提起投诉应当符合下列条件：（一）提起投诉前已依法进行质疑；（二）投诉书内容符合本办法的规定；（三）在投诉有效期限内提起投诉；（四）同一投诉事项未经财政部门投诉处理；（五）财政部规定的其他条件。"

【案例 12-12】　投诉书未递送给法定主体，该投诉是否应受理？

某市政府采购中心接受某市卫生健康委委托，以公开招标方式采购一批空调。招标文件对供应商资格的设定是仅要求供应商提供空调设备是正品的证明并保证售后服务即可。外市一家公司从 4 家供应商中胜出，成为第一中标候选人。7 天后，政府采购中心正等待某市卫生健康委确认结果时，收到某公司内装有书面投诉书的挂号信，信中称，某公司是成交货物生产商在本市的唯一代理商，第一中标候选人并非代理商、其授权书系造假且其正在外地联系货源。某公司据此要求某政府采购中心查处造假者，且查处之前不得公布成交结果。某政府采购中心收到挂号信后不到两小时，某公司的代表也来到政府采购中心，又当面提出上述要求。与此同时，某市财政局党委、纪检组、市监察委等部门也陆续收到某公司的投诉书，内容都是反映政府采购中心"暗箱操作"，使造假者成交，严重违反法律法规，要求相关部门立即调查处理，并要求查处之前不准政府采购中心公布成交结果。

分析：根据《政府采购法》第五十五条和《政府采购质疑和投诉办法》（财政部令第 94 号）第六条的规定，投诉书的递送主体只能是同级政府采购监督管理部门。本案中，某公司将投诉书递交给政府采购中心，某市财政局党委、纪检组，市监察委等部门，而未正式递交给作为政府采购监督管理部门的某市财政局或财政局负责政府采购监督管理的处室。另外，某公司直接投诉，未先行质疑。由于其投递主体不正确且没有经过质疑程序，其投诉将不会被受理。

供应商在投诉时需要注意：第一，投诉前必须先依法进行质疑，未经质疑或超过质疑范围的投诉将不会被受理；第二，投诉需向同级政府采购监督管理部门提出；第三，要递交符合要求的投诉书；第四，投诉需要在有效期内进行，即要在答复期满后的 15 个工作日内提起；第五，不得重复投诉；第六，符合财政部规定的其他条件。

二、政府采购投诉的处理

《政府采购质疑和投诉办法》（财政部令第 94 号）第二十一条规定："财政部门收到投诉书后，应当在 5 个工作日内进行审查，审查后按照下列情况处理：（一）投诉书内容不符合本办法第十八条规定的，应当在收到投诉书 5 个工作日内一次性书面通知投诉人补正。补正通知应当载明需要补正的事项和合理的补正期限。未按照补正期限进行补正或者补正后仍不符合规定的，不予受理。（二）投诉不符合本办法第十九条规定条件的，应当在3个工作日内书面告知投诉人不予受理，并说明理由。（三）投诉不属于本部门管辖的，应当在3个工作日内书面告知投诉人向有管辖权的部门提起投诉。（四）投诉符合本办法第十八条、第十九条规定的，自收到投诉书之日起即为受理，并在收到投诉后8个工作日内向被投诉人和其他与投诉事项有关的当事人发出投诉答复通知书及投诉书副本。"

（一）财政部门对投诉书的审查及处理

财政部门在收到投诉书后，应在5个工作日内进行审查，并按照规定进行处理。如过程中未依法进行处理，因程序违法，其作出的处理决定有可能被法院撤销。而被投诉人和其他与投诉事项有关的当事人，在收到投诉答复通知书及投诉书副本之日起5个工作日内，应以书面形式向财政部门作出说明，并提交相关证据、依据和其他有关材料。

【案例12-13】 投诉处理决定书未依法送达投诉人是否应被撤销？

某医科大学发布《物业管理服务项目（二次）成交公告》，成交供应商为某物业公司，并在网上公示。其后未中标的一家供应商提出质疑并不服某医科大学的回复，向某区财政局递交投诉书。某区财政局作出《投诉处理决定书》，以投诉人、被投诉人某医科大学为当事人，认定涉案项目中标结果无效，责令采购人重新确定中标候选人。不过某区财政局在接收投诉书后，并未给某物业公司送达相关文书，在作出处理决定后，则分别向某物业公司、某医科大学、投诉人送达处理决定书。某医科大学据此作出《采购结果确认函》，确认投诉人为该项目中标人，并取消某物业公司的中标资格。某物业公司不服某区财政局作出的《投诉处理决定书》，提起行政诉讼。后法院以某区财政局程序违规而撤销其作出的《投诉处理决定书》。

分析： 本案中，某物业公司作为原中标单位，与投诉处理结果具有利害关系，属于"与投诉事项有关的当事人"。某区财政局收到投诉书后，未按照《政府采购质疑和投诉办法》（财政部令第94号）第二十一条的规定，向某物业公司送达投诉答复通知书及投诉书副本，而是在作出投诉处理决定后向某物业公司送达了决定书，未保障某物业公司的陈述、申辩和举证的权利，程序违法，其作出的投诉处理决定依法应予以撤销。

（二）财政部门对投诉事项进行调查

政府采购投诉制度属于行政救济制度，财政部门作出的投诉处理决定属于具体行政行为，因此，财政部门处理投诉必须经由法定的调查程序，在查清事实、证据确凿的情况下才能依法作出投诉处理决定。

【问题 12-11】 财政部门调查处理投诉事项的基本方式是什么？

《政府采购法实施条例》第五十六条第一款规定："财政部门处理投诉事项采用书面审查的方式，必要时可以进行调查取证或者组织质证。"因此，财政部门调查处理投诉事项的基本方式或者说是"默认"的方式为书面审查。对一些比较复杂的投诉案件，有时仅仅进行书面审查不一定能完全查清事实并获得充分的证据，比如隐蔽性很强的"围标"等，此时，财政部门有必要利用自身职权进行调查取证，特殊情况下还可以组织相关方进行质证。

【问题 12-12】 财政部门调查处理投诉事项时，相关当事人负有什么义务？

《政府采购法实施条例》第五十六条第二款规定："对财政部门依法进行的调查取证，投诉人和与投诉事项有关的当事人应当如实反映情况，并提供相关材料。"《政府采购质疑和投诉办法》（财政部令第 94 号）第二十三条第二款、第三款规定："财政部门可以根据法律、法规规定或者职责权限，委托相关单位或者第三方开展调查取证、检验、检测、鉴定。质证应当通知相关当事人到场，并制作质证笔录。质证笔录应当由当事人签字确认。"第二十五条规定："应当由投诉人承担举证责任的投诉事项，投诉人未提供相关证据、依据和其他有关材料的，视为该投诉事项不成立；被投诉人未按照投诉答复通知书要求提交相关证据、依据和其他有关材料的，视同其放弃说明权利，依法承担不利后果。"综上，财政部门对投诉进行调查处理时，投诉人和与投诉事项有关的当事人应如实反映情况并提供相关材料；在接到财政部门通知后参与质证，承担举证责任的投诉人和被投诉人应提供相关证据、依据和其他有关材料。

（三）驳回投诉人投诉

为防止供应商恶意投诉，有些国家的政府采购法律中设有投诉保证金制度，我国政府采购法律中没有类似规定。因缺乏有效制约手段，供应商滥用投诉权利的现象比较普遍。为解决该问题，《政府采购法实施条例》第五十七条第一款规定："投诉人捏造事实、提供虚假材料或者以非法手段取得证明材料进行投诉的，财政部门应当予以驳回。"《政府采购质疑和投诉办法》（财政部令第 94 号）第二十九条规定："投诉处理过程中，有下列情形之一的，财政部门应当驳回投诉：（一）受理后发现投诉不符合法定受理条件；

（二）投诉事项缺乏事实依据，投诉事项不成立；（三）投诉人捏造事实或者提供虚假材料；（四）投诉人以非法手段取得证明材料。证据来源的合法性存在明显疑问，投诉人无法证明其取得方式合法的，视为以非法手段取得证明材料。"综上，驳回投诉的主要情形是，财政部门受理投诉后发现投诉不符合受理条件的。投诉不符合受理条件主要包括：（1）投诉书不符合《政府采购质疑和投诉办法》（财政部令第94号）第十八条规定，投诉人未按照补正期限进行补正或者补正后仍不符合规定的。（2）投诉不符合《政府采购质疑和投诉办法》（财政部令第94号）第十九条规定：提起投诉前未依法进行质疑；投诉书内容不符合规定；未在投诉有效期限内提起投诉；同一投诉事项已经财政部门投诉处理。（3）投诉不属于本部门管辖的，应当在3个工作日内书面告知投诉人向有管辖权的部门提起投诉。（4）投诉人捏造事实或者提供虚假材料。（5）投诉人以非法手段取得证明材料。（6）投诉事项缺乏事实依据，投诉事项不成立。

【案例 12-14】 投诉事项缺乏事实依据，投诉事项是否成立？

某区卫生健康局采购办公桌椅项目，招标文件前附表规定供应商报价不得超过采购项目总预算、两个分项预算（办公柜组预算为154.25万元，会议桌椅预算为95.744万元）和单个会议桌椅预算报价，超过任何一项预算的投标为无效投标。第2.2.3条规定了计算错误的修正方法。第2.2.5条规定，有效的书面澄清材料，是投标文件的补充材料，成为投标文件的组成部分。中标公司提交的投标文件中开标一览表的投标报价总价为210.548 8万元，办公柜组为71.45万元，会议桌椅为139.098 8万元；分项价格表中货物名称为会议桌椅项目（共6项）的合计价格为71.45万元，货物名称为组合柜、茶水柜、储物柜、展示柜项目（共7项）的合计价格为139.098 8万元，总计价格210.548 8万元。该采购项目开标记录表显示，中标公司的办公柜组投标报价为71.45万元，会议桌椅报价为139.098 8万元。开标当日，评标委员会对中标公司作出《问题澄清通知》，要求中标公司根据招标文件及相关规定对投标文件中的报价进行澄清、说明。同日，中标公司对评标委员会出具加盖公司印章及授权代表签名的《投标文件澄清》，称其开标一览表、分项价格有误，澄清如下内容：总报价为210.548 8万元，办公柜组139.098 8万元，会议桌椅71.45万元，投标报价以澄清价格为准。代理机构发布中标公告，中标公司中标。后某公司以"中标供应商投标文件不满足会议桌椅报价不得超过95.744万元预算的实质性要求，属于无效投标"为由提起投诉，财政部门经过调查，根据相关规定，认定投诉事项缺乏事实依据，投诉事项不成立，驳回投诉。

分析： 87 号令第五十一条规定："对于投标文件中含义不明确、同类问题表述不一致或者有明显文字和计算错误的内容，评标委员会应当以书面形式要求投标人作出必要的澄清、说明或者补正。投标人的澄清、说明或者补正应当采用书面形式，并加盖公章，或者由法定代表人或其授权的代表签字。投标人的澄清、说明或者补正不得超出投标文件的范围或者改变投标文件的实质性内容。"本案中，在案证据显示，中标公司投标文件中开标一览表显示的会议桌椅报价 139.098 8 万元，办公柜组报价 71.45 万元，但其分项价格表中各项会议桌椅报价合计 71.45 万元，各项办公柜组报价合计 139.098 8 万元。就此，评标委员会书面要求中标公司按照招标文件关于澄清的规定对投标报价进行澄清。中标公司按照评标委员会的要求提交书面澄清文件，明确其开标一览表分项价格报价存在错误，澄清后会议桌椅报价为 71.45 万元，办公柜组报价为 139.098 8 万元，评标委员会认可了该澄清的内容。财政部门认为中标公司的澄清行为属于 87 号令第五十一条规定的情形，根据《政府采购质疑和投诉办法》（财政部令第 94 号）第二十九条第（二）项"投诉事项缺乏事实依据，投诉事项不成立，财政部门应当驳回投诉"的规定，认定投诉人某公司的投诉事项缺乏事实依据，并无不当。

（四）政府采购投诉的撤回

投诉人有投诉权利，其对自身权利亦有相应的处分权。投诉人投诉后，基于各种考虑，可以申请撤回投诉，这是对其投诉权利行使处分权的一种自治行为。

【问题 12-13】 投诉人投诉后，能否口头撤回投诉？

《政府采购质疑和投诉办法》（财政部令第 94 号）第三十条规定："财政部门受理投诉后，投诉人书面申请撤回投诉的，财政部门应当终止投诉处理程序，并书面告知相关当事人。"根据上述规定，投诉人撤回投诉，要符合下列要求：（1）投诉人撤回投诉应采取书面形式，即要递交书面申请，口头申请无效；（2）投诉人书面申请撤回投诉后，财政部门无须对该申请进行审查而直接终止投诉处理程序；（3）财政部门终止投诉处理程序后，应书面告知相关当事人，如被投诉人等。

财政部门对于投诉人书面申请撤回投诉的案件，如发现采购活动中的确存在违法违规行为，影响或可能影响中标、成交结果的，也应终止投诉处理程序。之后，财政部门应当根据《政府采购法》等法律赋予的政府采购监督管理职责，对在投诉处理过程中发现的采购活动违法违规行为依法进行查处。

（五）投诉事项成立

投诉处理一般有三种后果：一是投诉人撤回投诉的，终止投诉处理；二是投诉缺乏事实依据等，驳回投诉；三是投诉事项经查证属实的，分别按照《政府采购质疑和投诉办法》（财政部令第94号）第三十一条、第三十二条的规定进行处理。

【问题12-14】 投诉事项成立，是否必须重新开展采购活动？

《政府采购质疑和投诉办法》（财政部令第94号）第三十一条、第三十二条规定，投诉人对采购文件、采购过程或者采购结果提起的投诉事项，"财政部门经查证属实的，应当认定投诉事项成立。经认定成立的投诉事项不影响采购结果的，继续开展采购活动。影响或者可能影响采购结果的，财政部门按下列情况处理：未确定中标或者成交供应商的，责令重新开展采购活动……"因此，投诉事项成立，招标采购活动有可能继续开展。

【问题12-15】 供应商质疑成立且影响或者可能影响中标、成交结果的，财政部门对投诉的处理结果是否一样？

不一样。《政府采购质疑和投诉办法》（财政部令第94号）第三十一条、第三十二条区分对采购文件、采购过程或采购结果提起的投诉，其处理不同。

（1）未确定中标或成交供应商的，无论是对采购文件，或者是对采购过程或采购结果提起的投诉，都应责令重新开展采购活动。

（2）已确定中标或者成交供应商但尚未签订政府采购合同的，认定中标或者成交结果无效。如果是对采购文件投诉，则责令重新开展采购活动。如果是对采购过程或采购结果提起的投诉，合格供应商符合法定数量时，可以从合格的中标或者成交候选人中另行确定中标或者成交供应商的，应当要求采购人依法另行确定中标、成交供应商；否则责令重新开展采购活动。

（3）政府采购合同已经签订但尚未履行的，撤销合同。

（4）政府采购合同已经履行，给他人造成损失的，相关当事人可依法提起诉讼，由责任人承担赔偿责任。

投诉人对废标行为提起的投诉事项成立的，财政部门应当认定废标行为无效。

（六）政府采购投诉的处理时限及投诉处理决定公开

政府对政府采购的监管应有效率，要能保障政府采购活动的实施进度。

为此,《政府采购法》第五十六条规定:"政府采购监督管理部门应当在收到投诉后三十个工作日内,对投诉事项作出处理决定,并以书面形式通知投诉人和与投诉事项有关的当事人。"这一规定明确了投诉处理的期限以及期间计算的起止点。但是对于其中涉及的两个重要时间是否计入投诉处理期限没有明确:一是关于投诉审查受理的时间;二是关于投诉处理过程可能涉及的检验、检测、鉴定等所需时间。《政府采购法实施条例》第五十八条规定:"财政部门处理投诉事项,需要检验、检测、鉴定、专家评审以及需要投诉人补正材料的,所需时间不计算在投诉处理期限内。财政部门对投诉事项作出的处理决定,应当在省级以上人民政府财政部门指定的媒体上公告。"《政府采购质疑和投诉办法》(财政部令第94号)第三十四条规定:"财政部门应当将投诉处理决定书送达投诉人和与投诉事项有关的当事人,并及时将投诉处理结果在省级以上财政部门指定的政府采购信息发布媒体上公告。"根据上述规定,财政部门应注意以下事项:

(1)应在收到投诉后的三十个工作日内,对投诉事项作出处理。

(2)处理投诉事项,需要检验、检测、鉴定、专家评审以及需要投诉人补正材料的,所需时间不计算在三十个工作日这一投诉处理期限内。

(3)投诉处理决定应以投诉处理书这一书面形式作出。投诉处理书应当包括下列内容:投诉人和被投诉人的姓名或者名称、通信地址等;处理决定查明的事实和相关依据,具体处理决定和法律依据;告知相关当事人申请行政复议的权利、行政复议机关和行政复议申请期限,以及提起行政诉讼的权利和起诉期限;作出处理决定的日期。投诉处理书还应加盖公章。

(4)投诉处理书要以书面形式通知投诉人和与投诉事项有关的当事人。

(5)投诉处理书应及时在省级以上人民政府财政部门指定的政府采购信息发布媒体上公告。

【案例12-15】 财政部门未按规定时间作出处理决定是否违法?

两家采购代理机构接受两个单位的委托,分别对突发公共卫生事件医疗救治体系项目中的286台血气分析仪进行公开招标采购。某公司参加了两家采购代理机构组织的各一个包的投标,但都未中标。某公司以此次招标投标的组织不合法为由向财政部门提起投诉,要求财政部门予以处理。但是财政部门在将此投诉信及相关材料转交给另外一个部门的稽查办处理并要求其抄送结果后,迟迟没有收到该部门的处理结果,便没有在规定的期限内对某公司的投诉予以回复。后某公司以财政部门未履行对政府采购行为的监管职责和未对其投诉事项予以处理和答复为由，向法院提起行政诉讼，请求判令财政部门在一定期限内履行其法定职责，并作出具体行政行为。法院审理后认为，某公司以相关招标投标的组织不合法为由向财政部门投诉，尽管财政部门受理后将投诉信及相关材料转交某部门稽查办处理，并要求将结果抄送财政部门，但财政部门未将上述情况书面通知某公司。上述事实表明，财政部门就某公司的投诉事项未履行相关的法定职责，判令财政部门对某公司就招标投标的组织不合法问题所进行的投诉予以处理和答复。

分析：根据《政府采购法》第五十六条、《政府采购法实施条例》第五十八条、《政府采购质疑和投诉办法》（财政部令第94号）第三十四条的规定，政府采购监督管理部门应当在收到投诉材料后三十个工作日内，对投诉事项作出处理决定，并以书面形式通知投诉人、被投诉人及其他与投诉处理结果有利害关系的政府采购当事人。本案中，财政部门受理投诉后，客观上需要与其他部门进行沟通，但该沟通并非其不及时进行答复的法定理由，故其答复行为违法。法院判令其在一定期限内履行其法定职责并作出具体行政行为，并无不当。

问题与案例目录

【问题 12-14】　投诉事项成立，是否必须重新开展采购活动？

【问题 12-15】　供应商质疑成立且影响或者可能影响中标、成交结果的，财政部门对投诉的处理结果是否一样？

案例目录

参考文献

［1］何红锋．政府采购案例评析［M］．武汉：华中科技大学出版社，2008．

［2］何红锋．政府采购法详解［M］．北京：知识产权出版社，2002．

［3］沈孟璎．新中国 60 年新词新语词典［M］．成都：四川出版集团·四川辞书出版社，2009．

［4］财政部国库司等．《中华人民共和国政府采购法实施条例》释义［M］．北京：中国财政经济出版社，2015．

［5］杭正亚．政府采购救济争议处理［M］．北京：法律出版社，2020．

［6］何红锋，张璐．我国政府采购质疑与投诉制度的不足与完善［J］．北京行政学院学报，2005（5）：49-50．

第十三章　政府采购监督

【本章导读】　本章主要介绍政府采购监督的概念、主体、监督对象、监督内容和监督重点环节等，侧重介绍单位内部监督，引导建立单位内部监督的机制，规范机制运行。

第一节　政府采购监督的概念、主体、对象

【本节小引】　政府采购监督组到某单位进行督查工作，截至监督检查日，监督组未见该单位整体层面对全部采购活动组织实施过内部监督检查的工作报告。在监督机制方面，未见该单位有明确、整体的监督检查制度机制，单位纪检、审计部门未能充分发挥对本单位采购活动等高风险环节的监督检查职能。该单位审计处主要职责为审核工程的招标文件和合同，对货物、服务及其他采购的招标文件和合同基本不审，在 2019 年和 2020 年内部审计计划中也未明确政府采购审计的内容。《国家卫生健康委关于进一步规范和加强政府采购管理工作的通知》中关于"全面规范政府采购行为"要求，"……（八）严格监督检查。充分发挥单位纪检监察、内部审计等部门对采购活动的监督作用，定期与不定期相结合开展日常监督检查"，由此引出什么是政府采购监督？单位政府采购监督管理部门的职责是什么？

一、政府采购监督的概念

《政府采购法》第六十七条规定："依照法律、行政法规的规定对政府采购负有行政监督职责的政府有关部门，应当按照其职责分工，加强对政府采购活动的监督。"

政府采购监督，一般指的是政府采购的外部监督，是政府采购监督管理部门对政府采购的各主体在采购过程中发生的政府采购活动进行监督的行为和活动。

政府采购内部监督，指的是各政府采购主体根据自身的性质与规模，设置相应的内部监督管理部门，明确职责，建立健全对政府采购重点环节的内部监督管理制度。

二、政府采购监督的主体

政府采购监督的主体分为两类：监督主体与被监督主体。

（一）政府采购监督主体

《政府采购法》第十三条第一款规定："各级人民政府财政部门是负责政府采购监督管理的部门，依法履行对政府采购活动的监督管理职责。"所以，一般情况下，这里所称的政府采购监督主体为各级人民政府的财政部门。

《政府采购法》第十三条第二款规定："各级人民政府其他有关部门依法履行与政府采购活动有关的监督管理职责。"由此可见，各级人民政府的其他相关部门也依法承担政府采购的监督管理职责。

《政府采购法实施条例》第六十五条规定："审计机关、监察机关以及其他有关部门依法对政府采购活动实施监督，发现采购当事人有违法行为的，应当及时通报财政部门。"审计机关与监察机关也在一定程度上承担监督职责。

（二）政府采购被监督主体

政府采购被监督的主体主要指的是采购人、采购代理机构、供应商、政府采购的评审专家。

《政府采购法》第六十八条规定："审计机关应当对政府采购进行审计监督。政府采购监督管理部门、政府采购各当事人有关政府采购活动，应当接受审计机关的审计监督。"第六十九条规定："监察机关应当加强对参与政府采购活动的国家机关、国家公务员和国家行政机关任命的其他人员实施监察。"审计机关的审计监督和监察机关是对参与政府采购活动的国家机关、国家公务员和国家行政机关任命的其他人员实施的监察。

《政府采购法》第七十条规定："任何单位和个人对政府采购活动中的违法行为，有权控告和检举，有关部门、机关应当依照各自职责及时处理。"政府采购社会监督机制在实践中对政府采购监督管理部门依法发挥监督管理职能提供了重要的指向。

三、政府采购监督的对象

《政府采购法》第二章是关于政府采购当事人的界定，其中第十四条规定："政府采购当事人是指在政府采购活动中享有权利和承担义务的各类主体，包括采购人、供应商和采购代理机构等。"由此可知，政府采购当事人就是政府采购监督的对象，即被监督主体。

第二节 政府采购监督的内容

【本节小引】 某单位 2019 年"公共卫生服务补助资金"项目设备，采用公开招标方式进行采购，中标金额 1 155.68 万元；2020 年"康复医学与健康管理设备购置项目经费第十五批"采购项目，采用公开招标方式进行采购，中标金额 246 万元。根据现场资料显示，以上项目招标文件评分表中均要求"具备在国内医疗、教学、科研单位的销售业绩"，对供应商实行差别待遇或者歧视待遇。此项目招标文件评分表中的要求是否违规？政府采购监督管理部门监督检查的内容有哪些？

87 号令第十七条规定："采购人、采购代理机构不得将投标人的注册资本、资产总额、营业收入、从业人员、利润、纳税额等规模条件作为资格要求或者评审因素，也不得通过将除进口货物以外的生产厂家授权、承诺、证明、背书等作为资格要求，对投标人实行差别待遇或者歧视待遇。"《政府采购法实施条例》第二十条规定："采购人或者采购代理机构有下列情形之一的，属于以不合理的条件对供应商实行差别待遇或者歧视待遇……（四）以特定行政区域或者特定行业的业绩、奖项作为加分条件或者中标、成交条件……"

如本书第三章第四节"监管部门"所述，目前，政府采购监督领域已基本形成以法律、行政法规、部门规章及各级行政规范性文件为主要形式的法律法规制度体系。科学、合理、合规的监督管理机制是政府采购制度运行的重要保障。

政府采购监督机制，本质上是政府采购中所含的各监督要素的有机统一，以及各要素之间相互依存、相互制约和相互作用的系统。政府采购监督机制的内涵归纳为各监督主体为了保障政府采购制度的运行，以法律、法规等为依据，对政府采购运行中的失范行为和失效行为进行监督的机制。

【问题 13-1】 如何进行采购管理与操作的职责分工？

政府采购的管理与操作执行按规定需要分离。采购操作执行一般具体指哪些行为？采购管理一般具体指哪些行为？

根据《政府采购法》的规定，各级政府财政部门是负责政府采购监督管理的部门，政府采购监督管理部门不得设置政府集中采购机构，不得参与政府采购项目的采购活动。采购代理机构与行政机关不得存在隶属关系或者其他利益关系。采购操作执行是指采购人或者其委托的代理机构具体组织采购活动的行为。采购管理是指财政部门制定政府采购制度和政策并实施监督的行为。

《政府采购法》第五十九条规定："政府采购监督管理部门应当加强对政府采购活动及集中采购机构的监督检查。监督检查的主要内容是：（一）有关政府采购的法律、行政法规和规章的执行情况；（二）采购范围、采购方式和采购程序的执行情况；（三）政府采购人员的职业素质和专业技能。"由此规定可看出，政府采购监督的内容是涵盖事前、事中和事后的全过程监督。

我国目前现行的政府采购监督的主要法律法规依据有《政府采购法》《政府采购法实施条例》《政府采购货物和服务招标投标管理办法》《政府采购非招标采购方式管理办法》《政府采购评审专家管理办法》《政府采购需求管理办法》等。根据政府采购法律法规中的监督要求，可总结出主要监督检查对象，分为对采购人、采购代理机构、供应商、政府采购评审专家的监督。对各对象的监督内容概述如下：

一、对采购人或者采购代理机构的监督

我国现行的政府采购监督法律法规中，对采购人或者采购代理机构的监督有关内容如下：

（一）针对采购人或者采购代理机构监督的共同规定

1. 《政府采购法》第七十一条规定的六种情形：

（1）应当采用公开招标方式而擅自采用其他方式采购的；

（2）擅自提高采购标准的；

（3）以不合理的条件对供应商实行差别待遇或者歧视待遇的；

（4）在招标采购过程中与投标人进行协商谈判的；

（5）中标、成交通知书发出后不与中标、成交供应商签订采购合同的；

（6）拒绝有关部门依法实施监督检查的。

2. 《政府采购法实施条例》第六十八条规定的十种情形：

（1）未依照政府采购法和本条例规定的方式实施采购；

（2）未依法在指定的媒体上发布政府采购项目信息；

（3）未按照规定执行政府采购政策；

（4）违反本条例第十五条的规定导致无法组织对供应商履约情况进行验收或者国家财产遭受损失；

（5）未依法从政府采购评审专家库中抽取评审专家；

（6）非法干预采购评审活动；

（7）采用综合评分法时评审标准中的分值设置未与评审因素的量化指标相对应；

（8）对供应商的询问、质疑逾期未作处理；

（9）通过对样品进行检测、对供应商进行考察等方式改变评审结果；

（10）未按照规定组织对供应商履约情况进行验收。

3. 87号令第八条第二款规定："采购代理机构及其分支机构不得在所代理的采购项目中投标或者代理投标，不得为所代理的采购项目的投标人参加本项目提供投标咨询。"

4. 87号令第七十八条规定的十种情形：

（1）设定最低限价的；

（2）未按照规定进行资格预审或者资格审查的；

（3）违反本办法规定确定招标文件售价的；

（4）未按规定对开标、评标活动进行全程录音录像的；

（5）擅自终止招标活动的；

（6）未按照规定进行开标和组织评标的；

（7）未按照规定退还投标保证金的；

（8）违反本办法规定进行重新评审或者重新组建评标委员会进行评标的；

（9）开标前泄露已获取招标文件的潜在投标人的名称、数量或者其他可能影响公平竞争的有关招标投标情况的；

（10）未妥善保存采购文件的。

5.《政府采购非招标采购方式管理办法》第五十一条所规定的五种情形：

（1）未按照本办法规定在指定媒体上发布政府采购信息的；

（2）未按照本办法规定组成谈判小组、询价小组的；

（3）在询价采购过程中与供应商进行协商谈判的；

（4）未按照政府采购法和本办法规定的程序和要求确定成交候选人的；

（5）泄露评审情况以及评审过程中获悉的国家秘密、商业秘密的。

采购人或采购代理机构存在以上规定的情形之一，责令采购人、采购代理机构限期改正，给予警告，或者要求并处罚款，并且对直接负责的主管人员和其他直接责任人员，由其行政主管部门或者有关机关给予处分，并予通报。

6.《政府采购法》第七十二条规定的四种情形：

（1）与供应商或者采购代理机构恶意串通的；

（2）在采购过程中接受贿赂或者获取其他不正当利益的；

（3）在有关部门依法实施的监督检查中提供虚假情况的；

（4）开标前泄露标底的。

采购人、采购代理机构及其工作人员有以上规定的情形之一，构成犯罪的，依法追究刑事责任；尚不构成犯罪的，处以罚款，有违法所得的，并处没收违法所得，属于国家机关工作人员的，依法给予行政处分。

7.对于存在影响中标、成交结果或者可能影响中标、成交结果的下述情形，根据《政府采购法》第七十三条、《政府采购法实施条例》第七十一条、87号令第七十九条、《政府采购非招标采购方式管理办法》第五十六条分别处理：

（1）对尚未确定中标或者成交供应商的，要求终止采购活动，重新开展采购活动；

（2）对已确定中标或者成交供应商但尚未签订政府采购合同的，要求确认中标或者成交结果无效，从合格的中标或者成交候选人中另行确定中标或者成交供应商；没有合格的中标或者成交候选人的，重新开展政府采购活动；

（3）对政府采购合同已签订但尚未履行的，撤销合同，从合格的中标或者成交候选人中另行确定中标或者成交供应商；没有合格的中标或者成交候选人的，重新开展政府采购活动；

（4）对政府采购合同已经履行，给采购人、供应商造成损失的，确认由责任人承担赔偿责任。

8.《政府采购法》第七十六条规定："采购人、采购代理机构违反本法规定隐匿、销毁应当保存的采购文件或者伪造、变造采购文件的，由政府采购监督管理部门处以二万元以上十万元以下的罚款，对其直接负责的主管人员和其他直接责任人员依法给予处分；构成犯罪的，依法追究刑事责任。"

（二）针对采购人的规定

1.《政府采购法实施条例》第六十七条规定的八种情形：

（1）未按照规定编制政府采购实施计划或者未按照规定将政府采购实施计划报本级人民政府财政部门备案；

（2）将应当进行公开招标的项目化整为零或者以其他任何方式规避公开招标；

（3）未按照规定在评标委员会、竞争性谈判小组或者询价小组推荐的中标或者成交候选人中确定中标或者成交供应商；

（4）未按照采购文件确定的事项签订政府采购合同；

（5）政府采购合同履行中追加与合同标的相同的货物、工程或者服务的采购金额超过原合同采购金额10%；

（6）擅自变更、中止或者终止政府采购合同；

（7）未按照规定公告政府采购合同；

（8）未按照规定时间将政府采购合同副本报本级人民政府财政部门和有关部门备案。

2. 87号令第七十七条规定的四种情形：

（1）未按照本办法的规定编制采购需求的；

（2）违反本办法第六条第二款规定的；

（3）未在规定时间内确定中标人的；

（4）向中标人提出不合理要求作为签订合同条件的。

3.《政府采购非招标采购方式管理办法》（财政部令第74号）第五十二条规定的四种情形：

（1）未按照政府采购法和本办法的规定采用非招标采购方式的；

（2）未按照政府采购法和本办法的规定确定成交供应商的；

（3）未按照采购文件确定的事项签订政府采购合同，或者与成交供应商另行订立背离合同实质性内容的协议的；

（4）未按规定将政府采购合同副本报本级财政部门备案的。采购人有上述情形之一的，责令限期改正，给予警告。对直接负责的主管人员和其他直接责任人员依法给予处分，并予以通报。

4.《政府采购法》第七十四条规定："采购人对应当实行集中采购的政

府采购项目，不委托集中采购机构实行集中采购的，由政府采购监督管理部门责令改正；拒不改正的，停止按预算向其支付资金，由其上级行政主管部门或者有关机关依法给予其直接负责的主管人员和其他直接责任人员处分。"

5. 《政府采购法》第七十五条规定："采购人未依法公布政府采购项目的采购标准和采购结果的，责令改正，对直接负责的主管人员依法给予处分。"

（三）针对采购代理机构的规定

1. 《政府采购法》第七十八条规定："采购代理机构在代理政府采购业务中有违法行为的，按照有关法律规定处以罚款，可以在一至三年内禁止其代理政府采购业务，构成犯罪的，依法追究刑事责任。"

2. 《政府采购法》第八十二条第二款规定："集中采购机构在政府采购监督管理部门考核中，虚报业绩，隐瞒真实情况的，处以二万元以上二十万元以下的罚款，并予以通报；情节严重的，取消其代理采购的资格。"

3. 《政府采购法实施条例》第六十九条规定的三种情形：

（1）内部监督管理制度不健全，对依法应当分设、分离的岗位、人员未分设、分离；

（2）将集中采购项目委托其他采购代理机构采购；

（3）从事营利活动。

集中采购代表机构有上述情形之一的，由财政部门责令限期改正，给予警告，有违法所得的，并处没收违法所得，对直接负责的主管人员和其他直接责任人员依法给予处分，并予以通报。

4. 87号令第八条第二款规定："采购代理机构及其分支机构不得在所代理的采购项目中投标或者代理投标，不得为所代理的采购项目的投标人参加本项目提供投标咨询。"

5. 87号令第七十八条规定的十种情形：

（1）设定最低限价的；

（2）未按照规定进行资格预审或者资格审查的；

（3）违反本办法规定确定招标文件售价的；

（4）未按规定对开标、评标活动进行全程录音录像的；

（5）擅自终止招标活动的；

（6）未按照规定进行开标和组织评标的；

（7）未按照规定退还投标保证金的；

（8）违反本办法规定进行重新评审或者重新组建评标委员会进行评

标的；

（9）开标前泄露已获取招标文件的潜在投标人的名称、数量或者其他可能影响公平竞争的有关招标投标情况的；

（10）未妥善保存采购文件的。采购代理机构有违法所得的，没收违法所得，并可以处以不超过违法所得3倍、最高不超过3万元的罚款，没有违法所得的，可以处以1万元以下的罚款。

二、对供应商的监督

我国现行的政府采购监督法律法规中，与供应商的监督有关的内容如下：

1.《政府采购法》第七十七条所规定的情形：

（1）提供虚假材料谋取中标、成交的；

（2）采取不正当手段诋毁、排挤其他供应商的；

（3）与采购人、其他供应商或者采购代理机构恶意串通的；

（4）向采购人、采购代理机构行贿或者提供其他不正当利益的；

（5）在招标采购过程中与采购人进行协商谈判的；

（6）拒绝有关部门监督检查或者提供虚假情况的。

有上述情形之一的，对供应商处以采购金额千分之五以上千分之十以下的罚款，列入不良行为记录名单，在一至三年内禁止参加政府采购活动，有违法所得的，并处没收违法所得，情节严重的，由工商行政管理机关吊销营业执照；构成犯罪的，依法追究刑事责任；符合以上第（1）至第（5）项中任一情形的，认定中标或者成交结果无效。

2.《政府采购法实施条例》第七十二条所规定的情形：

（1）向评标委员会、竞争性谈判小组或者询价小组成员行贿或者提供其他不正当利益；

（2）中标或者成交后无正当理由拒不与采购人签订政府采购合同；

（3）未按照采购文件确定的事项签订政府采购合同；

（4）将政府采购合同转包；

（5）提供假冒伪劣产品；

（6）擅自变更、中止或者终止政府采购合同。

有上述情形之一的，对供应商处以采购金额5‰的罚款，列入不良行为记录名单，在一至三年内禁止参加政府采购活动，有违法所得的，并处没收违法所得，情节严重的，由工商行政管理机关吊销营业执照；构成犯罪的，依法追究刑事责任；符合前款第一项规定情形的，认定中标或者成交结果无效。

3.《政府采购法实施条例》第七十四条规定的情形：

（1）供应商直接或者间接从采购人或者采购代理机构处获得其他供应商的相关情况并修改其投标文件或者响应文件；

（2）供应商按照采购人或者采购代理机构的授意撤换、修改投标文件或者响应文件；

（3）供应商之间协商报价、技术方案等投标文件或者响应文件的实质性内容；

（4）属于同一集团、协会、商会等组织成员的供应商按照该组织要求协同参加政府采购活动；

（5）供应商之间事先约定由某一特定供应商中标、成交；

（6）供应商之间商定部分供应商放弃参加政府采购活动或者放弃中标、成交；

（7）供应商与采购人或者采购代理机构之间、供应商相互之间，为谋求特定供应商中标、成交或者排斥其他供应商的其他串通行为。

有上述情形之一的，对供应商处以采购金额千分之五以上千分之十以下的罚款，列入不良行为记录名单，在一至三年内禁止参加政府采购活动，有违法所得的，并处没收违法所得，情节严重的，由工商行政管理机关吊销营业执照；构成犯罪的，依法追究刑事责任。

4.《政府采购非招标采购方式管理办法》（财政部令第74号）第五十四条规定的三种情形：

（1）未按照采购文件确定的事项签订政府采购合同，或者与采购人另行订立背离合同实质性内容的协议的；

（2）成交后无正当理由不与采购人签订合同的；

（3）拒绝履行合同义务的。

供应商有上述情形之一的，责令限期改正，情节严重的，列入不良行为记录名单，在一至三年内禁止参加政府采购活动，并予以通报。

三、对评审专家的监督

评审专家在政府采购过程中有着举足轻重的作用，对评审专家的监督至关重要。我国现行的政府采购监督法律法规中，与评审专家的监督有关的内容如下：

1. 评审专家存在《政府采购法实施条例》第七十五条第一款所规定的第一种情形，即未按照采购文件规定的评审程序、评审方法和评审标准进行独立评审或者泄露评审文件、评审情况的，由政府部门给予警告，并处 2 000 元以上 2 万元以下的罚款。

2. 评审专家存在《政府采购法实施条例》第七十五条第一款所规定的第二种情形，即评审专家未按照采购文件规定的评审程序、评审方法和评审标准进行独立评审或者泄露评审文件、评审情况且影响中标、成交结果的，处 2 万元以上 5 万元以下的罚款，禁止其参加政府采购评审活动。第七十五条第二款所规定的情形，即评审专家与供应商存在利害关系未回避的，处 2 万元以上 5 万元以下的罚款，禁止其参加政府采购评审活动。第七十五条第三款所规定的情形，即评审专家收受采购人、采购代理机构、供应商贿赂或者获取其他不正当利益，构成犯罪的，依法追究刑事责任；尚不构成犯罪的，处 2 万元以上 5 万元以下的罚款，禁止其参加政府采购评审活动。

3. 评审专家有《政府采购法实施条例》第七十五条第一款至第三款所规定的违法行为的，其评审意见无效，不得获取评审费；有违法所得的，没收违法所得；给他人造成损失的，依法承担民事责任。

4. 评审专家有 87 号令第六十二条所规定的行为之一的，根据该办法第八十一条的规定，由财政部门责令限期改正；情节严重的，给予警告，并对其不良行为予以记录。

87 号令第六十二条具体规定如下：

（1）确定参与评标至评标结束前私自接触投标人；

（2）接受投标人提出的与投标文件不一致的澄清或者说明，本办法第五十一条规定的情形除外；

（3）违反评标纪律发表倾向性意见或者征询采购人的倾向性意见；

（4）对需要专业判断的主观评审因素协商评分；

（5）在评标过程中擅离职守，影响评标程序正常进行的；

（6）记录、复制或者带走任何评标资料；

（7）其他不遵守评标纪律的行为。

评审委员会成员有前款第（1）至（5）项行为之一的，其评审意见无效，并不得获取评审劳务报酬和报销异地评审差旅费。

5.《政府采购评审专家管理办法》第二十六条规定："评审专家未完成评审工作擅自离开评审现场，或者在评审活动中有违法违规行为的，不得获取劳务报酬和报销异地评审差旅费。评审专家以外的其他人员不得获取评审劳务报酬。"

6. 评审专家的行为存在《政府采购评审专家管理办法》第二十九条所规定的七种情形之一的，将被列入不良行为记录。这七种情形是：（1）未按照采购文件规定的评审程序、评审方法和评审标准进行独立评审；（2）泄露评审文件、评审情况；（3）与供应商存在利害关系未回避；（4）收受采购人、采购代理机构、供应商贿赂或者获取其他不正当利益；（5）提供虚假申请材料；（6）拒不履行配合答复供应商询问、质疑、投诉等法定义务；（7）以评审专家身份从事有损政府采购公信力的活动。

第三节　对政府采购组织形式的监督

【本节小引】　2020年某单位就服务器及交换设备项目进行采购，预算金额为380万元。该项目委托某设备招标有限公司采用公开招标方式进行采购，中标金额为369.78万元。服务器及交换设备属于政府集中采购目录内品目。

《政府采购法》第七条第三款规定："纳入集中采购目录的政府采购项目，应当实行集中采购。"《国务院办公厅关于印发中央预算单位政府集中采购目录及标准（2020年版）的通知》（国办发〔2019〕55号）中，台式计算机、视频会议系统及会议室音频系统在目录内。该单位未按照《政府采购法》相关规定，委托集中采购机构代理采购。如何做好集中采购机构的监督？

一、政府集中采购监督

《政府采购法实施条例》第四条规定："政府采购法所称集中采购，是指采购人将列入集中采购目录的项目委托集中采购机构代理采购或者进行部门集中采购的行为……"集中采购监督的内容如下：

（一）政府采购活动的决策和执行程序是否分开

《政府采购法》第六十一条规定："集中采购机构应当建立健全内部监督管理制度。采购活动的决策和执行程序应当明确，并相互监督、相互制约。经办采购的人员与负责采购合同审核、验收人员的职责权限应当明确，并相互分离。"政府采购活动的决策程序和执行程序是不同的程序，两者应当明确，并形成相互监督、相互制约的机制。集中采购机构的政府采购活动决策的主要内容有制定政府采购活动的规章制度，操作规程，政府采购活动的方式、范围、程序，政府采购活动人员的组成等。

（二）办理采购的人员与负责采购合同审核、验收人员是否分离

《政府采购法》第六十二条规定："集中采购机构的采购人员应当具有相关职业素质和专业技能，符合政府采购监督管理部门规定的专业岗位任职要求。集中采购机构对其工作人员应当加强教育和培训；对采购人员的专业水平、工作实绩和职业道德状况定期进行考核。采购人员经考核不合格的，不得继续任职。"经办采购的人员是组织招标、谈判和询价等采购行为的具体操作人员，其主要职责是依法确定供应商并签订采购合同。政府采购合同订立之后，是政府采购合同的履行阶段，合同的订立是否合法有效，合同是否完全实际履行，就需要有专门人员对经办采购的人员所签订的合同依法进行审核，在合同履行过程中或合同履行之后进行验收。所以，采购人员与合同的审核、验收人员的权限应当明确，并相互分离。

（三）政府采购人员的任职资格

政府采购关系到国家利益和社会公共利益，责任重大，且专业性强。所以，集中采购机构的采购人员应当具有相关职业素质和专业技能。政府采购监督管理部门可以制定政府采购人员的职业道德和执业纪律规范，规定政府采购专业岗位任职要求。从事政府采购的工作人员应严格遵守职业道德和执业纪律规范，并符合专业岗位的任职要求。集中采购机构对其工作人员应当加强教育和培训，教育培训的内容包括政府采购法和相关法律、专业知识、商品知识等。对采购人员的专业水平、工作实绩和职业道德状况定期进行考核。采购人员经考核不合格的，不得继续任职。

（四）依法独立行使采购权

采购人和采购代理机构必须按照政府采购法规定的采购方式和采购程序进行采购。任何单位和个人不得违反《政府采购法》的规定，要求采购人或者采购工作人员向其指定的供应商进行采购。

二、对分散采购的监督

《政府采购法实施条例》第四条规定："……分散采购，是指采购人将采购限额标准以上的未列入集中采购目录的项目自行采购或者委托采购代理机

构代理采购的行为。"

凡是集中采购目录以外且在采购限额标准以上的货物、服务和工程项目均属分散采购范围。分散采购相对于集中采购而言，其主要解决采购人的急需、小额、特殊要求及专用产品（项目）的采购问题。

分散采购需要监督的内容主要是对采购方式的监督，采购方式主要有公开招标、邀请招标、竞争性谈判、单一来源采购、询价和国务院政府采购监督管理部门认定的其他采购方式。比如，该公告的信息必须进行公告，且招标信息应发布在财政部门指定的政府采购信息发布媒体上。

在采购合同、供应商救济渠道、财政部门监督检查和承担的法律责任方面，分散采购与集中采购并无二致。总之，不同的当事方，行使相应的权利，并承担相应的责任。

第四节　政府采购监督的分类

【本节小引】　某单位在接受政府采购监督组检查时，向监督组提交的单位制度中未明确采购工作运行监督的相关流程措施，比如"2020 年度纸质档案整理和数字化加工服务项目（预算金额 10 万元）"和"国家卫生健康委中心物业服务项目（预算金额 30 万元）"等自行采购项目在采购过程中未见监督部门参与。

《财政部关于加强政府采购活动内部控制管理的指导意见》（财库〔2016〕99 号）第四部分第四项规定："建立内部控制管理的激励约束机制，将内部控制制度的建设和执行情况纳入绩效考评体系，将日常评价与重点监督、内部分析和外部评价相结合，定期对内部控制的有效性进行总结，加强评估结果应用，不断改进内部控制管理体系。财政部门要将政府采购内部控制制度的建设和执行情况作为政府采购监督检查和对集中采购机构考核的重要内容，加强监督指导。"

为了更好地做好政府采购内部监督工作，单位在开展政府采购监督工作中可以把监督分为两个方面：一是合规性的监督；二是有效性的监督。

一、合规性的监督

政府采购法律制度体系是政府采购实施与监督的标准，依法行政在政府采购运行过程中是对各采购主体提出的要求，其应做到采购过程依法依规，立法上科学设定政府采购管理机构的职责，规范实施采购的正当程序，建立与我国实际情况相匹配的制度以及监督机制来保障政府采购的实施，不断提高实施水平，有力地确保法律法规的正确实施。合规性的监督是指对政府采购的项目、政府采购的方法、政府采购的程序是否符合法律制度的规定进行监督。财政部门以《政府采购法》《政府采购法实施条例》以及配套的规章及相关政策作为权力来源和监管依据，行使法律法规赋予的政府采购政策制定权、采购预算编制和资金拨付权、采购活动监督管理权、违法行为处理权等权力，其监督的重点是关注政府采购资金的安全，是否按照规章制度实施，这应该是政府采购制度的基本要求。

二、有效性的监督

有效性的监督是在合规性监督基础之上的一种更高层次的监督，其关注的重点是如何提高政府资金的使用效益，即政府采购资金预算是否科学合理，部门或单位的政府采购项目是否切合实际，政府采购的过程是否顺畅有序，政府采购资金的运作是否高效，是否达到预期的目标，等等。具体操作如下：

1. 事前的有效性监督。要对从事政府采购的部门或单位的政府采购项目进行认真的审核，看其立项的理由、依据、数据是否真实、充分、准确，是否有利于部门或单位的发展需要。为此，政府采购部门要设立一个专门的监督机构，就单位部门的政府采购预算和具体的政府采购项目，进行具体的调整核实并加以分析。

2. 事中的有效性监督，即对具体的采购活动进行监督。落实到具体的政府采购执行机构，除了监督其是否依法按照政府采购程序、政府采购方式开展活动，是否公正、公开、公平外，还要注重政府采购质量。具体来说，除了监督是否在政府采购的过程中本着同质优价、同价优质的原则，选择质量好、符合环保要求的优质商品外，还要节约财政资金，尽量做到少花钱多办事；并且，还应当对政府采购项目的质量进行监督，看其是否达到国家规定的质量标准。

3. 事后的有效性监督，即建立和形成事后的报告分析制度。主要是进行政府采购活动的绩效分析及信息反馈，为后续安排提供依据、参考和建议。为此，首先要看其是否达到了预期的政府采购目标，这是政府采购活动最基本的要求；其次通过建立一系列的指标考核体系，对政府采购带来的社会效益和经济效益进行分析，判断政府采购规模的合理性、有效性，这是政府采购有效性监督的最重要的环节。

第五节　政府采购监督的重点环节

【本节小引】　某医院两个食堂 2019 年食材采购预算为 516 万元，财务账目记录伙食材料费支出 350.01 万元；2020 年预算为 540 万元，2020 年 1—9 月伙食材料费支出 188.28 万元。食堂米、面、粮油的供应商由高校联合体推荐。蔬菜、水果供应商自多年前自行选定后一直使用至今，均为直接采购。该医院此采购行为是否合规？政府采购监督需要注重哪些环节？各环节的监督重点具体有哪些？本节将结合实例，对政府采购预算管理、政府采购方式选择和执行、合同签订管理等涉及政府采购前期与政府采购结果相关的重点环节的监督工作进行阐释。

一、对政府采购预算管理环节的监督

通过全面预算管理，强化政府采购预算约束。同时，将政府采购预算的执行情况作为公益性医院财务和预算管理工作定期监督检查的重要部分。

《政府采购法》第六条规定："政府采购应当严格按照批准的预算执行。"

根据财政部《行政事业单位内部控制规范（试行）》第十一条规定，预算管理情况包括是否按照批复的额度和开支范围执行预算，进度是否合理，是否存在无预算、超预算支出等问题。

《关于加强中央预算单位政府采购管理有关事项的通知》（财库〔2012〕49 号）规定，"中央单位在开展政府采购活动前必须按照政府采购预算编制政府采购计划，所有使用财政性资金及配套资金开展的政府采购活动，均要编制采购计划并细化到政府采购项目和品目"。

《国家卫生健康委员会政府采购管理暂行办法》第十五条规定，"年度执行过程中，各单位由于部门预算资金调剂（包括追加、追减或调整结构）需要明确政府采购预算的，应当按照部门预算调剂的有关规定和程序一并办理，经国家卫生健康委员会报送财政部审核批复"。

综合上述政府采购法律法规的规定，可总结出政府采购预算监督的重

点：（1）是否存在无预算、超预算支出；（2）是否按照批复的额度和开支范围执行预算；（3）是否按照政府采购预算编制政府采购计划；（4）是否按规定程序执行预算调整。

【案例 13-1】 无预算采购行不行？

某医院第十九次党政联席会议研究决定，与某公司签署房屋租赁合同。8 月 6 日，该医院与该公司直接签订了房屋租赁合同（支付金额为 1 071.168 万元）。8 月 10 日第二十次党政联席会议审议支付租赁该公司房屋意向金的请示。8 月 12 日，该医院上报相关报告，明确将该租赁事项列入 2021—2023 年部门新增资产配置预算。该院是否存在无预算采购问题？

分析：《政府采购法》第六条规定："政府采购应当严格按照批准的预算执行。"《关于加强中央预算单位政府采购管理有关事项的通知》规定，"中央单位在开展政府采购活动前必须按照政府采购预算编制政府采购计划，所有使用财政性资金及配套资金开展的政府采购活动，均要编制采购计划并细化到政府采购项目和品目"。

【案例 13-2】 超预算支出是否违规？

2019 年，某医院就网络设备及服务器项目实行公开招标，批复采购预算为 535.18 万元，实际执行金额为 729.18 万元。该院未按规定变更采购预算金额和品目配置，分别于 2019 年 2 月 19 日、3 月 22 日、4 月 18 日与国采中心签订三次政府集中采购项目委托书。

分析：《国家卫生健康委员会政府采购管理暂行办法》第十五条规定，"年度执行过程中，各单位由于部门预算资金调剂（包括追加、追减或调整结构）需要明确政府采购预算的，应当按照部门预算调剂的有关规定和程序一并办理，经国家卫生健康委员会报送财政部审核批复"。该案例中，该单位实际执行预算超过批复预算，应按以上规定进行变更采购预算金额的程序。

【案例 13-3】 未严格按批复的额度和开支范围执行预算是否违法？

某医院某采购项目批复预算为 810 万元，中标合同采购明细和数量与批复项目明细和数量不一致。例如，在合同中约定采购 2 台实时荧光定量 PCR 仪，金额为 62 万元，在批复项目书中无该设备；在批复项目书中有 1 台精子活度分析仪设备，预算金额为 55 万元，实际未采购。

分析：《政府采购法》第六条规定："政府采购应当严格按照批准的预算执行。"实际采购项目的明细数量多于或少于已批准的预算都属于违法行为。

【案例 13-4】 未按照政府采购预算编制政府采购计划是否违规？

某单位仅有采购预算额度，没有明细的采购计划。在实际采购执行中，每次采购均临时提交院主任会审议，不利于成本控制、过程监控和对配置需求的合理规划。

分析：《关于加强中央预算单位政府采购管理有关事项的通知》规定，强化政府采购计划管理，中央单位在开展政府采购活动前必须按照政府采购预算编制政府采购计划，所有使用财政性资金及配套资金开展的政府采购活动，均要编制采购计划并细化到政府采购项目和品目。

【案例 13-5】 预算的调整是否要按规定程序执行？

2019 年度某医院手术及辅助设备购置项目进行采购，项目批复预算为1 300 万元，其中财政资金为 700 万元，其他资金为 600 万元，项目采购方式为公开招标。经查阅项目申报书，该项目应采购负压抽吸系统设备金额为350 万元，经院长办公会（2019 年 5 月 22 日第 17 期）审议讨论通过，实际采购独立通风换气笼具设备，金额为 448 万元，与批复内容不符。

分析：《中央本级项目支出预算管理办法》第二十八条规定："项目支出预算一经批复，中央部门和项目单位不得自行调整……"第二十九条规定："中央部门应当按照批复的项目支出预算组织项目的实施，并责成项目单位严格执行项目计划和项目支出预算。"该医院制定的《某医院仪器设备购置管理办法》第五条规定："医学装备处根据医院各科室的需求、现有陈旧设备更新的需求和预测的财务能力，以及院内仪器设备调剂余缺的可能性等因素综合考虑，每年第四季度编制下一年度的 1 万元以上仪器设备购置计划，经院医学装备管理委员会审议、论证，院长办公会及党委会批准后执行。"该医院在执行预算时，应按以上规定进行，不得自行调整预算批复项目。

二、对政府采购方式的选择及执行环节的监督

对政府采购方式的正确选择直接决定着政府采购的效果。法定的政府采购方式有多种，每种方式都具有法定的选择条件及程序，对政府采购方式的选择及执行的监督就是监督其是否符合法定的条件及程序。

（一）政府采购方式的选择

《政府采购法》第二十六条规定："政府采购采用以下方式：（一）公开招标；（二）邀请招标；（三）竞争性谈判；（四）单一来源采购；（五）询价；（六）国务院政府采购监督管理部门认定的其他采购方式。公开招标应

作为政府采购的主要采购方式。"

第二十八条规定："采购人不得将应当以公开招标方式采购的货物或者服务化整为零或者以其他任何方式规避公开招标采购。"

第二十九条规定："符合下列情形之一的货物或者服务，可以依照本法采用邀请招标方式采购：（一）具有特殊性，只能从有限范围的供应商处采购的；（二）采用公开招标方式的费用占政府采购项目总价值的比例过大的。"

第三十条规定："符合下列情形之一的货物或者服务，可以依照本法采用竞争性谈判方式采购：（一）招标后没有供应商投标或者没有合格标的或者重新招标未能成立的；（二）技术复杂或者性质特殊，不能确定详细规格或者具体要求的；（三）采用招标所需时间不能满足用户紧急需要的；（四）不能事先计算出价格总额的。"

第三十一条规定："符合下列情形之一的货物或者服务，可以依照本法采用单一来源方式采购：（一）只能从唯一供应商处采购的；（二）发生了不可预见的紧急情况不能从其他供应商处采购的；（三）必须保证原有采购项目一致性或者服务配套的要求，需要继续从原供应商处添购，且添购资金总额不超过原合同采购金额百分之十的。"

第三十二条规定："采购的货物规格、标准统一、现货货源充足且价格变化幅度小的政府采购项目，可以依照本法采用询价方式采购。"

此外，对于非招标采购方式政府采购的有关规定，可参考《政府采购非招标采购方式管理办法》。

《政府采购竞争性磋商采购方式管理暂行办法》对竞争性磋商采购方式作了规定，该方式是指采购人、政府采购代理机构通过组建竞争性磋商小组（以下简称磋商小组）与符合条件的供应商就采购货物、工程和服务事宜进行磋商，供应商按照磋商文件的要求提交响应文件和报价，采购人从磋商小组评审后提出的候选供应商名单中确定成交供应商的采购方式。

采用竞争性磋商方式开展采购的主要情形包括以下几种：一是政府购买服务项目；二是技术复杂或者性质特殊，不能确定详细规格或者具体要求的；三是因艺术品采购、专利、专有技术或者服务的时间、数量事先不能确定等原因不能事先计算出价格总额的；四是市场竞争不充分的科研项目，以及需要扶持的科技成果转化项目；五是按照《招标投标法》及其实施条例必须进行招标的工程建设项目以外的工程建设项目。

（二）政府采购方式执行监督的重点环节

由以上法条可知，政府采购方式应以公开招标为主，对于非公开招标的采购方式，需严格审核货物或服务是否符合其他采购方式的相应情形条件，其中，化整为零等规避公开招标的手段是监督重点。

【问题 13-2】 采购货物或服务的金额达到多少需进行公开招标？

《中央预算单位政府集中采购目录及标准（2020 年版）》第四部分规定："政府采购货物或服务项目，单项采购金额达到 200 万元以上的，必须采用公开招标方式。政府采购工程以及与工程建设有关的货物、服务公开招标数额标准按照国务院有关规定执行。"

【案例 13-6】 以化整为零方式规避公开招标行得通吗？

2019 年某三甲医院举办展览活动，搭建服务共支出 292.85 万元，包括标准展位搭建、会议室背板搭建、主场馆搭建、篷房搭建 4 项搭建服务。该院分别对 4 项搭建服务采用竞争性磋商方式采购，支付标准展位搭建费 69.81 万元，会议室背板搭建费 18.36 万元，篷房搭建费 10.93 万元，主场搭建费 193.75 万元。

分析：《政府采购法实施条例》第二十八条规定："在一个财政年度内，采购人将一个预算项目下的同一品目或者类别的货物、服务采用公开招标以外的方式多次采购，累计资金数额超过公开招标数额标准的，属于以化整为零方式规避公开招标。"

本案例中，4 项搭建服务同属于 2019 年度展览预算的同类别服务，总体达到了公开招标限额标准，应依据规定采用公开招标方式，而非竞争性磋商采购方式。

【案例 13-7】 按季度直接签订延期合同，且单季度项目预算金额不足 100 万元，该行为是否属于化整为零规避政府采购？

某研究所 2018 年与××物业管理有限公司签订物业合同（合同金额为 114.12 万元）。2019 年 2 月 28 日合同期满后，该所直接按季度与该物业公司签订《物业延期服务协议》。截至监督检查日，该所已就 2019 年 3 月 1 日至 2019 年 5 月 31 日和 2019 年 6 月 1 日至 2019 年 8 月 31 日两个季度分别签订延期协议，金额分别为 36.3 万元、38.4 万元。

分析：《中央预算单位 2017—2018 年政府集中采购目录及标准》第三条规定："除集中采购机构采购项目和部门集中采购项目外，各部门自行采购单项或批量金额达到 100 万元以上的货物和服务的项目、120 万元以上的工程项目应按《中华人民共和国政府采购法》和《中华人民共和国招标投标法》有关规定执行。"

按照 2018 年度合同和 2019 年按季度签署的延期合同推算，该所物业服务年度预算金额已达到 100 万元以上，其直接按季度签署延期服务协议的做法，属于化整为零规避政府采购。

三、对政府采购合同签订环节的监督

依据《民法典》《政府采购法》以及相关规章制度，要加强政府采购合同监督管理，规范政府采购合同签订、备案、验收和履约行为，维护政府采购当事人合法权益；将合同监督工作作为政府采购监督管理工作的一项重要任务，纳入财政"大监督"范围，采取日常监督与重点抽查相结合的方式，加大对政府采购合同的监督检查力度。要加强与监察、审计部门的沟通与协调，对涉及重点项目、民生项目的政府采购合同重点监督。对于发现的政府采购合同签订、备案、验收及履约过程中的违法违规行为的，按照《政府采购法》《财政违法行为处罚处分条例》及有关规定依法处理，追究相关责任人的责任。

《民法典》第四百九十条第一款规定："当事人采用合同书形式订立合同的，自当事人均签名、盖章或者按指印时合同成立。在签名、盖章或者按指印之前，当事人一方已经履行主要义务，对方接受时，该合同成立。"

单位应当加强对合同订立的管理，明确合同订立的范围和条件。

在实际工作中，常见的合同签订不规范情况有如下几种：

（1）合同金额大小写不一致；（2）签字、盖章或骑缝章不全；（3）缺少签订日期；（4）合同签订文本、金额与招标文件文本、金额不一致；（5）合同条款要素不全，缺少关键条款或总金额列示。

【案例 13-8】 超期限签订合同是否违反政府采购法律法规？

某医院就"数字 X 射线摄影系统、移动式摄影 X 射线机、数字 X 射线乳腺机、单机工作站项目"（预算金额为 800 万元，合同金额为 730 万元）通过公开招标方式进行采购，中标通知书发出之日后 38 天才签订采购合同。

分析：87 号令第七十一条规定："采购人应当自中标通知书发出之日起 30 日内，按照招标文件和中标人投标文件的规定，与中标人签订书面合同……"

【案例 13-9】 合同签订时间可以晚于合同生效时间吗？

2019 年，某医院就"食堂禽肉冷冻、牛羊肉、果蔬、豆制品及禽蛋类菜

采购及配送"项目采用公开招标方式进行采购,预算金额为930万元。合同签订时间为2019年8月21日。合同执行时间为2019年8月1日至2022年7月31日,合同签订时间晚于合同执行时间20天。

分析:根据合同法相关规定,当事人采用合同书形式订立合同的,自双方当事人签字或者盖章时合同成立。该案例中,按合同签订时间来看,合同是2019年8月21日成立,但合同执行时间却始于8月1日,存在明显的签订时间晚于生效时间的违规情况。

【案例13-10】 未经授权签订合同行不行?

2019年9月,某医院与某有限公司签订委托代理进口协议(金额为38.15万元)。2020年11月,该医院与某科技公司签订销售合同(金额为7.47万元)。2019年8月与某物流有限公司签订租赁合同(金额为25.19万元),与某物业管理服务有限公司签订保洁服务合同(金额为26.64万元)等。上述合同中签订人均非该医院的法定代表人且未见授权委托书。

分析:《行政事业单位内部控制规范(试行)》第五十四条第一款和第二款规定:"单位应当建立健全合同内部管理制度。单位应当合理设置岗位,明确合同的授权审批和签署权限,妥善保管和使用合同专用章,严禁未经授权擅自以单位名义对外签订合同,严禁违规签订担保、投资和借贷合同。"

第六节 政府采购行业指导

【本节小引】 政府采购行业指导是指本级卫生健康管理部门对其所属预算单位和直属企业以及下级卫生健康管理部门所进行的政府采购业务指导。《国家卫生健康委员会政府采购管理暂行办法》第九条指出"国家卫生健康委员会管理、指导和监督各单位政府采购工作",并分别列出了其承担的六项职责。《国家卫生健康委关于进一步规范和加强政府采购管理工作的通知》(国卫财务函〔2020〕250号,以下简称《进一步规范和加强政府采购管理工作的通知》)要求,各预算单位和直属企业要"提高认识""明确责任""全面规范政府采购行为",并且自2020年至2022年开展政府采购监管三年专项行动,这既是对各预算单位和直属企业提出的要求,又是近期政府采购行业指导的着力点。

本节围绕政府采购人才队伍建设、强化政府采购单位主体责任、全面规范政府采购行为以及高效开展政府采购监管三年专项行动 4 项主要内容，对卫生健康管理部门行业指导的内容和方式进行分析。

一、指导政府采购人才队伍建设

（一）政府采购人员及其应具备的能力

政府采购人员能力是政府采购规范实施和管理的重要保证，是做好政府采购工作的"软实力"，国家卫生健康系统也不例外，因此各级卫生健康管理部门要将"提升政府采购人员能力"作为行业指导的重要内容之一。

【问题 13-3】 卫生健康系统"政府采购人员"主要指哪些岗位人员？

调研发现，国家卫生健康委自 2020 年开展的"政府采购监管三年专项行动"共覆盖的 137 家单位中，其中 90% 以上的单位没有专门的政府采购管理部门（"采购管理办公室"）。有的单位将采购职能设在综合处，有的单位设在财务处，有的单位设在业务处，还有的单位则是由不同处室分工协作。同时，鉴于政府采购业务的重要性，很多单位都实行"一把手负责制"。因此，从综合卫生健康委系统的实际来看，"政府采购人员"应包括本单位领导班子和涉及政府采购工作的人员，具体包括单位总负责人和总会计师，政府采购管理办公室、财务处、综合处或承担政府采购的具体业务处室的处级领导、具体承办政府采购工作的科级及科级以下人员等。

【问题 13-4】 卫生健康系统"政府采购人员"应具备怎样的能力？

《国家卫生健康委办公厅关于印发卫生健康经济管理队伍建设方案（2021—2025 年）的通知》（国卫办财务函〔2020〕810 号），特别强调了人才队伍建设要"强化基本理论、基本知识、基本技能等 3 个方面，覆盖财务、审计、价格、资产、绩效管理等 5 个领域"。该通知虽然没有明确提出有政府采购领域，但其对"基本理论、基本知识、基本技能"的要求也同样适用于政府采购领域，即政府采购人员应掌握政府采购基本理论、基本知识和基本技能。

从国家卫生健康委相关文件上看，近年来其对政府采购领域人员能力的要求主要集中在强化采购人主体责任、实施归口管理、明确内部分工、加强内控制度建设、防止违法违规违纪行为等五个方面。

（二）指导政府采购人才队伍建设的具体举措

2009 年 4 月《国务院办公厅关于进一步加强政府采购管理工作意见》（国办发〔2009〕35 号）提出"坚持考核培训，进一步加强政府采购队伍建设"，"各地区、各部门要继续加强政府采购从业人员的职业教育、法制教育和技能培训，增强政府采购从业人员依法行政和依法采购的观念，建立系统的教育培训制度"。《进一步规范和加强政府采购管理工作的通知》也要求，"加强人员培训和能力建设""要有计划地组织本单位领导班子和涉及政府采购工作的人员进行培训，进一步强化依法采购观念""要加强政府采购管理机构能力建设，在人员配备、办公条件等方面给予支持，有条件的单位要单独设立政府采购管理部门"。

各级卫生健康委应指导各政府采购单位有步骤、有计划地组织本单位政府采购人员培训或轮岗，对管理岗位人员主要加强政府采购大政方针和政府采购知识方面的培训，而对具体采购人员则主要加强政府采购知识和技能培训，不断提升各层次人员的政府采购业务胜任能力。同时，各级卫生健康委应指导各政府采购单位通过岗位设置、机构设置或者改善办公条件等加强政府采购管理机构能力建设。

二、指导政府采购单位强化主体责任

（一）采购单位主体责任的内涵

"强化采购人主体责任"是建立现代政府采购制度的核心。近年来我国出台了一系列夯实采购人主体责任的相关举措。2016 年印发的《财政部关于加强政府采购活动内部控制管理的指导意见》（财库〔2016〕99 号）从内部控制管理方面进一步强化采购人在政府采购活动内控管理中的主体责任；2017 年印发的 87 号令则强调采购人权责需要对等，从采购人的自行招标权限、对供应商资格资质的确定、对投标人的资格审查、采购需求的确定、对现场保密责任的评标等五方面扩大采购人的权限与责任。2018 年印发的《深化政府采购制度改革方案》（以下简称《深改方案》）明确深化政府采购制度改革要坚持问题导向，以强化采购人主体责任为主要改革内容之一，目标是加快形成以采购主体职责清晰为特征之一的现代政府采购制度。2021 年印发的《政府采购需求管理办法》规定，"采购人对采购需求管理负有主体责任"。

【问题 13-5】　卫生健康委系统政府采购单位主体责任主要包括哪些？

一般而言，如果将"主体责任"内化到政府采购全过程，其至少应包括五个方面：采购需求合规、完整、明确，加强内部控制管理，严格规范开展履约验收，积极落实政策功能，加大采购信息公开力度等。《进一步规范和加强政府采购管理工作的通知》中明确，依据"谁采购、谁负责"原则，各单位承担政府采购管理工作主体责任。该通知特别强调，一是将政府采购工作纳入"三重一大"事项集体研究、集体决策；二是明确分管领导、牵头部门和配合部门职责，一级抓一级、层层抓落实；三是强化单位内部有关部门的协调和配合，依法依规及时解决政府采购工作中遇到的问题。

（二）指导政府采购单位夯实主体责任的具体举措

卫生健康管理部门可以从制度、机制建设等方面指导各政府采购单位不断夯实采购主体责任。

【案例13-11】 某地级市卫生健康委"多措并举"助力采购主体强化主体责任。

某地级市卫生健康委通过加强采购需求管理、加强常态化检查以及强化预算编制等，不断夯实所属医疗机构主体责任。

一是建立完善的政府采购制度，在采购需求方面制定《关于进一步规范医疗设备采购论证工作的通知》，要求卫生健康委系统医疗机构单价10万元以上医疗设备采购必须由区卫生健康委进行参数价格论证，并要求采购人提供有本单位监督部门参与的价格来源依据及满足3家以上供应商星号条款、重要参数论证记录表，避免价格的虚高及参数设置的指向性，严控廉政风险。严格执行政府采购信息公开，规范政府采购公示和公告信息发布行为，严格执行政府采购信息发布管理办法等规定，按照规定的格式、程序和时限等要求进行公示、公告，提高政府采购活动透明度。

二是通过政府采购云平台大数据对卫生健康委系统医疗机构进行常态化检查，开展日常监管与定期专项检查相结合的工作。通过采购单位自查、主管单位检查、提出问题、采购单位完成整改，形成一套闭环管理的监督模式，并根据政府采购管理法规及日常监管发现的问题每年对委系统医疗机构进行政府采购培训，将政策法规与日常采购工作相结合，避免出现违法违规现象。

三是强化预算编制管理，坚持预算约束，按照年度政府集中采购目录及采购限额标准完整编制政府采购预算，做到应编尽编。政府采购资金必须纳入本单位预算管理和政府采购预算管理。未纳入预算管理的项目一律不得采购，未经批准的政府采购计划一律不得执行。严禁以任何形式分解政府采购预算和分解政府采购项目规避招标。

通过以上措施，主管部门夯实了所属采购单位主体责任，促进了采购业务制度化、规范化、透明化，防范了采购中可能出现的风险。

三、指导全面规范政府采购行为

（一）全面规范政府采购行为的内容

全面规范政府采购行为包括严格依法采购、严格政府采购预算管理、严格招标文件制定、严格招标文件专家论证、严格执行政府采购法定方式和程序、严格采购方式变更审核、严格执行集中采购规定、严格进口产品购买审核、严格落实政府采购政策、严格合同管理、严格履约验收、严格政府采购信息公开、严格加强内控管理、严格监督检查、严格责任追究等。

【案例13-12】 某市卫生健康委指导政府采购单位看好"最后一公里"。

政府采购工作中，履约验收内容不全面、验收工作不细致、验收人员不尽责都会导致较大的负面影响和严重的后果。作为政府采购工作的"最后一公里"，做好验收工作才能确保采购结果实现相关的绩效和政策目标，推进优质优价采购。某市卫生健康委强化对政府采购单位履约验收指导，颇有成效。其采购的关键措施主要有以下几点。

一是明确履约验收的目的，细化验收内容。验收是确保采购物有所值，推进优质优价采购。严格按照招标文件、投标文件、各项承诺、合同要件、技术方案、配置型号等内容组织验收。对货物类采购项目应认真检查外包装是否完好无损，核对品牌、规格、型号、配置、配置零部件编号、制造商名称、数量、价格，检查是否有检验证、合格证、保修证及原始装箱配置清单并加盖制造商供货专用章。如果是进口设备需提供报关清单。核实供应商售后服务合同约定内容。需现场进行安装调试的，应进行现场安装调试验收，检验设备仪器运行状况。对服务类采购项目应按照合同约定内容，采取事中或事后验收方法，核实服务的内容和质量。对工程类采购项目应按照行业管理部门有关规定的标准、方法和内容进行验收。

二是明确验收的依据，根据合同内容选择不同的验收时间。验收以合同为依据，根据合同内容选择不同的验收时间。货物类按照货物交付时间验收；服务类的交付时间可能有些会比较长，按照约定的不同时间段、不同期限进行验收；工程类则是全过程跟进。严格按照招标文件、投标文件、各项承诺、合同要件、技术方案、配置型号等内容组织验收。

三是明确验收主体，确定合适的验收人员，选择适宜的验收方式。《政府采购法》第四十一条规定："采购人或者其委托的采购代理机构应当组织对供应商履约的验收。大型或者复杂的政府采购项目，应当邀请国家认可的质量检测机构参加验收工作。验收方成员应当在验收书上签字，并承担相应的法律责任。"采购人作为验收主体可根据项目情况选择不同的验收方式。对于采购金额较小或货物技术参数、规格型号较为简单明确的产品，可由采购单位自行组织验收人员（直接参与该项政府采购的主要责任人不得作为验收主要负责人）共同负责验收。对一些技术需求相对复杂的项目，可以邀请专业评委进行，并出具相应的验收报告（组织专家参与验收政府采购项目由采购单位代表及专家等组成5人以上单数【专家为3人以上单数】的验收小组，组织验收）。采购中对于技术标准要求比较明确的政府采购项目，可以邀请第三方专业机构对供应商提供的产品进行质量检测，并出具检验报告。对于技术复杂、竞争力较强或前期较有争议的项目，采购人或其委托的采购代理机构应当邀请未中标供应商参与验收。

通过明确验收目的和依据，可以解决以下问题：在验收中重形式轻内容，"走马观花"不负责；重数量轻质量，标准降低难发现；重"硬件"轻"软件"，服务条款难落实等。通过明确验收主体和验收方式，可以解决以下问题：重结果轻流程，中间环节存隐患；重验收轻整改，问题依存未纠正等。

（二）指导全面规范政府采购行为的具体举措

卫生健康管理部门可以通过加强制度建设、承担审核职责、开展专项检查、开展业务培训、分享典型经验等多种方式，指导各采购单位全面规范政府采购行为。其他内容或在前述章节中讲过，或者将在后面的内容中涉及，这里主要介绍卫生健康管理部门在承担审核进口产品购买和采购方式变更职责中的指导作用。

1. 指导采购单位规范进口产品购买

设区的市、自治州以上卫生健康管理部门负有对进口产品购买进行初步审核并出具审核意见的职责，通过履行这一职责，能够指导各单位不断规范进口产品购买。《政府采购进口产品管理办法》（财库〔2007〕119号）第八条规定，"采购人报财政部门审核时，应当出具以下材料……进口产品所属行业的设区的市、自治州以上主管部门出具的《政府采购进口产品所属行业主管部门意见》……"2021年国家财政部、工信部印发《政府采购进口产品审核指导标准》（2021年版），要求各行业主管部门对政府采购进口产品进一步加强管理。

一是各单位要严格遵守《中华人民共和国政府采购法》相关规定，采购进口产品时，应当坚持有利于支持采购国产产品的原则，凡国产产品能够满足技术需求的，应当优先采购。

二是各单位申请购买进口产品，要充分进行市场调研和需求论证，结合发展规划、实际需求和功能定位，如本国产品不能满足实际需求，要说明原因并附证明材料。

三是根据《政府采购进口产品审核指导标准》（2021年版），建议购买国产产品的设备应落实相关政府采购政策，设定一定比例；可采购进口产品的，可根据各申报单位发展定位，合理审核配置。

四是未取得进口产品购买批复的项目一律不得采购进口产品，取得允许采购进口产品批复的项目应在采购文件中进行明确，且不得排斥国产产品参与竞标。

【问题 13-6】 某省级卫生健康主管部门可否对某市级人民医院政府采购进口产品出具审核意见？

根据《国务院关于推进中央与地方财政事权和支出责任划分改革的指导意见》（国发〔2016〕49号）有关精神，各级政府应按照"谁的财政事权，谁承担支出责任"原则，确定各级政府支出责任。政府采购作为政府支出的重要方式，应贯彻分级负责精神，落实"谁采购谁负责，谁监督谁指导"原则。故某市级人民医院政府采购进口产品主管部门意见应当由该市卫生健康主管部门出具。

【问题 13-7】 某外国品牌在国内合资生产的医疗设备是否属于进口产品？

《政府采购进口产品管理办法》（财库〔2007〕119号）第三条规定："……进口产品是指通过中国海关报关验放进入中国境内且产自关境外的产品。"根据该定义，未通过中国海关报关验放进入中国境内或者产自关境内的产品均不属于进口产品。

【问题 13-8】 进口产品购买专家论证环节有何规定？

各采购单位自身先要组织5人以上熟悉拟采购进口产品的非本单位专家进行论证，其中应包括1名法律专家（具备律师执业资格），技术专家应具备拟采购产品所涉相关专业高级技术职称（附专家资格证书）。论证内容包括：申请采购进口产品的理由，产品功能用途，国产产品的性能等情况及不可替代的充分理由，国内是否有同类产品（如有同类产品，需说明国内产品技术指标、参数与进口产品的差异）等。若进口产品为单一来源，还需提供该产品供应商具有唯一性的证明材料。论证之后需将专家组论证意见进行公示。进口产品专家组论证意见需在财政部门规定网站公示 3 个工作日以上，若公示期间无异议，需在公示页面（打印）上写"公示期间无异议"，并加盖本单位公章。

2. 指导采购单位规范采购方式变更

每一种采购方式都有其法定的适用条件，不能随意变更。卫生健康管理部门通过审核采购单位政府采购方式变更，能够指导其规范选用政府采购方式。

【问题 13-9】 公开招标数额标准以下的货物、服务采购项目，拟变更采购方式的，是否需审批？

限额以下的货物、服务采用公开招标方式以外的其他采购方式采购的，是否需要经过财政部门审批，目前无具体法律法规进行规定。按照"法无授权不可为"的原则，我们认为限额以下的货物或服务采用非招标采购方式需要审批是没有法律依据的；相反，如果财政部门违法审批，就可能需要承担相应的法律责任。故公开招标数额标准以下的货物、服务采购项目，拟变更采购方式无须审批。

【问题 13-10】 未达到公开招标数额标准的政府采购项目是否可以采用公开招标方式？

《政府采购法》第二十六条第二款规定："公开招标应作为政府采购的主要采购方式。"除法律规定的必须审批的情形外，政府采购项目的采购人享有选择采购方式的自主权。但从政府采购效率角度看，也并无必要扩大公开招标的适用范围。

四、指导开展政府采购监管三年专项行动

（一）政府采购监管三年专项行动

国家卫生健康委在《进一步规范和加强政府采购管理工作的通知》中提出，从 2020 年到 2022 年，在卫生健康委预算管理单位和直属企业开展政府采购监管三年专项行动（以下简称专项行动）。随后国家卫生健康委办公厅又专门下发了《国家卫生健康委办公厅关于全面落实规范和加强政府采购管理三年专项行动工作的通知》，对专项行动做了详细部署。主要内容包括：各单位要高度重视、深刻认识专项行动的意义，成立专项行动领导小组、制

订专项行动工作方案，建立专项行动主要工作任务时间表和任务图、明确任务完成时限，确定专人作为专项行动联络员，书面报告各单位专项行动阶段性进展、问题发现整改情况以及重大事项等。

（二）指导政府采购单位开展专项行动的具体措施

专项行动开展以来，卫生健康部门主要通过宣传动员、要求各单位自查以及派出人员进行现场检查等方式进行指导，发现了政府采购各个环节中存在的一些共性问题以及个性化问题，并及时进行了通报。

【案例13-13】 违背政府采购公平竞争的行为不可取。

卫生健康委开展专项行动发现，某单位2020年采用公开招标方式采购彩色多普勒超声诊断仪、经颅多普勒政府采购项目（中标金额为329.8万元），招标文件中列明"商务要求及售后服务方案中投标产品生产制造商在该单位所在省份或周边省份有售后服务机构得2分；其他得0分。投标产品生产制造商在该单位所在省份有配件库得2分；周边省份有备件库得1分；其余地区得0分……"。对另一单位进行检查时发现，该单位在2020年对"物业管理服务项目"采用公开招标方式采购，预算金额4 850万元，招标文件评审办法中规定"2016年以来三级甲等医院服务业绩，投标人每提供一个案例得1分，最高10分"。

前一个单位招标文件相关内容限定供应商所在地，对供应商实行差别待遇或者歧视待遇；后一个单位属于以特定行业业绩作为加分条件。这两种做法都违反了《政府采购法》第二十二条"采购人可以根据采购项目的特殊要求，规定供应商的特定条件，但不得以不合理的条件对供应商实行差别待遇或者歧视待遇"的规定。

当前我国正在大力推进优化营商环境改革，政府采购作为优化营商环境的重要领域，一定要坚持公平竞争原则，两个单位的做法不可取。

问题与案例目录

问题目录

【问题13-6】 某省级卫生健康主管部门可否对某市级人民医院政府采购进口产品出具审核意见？

【问题13-7】 某外国品牌在国内合资生产的医疗设备是否属于进口产品？

【问题13-8】 进口产品购买专家论证环节有何规定？

【问题13-9】 公开招标数额标准以下的货物、服务采购项目，拟变更采购方式的，是否需审批？

【问题13-10】 未达到公开招标数额标准的政府采购项目是否可以采用公开招标方式？

案例目录

【案例13-1】 无预算采购行不行？

【案例13-2】 超预算支出是否违规？

【案例13-3】 未严格按批复的额度和开支范围执行预算是否违法？

【案例13-4】 未按照政府采购预算编制政府采购计划是否违规？

【案例13-5】 预算的调整是否要按规定程序执行？

【案例13-6】 以化整为零方式规避公开招标行得通吗？

【案例13-7】 按季度直接签订延期合同，且单季度项目预算金额不足100万元，该行为是否属于化整为零规避政府采购？

【案例13-8】 超期限签订合同是否违反政府采购法律法规？

【案例13-9】 合同签订时间可以晚于合同生效时间吗？

【案例13-10】 未经授权签订合同行不行？

【案例13-11】 某地市级卫生健康委"多措并举"助力采购主体强化主体责任。

【案例13-12】 某市卫生健康委指导政府采购单位看好"最后一公里"。

【案例13-13】 违背政府采购公平竞争的行为不可取。

参考文献

[1] 高虹，刘玉晗，陆萍．高校政府采购内部监督机制存在的问题及对策 [J]．实验技术与管理，2013，30（03）：209-213．

[2] 刘锋，刘文娟，李松华．政府采购监督机制建设面临的新问题及解决对策 [J]．中国政府采购，2021（03）：38-41．

第四部分

关键环节和事项

第十四章　单位采购管理制度建设

【本章导读】　各单位作为政府采购业务的具体执行人，在落实执行国家政府采购政策法规的基础上，还需要进一步建立健全完善本单位政府采购管理制度体系，细化各项制度措施和办法。从强化单位内部控制，有效防范风险，切实提高单位采购效率和效果的角度出发，除了对严格执行政府采购规定进行强调和细化以外，对政府集中采购目录外、采购限额标准以下的由单位自行管理的非政府采购范围的采购业务也要进行规范管理。单位内部采购制度体系如何建立，目前并没有具体规定，各单位都在探索和实践阶段。本章节主要是结合具体案例，阐明在采购制度建设中需要关注及遵循的基本原则，以及在具体内容制定中的关注要点，以期对各单位的采购管理制度体系建设有所借鉴和参考。

第一节　单位建立健全内部采购管理制度的必要性

【本节小引】　本节从国家政策要求和医院高质量发展需要两方面出发，阐述医院建立健全采购管理制度体系的重要意义。

单位采购管理制度是要求成员共同遵守的规章或准则，是依照国家政府采购相关法律、法令、政策、单位内部管理需求而制定的对单位采购业务具有指导性与约束力的应用文件，是顺利执行国家政策、实现单位管理目标的有力保障，是维护各项采购工作正常开展的重要依据。

医疗行业采购的内容品种多、数量大，并且多与疾病相关，人体差异、疾病差异形成使用需求的差异，使医疗行业的采购具有特殊性与复杂性。医院采购管理制度建设的规范化是采购工作有效开展的基础，是现代化医院管理制度建设的重要组成部分。

一、建立健全内部采购管理制度是落实国家政策的需要

首先，《财政部关于加强政府采购活动内部控制管理的指导意见》（财库

〔2016〕99 号）中将"加快建章立制"作为加强政府采购活动内部控制管理的有力保障之一，要求"抓紧梳理和评估本部门、本单位政府采购执行和监管中存在的风险，明确标准化工作要求和防控措施，完善内部管理制度，形成较为完备的内部控制体系"。同时，《财政部关于加强政府采购活动内部控制管理的指导意见》（财库〔2016〕99 号）第三部分主要措施中指出："采购人应当明确内部归口管理部门，具体负责本单位、本系统的政府采购执行管理。归口管理部门应当牵头建立本单位政府采购内部控制制度，明确本单位相关部门在政府采购工作中的职责与分工，建立政府采购与预算、财务（资金）、资产、使用等业务机构或岗位之间沟通协调的工作机制，共同做好编制政府采购预算和实施计划、确定采购需求、组织采购活动、履约验收、答复询问质疑、配合投诉处理及监督检查等工作。"此条规定明确了各单位采购制度中应包含的主要内容：明确制度建设的责任部门、采购工作的责任与分工、采购各关键环节的规则要求。

其次，为全面提升公立医院采购管理水平，国家卫生健康委《关于进一步规范和加强政府采购管理工作的通知》中关于全面规范政府采购行为的第一点明确要求："严格执行政府采购法有关规定，进一步建立健全和完善本单位政府采购管理制度体系，细化各项制度措施和办法。要严格制度执行，强化制度约束力。"该文件对政府采购的十个方面进行了规范要求，将严格依法执行，建立健全本单位政府采购制度体系作为首要内容，充分显示了制度建设的重要性。

在充分了解、掌握国家政策制定的指导思想、基本原则、主要目标、主要任务、主要措施等总体要求下，制定单位内部的采购管理制度，更能满足落实国家政策执行的需要，更能提升管理水平和工作效率，增强采购管理的效率性和效益性。

二、建立健全内部采购管理制度是医院高质量发展的需要

《国务院办公厅关于推动公立医院高质量发展的意见》（国办发〔2021〕18 号）明确指出："以建立健全现代医院管理制度为目标，强化体系创新、技术创新、模式创新、管理创新，加快优质医疗资源扩容和区域均衡布局，力争通过 5 年努力，公立医院发展方式从规模扩张转向提质增效，运行模式从粗放管理转向精细化管理，资源配置从注重物质要素转向更加注重人才技术要素，为更好提供优质高效医疗卫生服务、防范化解重大疫情和突发公共

卫生风险、建设健康中国提供有力支撑。"

以建立现代医院管理制度为目标的医院高质量发展，对医院各项管理工作的规范化、精细化都提出了很高的要求。而采购管理的专业、规范和高效是医院精细化管理中的重要内容，是实现医院高质量发展的有效途径。"没有规矩，不成方圆"，制度建设是精细化管理的重要环节，是精细化管理思路、方法落地的具体载体，是顺利执行的有力保证。

第二节　单位内部采购管理制度建设中应重点关注的内容

【本节小引】　本节首先明确医院采购管理制度应具备的特点，透过医院采购管理制度建设的现状和问题，对制度建设过程中应关注的要点进行了探讨。

单位采购管理制度是单位有序组织采购业务的基本条件和制度保障，对采购实施以及从事采购业务的工作人员有指导和约束作用。作为完成采购工作的准则和依据，采购制度的制定在充分调研、广泛征求意见的同时，应做到规范、严谨。

一、行之有效的单位采购管理制度的特点

行之有效的单位采购管理制度的特点具体包括：

（1）指导性和约束性。管理制度一方面明确该做什么以及如何做，另一方面也规定哪些是红线，不能做，以及违规会受到什么样的处罚。因此，制度有指导性和约束性的特点。

（2）规范性和程序性。制度的制定必须以国家有关政策、法律、法令为依据。制度内容对规范业务、科学管理起着重要作用。制定过程需要履行一定的程序，在充分调研的基础上结合管理需求起草、广泛征求意见、经审批后实施。

（3）稳定性。制度一经实施需要保持一定的稳定性。在内外环境没有发生大的变化的情况下，需要在一定时期内稳定实施，以充分发挥制度的管理效果。一旦国家政策或内部管理需求发生变化，需要及时更新。

二、采购管理制度建设中存在的问题

目前，关于单位内部采购管理制度如何建立的问题，并没有一定之规，

国家层面也没有做具体的要求，各单位均处于不断探索、完善的阶段。通过政府采购三年专项行动现场督查所了解的各单位制度建设情况来看，目前各单位在采购管理制度建设上水平不一，并且建设过程中存在内容不全面完整，表述欠严谨准确，内容和国家现行制度冲突、更新不及时、执行不到位等问题。具体体现在：

（1）采购管理制度建设体系不健全。主要表现在以下几个方面：①单位未按规定建立和出台本单位的采购管理制度；②采购制度体系总体框架不清晰，缺少总体引领性的单位采购管理制度将各个制度联系起来；③未建立关键岗位轮岗机制；④未根据各类采购业务的具体特点制定采购工作实施细则。

（2）制度内容不完整。主要表现在制度内容有缺失：职责分工、采购范围不明确；缺少单位内采购方式的具体流程和规范；未对采购预算管理、进口产品论证、合同管理、履约验收、应急采购、质疑投诉处理、代理机构使用管理等政府采购重点环节的工作做出相应规定。

（3）制度内容不规范。主要表现在制度间或制度中的内容不一致，相互冲突；制度中规定的内容不符合国家制度规定。

【案例 14-1】 制度前后矛盾。

某单位出台的《供应处采购管理办法》第四章第三条规定："询价采购，是指采购时对三家或三家以上的供应商提供的报价进行比较，以确保价格具有竞争性的采购方式。"但第四章第三条同时规定："实施询价采购方式的，应遵循下列程序：（1）确定被询价的供应商名单。根据采购需求，从符合相应资格条件的供应商名单中确定不少于两家的供应商，并向其发出询价通知让其报价。"制度规定前后内容矛盾。

【案例 14-2】 制度内容不符合国家制度规定。

某单位采购制度规定多功能一体机单件或金额在 10 万元以下采用网上商城、协议供货方式采购，但《中央预算单位政府集中采购目录及标准》中规定，单项或批量金额在 5 万元以上的多功能一体机需进行政府集中采购。该单位规定的采购品目和限额标准与《中央预算单位政府集中采购目录及标准》不相符。

（4）制度制定程序不规范。主要表现在已经作为单位层面执行的采购管理制度、代理机构遴选办法等采购相关管理办法，未经单位"三重一大"审议通过并以正式的红头文件下发执行。制度制定程序存在瑕疵。

（5）制度更新不及时。主要表现在制度内容不能随着国家政府采购制度内容的变化和要求的提高而进行完善；也没有根据医院的管理方式、组织机构、管理目标的变化而更新，过于陈旧，对具体采购工作的指导意义不强。

三、采购管理制度建设过程中重点关注的内容

结合以上各单位在采购管理相关制度中普遍存在的问题，梳理总结制度建设过程中应该重点关注的内容如下。

（一）制度内容的全面性、完整性

采购管理制度作为指导单位采购执行的依据，其内容应包含采购管理的各个方面。对于政府采购业务，应在国家法规政策基础上进一步做重点强调；对于政府采购范围外，由医院自行采购业务的具体规范要求，应体现涵盖采购执行与监管的全流程、各环节的管理措施。《财政部关于加强政府采购活动内部控制管理的指导意见》（财库〔2016〕99号）中"归口管理部门应当牵头建立本单位政府采购内部控制制度，明确本单位相关部门在政府采购工作中的职责与分工，建立政府采购与预算、财务（资金）、资产、使用等业务机构或岗位之间沟通协调的工作机制，共同做好编制政府采购预算和实施计划、确定采购需求、组织采购活动、履约验收、答复询问质疑、配合投诉处理及监督检查等工作"的内容，明确了各单位制度建设的基本内容。

（二）制度间的系统性和关联性

在保证制度内容完整的基础上，还应注意不同管理侧重点的采购相关制度间应相互联系、相互作用，使各项制度之间形成一定的秩序和清晰的逻辑关系。

制度体系是从多方面、多角度出发制定的一系列制度的集合，如《内部控制制度》《财务管理制度》《资产管理制度》《"三重一大"制度》《采购制度》等。制度的系统性是指在制定各项制度时要从全局的角度出发，全面、统一地考虑制度制定的目标及内容与其他相关制度之间，或制度内容之间的关联与呼应，避免相互矛盾，保障制度体系整体的协调顺畅、衔接配合。

（三）制度内容的清晰性和准确性

制度内容的表述要清晰、准确。一方面，要从制度内容上考虑，在确保制度内容正确，不和国家政策、上级部门制度、医院管理方向相冲突的基础上，梳理内容层次、逻辑关系，分章分节、条款分明地表达。另一方面，为

了便于理解和执行，需要用朴素、准确、标准的语言和用词作出表达，对于一些专业领域内的用词，应特别了解其概念及适用范围，避免对制度理解产生歧义。

（四）制度的可操作性

为了使制度能够切实落地执行，并充分发挥管理效果，制度内容在符合党和国家的大政方针、政策、法令的同时，应从业务实际需要和管理规律出发，在现有管理基础和制度现状上逐步进行优化和完善，使管理更具有针对性、可行性。制定过程也应该通过各种方式，广泛征求执行对象的意见，达成思想共识，意见统一，便于自觉遵守，提高执行效果。

（五）将内控措施融入制度内容

防范风险是医院管理要始终坚持的原则和底线，如何通过内部控制建设防范采购风险，是制定采购制度时要充分考虑的内容。《财政部关于加强政府采购活动内部控制管理的指导意见》（财库〔2016〕99号）中要求："全面管控与突出重点并举。将政府采购内部控制管理贯穿于政府采购执行与监管的全流程、各环节，全面控制，重在预防。抓住关键环节、岗位和重大风险事项，从严管理，重点防控。"

建立健全制度体系是内部控制的主要内容。应将内部控制思路、措施、方法融入采购管理制度中，综合运用预算控制、不相容岗位相互分离、内部授权审批控制、重要环节多部门审核、归口管理、单据控制等多种内部控制措施，防范采购风险，提升采购规范化管理。

第三节　单位内部采购管理制度的主要内容及要点

【本节小引】　本节将以某三级甲等综合医院（以下简称某医院）的内部采购管理制度建设为例，具体介绍制度内容及要点。

根据国家政府采购相关制度规定，某医院从实际管理需要和重点出发，从医院层面整体设计，建立了三级采购管理制度体系，分别从采购管理、采购实施和采购监督三方面规范和加强医院采购管理。《采购管理办法》作为一级管理制度，对采购组织管理、职责划分、采购组织形式、采购方式及标准、采购程序及要求进行了统一的规范。《采购实施细则》《采购监督管理办法》《采购代理机构管理办法》《采购评审专家管理办法》《廉政建设管理办法》等作为二级制度，分别对采购过程中的具体要求、采购监督的职责和方式、代理机构的使用和管理、评审专家的职责和纪律要求等内容进行了明确的约定。各采购实施部门根据医院《采购管理办法》及《采购实施细则》制定的本部门的具体操作细则作为三级制度。以上完善的制度体系作为医院采购业务规范的标准和依据，指导各项采购活动有序开展。

一、采购管理方面内容

在制度建设中，这部分是医院采购管理运行机制相关内容和思路的体现，主要围绕采购管理模式、采购组织机构设置、相关部门职责分工、各部门采购范围、采购业务的投诉和质疑、采购代理机构及评审专家管理等方面展开。

（一）采购管理模式、机构设置和职责分工

采购管理模式是医院采购业务运行、管理的具体方式。不同的管理模式其采购工作的机构设置及其具体职责也会有很大的差别。无论采取的是集中采购模式、分散采购模式或其他采购模式，均应将该模式的具体内容在制度中进行明确，并对采购相关部门的采购范围、工作分工、具体职责进行约定，避免因职责、分工不清形成管理的真空地带，造成部门间推诿扯皮，影响采购效率。就采购部门的具体采购范围来说，采取各采购部门分散或分类采购的单位，如果在制度中没有明确采购管理模式，常规采购事项会按照约定俗成或以前的习惯由相应的部门来完成；而有些不经常发生的、界定不是很清晰或者存在职责交叉的采购业务就会不知道由哪个部门进行。

【示例14-1】 采购工作机构及职责。

某医院在《采购管理办法》中明确了采购工作实行"统一管理、分类采购"的原则，对"统一管理、分类采购"的含义进行定义的同时，明确了"分类采购"的具体部门及每个部门的采购范围。"分类采购"的部门就是在医院拥有采购权的部门，那么哪些部门可以拥有采购权？有预算经费的部门都可以采购吗？这些都和医院执行的采购管理模式直接相关。医院目前普遍都是采购业务归口管理，但归口的范围和力度各有差异，在设定分类采购部门时，需要按照预算内容、部门职责进行系统的梳理、整合，采购权应相对集中，避免过于分散。

统一管理：医院采购业务实行统一管理，采购中心为医院采购业务统一管理部门，负责医院采购制度的制定，采购流程、采购方式、采购标准的规

范，建立有效的采购运行管理机制等。

无论是采购业务的统一管理还是归口管理，这部分职责应该在制度中明确，责任分解细化至部门，才能更好地落实相关的管理工作。

分类采购：采购中心、业务归口管理部门同为医院的采购实施部门，各自在业务职责范围内按照医院统一的采购规定实施采购。如医学工程处负责医疗相关设备、医用耗材（遵照国家相关规定执行）、信息设备、医疗设备维修保养服务、通用软件等业务采购；这一部分应按照单位具体采购部门逐一列示各部门的采购范围。

某医院的采购工作机构是按照采购决策、采购管理、采购实施、采购需求、采购监督五个方面设置的：采购决策机构为院长办公会或医院党委会；采购管理部门为采购中心；采购实施部门为各分类业务归口管理部门；采购需求部门为有采购需求的各业务部门；采购监督部门是由纪委、财务、审计共同组成的采购监督小组。制度中对各相关组织在采购活动中具体承担的职责做了具体而明确的规定。

院长办公会及医院党委会为医院采购最高决策机构，其主要职责是：审议决定医院采购工作的规章制度和流程规范；审议决定医院采购工作中的重大事项等。

决策机构的主要职责是对医院采购业务中的重要事项进行审议，具体哪些事项需要作为重要事项上会，可以根据国家管理制度要求并结合单位的内控管理需求来决定。一般来讲，医院的采购预算、采购制度的制定、政府采购方式的变更、单一来源方式的申请、代理机构的遴选结果，以及一定金额的采购项目的立项等均应纳入采购决策机构审议的范围。这部分内容会在医院"三重一大"制度以及采购内部控制制度中有所体现，需要保持制度之间内容上的一致性。

某医院单独设立采购中心作为该医院采购业务统一管理部门及采购实施部门，规定其主要职责是：研究贯彻国家采购的相关法律法规，拟定医院有关采购的规章制度、实施办法和流程规范；采购代理机构的管理；院内采购评审专家的管理；负责医院采购业务的集中统一管理，包括各部门采购计划的管理，采购执行情况的统计、汇总；重要采购事项审核、采购需求和采购实施计划的一般性审查和重点性审查、合同的会签等。

由于某医院实行的是分类采购，有多个采购部门，为了加强管理，设立了独立的采购管理部门，负责对医院采购进行统一的管理。因此，其职责一方面是立足于医院层面的采购规则订立，另一方面是作为管理部门参与其他部门实施的采购业务。目前各医院的采购管理方式各有不同，在职责内容上也会有差异。如果单位采用的全部是集中采购的方式，那么就不会涉及对其他部门采购业务的管理职责，其部门关于采购的相关制度就能代表医院层面的管理制度。目前很多医院都设立了招标办，对政府采购业务或一定金额以上的业务进行集中采购，限额以下的还是由各部门采购，在这种情况下，还是需要明确统一管理的部门及其职责，保证医院采购业务的执行标准和程序的统一，尤其是各部门自行采购的部分。

某医院的采购监督工作，是由纪委监察室（牵头）、财务处、审计室组成采购监督小组，根据有关法律、法规、制度和各自职责对采购工作的相关环节进行监督，具体监督职责按照医院《采购监督检查实施办法》执行。主要职责为：拟定、修订采购监督工作的规章制度；监督采购制度的落实情况；监督采购行为是否符合程序等。

单位要建立有效的监管机制，推动采购业务的"公开、公平、公正"。对于监督内容、监督方式、监督结果的反馈，都需要通过制度进行固化，因此在采购监督职责中制定具体落实的规章制度就必不可少。

业务归口管理部门也就是单位具体实施采购的部门，如医学工程处、总务处、信息管理与大数据中心、药剂科、基建处等部门，依据医院采购制度的要求，负责各自业务职责范围内采购项目的实施，主要职责是：组织需求部门确定采购项目技术指标、资质证书的申请及起草相关文件、进口产品的报批；采购文件、采购合同及项目委托代理合同的流转及签署等工作、档案的管理等工作。采购业务从采购预算开始会涉及许多环节，哪些由需求部门完成，哪些由归口的采购实施部门完成，都需要在制度中明确，避免各环节衔接不畅或遇到问题责任不清，造成推诿扯皮的现象。

某医院结合医院实际情况，在采购一级制度中明确了"统一管理、分类采购"的管理模式，进而对各相关部门的职责进行了分工，在采购业务中发挥重要作用的三大金刚"采购管理部门、采购监督部门、采购实施部门"之间相互独立、各司其职，在充分发挥部门专业性、保证工作效率的同时，也落实了"管理、执行、监督"不相容岗位分离的内控要求。

（二）院内采购业务质疑和投诉

采购业务的质疑和投诉是医院经常会遇到的具体问题，财政部印发的《政府采购质疑和投诉办法》（财政部令第94号）对政府采购业务中质疑和投诉行为进行了规范，但在医院自行组织的采购业务中，质疑和投诉"由哪个部门负责受理、处理流程是什么"等问题，也需要在制度制定中进一步细化明确。

【示例14-2】 关于采购质疑和投诉的规定。

某医院在《采购实施细则》中对由医院自行组织的采购业务，分别对投诉和质疑的责任部门、处理流程、处理方式、回复时间等方面进行了规定。

责任部门：由采购实施部门按照以下要求对供应商质疑进行答复，由采购中心组织采购实施部门和代理机构对供应商的投诉进行回复。

质疑相关内容应在采购文件中明确说明：采购实施部门应当在采购文件中载明接收质疑函的方式、联系部门、联系电话和通信地址等信息，且明确可以提出质疑的供应商条件、质疑形式和时间要求等。

回复质疑的要求：采购实施部门不得拒收质疑供应商在规定质疑期内发出的质疑函，应当在收到质疑函后5个工作日内做出答复；对采购文件需要澄清的，以书面形式通知质疑供应商和其他有关供应商等。

质疑是供应商对采购文件、采购过程和中标、成交结果等内容提出的疑问，属于具体业务层面的问询，因此可以由具体负责采购实施的业务部门负责；而投诉是供应商对质疑的回复不满意并认为其合法权益受到了损害，这个环节需要判断投诉是否属实、是否有违规行为，因此就必须要有一个相对独立的部门客观、公正地调查并回复。从职责分工上体现了不相容岗位相互分离。

投诉处理：采购中心收到投诉书后，应在1个工作日内完成对投诉资料的审核。对确认受理的投诉事项，进行调查，调查方法包括但不限定于被投诉部门情况说明、调查取证、组织复评、邀请外部专家评议等。

投诉书的要求：采购中心受理投诉的原则是"谁投诉，谁举证"。审核发现投诉书内容不符合要求的，证据材料不全的，应当及时书面通知投诉人补正，补正通知应当载明需要补正的事项和合理的补正期限。未按照补正期限进行补正或者补正后仍不符合规定的，不予受理。如发现投诉人存在捏造事实或者提供虚假材料、以非法手段取得证明材料等情况，有权不予受理投诉。

投诉调查：采购中心处理投诉事项原则上采用书面审查的方式，在受理投诉后，向被投诉部门和其他与投诉事项有关的当事人发出投诉事项答复通知书。被投诉部门应当在2个工作日内回复，并提供项目相关材料，如实反映情况。投诉人对评审过程、成交结果提出投诉的，采购中心可以组织原评审委员会复核评分或协助答复投诉。必要时可外请专家进行评议。

答复与处理投诉：采购中心应坚持客观公正原则，根据调查结果编写投诉答复通知书，并明确投诉处理意见。

对采购业务的质疑、投诉的数量和频次在一定程度上能够反映出管理水平和规范程度。某医院在采购二级制度中明确了供应商对医院自行组织的采购业务质疑和投诉提出条件、接收程序、处理时间、职责分工等内容，规定由采购实施部门负责答复质疑，采购管理部门负责处理投诉，由采购监督部门进行监督。同时要求负责投诉和质疑的相关部门结合自身业务特点，在三级制度中进一步细化质疑和投诉管理工作细则和流程。该措施有效解决了质疑、投诉处理流程混乱的问题，并在一定程度上满足了不同部门的个性化管理需求。

（三）采购代理机构管理

考虑到医院采购业务政策性、专业性较强，多数医院将政府采购业务委托给采购代理机构完成。采购单位建立一套科学合理的采购代理机构遴选和管理体系，对采购单位提升采购效率，规避采购风险，提高采购质量和资金使用效率具有重要意义。某医院为加强采购代理机构的管理，制定了《采购代理机构管理办法》，明确了采购代理机构的使用和管理职责、遴选方法、日常管理和质量控制。

【示例14-3】 采购代理机构管理职责划分。

采购代理机构是医院实施采购业务中不可或缺的合作伙伴，采购管理部门、实施部门、监督部门都会和采购代理机构有一定的联系，并对其工作提出一定的要求，也都需要承担一定的责任。那么具体如何界定职责呢？某医院的采购代理机构管理办法中做了如下规定。

采购中心为采购代理机构的管理部门，主要负责：组织采购代理机构的遴选，负责与采购代理机构签订采购委托代理框架协议；每年定期组织各采购实施部门对采购代理机构的服务进行客观、公正的评价，并及时反馈问题，督促采购代理机构改进完善等。

采购监督小组为医院采购活动的监督机构，主要负责：组织认定采购代理机构不良行为，并纳入企业不良记录管理；监督采购代理机构的年度评价考核等。

采购实施部门（包括各业务归口管理部门和采购中心业务组）为采购代理机构的使用部门，主要负责：根据业务特点及采购代理机构擅长领域从医院遴选的采购代理机构中选择使用采购代理机构，并签订采购委托代理协议；完成对采购代理机构的年度考核工作等。

对于采购代理机构管理，一般会涉及对采购代理机构的选择、使用、管理等方面的内容。对这些内容做明确的规定和要求，对提高委托采购业务的质量非常重要。

【示例14-4】　采购代理机构遴选。

某医院《采购代理机构管理办法》中规定：

遴选范围：医院遴选的采购代理机构必须是依法在政府采购代理机构名录中登记备案的具有采购代理机构资格的独立法人企业。采购代理机构在其资格许可的业务范围和有效期内承接采购代理业务。

遴选频次：采购代理机构原则上每三年组织遴选一次。

遴选的具体程序：(1) 采购中心组织编制遴选文件，发布采购代理机构遴选公告；(2) 采购代理机构的来源包括采购代理机构自行申请、各业务归口管理部门和采购需求部门进行推荐；(3) 评审专家小组由采购中心从专业网站抽取专家组成，院内人员不得担任评审专家；(4) 评审专家小组所有成员集中对采购代理机构分别进行论证、打分，采购监督小组负责对遴选过程进行监督；(5) 将评审结果上报院长办公会及医院党委会审批。

【示例14-5】　采购代理机构日常管理。

某医院《采购代理机构管理办法》中规定：

采购代理机构的使用要求：采用委托采购方式实施采购的（委托政府采购中心采购的项目除外），均应从医院遴选的采购代理机构中进行选择，并与采购代理机构签订采购委托代理协议。

采购代理机构应承担的工作：(1) 协助采购人拟定采购公告、采购文件，组织财政部专家库中的专家（非本单位人员）对采购文件进行复核论证，根据专家复核论证意见完善采购文件，并按规定程序发布采购公告；(2) 负责印刷、制作和发售采购文件，并澄清潜在投标人（供应商）提出的有关采购文件的问题；(3) 负责对外发出经采购人确认的质疑答复函，代理机构接到质疑后，应在第一时间告知采购实施部门及采购中心；(4) 组织实施采购，并对现场评审专家出具的评分表、资格性审查及符合性审查结果进行复核，避免评审现场出现不必要的差错等。

政府采购委托业务会涉及诸多的采购环节，一些工作是必须由采购人完成的，有些工作是可以由采购代理机构协助完成的。因此，我们需要在管理制度中，以及委托代理协议中明确采购代理机构应承担的工作和责任。

【示例14-6】 采购代理机构质量控制管理。

对于采购代理机构，不能"一托了之"，在明确采购代理职责的同时还要加强管理，明确委托要求。考核评价是管理方式之一，最终的目的是切实提高采购质量。

某医院《采购代理机构管理办法》中规定：采购中心每年组织采购实施部门对采购代理机构进行服务情况评价，评价结果上报院长办公会及医院党委会备案。采购代理服务考核原则为"客观公正、结果公开、全面考核"，主要内容包括响应速度、规范程度、工作效率、专业水平、服务意识等，共十项，并设定每项得分，明确评分标准。

某医院将采购代理机构管理确定为二级制度，并明确了采购代理机构的管理职责划分、设置了采购代理机构的评价考核机制、规定了采购代理机构来源，通过多部门协作，对采购代理机构进入医院、采购代理机构日常使用等环节的管理，以确保采购代理机构的服务水平，从而保障了医院采购工作的效率与质量。

（四）采购评审专家管理

对于政府采购范围以外，由医院自行组织的采购业务，采购评审和结果的确认方式各不相同，有的是通过部门集体决议，有的是组成固定评审小组，有的是组建评审专家库，随机抽取评审专家。某医院为规范内部采购评审活动，加强对院内评审专家的监督管理，建立了医院采购评审专家库和专家抽取系统，并制定了《采购评审专家管理办法》，对评审专家资格条件、评审委员会职责和工作要求、评审专家的纪律要求、不良行为进行了规定。

【示例14-7】 医院采购评审专家库管理。

建立采购评审专家库是推进医院自行采购业务公开、公平、公正的有效途径。评审专家的范围、组建程序、管理部门等内容都需要在制度中明确。

某医院《采购评审专家管理办法》规定：医院统一建立采购评审专家库。专家库的专家由纪委监察室进行初步资格审核提名，各采购实施部门或各专家所在科室对专家专业予以确定，经医院采购监督工作小组审查后通过。

【示例14-8】 医院采购项目评审委员会组建。

某医院《采购评审专家管理办法》规定：医院自行组织的采购评审项目，可通过医院采购评审专家库抽取、指定等方式组建评审委员会，特殊项目可邀请院外专家。纪委监察室负责监督评审专家的抽取过程，抽取和通知专家应在评审前48小时内进行。评审委员会成员的名单在评审结果确定前应当保密。采购项目评审采取在评审专家库随机抽取专家的方式，在一定程度上优于由固定人员组成评审小组的方式，使采购结果更加客观公正，也更能发挥专家"专"的优势。

【示例14-9】 采购评审委员会职责。

某医院《采购评审专家管理办法》规定：采购评审委员会负责医院自行组织的采购评审工作，向医院推荐中标候选人，具体职责包括审查投标文件是否符合采购文件要求并做出评价；按照采购文件确定的评审标准和方法，对投标文件进行评审和比较，推荐中标候选人等。

【示例14-10】 采购评审委员会工作要求。

某医院《采购评审专家管理办法》规定：采购评审委员会应当根据采购文件规定的评审标准和方法，对投标文件进行系统的评审和比较。采购文件中没有规定的标准和方法不得作为评审依据。

【示例14-11】 采购评审专家纪律要求。

某医院《采购评审专家管理办法》规定：为规范医院采购评审工作，对采购评审专家提出以下纪律要求：采购评审专家应按照通知的时间、地点准时参加评审会议，不得迟到、早退或中途离场；采购评审专家应当严格遵守评审工作纪律，按照客观、公正、审慎的原则，根据采购文件规定的评审程序、评审方法和评审标准进行评审等。

专家库里的专家都是医院各个工作岗位上有一定经验和专业能力的工作人员。作为评审专家，他们应该做什么、有哪些具体职责和要求、需要注意什么，对他们来讲可能并不是很熟悉，这些内容都需要在制度中明确和规范。至于评审过程中谈判、评审的技巧和方法很难在制度中进行表述，可以后续通过培训或案例介绍等方式予以传授。

某医院通过二级制度规定了专家的任职条件、评审委员会的组建、专家纪律等内容，指定院内专家管理部门对专家库进行更新和维护、负责对抽取过程的监督与管理，有效地保证了评审工作的公平、公正，有助于提高评审质量，促进廉政建设。

二、采购实施方面内容

医院采购管理制度中采购实施方面的内容主要包括：采购需求确定、采购实施计划编制、采购组织形式、采购方式及选择标准、合同签订及验收，以及各医院对政府采购范围以外的采购业务所做的一些内部规定。现结合某医院采购制度，对其中主要内容进行介绍。

（一）采购需求管理

在采购业务各环节中，确定采购需求、制定评分规则是采购的核心环节，直接决定着采购的结果。为了从源头规范采购行为，《政府采购需求管理办法》提出了采购需求管理和采购实施计划的概念、内容及具体要求，明确了采购需求管理的责任主体，并要求采购人对采购需求管理和采购实施计划进行一般性审核和重点性审核，通过后才开始编制采购文件。

为了更好地落实《政府采购需求管理办法》，加强对采购过程进行内部控制和风险管理，各单位要结合自身实际情况，制定相应的管理办法或者在采购制度中体现这部分内容。内容应包括：适用范围，明确需不需要涵盖医院自行采购部分；职责划分，根据医院采购管理的职责范围，明确采购需求管理和采购实施计划的责任部门，以及采购需求调查由哪个部门完成；一般性审查和重点性审查由哪个部门进行，明确审查方式和内容；落实需求管理流程和现有流程的衔接等。

（二）采购组织形式

《国家卫生健康委员会政府采购管理暂行办法》第十六条规定："政府采购组织形式分为集中采购和分散采购。"第十八条第一款规定："分散采购是指各单位将采购限额标准以上的未列入《集采目录》的项目自行采购或者委托采购代理机构（包括社会代理机构和集中采购机构）代理采购的行为。"对于分散采购项目如何执行，某医院在国家法律法规的基础上，在院内采购制度中做了明确的规定。

【示例14-12】　对采购组织形式的规定。

某医院《采购管理办法》中规定：医院采购的组织形式为委托采购和院内自行组织采购。

委托采购：医院委托中央国家机关政府采购中心或社会采购业务代理机构，按照《政府采购法》《招标投标法》的要求，通过公开招标、邀请招标、竞争性谈判等政府采购方式及比选等非政府采购方式进行采购。

院内自行组织采购：由医院采购实施部门通过院内比选、院内议价、电子卖场、院内零星采购方式进行的采购。

医院自行采购方式的名称具体叫什么，是叫院内比选还是叫其他名称，都由医院决定，但最好不要和政府采购的方式相同。很多单位的院内采购方式也叫招标、竞争性磋商等名称，但又按照医院规定的程序执行。严格来讲，只要制度上明确了方式是招标、竞争性磋商等政府采购方式，就应该严格履行政府采购规定的程序。

（三）采购方式及实施要求

对于政府采购业务，国家层面出台了一系列规章制度，对政府采购方式的选择及实施程序做了清晰明确的规定，医院应严格按照国家制度执行，并在医院内部采购管理制度中做重点强调。对于一些国家制度规定需要单位通过进一步细化才能更好执行的，应该在制度中重点规范。

【示例 14-13】　对政府采购方式变更的规定。

某医院《采购管理办法》中规定：对达到公开招标数额标准的货物、服务采购项目，如需采用其他非公开招标政府采购形式采购，须符合国家变更采购方式的相关规定。由业务归口管理部门提出变更申请，采购中心组织财务、纪委监察以及业务归口管理部门等进行会商，形成会商意见记录后，上报院长办公会及医院党委会审批，按照《中央预算单位变更政府采购方式审批管理办法》的规定上报国家卫生健康委、财政部。

变更为单一来源采购方式的，还需由业务归口管理部门提供只能从唯一供应商处采购的理由及相应的支撑材料，由业务归口管理部门组织 3 名以上专业人员对只能从唯一供应商处采购的理由进行论证；对招标过程中提交投标文件或经评审实质响应投标文件需求的供应商只有 1 家而需要变更为单一来源采购方式的，由业务归口管理部门提供评标委员会或 3 名以上评审专家出具的招标文件没有不合理条款的论证意见。采购中心组织采购监督相关部门及业务归口管理部门进行会商，形成会商意见记录。变更为单一来源采购方式的，经院长办公会及医院党委会审批同意后按照国家单一来源变更规定上报国家卫生健康委、财政部。

对未达到公开招标数额标准的货物、服务采购项目，在采用公开招标方式失败后，重新按规定采用其他非公开招标、院内比选及院内议价方式采购的，采购实施部门需要填写"采购方式变更申请表"，提交采购中心审核后执行。其中变更为单一来源采购方式的，还需由采购实施部门提供只能从唯一供应商处采购的理由及相应的支撑材料，上报院长办公会及医院党委会审批后执行。

对于《政府集中采购目录》外、限额标准以下的采购业务，医院应该在内部采购管理制度中对采购方式的选择、划分标准，以及各种方式的实施要求做详细且明确的规定。

【示例14-14】 某医院《采购管理办法》及《采购实施细则》对医院自行采购方式的规定。

对于《政府集中采购目录》外，单项或批量采购金额在100万元以上（含）的货物、服务类采购项目，120万元以上（含）的工程类采购项目，应采用委托采购形式。其中，单项采购金额在200万元以上（含）的货物、服务类采购项目，施工单项合同估价在400万元以上（含）的工程类采购项目，必须采用公开招标的方式。

对于《政府集中采购目录》外，单项或批量采购金额在30万元以上（含）、100万元以下（不含）的货物、服务类采购项目和50万元以上（含）、120万元以下（不含）的工程类采购项目，应采用院内比选采购方式或委托采购形式进行采购。

对于《政府集中采购目录》外，单项或批量采购金额在5万元以上（含）、30万元以下（不含）的货物、服务类采购项目和5万元以上（含）、50万元以下（不含）的工程类采购项目，应采用院内议价采购方式或院内比选采购方式进行采购。

对于《政府集中采购目录》外，年累计采购金额在100万元以下（不含）、电子卖场品目范围内的货物类采购项目，可选择在中央国家机关政府采购中心网站电子卖场进行采购。

对于《政府集中采购目录》外，单次或批量采购金额在5万元以下（不含）的业务，可采用院内零星采购，由采购实施部门自行实施采购，并做好相应的采购记录。

以上是某医院规定的自行采购方式及其划分标准。对于政府采购范围以外的采购业务，其采购方式名称的确定、金额的划分、实施程序等规定均可根据各医院采购数量、风险偏好、管理标准自行确定。考虑到医院的采购量大，品种繁多，在制度规范防控风险的同时也要兼顾采购效率。本着"把控重点，质效并重"的思路，根据金额大小，对每种采购方式的规范要求和力度也要有所不同。

【示例14-15】 某医院《采购管理办法》及《采购实施细则》对采购实施要求的规定。

院内比选采购方式，应当遵循下列程序：

需求部门将技术参数需求、服务要求等提交给采购实施部门，采购实施部门根据参数需求和服务要求编制采购文件，并发出采购公告。

采购实施部门在医院采购专家库中抽取专家，组建比选小组，比选小组由3人及以上单数组成。其中，原则上应至少有1名需求部门的专家。

采购实施部门接收供应商资料，组织供应商签订《廉洁承诺书》。供应商提交的资料应该内容完整、装订整齐。

比选小组对供应商进行评议，推荐成交候选人，并形成比选报告。比选报告作为重要的采购记录文档，应认真填写，客观真实地反映比选过程和结果，严禁涂抹、修改。经各方签字确认的比选报告应提交采购中心备案。

采购实施部门审核确认比选结果后，应及时办理成交确认手续，通知被选中单位，并按照医院《合同管理办法》，于成交通知书发出之日起30日内，组织办理合同签订相关事宜。

对于院内议价方式，则没有做必须公告、必须现场评审等要求，相比于院内比选方式，灵活了很多，有助于提高采购效率。

(四) 合同签署与履约验收

合同签署和履约验收作为采购程序中的重要环节，医院内部采购制度中应对其进行明确规定，可以根据每个单位制度体系建设的不同决定此部分内容的详尽程度。单位里如果有单独的《合同管理办法》，采购管理制度中对此部分内容可以简单表述，否则需要在采购管理制度中做详尽的规定，履约验收也如是。

以某医院为例。该医院制定有《合同管理办法》，对合同的起草、审核会签流程、签署要求、职责分工都做了详尽的规定，资产管理制度中对履约验收也有明确的规定。采购管理制度中对以上内容仅做了简单的规定。在这里需要注意的是，采购管理制度中签署的规定、验收的规定一定要和《合同管理办法》、资产管理制度中的内容保持一致，避免出现相互矛盾、冲突的地方。

【示例14-16】 某医院《采购管理办法》中合同签署与验收规定。

(1) 合同签订及管理由采购实施部门按照医院合同管理相关规定及程序执行；(2) 采购实施部门或采购需求部门负责合同内容的执行；(3) 业务归口管理部门组织采购需求部门开展采购验收工作，对于工程、医疗设备、物资、信息化建设等业务的验收详见各业务归口管理部门的具体规定；(4) 验收人员的验收依据为合同（含补充合同）、投标或响应文件、采购文件等；(5) 对于需要试运行才能验证功能和质量的设备或信息系统，应在试运行结束后，由业务归口管理部门组织使用部门开展试运行验收。

某医院通过一级制度、二级制度，分层次对采购组织形式、采购方式、采购流程、合同签订与验收等要点和环节进行了统一规定，并设计了制度落实过程中所使用的配套表单模板。各采购实施部门的采购工作在遵循统一的规范的基础上，可以结合部门业务特点进行细化。制度、流程、标准的统一避免了"各部门各自采购"带来的风险，建立健全了采购内部控制机制。

三、采购监督方面内容

《财政部关于加强政府采购活动内部控制管理的指导意见》（财库〔2016〕99号）在"明晰事权，依法履职尽责"中规定："强化内部监督。采购人、集中采购机构和监管部门应当发挥内部审计、纪检监察等机构的监督作用，加强对采购执行和监管工作的常规审计和专项审计。"

国家卫生健康委《关于进一步规范和加强政府采购管理工作的通知》中要求："充分发挥单位纪检监察、内部审计等部门对采购活动的监督作用，定期与不定期相结合开展日常监督检查。"

落实"加强采购监督"，为规范采购行为、防范采购风险树立了有效的屏障。某医院由纪委监察室牵头，组织财务、审计部门成立采购监督工作小组，制定了《采购监督管理办法》，对《采购管理办法》中采购监督职责内容进一步细化，强调监督职责的同时，规定了监督检查范围和具体内容，通过备案监督、现场监督、跟踪监督、专项检查等多种形式对医院采购业务进行内部监督。

【示例14-17】 采购监督检查范围的规定。

某医院《采购监督管理办法》规定：医院相关采购实施部门组织实施的货物、工程、服务采购活动均适用于本办法。本办法所称采购，是指医院为保证业务顺利开展，使用财政性资金，以合同方式有偿取得货物、工程和服务的行为。

【示例14-18】 采购监督工作小组监督职责的规定。

某医院《采购监督管理办法》规定：采购监督工作小组对采购实施部门、采购需求部门采购流程实施监督检查，对采购工作廉政主体责任落实情况进行再监督；督促采购实施部门及采购需求部门对采购过程中的风险进行排查、防控；监督采购过程和采购合同的履行情况。

【示例14-19】 采购监督方式的规定。

某医院《采购监督管理办法》规定：医院采购监督采取备案监督、专项检查、现场监督和跟踪监督的方式。医院采购实施部门组织实施的采购活动均可适用备案监督、专项检查和现场监督。医院发生的所有采购活动一经出现信访举报，即适用于跟踪监督。对于采购监督中发现有管理问题的采购项目，根据情况可启动追踪监督工作。

《采购监督管理办法》中还明确了各监督方式的具体要求和程序，如现场监督规定：

现场监督是指采购监督工作小组根据项目内容和资金情况选定部分采购项目，指派监督人员对采购评审工作现场或重要环节进行监督。监督人员对程序的合规性进行监督，填写"采购评审现场监督记录单"，重点记录现场监督中发现的问题。

某医院通过二级制度，确定了采购监督的责任部门和监督措施，并与采购科室签署《科室采购廉政建设责任书》，要求供应商提交《采购项目参与单位廉洁承诺书》，多措并举强化采购实施部门的自身廉政建设意识及廉政风险防范管理意识，为规范医院各项采购活动提供了有力保障。

小结：

制度一经制定执行，要在一定期间内保持稳定，以达到更好的落实效果和改进反馈，但也不是静止、一成不变的。随着外部政策、组织架构、内部管理要求、技术手段、业务流程的变化，采购管理制度也应根据实际的发展变化而进行修订、完善、更新、废止，以保持其适用性和有效性。

制定制度最终的目的是落实执行，能够充分发挥对工作的规范性指导作用，为此，对制度的宣传、培训就必不可少。通过各种方式使相关人员熟悉制度内容，了解制度制定的思路和出发点，凝聚共识，以便制度得到更好的落实执行。同时在采购管理中也要有对制度执行的检查环节，以查促行，提高制度的执行力。

加强采购管理制度体系建设是规范政府采购管理的基础，医院通过顶层设计，建立内容完整、清晰规范的医院采购管理制度是全面提升采购管理的重要抓手。

案例目录

【案例 14-1】　制度前后矛盾。

【案例 14-2】　制度内容不符合国家制度规定。

第十五章　医用耗材及试剂的采购与管理

【本章导读】 医用耗材及试剂的支出在医院支出中所占比例较大，其管理作为医疗质量管理的重要环节，是保障医疗质量与安全、控制医院运营成本等的关键。医院如何规范和加强医用耗材及试剂的采购与管理，实现医用耗材与试剂采购科学化。本章将依据《政府采购法》《医疗机构医用耗材管理办法（试行）（2019 年版）》（以下简称《医用耗材管理办法（试行）》）等相关法律法规，进行医用耗材与试剂院内规范化采购与管理的探索。

第一节　医用耗材与试剂的日常采购

【本节小引】 随着近年来医耗联动综合改革各项措施的逐步施行，公立医院收支结构体系初步实现有效调整，耗材零加成、带量采购使得医院耗材管理部门成为成本中心，从而要求医院耗材管理更加精益化。

2019 年 9 月 1 日，国家卫生健康委印发的《医用耗材管理办法（试行）》要求，医用耗材管理部门应当根据医用耗材使用科室或部门提出的采购申请，按照相关法律、行政法规和国务院有关规定，采用适当的采购方式，确定需要采购的产品、供应商及采购数量、采购价格等，并签订书面采购协议。

一、采购原则

医疗机构应当加强医疗设备配套使用医用耗材的管理。《医用耗材管理办法（试行）》要求，"医疗机构采购医疗设备时，应当充分考虑配套使用医用耗材的成本，并将其作为采购医疗设备的重要参考因素"。医用耗材管理部门按照合法、安全、有效、适宜、经济的原则，遴选出本机构需要的医用耗材及其生产、经营企业名单，报医用耗材管理委员会批准，形成供应目录。供应目录应当定期调整，调整周期由医用耗材管理委员会规定。

二、组织保障

根据《医用耗材管理办法（试行）》的规定，二级以上医院应当设立医用耗材管理委员会，其他医疗机构应当成立医用耗材管理组织。医疗机构应完善医用耗材管理制度，强化医用耗材管理委员会工作职责和工作制度，明晰工作任务和措施，优化医用耗材全生命周期管理，进一步规范医用耗材进、存、销行为。医用耗材管理委员会应定期检查指导医用耗材的遴选、采购、使用、监测、评价、监督等各环节，确保将高值医用耗材管理工作落到实处。

【问题15-1】 耗材种类繁多且对医院整体运营影响较大，医疗机构应该如何进行分工管理？

医用耗材管理指医疗机构以患者为中心，以医学科学为基础，对医用耗材的采购、储存、使用、追溯、监测、评价、监督等全过程进行有效组织、实施与管理，以促进临床科学、合理使用医用耗材的专业技术服务和相关的医用耗材管理工作，是医疗管理工作的重要组成部分。

医用耗材管理委员会由具有高级技术职务任职资格的相关临床科室、药学、医学工程、护理、医技科室人员以及医院感染管理、医用耗材管理、医务管理、财务管理、医保管理、信息管理、纪检监察、审计等部门负责人组成。医疗机构负责人任医用耗材管理委员会主任委员，医用耗材管理部门和医务管理部门负责人任医用耗材管理委员会副主任委员。

医用耗材管理委员会的主要职责包括：

（1）贯彻执行医疗卫生及医用耗材管理等有关法律、法规、规章，审核制定本机构医用耗材管理工作规章制度，并监督实施；

（2）建立医用耗材遴选制度，审核本机构科室或部门提出的新购入医用耗材、调整医用耗材品种或者供应企业等申请，制定本机构的医用耗材供应目录（以下简称供应目录）；

（3）推动医用耗材临床应用指导原则的制定与实施，监测、评估本机构医用耗材使用情况，提出干预和改进措施，指导临床合理使用医用耗材；

（4）分析、评估医用耗材使用的不良反应、医用耗材质量安全事件，并提供咨询与指导；

（5）监督、指导医用耗材的临床使用与规范化管理；

（6）负责对医用耗材的临床使用进行监测，对重点医用耗材进行监控；

（7）对医务人员进行有关医用耗材管理法律法规、规章制度和合理使用医用耗材知识教育培训，向患者宣传合理使用医用耗材知识；

（8）与医用耗材管理相关的其他重要事项。

《医用耗材管理办法（试行）》第五条规定，医疗机构应当指定具体部门作为医用耗材管理部门，负责医用耗材的遴选、采购、验收、存储、发放等日常管理工作；指定医务管理部门，负责医用耗材的临床使用、监测、评价等专业技术服务日常管理工作。

三、医用耗材及试剂的准入前遴选及论证

医用耗材管理部门对临床提出的耗材需求，可从安全性、有效性、经济性、适宜性四个维度进行评价，准入后定期进行监测。

第一步，根据临床科室提出的需求，进行充分市场调研，与设备配套使用的医用耗材或试剂，需根据提供的检验设备的品牌及型号确认准入需求，在遴选或准入中应标明。

医用耗材遴选流程如图 15-1 所示。

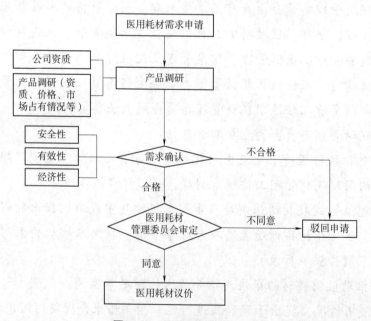

图 15-1 医用耗材遴选流程

第二步，医用耗材申请准入时，应对申请的医用耗材进行安全性、有效性及经济性等方面的论证。医用耗材管理部门与医用耗材申请科室共同完成对医用耗材申请准入产品的安全性、有效性及经济性的评价。

安全性评价：申请的产品应从组织管理体系、产品资质证明、操作规程及存在影响医疗安全的不良事件、召回事件，临床科室应具备使用该产品的相关专业知识、环境、人员等安全保障条件等方面进行评价。

安全性评价查询渠道：安全评价信息可根据医疗器械注册证（备案凭证）及产品名称信息，查询国家药品监督管理局网站（http：//www.nmpa.gov.cn/index.html）"医疗器械"模块下"飞行检查""医疗器械召回"等模块的信息（该模块没有具体显示生产企业信息）。

有效性评价：临床科室提供待准入产品必要性、诊疗效果分析等循证医学证据，医院组织对待准入产品的有效性进行评价。可根据提供的耗材及试剂样本对照实验室标准进行验证性实验。有效性评价可从精密度、准确度、线性范围、可报告范围、参考范围五个方面进行验证。

经济性评价：根据临床科室提供的产品收费名称及编码，结合产品价格及预计年使用量等信息，结合卫生经济学评价模型（成本效益分析、成本效果分析、成本效用分析）进行产品经济性评价。可根据收费标准按项目进行测算，计算出每项需要消耗的检验试剂、质控品、清洗液及其他耗材。

第三步，由医用耗材管理委员会召开待准入医用耗材及试剂的遴选会议，出席的委员人数不得少于委员总数的三分之二。参会委员根据临床必要性、产品特点、产品价格、收费依据、卫生经济评价结果等信息，结合临床科室的现场介绍及提问答疑，对医用耗材申请准入项目进行投票表决，票决半数及以上的项目形成遴选清单，遴选通过的项目方可进入后续医用耗材议价阶段。

【问题 15-2】 产品进行资质审核，产品提供方至少需提供哪些材料？

（1）具有法人资格，能提供必备的资质文件，比如"医疗器械生产许可证""医疗器械经营许可证"等，其中：

第一类医疗器械生产要求产品备案凭证，经营无须经营许可证；

第二类医疗器械生产要求产品生产许可凭证，经营要求经营备案凭证；

第三类医疗器械生产要求产品生产许可凭证，经营要求医疗器械经营许可证（有效期为 5 年）。

（2）公司基本情况介绍、良好的商业信誉及具有履行合同必须具备的医用耗材供应保障能力。

(3) 具有国家或地方医药监督管理部门颁发的"医疗器械产品注册证",符合医疗器械注册标准,国家及行业标准、规定要求的产品。"医疗器械产品注册证"及附件的复印件。第一类医疗器械实行备案管理;第二类、第三类医疗器械实行注册管理。产品说明书原件及中文说明,产品报价书。提供产品的样品及产品注册检验报告(根据情况需要)。

(4) 医疗器械经营企业经销,应提供"营业执照"副本复印件、"医疗器械经营许可证"复印件。

(5) 医疗器械生产企业经销,应提供"营业执照""医疗器械生产许可证"复印件。

(6) 医疗器械生产企业委托授权书、个人授权书及身份证明复印件。

(7) 其他必要的资质文件。

【问题 15-3】 如果设备配套耗材,设备和耗材的准入有先后顺序吗?

设备与配套耗材应同时准入。如果调研结果显示是设备配套耗材的,立项时应要求设备及拟配套耗材一起论证及准入。

【问题 15-4】 如何确定配套使用的检验试剂为封闭试剂或专机专用耗材?

应提供相应证明或产品资质并对其进行审核。检验设备及配套试剂的注册证、使用说明书、实验室相关标准可证明为设备配套耗材的。

【问题 15-5】 遴选是医用耗材管理的重要环节,医疗机构应如何规范耗材遴选工作?

《医用耗材管理办法(试行)》第十二条第二款规定,医用耗材管理部门按照合法、安全、有效、适宜、经济的原则,遴选出本机构需要的医用耗材及其生产、经营企业名单,报医用耗材管理委员会批准,形成供应目录。

第十三条强调,对已纳入国家或省市医用耗材集中采购目录的耗材品类,医疗机构应从集中采购目录中遴选出本机构供应目录。

四、医用耗材议价

由医用耗材管理部门负责组织专家形成价格评议小组,对耗材遴选清单上的产品进行议价。从院内专家库中抽取至少 5 名临床、管理专家,组成人员为单数的评议小组。评议小组结合医用耗材价格、需求及产品特性等对采购议价项目进行综合评估,并与产品提供方进行议价谈判。若评议小组评估采购项目的价格不通过,则此采购项目停止;若价格通过,则交由主管院长审批,审批通过后方可进入常规采购程序。

医用耗材议价流程如图 15-2 所示。

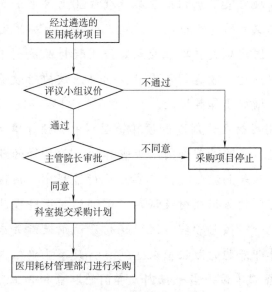

图 15-2 医用耗材议价流程

【问题 15-6】 医用耗材及试剂采购有哪些风险?

医用耗材及试剂采购具有批次多、种类繁、数量大的特点,是容易滋生和诱发腐败的领域之一。做好医用耗材及试剂的政府采购工作,有利于控制采购成本、保证医用耗材质量,防范廉政风险。目前,许多医院的耗材采购并无完善且健全的管理制度进行约束,导致乱象丛生的现象频发。梳理医用耗材及试剂采购的风险,有利于强化风险控制,优化相关制度建设及内控管理。

(1) 未执行政府采购流程,直接采购医用耗材及试剂。中央预算单位某医院 2019 年 1 月至 2020 年 8 月从关联单位直接采购医用耗材及试剂、科研材料和检测服务,累计金额共计 571.67 万元。其中,从全资子公司甲生物技术有限公司采购医用耗材及试剂批量金额达到 246.76 万元,支付检测服务费 108.74 万元;从参股公司乙生物科技股份有限公司采购科研材料批量金额达到 216.17 万元。外部审计人员在对该项业务进行审计时,提出采购活动应按《政府采购法》执行政府采购,该医院的采购管理部门则认为,医院《医用耗材及试剂采购管理条例(暂行)》第三条规定,"单批次金额达到政府采购限额标准以上的,应按照政府采购有关规定组织实施采购",医院医用耗材及试剂采购单批次金额均未达到政府采购限额标准，因此不必执行政府采购。但外部审计人员认为，《医用耗材及试剂采购管理条例（暂行）》并未将批量金额达到政府采购限额标准的情况列入规定，与《国务院办公厅关于印发中央预算单位政府集中采购目录及标准（2020年版）的通知》中"批量金额达到100万元以上的货物应按《政府采购法》有关规定执行"的规定不符。因此，虽然该医院从关联单位处采购医用耗材及试剂单批次金额未达到政府采购限额，但批量金额达到了限额，同样应该执行政府采购，直接采购的方式并不妥当，增加了舞弊风险。

（2）未对医用耗材及试剂进行预算管理。中央预算单位某医院在内部采购管理制度中规定，采购管理部门应审查各项采购物资的年度预算及经费批准情况，符合的进入采购流程。但在实际执行过程中，该医院业务科室各自按需分散采购本部门的医用耗材及试剂，无部门对医院整体的医用耗材及试剂采购预算进行统一审核与管理，医用耗材及试剂采购并未进入相应的采购流程。这种无预算即采购的做法，未达到《行政事业单位内部控制规范（试行）》第二十一条"单位应当根据内设部门的职责和分工，对按照法定程序批复的预算在单位内部进行指标分解、审批下达，规范内部预算追加调整程序，发挥预算对经济活动的管控作用"的相关要求，不利于医院经费监管。此外，医用耗材及试剂的采购往往是批量采购，根据《政府采购法》，在一个财政年度内，采购人采购同一品目或者类别的医用耗材及试剂需要多次实施，累计资金数额达到政府采购限额标准的，应当严格执行政府采购相关规定。如果未对医用耗材及试剂采购做到科学的预算管理，很可能将采购内容化整为零，存在规避政府采购的风险。

（3）关键事项和环节缺乏控制。医用耗材及试剂的采购渠道多样化，供应商鱼目混珠，采购单位若不在充足的范围内对供应商进行严格的资质审核，采购前未对同种耗材进行多方位比价，将导致市场竞争不充分，价格透明度不高。因此，供应商管理和价格管理作为医用耗材及试剂采购的关键事项，采购单位应对其加强控制管理，但在实际情况中，这两个环节往往并未得到管理部门的足够重视。

采购过程缺少对供应商的管控。中央预算单位某医院的《医用耗材及试剂采购活动管理办法》中没有设置合理、规范的供应商准入条件，没有建立和运行退出机制，在对高值医用耗材进行遴选时没有对供应商准入组织评审活动，且对供应商的履约情况、服务能力和信用等缺乏评价，导致在对医用耗材及试剂进行采购时，无法形成充分的市场竞争，没有达到高质低价的采购目标。

采购过程缺乏价格控制审核环节。一方面是单位未对同一品牌、规格、型号的产品进行充分比价，未使用最低报价的供应商。如中央预算单位某医院采购"10mL 移液管（50 支/包）"，供货商有甲科技有限公司、乙科技有限公司两家公司，单价分别为 75 元/包、85 元/包。2019 年 2 月，该医院采购 10mL 移液管时，并未全部从甲科技有限公司处进行采购，而是分别从两家公司各采购 500 包和 300 包。另一方面是各业务科室自行确定供应商、货物数量、单价，无价格比对、审核控制环节。承接上例，甲公司报价单显示，10mL 移液管单价为 62 元/包；而医院在实际采购时，供货单价为 75 元/包，实际执行价格高于报价 13 元/包。以上两种情况均给医院造成了一定的经济损失，降低了经费的使用效率。

（4）关键岗位缺乏监督。医用耗材及试剂采购的关键岗位包括采购授权审批岗位、采购岗位、合同签订岗位、物资验收岗位和保管岗位等。单位应组建医用耗材及试剂采购领导小组，对医用耗材及试剂采购实行归口管理，在内控制度上做到不相容岗位相互分离，建立健全授权审批制度，同时审计监察部门应对医用耗材及试剂采购工作做好监督工作，保障医用耗材及试剂采购的有序进行。地方预算单位某医院检验科自 2007 年起通过北京市医用耗材及试剂采购平台采购医用耗材及试剂。该平台在 2014 年停用后，该院仍沿用原平台供应商，以原价格继续采购医用耗材及试剂。其中，2019 年从 11 家供应商处采购医用耗材及试剂 408.2 万元，2020 年从 14 家供应商处采购试剂 239.22 万元。采购过程中包括下订单、实施采购及验收环节均由一位工作人员独立完成，采购前未经相关人员授权审批，采购过程未组织采购活动，验收岗未与采购岗实行岗位分离，医院也未采取定期内部审计等措施予以监督，存在重大廉洁风险。

（5）未签订采购合同即进行采购。地方预算单位某医院 2019 年支付医用耗材及试剂采购款 3.92 万元，2020 年 5 月支付医用耗材及试剂采购款 14.59 万元，2020 年 12 月采购防疫物资 6.17 万元，三项采购活动均未签订采购合同。未签合同无法对双方的权利和义务进行约束，若医用耗材及试剂质量残缺，医院的权利得不到维护，无法保障医院的医疗活动有序开展。

第二节　医用耗材及试剂的集中采购和临时采购

【本节小引】　2004 年以前，我国没有明确的政策文件规范、统一高值医用耗材的采购方式，各地招采机构自定规则进行采购。2004 年，国家探索高值医用耗材集中采购，并从 2012 年开始在全国范围要求由各省市政府主导开展网上集中采购。同时，国家卫生健康委印发的《医用耗材管理办法（试行）》要求医疗机构应当加强临时性医用耗材采购管理。

一、医用耗材及试剂的集中采购

高值医用耗材集中采购经过十多年的发展，采购流通领域逐渐规范化、系统化，但仍在产品供给、使用、管理、采购等方面存在许多有待解决的问题。2020 年，中共中央、国务院在《关于深化医疗保障制度改革的意见》中指出："要充分发挥药品、医用耗材集中带量采购在深化医药服务供给侧改革中的引领作用。建立以市场为主导的药品、医用耗材价格形成机制。"近几年，随着高值医用耗材带量采购在全国多省市的顺利执行，体外诊断试剂（IVD）带量采购势在必行。带量采购不是以单一降价为核心目标，而是在保证产品质量和临床使用效果的前提下，有效控制其价格。

凡列入国家或省市集中采购目录的医用耗材产品项目，按照上级部门及机构的有关规定执行。

医用耗材集中采购执行流程如图 15-3 所示。

根据国家、省市或上级机构发布的集中采购通知，医用耗材管理部门填写通知范围内医用耗材产品的既往采购量。公布集中采购中选产品清单后，医用耗材管理部门协同临床使用科室填报中选产品中本机构内使用产品及计划使用量，待集中采购结果开始执行后，由科室提交相关产品采购计划，按照医用耗材常规采购流程执行。

【问题 15-7】　医用耗材集中采购需要关注哪些内容？

（1）采购范围；（2）采购周期；（3）采购形式；（4）协议采购量；（5）集中采购目录入围品种（谈判成功产品以产品入围价作为产品限价，纳入集中交易目录管理）。

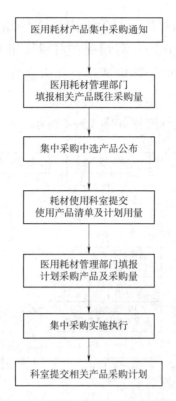

图 15-3 医用耗材集中采购执行流程

【问题 15-8】 医用耗材集中采购下医疗机构应做好哪些工作？

（1）填报历史采购数据；（2）填报意向采购量；（3）执行采购结果；（4）签订合同；（5）根据临床需求优先使用中选产品；（6）及时上报。

二、医用耗材及试剂的临时采购

医用耗材使用科室或部门临时性采购供应目录之外的医用耗材，需经正常合理的审批程序审批后方可实施。对一年内重复多次临时采购的医用耗材，应当按照程序及时纳入供应目录管理。对于实施集中招标采购的地方，需要按有关程序报上级主管部门同意后实施临时性采购。遇有重大急救任务、突发公共卫生事件等紧急情况，以及需要紧急救治但缺乏必要医用耗材时，医疗机构可以不受供应目录及临时采购的限制。

医用耗材临时采购仅适用于院内尚无可替代的产品且出现以下情形：

（1）临床一般病情需要（因某些原因导致在用产品突然出现断货，且严重影响临床治疗检查）。

（2）特殊病情需要（用于治疗罕见疾病、严重危及生命的）。

（3）开展新技术、新疗法（目前医用耗材不能满足需求，新耗材使用对疾病治疗有特别明显改善作用）等情况，可履行相关审批程序后进行临时采购，原则上一年内多次临时采购申请项目在遴选准入时予以重点考虑，符合条件的应及时准入。

医用耗材临时采购执行流程如图15-4所示。

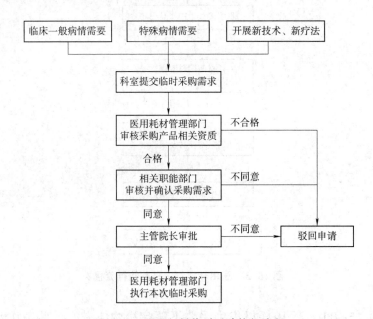

图15-4 医用耗材临时采购执行流程

临床科室根据需要提交临时采购需求并提供采购产品的相关资料，医用耗材管理部门对科室提供的需求和资料进行审核，经正常合理的审批程序审批后，医用耗材管理部门方可执行本次临时采购。

第三节　医用耗材及试剂的不正当销售模式

【本节小引】　2017年，全国九部委启动医用耗材专项整治活动，《关于印发医用耗材专项整治活动方案的通知》（国卫办医函〔2017〕698号）提到其目的，一是加强医用耗材监管，按照"摸清家底、理顺关系、公开透明、标本兼治"的原则对医用耗材在价格、生产、采购、使用等方面的突出问题采取行之有效的整治手段，探索制定一揽子有效监管医用耗材产供销用的改革政策和管理措施。二是严肃查处假借租赁、捐赠、投放设备等形式，捆绑耗材和配套设备销售等涉嫌商业贿赂的不正当竞争行为。

国家工商总局反垄断与反不正当竞争执法局在 2017 年 8 月 21 日发布《关于进一步加强医药领域不正当竞争案件查处工作的通知》，强调"严肃查处假借租赁、捐赠、投放设备等形式，捆绑耗材和配套设备销售等涉嫌商业贿赂不正当竞争行为"。

捆绑耗材和配套设备销售模式损害了市场公平竞争秩序。通过免费投放设备，医疗器械公司不仅可以获得当年的耗材交易机会，而且可以长期锁定未来的采购数量，获得稳定的耗材销售利润。"投放设备捆绑耗材销售"的商业模式被工商机关认定为商业贿赂并施以行政处罚的风险极高。

【案例 15-1】 经营企业免费投放设备捆绑医院采购耗材不合规案。

某地区 A 公司为某医疗器械 S 公司的经销商。A 公司与某医院约定，如果医院 5 年内购买一定金额的耗材，则向该医院提供配套设备免费使用。随后，经过 A 公司申请，S 公司同意转移设备使用权，并规定使用设备的医院必须购买一定数量的试剂。S 公司安排了设备的免费投放和装机，而 A 公司则负责向医院销售耗材。执法机关认为，S 和 A 两公司的上述行为违反了《反不正当竞争法》的规定，对两家公司做出没收违法所得 158.78 万元的处罚。

【案例 15-2】 经营企业免费投放设备不合规案。

某企业于 2013 年 9 月与某妇幼保健医院签订了某品牌大便常规分析仪（价值 8 万元）合作协议书，约定向该妇幼保健医院免费提供设备后，该企业为其配套试剂唯一供应商。双方约定合作期限为 3 年，但自 2015 年 4 月后，该企业未再向该妇幼保健医院销售配套试剂、耗材；合作期满后，该设备所有权归属医院。2017 年 11 月底，该企业被以涉嫌存在商业贿赂行为、违反《反不正当竞争法》立案调查。2018 年 1 月相关部门对该企业作出行政处罚决定：罚款 20 000 元，上缴国库；没收违法所得 17 552.04 元，上缴国库。

【案例 15-3】 医院接受经营企业无偿捐赠设备，约定采购指定医用耗材及试剂不合规案。

某医院与 A 公司签订《无偿捐赠设备协议书》，约定 A 公司向医院捐赠糖化血红蛋白分析仪一台。双方另约定 5 年内医院实验室糖化血红蛋白检测所用试剂及相关耗材全部从 A 公司指定的 B 公司采购，医院将设备以接受捐赠的方式记入账。市场监督管理局认定此行为为商业贿赂。

第四节 医用耗材及试剂采购后管理

【本节小引】 医用耗材及试剂具有产品种类多、品牌多样化、专业性强、临床使用量大等特点。耗材零加成政策实施以后，医用耗材支出对医院整体运营的影响逐渐变大，加强医用耗材管控，促进其合理使用，逐步成为各医疗机构亟须解决的重要课题。本节介绍如何建立医用耗材及试剂二级库以及如何加强医用高值耗材精细化管理，并对其在使用管理过程中常见的问题进行了举例，旨在帮助医疗机构更加高效地使用医用耗材及试剂，减少浪费，降低成本。

一、建立医用耗材及试剂二级库

为了精准核算实际消耗和有效控制成本，医院应根据实际情况酌情设置二级库。根据各临床科室的定期使用量确定基础库存量作为二级库的库存，一旦实际库存低于基础库存量，各科室应及时向医用耗材管理部门提交采购申请。医用耗材管理部门相关工作人员接收采购计划后生成采购订单并推送至相关医用耗材供应商。供应商响应订单并配送，医用耗材或试剂配送至医院前应将其所有相关产品信息传送至医用耗材管理部门。医用耗材管理部门根据各科室的采购计划核对所送医用耗材或试剂数量并核对产品信息，如规格型号、批次有效期等，核对无误后进行虚拟入库（虚拟入库不与配送商结账），待实物送至各临床科室并上机使用时，科室进行一次条码扫描形成实际入库及出库。检验耗材及试剂二级库管理流程如图15-5所示。

二、加强高值医用耗材精细化管理

加强高值医用耗材条形码管理和信息化建设，实现高值医用耗材遴选、采购、验收、入库、储存、盘点、申领、出库、临床使用、不良事件监测、重点耗材监控、超常预警、点评等各环节信息化管理。加强高值医用耗材条码管理，做好病案相关使用记录。将条形码标识粘贴于病历中，做到高值医用耗材"一物一码"，实现高值医用耗材的全生命周期可溯源。

三级公立医院绩效考核新增一个考核指标——重点监控高值医用耗材收入占比，指的是国家确定的重点监控高值医用耗材收入占同期医用耗材总收

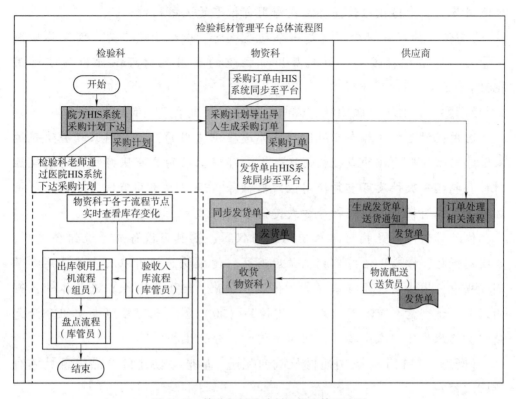

图 15-5 检验耗材及试剂二级库管理流程

入的比值。为响应国家政策导向，医疗机构应根据国家重点监控高值医用耗材目录、省重点监控高值医用耗材目录，结合医院自身实际，合理设置院内重点监控高值医用耗材目录。加强重点监控高值医用耗材监测，促进高值医用耗材规范化使用，控制医疗费用不合理增长。

医疗机构在加强重点监控高值医用耗材监测的基础上，应定期组织专家对高值医用耗材的使用量、使用率、使用金额进行监测分析，对其使用合理性进行评价，将评价结果作为科室和医务人员绩效考核、评优评先等的重要依据。

【问题 15-9】 如何理解医用耗材与高值医用耗材的区别？

高值医用耗材是医用耗材的一部分。

《医用耗材管理办法（试行）》第二条规定，医用耗材是指经药品监督管理部门批准的使用次数有限的消耗性医疗器械，包括一次性及可重复使用医用耗材。

《治理高值医用耗材改革方案的通知》（国办发〔2019〕37号）对高值医用耗材的定义进行了阐述，即直接作用于人体、对安全性有严格要求、临床使用量大、价格相对较高、群众费用负担重的医用耗材。

"高值"为经济概念，也是一个动态概念，很难明确定义，因此临床使用量大、价格相对较高、群众费用负担重的医用耗材可以称为高值医用耗材。

【问题 15-10】 医用耗材或试剂形成的基础信息如何分类？

医用耗材是指医院在开展医疗服务过程中使用的，按照国家相关法规纳入医疗器械注册管理的或经相关行政主管部门批准的具有医疗特征的消耗性材料，包括一次性及可重复使用医疗器械等，可以按照高值医用耗材、低值医用耗材、消耗类医用耗材等方式进行分类。

体外诊断试剂是指可单独使用或与仪器、器具、设备或系统组合使用，在疾病预防、诊断、治疗监测、预后观察、健康状态评价以及遗传性疾病预测过程中，用于对人体样本（各种体液、细胞、组织样本等）进行体外检测的试剂、试剂盒、校准品（物）、质控品（物）等，也可按照专业组分为免疫学、临床生化、微生物学、组织细胞学、分子生物学等。

【问题 15-11】 医用耗材及试剂配送、验收、使用的产品信息具体有哪些内容？

根据《医疗器械监督管理条例》规定，产品信息应包含以下内容：①医疗器械的名称、型号、规格、数量；②医疗器械的生产批号、使用期限或者失效日期、销售日期；③医疗器械注册人、备案人和受托生产企业的名称；④供货者或者购货者的名称、地址以及联系方式；⑤相关许可证明文件编号等。

医用耗材管理部门应梳理院内目前在用医用耗材和试剂产品（价格、品规等基本信息）及其生产、经营企业名单，形成本机构医用耗材和试剂字典，并根据产品动态信息随时调整医用耗材和试剂字典。调整内容包括但不限于增加和减少的在用医用耗材和试剂产品及其生产、经营企业名称，在用产品经营企业变更等情况。同时，应加强医用耗材和试剂字典中涉及供应企业的数量管理，限定相同或相似功能医用耗材和试剂供应企业数量。

【问题 15-12】 为保证医用耗材及试剂的安全使用，医疗机构应该如何加强验收、储存管理？

《医用耗材管理办法（试行）》第二十四条规定，医疗机构应当建立医用耗材验收制度，由验收人员验收合格后方可入库。验收人员应当熟练掌握医用耗材验收有关要求，严格进行验收操作，并真实、完整、准确地进行验收记录。验收人员应当重点对医用耗材是否符合遴选规定、质量情况、效期情况等进行查验，不符合遴选规定以及无质量合格证明、过期、失效或者淘汰的医用耗材不得验收入库。

《医用耗材管理办法（试行）》第二十六条规定，医疗机构应当设置相对独立的医用耗材储存库房，配备相应的设备设施，制定相应管理制度，定期对库存医用耗材进行养护与质量检查，确保医用耗材安全有效储存。

【问题 15-13】 部分医用耗材或试剂需冷链管理，为保证医用耗材或试剂的有效性，医疗机构应如何落实冷链管理要求？

《医疗器械冷链（运输、贮存）管理指南》（食品药品监管总局〔2016〕154 号）第八条规定，用于医疗器械贮存和运输的冷库、冷藏车应配备温度自动监测系统（以下简称温测系统）监测温度。温测系统应具备以下功能：

（1）温测系统的测量范围、精度、分辨率等技术参数能够满足管理需要，具有不间断监测、连续记录、数据存储、显示及报警功能。

（2）冷库、冷藏车设备运行过程至少每隔 1 分钟更新一次测点温度数据，贮存过程至少每隔 30 分钟自动记录一次实时温度数据，运输过程至少每隔 5 分钟自动记录一次实时温度数据。

（3）当监测温度达到设定的临界值或者超出规定范围时，温测系统能够实现声光报警，同时实现以短信等通讯方式向至少 2 名指定人员即时发出报警信息。

每个（台）独立的冷库、冷藏车应根据验证结论设定、安装至少 2 个温度测点终端。温度测点终端和温测设备每年应至少进行一次校准或者检定。冷藏箱、保温箱或其他冷藏设备应配备温度自动记录和存储的仪器设备。

《医疗器械冷链（运输、贮存）管理指南》（食品药品监管总局〔2016〕154 号）第十条规定，在进行冷链管理医疗器械收货时，应核实运输方式、到货及在途温度、启运时间和到货时间并做好记录；对销后退回的产品还应核实售出期间的温度记录。符合要求的，应及时移入冷库内待验区；不符合温度要求的应当拒收，并做相应记录。

《医用耗材管理办法（试行）》第二十七条规定，医用耗材需冷链管理的，应当严格落实冷链管理要求，并确定专人负责验收、储存和发放工作，确保各环节温度可追溯。

【问题 15-14】 《医疗器械监督管理条例》（国务院令第 739 号）第五十一条要求："医疗器械使用单位应当妥善保存购入第三类医疗器械的原始

资料，并确保信息具有可追溯性。"医疗机构应如何确保医用耗材全流程可追溯？

医疗机构应当建立医用耗材验收、出入库管理制度。验收过程中应当重点对医用耗材是否符合遴选规定、质量情况、效期情况等进行查验，不符合遴选规定以及无质量合格证明、过期、失效或者淘汰的医用耗材不得验收入库。医用耗材出库时，发放人员应当对出库的医用耗材进行核对，以确保发放准确，产品合格、安全和有效。另外，医疗机构应当建立医用耗材临床应用登记制度，使医用耗材信息、患者信息以及诊疗相关信息相互关联，保证使用的医用耗材向前可溯源、向后可追踪。

另外，《医疗器械监督管理条例》（国务院令第 739 号）强调，使用大型医疗器械以及植入和介入类医疗器械的，应当将医疗器械的名称、关键性技术参数等信息以及与使用质量安全密切相关的必要信息记载到病历等相关记录中。

通过上述措施，确保医用耗材验收、出入库、临床使用等各环节全流程可以追溯。

【问题 15-15】 在国家严控高值医用耗材不合理使用的背景下，医疗机构应如何促进临床合理使用医用耗材？

合理使用医用耗材能够控制医疗费用不合理增长，维护人民群众的健康权益。《国务院办公厅关于印发治理高值医用耗材改革方案的通知》（国办发〔2019〕37 号）要求：

（1）医疗机构应建立高值医用耗材院内准入遴选机制，严禁科室自行采购。

（2）医疗机构应明确高值医用耗材管理科室，岗位责任落实到人。

（3）医疗机构应完善高值医用耗材使用院内点评机制和异常使用预警机制，开展对医务人员单一品牌高值医用耗材使用、单台手术高值医用耗材用量情况监测分析，对出现异常使用情况的要及时约谈相关医务人员，监测分析结果与其绩效考核挂钩。

《医用耗材管理办法（试行）》要求：

（1）医疗机构应当遵循安全、有效、经济的合理使用医用耗材的原则。

（2）医务管理部门负责医用耗材临床使用管理工作，应当通过加强医疗管理，落实国家医疗管理制度、诊疗指南、技术操作规范，遵照医用耗材使用说明书、技术操作规程等，促进临床合理使用医用耗材。

（3）医疗机构应当结合单病种管理、临床路径管理、支付管理、绩效管理等工作，持续提高医用耗材合理使用水平，保证医疗质量和医疗安全。

（4）医疗机构应当建立医用耗材临床应用质量安全事件报告、不良反应监测、重点监控、超常预警和评价制度，对医用耗材临床使用安全性、有效性和经济性进行监测、监控、分析、评价，对医用耗材应用行为进行点评与干预。

（5）医疗机构应当建立医用耗材超常使用预警机制，对超出常规使用的医用耗材，要及时进行预警，通知相关部门和人员。

问题与案例目录

问题目录

资料，并确保信息具有可追溯性。"医疗机构应如何确保医用耗材全流程可追溯？

【问题 15-15】 在国家严控高值医用耗材不合理使用的背景下，医疗机构应如何促进临床合理使用医用耗材？

案例目录

【案例 15-1】 经营企业免费投放设备捆绑医院采购耗材不合规案。

【案例 15-2】 经营企业免费投放设备不合规案。

【案例 15-3】 医院接受经营企业无偿捐赠设备，约定采购指定医用耗材及试剂不合规案。

参考文献

［1］欧阳克勇. 医疗设备投放，别踩法律红线［N］. 健康报，2016-07-20（007）.

［2］谢松城，严静. 医疗器械管理与技术规范［M］. 杭州：浙江大学出版社，2016：138-139.

［3］王莹. 医疗机构医用耗材采购管理研究［D］. 北京：北京中医药大学，2017.

［4］傅鸿鹏，胡宗铃. 高值医用耗材的政策框架和管理体系［J］. 卫生经济研究，2019，36（7）：3-5.

［5］张雅娟，方来英. 药品集中采购制度的发展与改革研究［J］. 中国药房，2020，31（21）：2561-2566.

第十六章　目录外、限额下采购

【本章导读】　本章引导各单位关注集采目录以外、标准限额以下由各单位自主采购的事项，介绍如何通过制度建设、内部控制等，进一步规范采购行为和管理。

第一节　目录外、限额下采购的内涵

【本节小引】　本节详细介绍集采目录以外、标准限额以下采购的概念，引导采购单位通过拟定制度规范采购行为，并列举目录外、限额下采购常见的问题，提出相应的对策。

一、集中采购目录、政府采购限额标准的含义

《政府采购法》第七条规定："政府采购实行集中采购和分散采购相结合。集中采购的范围由省级以上人民政府公布的集中采购目录确定。属于中央预算的政府采购项目，其集中采购目录由国务院确定并公布；属于地方预算的政府采购项目，其集中采购目录由省、自治区、直辖市人民政府或者其授权的机构确定并公布。纳入集中采购目录的政府采购项目，应当实行集中采购。"第八条规定："政府采购限额标准，属于中央预算的政府采购项目，由国务院确定并公布；属于地方预算的政府采购项目，由省、自治区、直辖市人民政府或者其授权的机构确定并公布。"

《中央预算单位政府集中采购目录及标准（2020年版）》（国办发〔2019〕55号）第一条明确了集中采购机构采购项目；第三条明确了分散采购限额标准：除集中采购机构采购项目和部门集中采购项目外，各部门自行采购单项或批量金额达到100万元以上的货物和服务的项目、120万元以上的工程项目应按《政府采购法》和《招标投标法》有关规定执行。

二、目录外、限额下采购的范畴

根据相关政策可以看出，我国政府采购实行"集中采购目录"和"政府采购限额标准"的双重限定，因此未列入政府集中采购目录之内并且单项或批量金额在政府采购限额标准以下的采购属于目录外、限额下自主采购的范畴。其中，集中采购目录范围和政府采购限额的标准根据《政府采购法》的权限制定，按照中央预算和地方预算性质进行划分：对于中央预算的采购项目，采购标的在国务院颁布的集采目录以外且采购预算在限额标准以下的项目属于目录外、限额下采购；对于地方预算的采购项目，采购标的在地方政府颁布的集采目录以外且采购预算在限额标准以下的项目属于目录外、限额下采购。

三、目录外、限额下的采购组织体系

目录外、限额下自主采购要从采购程序、监督管理、投诉质疑处理等方面建立相应的制度体系。根据采购活动开展过程中的关键环节责任主体进行划分，采购活动中主要涉及以下几个机构。

（一）采购决策机构

单位应根据实际情况成立采购领导小组或采购管理委员会等作为采购决策机构。采购决策机构统一领导医院采购管理工作，对本单位采购政策、重大采购事项进行决策和审定。采购决策机构负责人通常由单位负责人担任，成员由采购业务相关部门负责人组成。

（二）采购管理机构

单位根据实际情况成立采购中心或采购办公室等作为本单位专职负责采购管理工作的职能部门。采购管理机构负责统一归口管理货物、服务以及工程项目的采购工作，贯彻执行政府采购政策法规和单位相关规定，起草采购管理规章制度和工作规范，组织实施采购，负责采购过程中的联系协调及采购决策机构日常性工作的开展。

（三）采购申请机构

采购申请机构为采购业务活动配合执行机构，主要负责本部门申请项目的前期审批、技术参数、提交预算、计划和采购申请、参与项目验收等。

（四）采购评审机构

单位根据实际情况成立评标委员会或评审小组，负责审查或审批采购手续，集体决策拟定采购结果。评标委员会或评审小组负责人由分管采购的主管院领导担任，主持评审工作；评审人员可由本单位专家库随机抽取组成，具有投票权。

（五）采购监督机构

纪检监察及审计部门作为采购监督机构，行使监督检查职权，对采购工作实行全流程监督。

四、问题举例与解答

【问题 16-1】　如何理解自行采购？自主采购等同于自行采购吗？

自行采购不是一种采购方式，而是一种采购组织形式，指采购人不委托采购代理机构而是自己组织采购。《政府采购法》第十八条规定的自行采购有两种情形：一是"采购未纳入集中采购目录的政府采购项目，可以自行采购"，二是"属于本单位有特殊要求的项目，经省级以上人民政府批准，可以自行采购"。87 号令第九条也规定："未纳入集中采购目录的政府采购项目，采购人可以自行招标，也可以委托采购代理机构在委托的范围内代理招标。"

通过对法律法规的理解以及对集中采购目录及限额标准的研究，可以总结出单位可以自行采购的项目主要有以下几类：

（1）集中采购目录以外，政府采购限额标准以上的项目。

（2）集中采购目录以内，本单位有特殊要求，经省级以上人民政府批准的项目。

（3）集中采购目录以外，政府采购限额标准以下的项目。自主采购是针对目录外、限额下的采购行为，属于自主采购范畴内的采购项目，如果通过代理机构采购，就是代理采购；如果是自行组织开展采购，就是自行采购。因此，如果将目录外、限额下的采购直接归于自行采购是一种片面的说法。

【问题 16-2】　目录外、限额下自主采购是否需要签订合同？

目录外、限额下自主采购，若涉及售后、维保、服务等需书面明确双方责权利的项目，双方应签订采购合同或协议规范采购行为，合同或协议原件应作为财务报销的凭据。

【问题 16-3】　目录外、限额下自主采购是否都要委托采购代理机构进行采购，如果采购人要自行采购是否需经过财政部门批准？

符合法律法规规定的自行采购的项目，采购人自行采购不用经过财政部门批准；是否委托采购代理机构进行采购完全由采购人自己决定，没有任何规定要求采购人必须委托采购代理机构进行采购，财政部门也无权批准采购人相关的自行采购项目。

第二节　目录外、限额下采购的方式和程序

【本节小引】　对于目录外、限额下的采购项目，应在具体的采购组织形式下，遵循公开、公平、公正、透明原则，在借鉴政府采购方式的基础上，结合本单位实际情况，采用合适的采购方式，达到采购过程可追溯、保证采购行为合理合法的目的。

一、采购组织形式

选择合适的采购组织形式是采购活动开展的前提。目录外、限额下采购常见的采购组织形式通常包括自行采购和委托采购。

（一）自行采购

自行采购是指单位采购归口部门统一进行采购，参照政府采购方式，常见的自行采购方式有询价、网上比选（竞价）、磋商（谈判）、遴选、单一来源等，为了及时处置应急事件，可采用应急采购方式。自行采购要求采购人具备编制采购文件的能力和条件，即具备一定的专业素质、了解采购标的、可以编制采购文件的人员；还需要具有组织采购活动的能力和条件，即要有专人精通政府采购相关法律法规，可以按照规定的程序和流程组织采购活动，有可以开评标的场所和设备。

（二）委托采购

鉴于部分采购项目对评审人员专业技术能力、评审经验有特殊要求，或采购项目较复杂、单位内部采购部门能力有限，单位无法自行组织开展采购，因此部分单位也可采用委托采购作为目录外、限额下的采购组织形式。委托采购是指采购人将采购项目相关工作的全部或部分内容，委托给政府有关部门认定的政府采购代理机构办理。招标代理机构在其资质许可和采购人委托的范围内开展招标代理业务。招标代理机构有专业的招标业务人员，有符合条件的专家库，能规范采购行为、提高采购资金使用效益、促进廉政建设。

二、自行采购方式和程序

(一) 询价

询价采购是指询价小组向符合资格条件的供应商发出采购物品询价信息，要求供应商一次报出不得更改的价格，从中确定成交供应商的采购方式。

采购范围：采购的货物规格、标准统一，现货货源充足且价格变化幅度小的采购项目，可以采用询价方式采购。

具体采购项目包括五金材料、办公用品、办公设备耗材、印刷品等。

采用询价采购方式的，应按照单位规定的采购流程组织实施。采购流程要点包含但不限于以下内容：

(1) 成立询价小组。询价小组多由职能部门和使用科室 3 人及以上单数人员组成。

(2) 职能部门编制询价表，和使用科室共同明确采购需求中的技术、服务等要求。

(3) 职能部门或使用科室推荐不少于 3 家供应商并向供应商发放询价表，供应商报价。

(4) 询价小组经询价后，在符合采购需求的前提下，根据评审结果确定供应商。

(二) 网上比选 (竞价)

由于互联网技术和电子卖场的快速发展，网上比选 (竞价) 也成为政府采购方式之一。网上比选 (竞价) 具有采购周期短、节资、公开公平、竞争充分等特点，适用于技术参数相对固定，市场价格相对稳定透明的货物类项目的采购，如：办公家具、被服 (含窗帘)、空调、各类软件、网络硬件、仪器设备、器械、电子办公设备、图书教材、期刊、电子出版物、纪念品等。这类货物由于其通用性质，在网上有稳定可靠的渠道，同时能进行充分的价格对比，可以通过网上比选的方式采购，大大节约采购所花的人力、物力，加快采购进程。网上比选流程如图 16-1 所示。

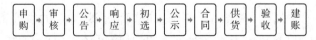

图 16-1 网上比选流程

（三）磋商（谈判）

磋商（谈判）采购是指磋商小组与符合条件的供应商就采购货物、服务和工程事宜进行磋商，供应商按照采购文件的要求提交响应文件和报价，磋商小组按照采购文件规定的评审方法和程序推荐供应商排序或成交供应商的采购方式。

磋商（谈判）采购方式一般适用于技术复杂或者性质特殊，不能确定详细规格或者具体要求的采购项目，多数为服务类项目。以下情形因采购需求不明确，需通过双方磋商（谈判）以得到最终的采购需求，包括：单位总体发展建设规划、基本建设项目可研、能评、环评、勘察、设计、监理、施工及与项目有关的材料、设备等；系统集成、网络布线工程、软硬件维保等；媒体宣传、各类标识标牌、广告及宣传材料印制；各类审计服务、咨询，按规定实施项目审计等；医疗仪器设备、设备维保、资产报废、放射防护与培训、环评、预评、医用气体及设备、物流管理、手术室建设与维护；消防、安防工程，消防维护、安保服务等；会务公司、酒店、律师、纪念品、工作慰问等。这类服务由于要根据单位实际情况进行配置或定制开发，没有统一的市场标准，因此需要和潜在供应商进行沟通确认，择优或最低价选择，以满足单位需求。采用磋商（谈判）采购方式的，应按照单位制定的采购流程组织实施。采购流程要点包含但不限于以下内容：

（1）磋商（谈判）小组。磋商（谈判）小组由职能部门或使用科室代表和评审专家共 3 人以上单数组成，其中评审专家人数不得少于磋商小组成员总数的 2/3。

（2）邀请供应商。职能部门应当通过单位官网发布公告，邀请不少于 3 家符合相应资格条件的供应商参与磋商（谈判）。

（3）制定磋商（谈判）文件。磋商（谈判）文件应当包括供应商资格条件、采购邀请、采购方式、采购预算、采购需求、评审程序、评审方法、评审标准、价格构成或者报价要求、响应文件编制要求等。

（4）供应商在规定时间递交响应文件。

（5）磋商（谈判）。磋商（谈判）小组所有成员应当集中与单一供应商分别进行磋商（谈判），并给予所有参加磋商（谈判）的供应商平等的机会。单位审计部门人员或工会委派的教职工代表监督整个采购过程。

（6）确定成交供应商。磋商（谈判）结束后，磋商（谈判）小组应当要求所有实质性响应的供应商在规定时间内提交最后报价，提交最后报价的供应商不得少于3家。属于市场竞争不充分的科研项目，以及需要扶持的科技成果转化项目情形的，提交最后报价的供应商可以为2家。磋商项目采用综合评分法进行综合评分，确定排序第一的供应商为成交供应商。谈判项目往往采用满足需求的最低报价确定供应商。

（7）在单位官网公告成交结果。

（四）遴选

遴选采购方式一般适用于品目较多或按需结算的物资及部分工程、服务等采购项目。供应商按要求递交遴选文件，遴选小组进行评审，确定入围供应商、签订合同。根据实际情况从入围供应商中选择公司供货或提供相应的服务。具体采购项目如专业医用器械设备、医用耗材、房屋修缮装修等。以上采购项目如涉及实际采购量不能预先确定，且不同产品的厂家授权及维保等情况，往往一家供应商不能完全满足医院的所有需求，此时适用于遴选采购。

采用遴选采购方式的，应按照单位制定的采购流程组织实施。采购流程要点包含但不限于以下内容：

（1）成立遴选小组。遴选小组由职能部门或使用科室代表和评审专家共3人以上单数组成，其中评审专家人数不得少于遴选小组成员总数的2/3。

（2）制定遴选文件。遴选文件应当包括供应商资格条件、采购需求、采购政策要求、评审程序、评审方法、评审标准、价格构成或者报价要求、响应文件编制要求等。

（3）确定邀请参加遴选的供应商名单。采购职能部门应当通过单位官网发布公告，公开邀请符合相应资格条件的供应商参加遴选。

（4）遴选。遴选小组根据遴选文件要求进行评审。单位审计部门人员或工会委派的教职工代表监督整个遴选过程。

（5）确定入围供应商。根据评审结果，确定入围供应商。

（6）在单位官网公告成交结果。

（五）单一来源

单一来源采购参照政府采购中的模式进行，由谈判小组与供应商进行单一来源谈判，确保质量的稳定性、价格的合理性、售后服务的可靠性。单一来源采购的情形主要有以下几种：

（1）非标设备：市场上没有满足要求的标准成型设备，需要专业厂家定制生产。

（2）技术要求唯一性：市场上只有唯一制造商所生产的设备能满足使用要求。

（3）配套设备及配件：必须保持与原有设备的一致性或者按照服务配套的要求，需继续从原供应厂商处添购的设备配件。

（4）对规格相同、数量相当、距前一次招标时间少于6个月且价格变化不大的采购项目，可采用上一次的采购结果续签，金额不超过原合同的10%。

（5）法律、行政法规或者国务院另有规定不适宜公开招标的。

具体采购范围包括：大型医疗设备维修维保、功能扩展、接口开发、软件升级、设备配件、软件使用费等。

实施单一来源采购方式的，应参照《政府采购法》内的单一来源采购方式，按照单位制定的采购流程组织实施。采购流程要点包含但不限于以下内容：

（1）采购论证：申请单一来源采购的项目，须经3人及以上专家进行单一来源采购论证。

（2）采购公示：在单位官网进行单一来源采购公示。

（3）编制单一来源采购文件。

（4）在单位官网发布单一来源采购公告。

（5）供应商按采购公告要求提交单一来源采购响应文件。

（6）组成单一来源谈判小组，谈判小组成员必须由3人及以上单数组成，其中专家人数应为总数的2/3以上。用户代表应当作为小组成员之一，经谈判确定成交价格。单位审计部门人员或工会委派的教职工代表监督整个谈判过程。

（7）在单位官网发布成交公告。

（六）应急采购

应急采购是指为了及时处置应急事件而按照单位现有采购管理程序无法满足其紧迫性需要，专门制定程序直接从相关的专业性供应商处采购，以满足特殊采购需求的采购形式。应急采购应当遵循从严掌握、高效规范、归口管理、集体决策、及时处置的原则。以下情形因采购需求突发，时间紧迫，亟须处置，适用于应急采购：

（1）突发水、电、暖、燃气、通信、信息、网络、道路、管线、电梯、中央空调等设备、设施的故障抢修。

（2）突发自然灾害、事故灾难、公共卫生和医院安全的应急处置。

（3）为完成上级相关部门紧急任务而进行的采购。

（4）为处置直接严重影响医疗、教学、科研工作，师生学习生活，患者安全的突发事件而进行的临时性紧急采购。

（5）其他经单位集体研究认定的应急事件所需临时性紧急采购。

正常的采购流程往往不能满足以上紧急情况的需求，因此，事急从权简化采购流程。若因公共紧急事件有上级发文，严格按照文件执行；若没有具体的上级指示安排，本单位应集体研判，确定事情紧急情况，按照制订的方案处置。一般来说，应急采购因流程的简化存在风险，实施应谨慎，不宜扩大范围。

采用应急采购方式的，应按照单位制定的采购流程组织实施。采购流程要点包含但不限于以下内容（以某医院的规范做法为例）：

（1）应急采购审批程序：申请科室填写"应急采购申报表"，5万元以下（含）报告主管院领导审批，并向院长办公会报告；5万元以上的采购项目报院长办公会或医院党委会审议，审批通过后的应急采购申请由设备部根据现场处置需要直接从相关的专业性供应商处采购并组织协调项目执行。

（2）应急采购供应商的选定和价格的确定：应急采购应当优先从政府集中采购目录项目内的协议供货厂商、协议供货代理商、定点企业或入围企业名录中确定供应商；应急采购所需在政府集中采购目录项目外的，应从相关优质的专业性供应商中确定，同等条件下，优先选择曾经在医院采购项目中中标且履约良好的供应商；水、电、暖、燃气、通信、信息、网络、电梯、中央空调等专业垄断行业的应急采购，应选择相关行业指定供应商。其中，工程类应急采购项目，工程造价以审计部门审计结果为准；仪器、设备、零件、材料等物资类采购的价格以询价价格为准。

（3）申请科室的主管部门应当在实施采购后按需签订合同或协议并按要求完成验收入库等手续，及时处置应急事件。

三、问题举例及解答

【问题 16-4】 在单位内部开展自行采购活动，组建评审委员会时，使用科室人员应回避吗？

87号令第四十七条规定："评标委员会由采购人代表和评审专家组成，成员人数应当为5人以上单数，其中评审专家不得少于成员总数的三分之二。"采购人要切实履行在政府采购活动中的主体责任，合理确定评审人员的组成，选派本单位人员或者委托有关专业人员担任采购人代表参与评审。依此推理，在单位内部开展自行采购活动中，使用科室人员可参加评审委员会。

【问题 16-5】　某公立医院医用耗材品种众多，其中部分品种一个财政年度内也有可能会超过分散采购限额标准，医院不通过政府采购，自主按照竞争择优的原则选择多家耗材配送供应商对医院进行耗材配送的方式是否可行？

全年采购金额达到政府采购限额标准的，应当按照政府采购法律制度执行。

【问题 16-6】　在单位内部采购项目中，参与项目前期可行性研究咨询的单位，能否再参与该项目采购活动？

项目前期可行性研究咨询属于为项目提供设计服务，根据《政府采购法实施条例》第十八条的规定，除单一来源采购项目外，参与项目前期可行性研究咨询的单位，不得再参加该采购项目其他采购活动。

第三节　目录外、限额下采购的内部控制

【本节小引】　目录外、限额下的采购不同于政府采购，各单位需制定院内采购管理制度对这类采购活动进行规范。要保证单位内部采购管理制度得到彻底执行，则需要规范目录外、限额下采购活动的权利运行，强化内部控制流程，促进采购活动提质增效。本节将通过梳理目录外、限额下采购活动的关键环节及风险，针对一些常见的、存在争议的问题进行解答，如一次招标三年沿用的采购项目如何确定预算金额，怎样识别规避政府采购执行医院内部采购的情况，应急采购容易出现哪些问题，目录外、限额下的医用耗材试剂采购风险有哪些等，为各单位进行目录外、限额下采购活动内部控制建设提供一定的指导和参考价值。

一、目录外、限额下的采购与政府采购的联系与区别

各单位应以《政府采购法》为根本，在实际采购过程中，严格控制政府采购行为，将不适用《政府采购法》、不属于政府采购规范范围的采购项目划分为目录外、限额下的采购。虽然目录外、限额下的采购与政府采购具有

很多的不同之处，但两者均需要规范采购行为的制度，且在采购单位内部管理流程上是大致相同的。

因此，公立医院可以根据《行政事业单位内部控制规范（试行）》第五条"单位建立与实施内部控制，应当遵循全面性原则、重要性原则、制衡性原则、适应性原则"，运用《公立医院内部控制管理办法》第三十条"采购业务内部控制"所提供的方法，即建立健全采购管理制度，采购业务活动应当实行归口管理，合理设置采购业务关键岗位，优化采购业务申请等工作流程及规范，严格遵守政府采购及药品、耗材和医疗设备等集中采购规定等，按照《财政部关于加强政府采购活动内部控制管理的指导意见》（财库〔2016〕99号）中所提出的"明晰事权，依法履职尽责；合理设岗，强化权责对应；分级授权，推动科学决策；优化流程，实现重点管控"等措施，探索目录外、限额下采购的内部控制建设及优化路径，创新目录外、限额下采购管理手段，有效防范舞弊和预防腐败，提升目录外、限额下采购活动的组织管理水平和财政资金使用效益，保证有关采购活动的有序进行。

二、目录外、限额下采购的主要风险

目录外、限额下采购的主要风险可能包括以下几个方面：第一，由于目录外、限额下的采购行为不在《政府采购法》的约束范围内，要保障该类采购行为的有序进行，需要建立健全严密、有效的约束机制。采购管理部门应制定单位内部采购管理制度，覆盖目录外、限额下采购全流程，否则可能存在关键事项和环节缺乏控制的风险。第二，在采购前端环节，采购人将部分集采目录以内或者采购限额以上的采购项目"包装"成目录外、限额下的采购项目，以此规避《政府采购法》的既定采购流程，可能存在法律风险、廉政风险等。第三，提起采购申请的业务科室对采购需求调研不充分，一方面可能导致预算编制不准确，另一方面可能导致无法针对调研结果组织采购方式论证，存在采用错误采购方式的风险。第四，在采购活动执行过程中，采购人违反医院内部采购管理制度，评审过程不规范，采购流程流于形式，可能存在围标、串标、陪标等风险。第五，评审结束确定中标供应商后，采购人未签订采购合同、未按医院内部管理制度公示采购结果等，可能存在履约风险、信息不透明等风险。

三、目录外、限额下采购活动的关键环节

目录外、限额下采购活动的关键环节包括编制采购文件、审定预算和实

施计划、申请及审批采购需求、确定采购方式、组织采购活动、签订采购合同、履约验收、资金支付与结算。其中，采购流程的前端环节会决定采购方式，影响后续采购活动的执行。比如，业务科室提出的采购需求中，采购标的是否纳入集采目录，会决定其是否执行政府集中采购；采购标的的预算编制是否准确，会决定其是否达到政府采购限额标准；采购流程的中端环节则会影响采购结果的真实性、公平性。比如，对供应商的资格审核、评审专家的选取、评审因素的选择等，会决定采购过程是流于形式还是真正起到了选拔最优供应商的作用；而采购流程的末端环节则会影响采购结果的执行，及时签订采购合同、严格履行验收对采购结果的实施起到了保驾护航的作用。

四、目录外、限额下采购内部控制的构建

构建目录外、限额下采购的内部控制，应从组织架构和业务流程两个方面着手。在组织架构方面，应建立健全相关采购制度，涵盖采购预算与计划、需求申请与审批、过程管理、验收入库等方面的内容；明确采购管理、执行及监督三权分立的组织部门。在业务流程方面，应建立适合本单位实际情况的内部控制体系，并组织实施。具体的内部控制流程包括梳理目录外、限额下采购业务的流程，明确业务环节，系统分析采购活动的风险，确定风险点，选择风险应对策略。此外，单位应定期对目录外、限额下采购业务进行风险评估，重点关注采购业务的决策、执行、监督是否实现有效分离；是否实现了归口管理；不相容岗位是否分离；是否建立健全授权审批制度；是否强化了对目录外、限额下采购的预算控制等问题。

五、问题举例与解答

【问题 16-7】 医院目录外、限额下采购规定与国家政策相违背的情况有哪些？

（1）某医院制定的《采购管理办法》规定，"信息化、维保及服务类等≥20万元的项目实行院外委托招标"。上述条款不符合《政府采购法》第十八条"采购人采购纳入集中采购目录的政府采购项目，必须委托集中采购机构代理采购"的规定。信息化项目属于集中采购目录内，应按照集中采购相关规定委托集中采购机构代理采购，不能委托社会代理机构进行采购。单位自行拟定的采购管理规定不应违背《政府采购法》等法律条款的规定。

（2）某医院印发的《采购相关管理制度汇编》中含《内部审计工作规定》，明确了该单位审计部门为单位内部监督部门与内控建设牵头部门，与《行政事业单位内部控制规范（试行）》第十四条"单位经济活动的决策、执行和监督应当相互分离"的规定不符。

【问题16-8】　未执行政府采购的"目录外、限额下采购"常见情况有哪些？

在实际采购过程中，存在许多应执行政府采购而未执行的情况，此类采购项目未按照《政府采购法》履行相应的采购程序，存在一定的合规性风险。本指南将该类情况的常见情形汇总并举例如下，以供读者能在实际情况中更好地识别并控制这类风险：

（1）采购单位自行采购纳入集中采购目录的采购项目，而未执行集中采购。某医院与某科技有限公司签订网络安全设备维保升级项目合同，该项目合同金额为129 458元，采购标的为深信服上网行为管理软件和POE供电交换机等网络设备，分别属于集中采购目录内的非定制通用商业软件和计算机网络设备。但采购单位将其划分为目录外、限额下的采购项目，未执行集中采购程序，违反了《政府采购法》第十八条"采购人采购纳入集中采购目录的政府采购项目，必须委托集中采购机构代理采购"的规定。

（2）分解采购预算，将采购标的化整为零，规避政府采购。在业务科室提出采购需求和上报采购预算环节，如果采购归口管理部门审核、审批不严，则会出现分解采购预算或者采购项目规避政府采购的现象，不利于形成规模效益，存在影响财政资金的使用效率的风险。常见的有两种情形：从项目上分解和从合同签订时间上分解。

一是从项目上分解。中央预算单位某医院的心血管内科和呼吸内科于2020年11月同时提出遥测监护系统的采购需求，采购预算分别为50万元和60万元，该单位的采购归口管理部门决定分别采用院内公开招标的方式进行采购。内部审计部门在对采购过程进行监督的过程中发现，两个项目采购标的的设备配置及功能相同，认为分别进行院内采购的做法违反了《中央预算单位政府集中采购目录及标准（2020年版）》中"政府采购货物或服务项目，单项或批量金额达到100万元以上的，执行政府采购"的相关规定，提出合并采购项目、执行政府采购的审计建议。

二是从合同签订时间上分解。中央预算单位某医院2018年与某物业管理有限公司签订物业合同，合同金额为114.12万元。2019年2月28日合同期满后，该医院未执行采购流程，而是直接按季度与该物业管理有限公司签订《物业延期服务协议》，将年度金额合计已达 100 万元以上的合同拆分为金额分别为 36.3 万元、38.4 万元、37.2 万元与 40.5 万元的季度合同。该做法虽然使得单项合同的金额均小于政府采购的限额标准，但年度合同金额超过了政府采购的限额标准，因此也属于化整为零，拆分采购标的，规避政府采购的做法。

针对以上两种情况，医院应从采购预算环节开始加强管理，预算单位应认真分析往年政府采购预算执行情况并结合当年年度工作计划，科学合理确定采购需求及预算，做到采购预算应编尽编。单项或批量采购同一品目的货物，应当合并编制政府采购预算；同一品目的服务项目，服务需求一致的，也应当合并编制政府采购预算。

（3）直接委托子公司业务，未执行政府采购。事业单位与其下属子公司之间的业务往来存在许多风险，其中，直接委托子公司业务，规避政府采购是常见的风险之一。中央预算单位某医院于 2019 年第 13 次院长办公会上决定直接委托子公司某医疗投资管理有限公司提供耗材配送供应服务，并就该项服务与该子公司签订"医疗管理有限公司耗材配送服务"合同，合同金额为 205.5 万元；2020 年合同期满后，该医院于第 14 次院长办公会上决定直接与该子公司续签耗材配送供应服务合同，合同金额为 200.85 万元。两项合同均为直接委托子公司相关业务，未按规定执行政府采购程序，存在合规性风险。

【问题 16-9】 如何识别签订补充协议是否是规避政府采购流程？

补充协议由于能规避采购流程，具有时效快、流程简单的特点，已经被越来越多的采购单位所使用，但其合规性也在越来越频繁的使用中受到了质疑。本指南将通过一个案例，梳理签订补充协议在政府采购过程中存在的一些常见问题，帮助读者在日后签订补充协议的过程中控制风险，使得采购行为符合相关政策规定。

某采购代理机构组织完成采购人委托的一项建设工程项目招标，在合同履行中，采购人和中标公司发现，需要采购人向中标公司补充采购部分工程才能保证施工继续进行。由于时间紧急，采购人与中标公司签订了追加采购的补充协议，协议的采购金额为原合同采购金额的 12%。补充协议签订后，工程建设项目得以继续推进，但之前参与投标的未中标公司得知此消息后，提出此次补充协议签订不合法的质疑。未中标公司质疑的依据是：此次追加采购的补充合同采购金额超过了原合同采购金额的 10%，违反了《政府采购法》第四十九条的规定，采购人的此次采购不适合采用追加方式实施采购，应该属于添购范畴。采购人对此质疑的解释是：此次追加采购属于工程采购，适用的是《招标投标法》。《招标投标法实施条例》第九条第（四）项规定"需要向原中标人采购工程、货物或者服务，否则将影响施工或者功能配套要求"的，可以不进行招标。但未中标公司对此解释并不满意，其认为根据《政府采购法实施条例》第二十五条的规定："政府采购工程依法不进行招标的，应当依照政府采购法和本条例规定的竞争性谈判或者单一来源采购方式采购。"在此次补充合同的签订过程中，采购人并未按照规定执行政府采购程序，追加采购也超过了金额限制，因此，未中标公司坚持进行了投诉。

在本案例中存在两个问题：一是采购人签订补充协议的行为属于追加采购还是添购？二是采购人未走政府采购流程而直接签订补充协议的行为是否正确？

对于问题一，"添购"和"追加采购"在《政府采购法》中均有提及。根据《政府采购法》第三十一条的规定，必须保证原有采购项目一致性或者服务配套的要求，需要继续从原供应商处添购，且添购资金总额不超过原合同采购金额百分之十的，可以依照该法采用单一来源方式采购。《政府采购法》第四十九条规定："政府采购合同履行中，采购人需追加与合同标的相同的货物、工程或者服务的，在不改变合同其他条款的前提下，可以与供应商协商签订补充合同，但所有补充合同的采购金额不得超过原合同采购金额的百分之十。"从两条法律条款来看，"添购"和"追加采购"主要有三个方面的不同。一是采购时间的不同。"添购"无时限要求，可以是原合同履行过程中，也可以是原合同履行完毕后，"追加采购"则要求在合同履行中进行。二是实现途径不同。"添购"属于可以采取单一来源采购的情形，而《政府采购法》第三十九条规定："采取单一来源方式采购的，采购人与供应商应当遵循本法规定的原则，在保证采购项目质量和双方商定合理价格的基础上进行采购。"因此"添购"有"双方商定价格"的程序。而"追加采购"无须走单一来源采购的程序，此外追加采购合同除了追加采购标的数量以外，不得改变合同其他条款，其中包含了采购标的的单价，因此也没有"双方商定价格"的程序。三是采购内容不一致。"添购"的内容与原采购内容未必一致，例如采购的是与原合同必须配套的服务，但"追加采购"的内容是与原合同标的相同的货物、工程或服务。在本例中，由于采购人在补充协议中采购的是与原合同配套的工程，因此根据《政府采购法》，该采购行为应属于"添购"。

对于问题二，在本例中，如果依据《政府采购法》第三十一条的规定，应将该采购行为划分为"添购"。但由于合同金额超过了"添购"的限额，因此再结合《招标投标法实施条例》第九条的规定，该工程是"需要向原中标人采购工程、货物或者服务，否则将影响施工或者功能配套要求"才不招标的，那么可以参照《政府采购法实施条例》第二十五条的规定，采用竞争性谈判或者单一来源采购方式采购。但采购人并未执行政府采购，而是"无奈之下"签订补充协议，该做法并未完全遵守相关法律法规，存在合规性风险。

当然，在实际采购过程中，采购人若在招标之前尽可能将采购内容细致化、精细化，避免后期增加太多补充内容，能更好地防范可能出现的采购风险。内部审计部门也应做好采购过程监督，遇到追加采购的项目，应关注预算调整或资金追加的时间点，判断采购活动开始前采购人是否已经知道调整追加预算，防范"化整为零"的情况出现。

【问题 16-10】　一次招标 3 年沿用的采购项目如何确定预算金额？

中央预算单位某医院的总务部门提出医院绿化服务采购需求，需求中提出：本项目服务期限为 3 年，采取一次招标，3 年沿用，分 3 个年度分别签订合同的方式实施，预算金额为 40 万元/年。单位采购管理部门认为该项目未纳入集中采购目录，中央预算单位分散采购限额为 100 万元，该项目预算为 40 万元/年，3 年的政府采购预算金额为 120 万元。如果要一次性采购，分 3 年签订合同，该项目是否属于政府采购项目。

确定采购项目金额是否达到采购限额标准，应当以采购项目的年度预算金额为准。如果项目符合《政府采购法》关于政府采购项目的规定，就属于政府采购项目，采购项目金额达到分散采购限额标准的，应当按照政府采购法律制度规定执行。

【问题 16-11】　工会采购项目属于目录外、限额下采购吗？

中央预算单位某医院的工会在给单位职工发放中秋节福利时，采用直接采购方式，从某供应商处采购月饼 15 000 盒，并未走政府采购流程。外部审计人员对此提出质疑。但单位采购管理部门解释，工会福利项目的采购资金不属于财政性资金，不必执行政府采购。外部审计人员则认为，工会属于人民团体，是"团体组织"的一种，其所有资金也按照"收支两条线"纳入预算管理，属于财政性资金。

针对上述存在争议的问题，2021年全国两会期间，财政部经研究并商国家卫生健康委，对其中涉及的政府采购"财政性资金"概念问题作出了答复，即《财政部对十三届全国人大四次会议第8584号建议的答复》。财政部表示，《政府采购法实施条例》对政府采购"财政性资金"概念作了明确规定，"财政性资金"是指"纳入预算管理的资金"。按照《预算法》规定，包括公益性医院在内的国家机关、事业单位和团体组织的所有收入，公益性医院的财政补助收入、经营性收入和其他收入等"自有资金"，均应纳入部门预算管理。因此，医院工会使用纳入部门预算管理资金开展的采购活动，无论资金来源，都属于财政性资金，应当执行政府采购的相关规定。那么，根据《政府采购法》第二条第二款"本法所称政府采购，是指各级国家机关、事业单位和团体组织，使用财政性资金采购依法制定的集中采购目录以内的或者采购限额标准以上的货物、工程和服务的行为"的规定，工会项目的采购标的在集采目录以内或者采购预算达到限额标准以上，就应当适用《政府采购法》及其实施条例，不在集采目录范围内或预算未达限额标准的项目，才应该按照内部采购管理制度进行目录外、限额下的采购。

【问题16-12】 应急采购项目可以不走政府采购程序吗？

中央预算单位某医院因当地××疫情复发，基于患者、在院职工的××检测需要，医务部提出采购××检测服务的需求。由于时间紧迫，执行政府采购周期较长，于是采购管理部门没有采用公开招标、竞争性磋商等政府采购方式，而是决定采用院内应急采购的方式进行采购。医院通过市场调研，直接与某医学检验中心有限公司签订了××检测服务合同，期限为一年。内部审计人员在对当年院内应急采购进行专项审计时，认为该项目虽然符合执行应急采购的情况，但合同服务期限超过了应急采购时效，在该期限内完全有足够的时间通过执行政府采购实现更加公平、透明的"阳光采购"，因此出具了该做法规避政府采购流程，存在合规性风险的审计意见。

现实情况中，此类需要应急采购的情况时常发生，这类项目是否应纳入政府采购也一直存在争议。《政府采购法》第八十五条规定："对因严重自然灾害和其他不可抗力事件所实施的应急采购和涉及国家安全和秘密的采购，不适用本法。"如果是紧急情况下实施的采购项目，比如因地震自然灾害、事故灾难、公共卫生事件和社会安全事件等而必须立即实施的采购项目，可以不按《政府采购法》规定的采购程序进行；而如果尚未出现上述情况，只是用于防患于未然，且使用财政性资金、在政府采购限额标准以上的应急采购项目，就须按照《政府采购法》规定的采购程序实施采购。在本例中，医院签订服务期为一年的核酸检测服务采购合同，实质上有防患于未然的作用，因此采购管理部门应考虑采纳审计部门提出的审计意见，缩短合同服务期限，编制采购预算，在必要时重新执行政府采购程序。

由此可见，应急采购不同于政府采购。应急采购由于时间紧急，相较于常态化采购，需要简化、优化审核审批流程，明确办结时间和责任，快速实施采购。要保证应急采购的有序进行：一是要建立健全应急采购制度，规范应急采购流程；二是要建立紧急状态下的采购内部控制制度，确保相关制度得以有效执行；三是由于应急采购通常并没有预算安排，在紧急情况下首先需要解决采购资金问题，因此需要建立预算调整或追加制度。

【问题 16-13】 如何识别自行采购流于形式的情形？

对于目录外、限额下的采购项目，医院即使制定了相应的采购管理制度，也可能由于缺乏监督，采购流程流于形式，使得评审结果无法体现真实性。因此，医院的审计或纪检监察工作人员应在目录外、限额下的自行采购过程中履行监督职能，识别此类情形并作出相应控制措施，减轻此类风险。

中央预算单位某医院在其制定的《招标采购管理办法（试行）》中规定，对100万元以下、50万元以上（含）的货物和服务采取院内自行招标方式进行采购。2019年，该院首次对"临床护理员服务项目"进行院内招标，项目预算金额为60.48万元。本次招标中参与投标的3家公司及其得分分别为：甲物业管理有限公司，得分59分；乙劳务服务有限公司，得分55.95分；丙劳务服务有限公司，得分97.76分。2020年，医院第二次对"临床护理员服务项目"进行院内招标，预算金额为86.64万元。参与投标的3家公司及其得分分别为：甲物业管理有限公司，得分58.97分；乙劳务服务有限公司，得分59分；丙劳务服务有限公司，得分98.81分。该院审计人员发现此项目连续两年评分表所记载的投标人和中标人相同，且各投标人得分呈相同规律，怀疑该项采购流于形式，提出重新组织采购的审计建议。

要识别院内自行采购是否流于形式，需要院内采购监管部门做好评审过程的监督工作。比如，监督人员应关注各位评委在评分标准中的客观因素评分是否一致、资格条件或评审因素中是否对供应商实行了差别待遇或歧视待遇、评审标准中的分值设置是否量化或与评审因素的量化指标是否对应等，这些因素均会对采购结果的公平性和真实性造成影响。只有评审过程得到严格、彻底的执行，才能保证采购流程不流于形式，实现"阳光采购"。

【问题16-14】 如何解决询价流程中存在争议的问题？

对于小额的采购项目，许多单位都采取院内自行询价的采购方式进行采购，在询价过程中会遇到一些法律法规尚未明确规定的状况，让询价采购不知如何继续进行。本指南将通过两个案例对询价过程中有效报价家数不足、报价最低供应商产品质量不如其他供应商，这两类存在争议的情况，提供相关部门采取的典型做法，以供读者在遇到类似情况时参考。

案例一：中央预算单位某医院拟采购一批医用器械，该批器械预算为5万元。根据院内采购管理制度，采购管理部门拟通过院内询价的采购方式采购该批器械。在成立询价小组后，根据院内采购管理制度选取了四家医疗设备供应商，并向其发出询价通知书。依据询价通知书的要求，四家供应商都在规定时间内递交了报价文件。但询价小组对报价文件拆封后发现，四家供应商中有一家报价未按要求盖章，一家的交货时间严重不符合询价文件要求，询价小组认定这两家供应商的报价均为无效报价。此次询价活动是否该继续进行，询价小组内部产生了分歧。一位评审专家认为，根据医院内部采购管理制度规定，询价采购的竞争供应商须不少于3家，才能确保充分竞争，本项目经评审后合格的报价供应商少于3家，应当按照询价失败处理；另一位评审专家则认为，参照《政府采购法》第四十条，询价采购供应商不得少于3家是指必须向不少于3家的供应商发出报价邀请，而对最终有多少家供应商提供了有效报价法律并无明确要求，本项目向四家供应商发出了报价邀请，完全符合法律规定，因此询价活动可以继续进行。

鉴于询价小组的意见未能达成一致，采购管理部门将此事上报院内采购监督部门审计办公室。审计人员调查后认为，《政府采购法》第四十条规定，向不少于3家的供应商发出询价通知书让其报价，其实质是旨在形成不少于三家供应商的竞争局面。由于本项目只有两家供应商形成竞争，参照《政府采购法》的规定，难以确保在真正有效、充分的市场竞争机制下形成合理的采购价格，因此提出重新组织询价采购的审计建议。

案例二：中央预算单位某医院拟通过询价的方式自行采购一批餐厨具。询价小组向3家供应商发出询价通知书，要求不锈钢面盆技术指标须满足钢含量不低于40%。甲、乙、丙3家供应商所报产品钢含量分别为40%、60%和50%；报价分别为8万元、8.5万元和9.5万元。其中，乙供应商产品的外观、质量和工艺水平明显较优。询价小组评审后认为，甲供应商所报产品虽然价格最低，但工艺粗糙，质量较为低劣，只能勉强满足采购方的质量技术要求；而乙供应商的产品在外观、工艺和质量指标上在3家供应商中均属上乘，能最大化满足采购人需求，因此推荐乙供应商为成交供应商。但当医院将采购结果公示后，却遭到了甲供应商的投诉。甲供应商认为，询价采购的成交原则是按最低价成交，本项目未按该原则成交，违反了《政府采购法》的相关规定。采购部门的解释是：按照《政府采购法》第四十条第四项"采购人根据符合采购需求、质量和服务相等且报价最低的原则确定成交供应商"的规定，虽然甲供应商的价格低于乙供应商，但两者的产品在质量上并不相等，如果换算成"质量相等"的条件，乙供应商的价格最低，因此确定乙为成交供应商。监管部门听了两方的解释，经慎重研究，为防止采购部门任意以价格外因素否定最低报价等违规操作行为，认为采购部门应改变成交结果，认定甲为成交供应商。

正如《政府采购法》规定，询价采购的成交原则是在"符合采购需求、质量和服务相等"的前提下，按最低价成交。而"相等"这一概念，需要在量化指标下才能实现比较。对于无法量化的需求，如何判定"相等"仍是需要探讨的问题。因此在询价采购方式下，如果不量化产品相关评审指标，则无从比较质量和服务是否相等；若将每个参数都进行了量化，询价采购方式又与招标方式趋同，失去了询价采购的意义。因此，在符合采购需求的前提下，确定最低报价的供应商为成交供应商，才是符合根本要求的。采购部门在决定是否采用询价方式进行采购时，应当将采购产品的质量和服务是否满足采购需求作为采购原则，而不是将其作为相互比较的打分因素，除非在报价相同的情况下，并且产品的质量技术通过详细的量化比较就能得出采购结果，否则应当采取招标或竞争性谈判等采购方式进行采购。

第四节　目录外、限额下采购的纪检监督

【本节小引】　本节探讨纪检监察部门如何对目录外、限额下采购进行监督的问题，理论层面上，分析了监督的对象、内容、方式以及如何促进多种监督形成合力等，并结合实践，剖析其廉洁风险表现形式、开展日常监督

的注意事项以及相关检举控告处置等问题，为进一步规范该领域纪检监督工作提供借鉴。

一、相关法律法规与政策

（一）法律

《政府采购法》第十八条规定："……采购未纳入集中采购目录的政府采购项目，可以自行采购，也可以委托集中采购机构在委托的范围内代理采购……属于本单位有特殊要求的项目，经省级以上人民政府批准，可以自行采购。"

《中华人民共和国监察法》（以下简称《监察法》）第十五条规定："监察机关对下列公职人员和有关人员进行监察……（四）公办的教育、科研、文化、医疗卫生、体育等单位中从事管理的人员。"

《中华人民共和国反不正当竞争法》第七条规定："经营者不得采用财物或者其他手段贿赂下列单位或者个人，以谋取交易机会或者竞争优势：（一）交易相对方的工作人员；（二）受交易相对方委托办理相关事务的单位或者个人；（三）利用职权或者影响力影响交易的单位或者个人……经营者的工作人员进行贿赂的，应当认定为经营者的行为；但是，经营者有证据证明该工作人员的行为与为经营者谋取交易机会或者竞争优势无关的除外。"

《中华人民共和国公职人员政务处分法》第二条第三款规定："本法所称公职人员，是指《中华人民共和国监察法》第十五条规定的人员。"第三十四条规定："收受可能影响公正行使公权力的礼品、礼金、有价证券等财物的，予以警告、记过或者记大过；情节较重的，予以降级或者撤职；情节严重的，予以开除……接受、提供可能影响公正行使公权力的宴请、旅游、健身、娱乐等活动安排，情节较重的，予以警告、记过或者记大过；情节严重的，予以降级或者撤职。"

（二）行政法规

《招标投标法实施条例》第四条第四款规定："监察机关依法对与招标投标活动有关的监察对象实施监察。"

（三）部门规章及规范性文件

《事业单位工作人员处分暂行规定》第十九条规定："有下列行为之一的，给予警告或者记过处分；情节较重的，给予降低岗位等级或者撤职处分；情节严重的，给予开除处分……（六）在招标投标和物资采购工作中违反有关规定，造成不良影响或者损失的。"

《公立医疗机构管理权力廉洁风险防控规则》规定："三、采购权。（一）规范采购范围。未纳入政府采购或集中采购范围的，药品、耗材、设备、试剂和其他超过一定金额或数量的物资，必须由医疗机构统一集中采购；不需统一集中采购的，要经主管领导批准后，实行使用、主管、监察三方人员共同参与、货比三家的采购制度……（三）实施医药购销廉洁协议制度。医疗机构与供应商签订购销合同，必须同时签订廉洁协议，或将廉洁协议载入购销合同，明确不得收、送商业贿赂，并明确约定法律责任，一旦违反协议严格按照合同约定和有关规定处理。"

《公立医疗机构医疗服务廉洁风险防控规则》规定："四、医用耗材。（一）来源监控。医疗机构自采的医用耗材，成立专门管理委员会，按规定进行集中采购。对临采性强的高值植入性耗材，招标选择生产企业。严禁处（科）室和个人自行采购……五、医用试剂。（一）采购监控。对医疗机构可以自采的试剂，严格执行采购规则，严禁使用未经医疗机构统一采购的试剂……"

《关于建立医药购销领域商业贿赂不良记录的规定》规定："四、药品、医用设备和医用耗材生产、经营企业或者其代理机构及个人给予采购与使用其药品、医用设备和医用耗材的医疗卫生机构工作人员以财物或者其他利益，有下列情形之一的，应当列入商业贿赂不良记录……（三）由纪检监察机关以贿赂立案调查，并依法作出相关处理的。"

《行政事业单位内部控制规范（试行）》第十三条规定："……应当充分发挥财会、内部审计、纪检监察、政府采购、基建、资产管理等部门或岗位在内部控制中的作用。"

《公立医院内部控制管理办法》第十二条规定："医院内部纪检监察部门负责本单位廉政风险防控工作，建立廉政风险防控机制，开展内部权力运行监控；建立重点人员、重要岗位和关键环节廉政风险信息收集和评估等制度。"第三十条规定："采购业务内部控制……（二）采购业务活动应当实行归口管理，明确归口管理部门和职责，明确各类采购业务的审批权限，履行审批程序，建立采购、资产、医务、医保、财务、内部审计、纪检监察等部门的相互协调和监督制约机制。"

《全国医疗机构及其工作人员廉洁从业行动计划（2021—2024年）》规定："（十二）严防各类形式回扣。不得参加以某医药产品的推荐、采购、供应或使用为交换条件的推广活动。（十三）严守各项招采纪律。遵守国家采购政策，严格落实医疗卫生机构各项内控制度，严禁违反规定干预和插手药品、医疗器械采购和基本建设等工作。严禁医疗卫生人员违反规定私自采购、销售、使用药品、医疗器械、医疗卫生材料。"

《医疗机构工作人员廉洁从业九项准则》规定："一、合法按劳取酬，不接受商业提成。依法依规按劳取酬。严禁利用执业之便开单提成；严禁以商业目的进行统方；除就诊医院所在医联体的其他医疗机构，和被纳入医保'双通道'管理的定点零售药店外，严禁安排患者到其他指定地点购买医药耗材等产品；严禁向患者推销商品或服务并从中谋取私利；严禁接受互联网企业与开处方配药有关的费用。"

（四）党内法规制度

《中共中央纪律检查委员会关于纪委协助党组织协调反腐败工作的规定（试行）》第八条规定："对有关部门承担的反腐败任务落实情况进行督促检查。"第十二条规定："纪委对有关部门承担的反腐败任务落实情况的督促检查，可以采取听取汇报、按规定调阅有关材料、听取有关人员意见、实地了解情况、要求书面报告等方式定期或者不定期进行。对在督促检查中发现的问题，纪委应当采取相应措施帮助解决或者及时纠正，重要问题应当及时向党委报告。"第十三条规定："有关部门在落实所承担的反腐败任务中遇到的问题，应当及时向纪委报告。纪委应当根据情况，采取相应措施，必要时可以召开由有关部门参加的协调会议加以解决；经协调不能取得一致意见的，由纪委提请党委决定。"第十七条规定："有关部门党政领导班子和领导干部应当按照《关于实行党风廉政建设责任制的规定》，对本部门承担的反腐败任务切实负起领导责任，并组织实施。"

《关于实行党风廉政建设责任制的规定》第七条规定："领导班子、领导干部在党风廉政建设中承担以下领导责任：（一）贯彻落实党中央、国务院以及上级党委（党组）、政府和纪检监察机关关于党风廉政建设的部署和要求，结合实际研究制定党风廉政建设工作计划、目标要求和具体措施，每年召开专题研究党风廉政建设的党委常委会议（党组会议）和政府廉政建设工作会议，对党风廉政建设工作任务进行责任分解，明确领导班子、领导干部在党风廉政建设中的职责和任务分工，并按照计划推动落实。……"第十三条规定："纪检监察机关（机构）、组织人事部门协助同级党委（党组）开展对党风廉政建设责任制执行情况的检查考核，或者根据职责开展检查工作。"

《中国共产党党内监督条例》第五条规定："……党内监督的主要内容是……（四）落实全面从严治党责任，严明党的纪律特别是政治纪律和政治规矩，推进党风廉政建设和反腐败工作情况……（七）廉洁自律、秉公用权情况……"第二十三条规定："党的领导干部应当每年在党委常委会（或党组）扩大会议上述责述廉，接受评议。述责述廉重点是执行政治纪律和政治规矩、履行管党治党责任、推进党风廉政建设和反腐败工作以及执行廉洁纪律情况。述责述廉报告应当载入廉洁档案，并在一定范围内公开。"

《中国共产党纪律处分条例》第八十五条规定："……利用职权或者职务上的影响为他人谋取利益，本人的配偶、子女及其配偶等亲属和其他特定关系人收受对方财物，情节较重的，给予警告或者严重警告处分；情节严重的，给予撤销党内职务、留党察看或者开除党籍处分。"第八十八条规定："收受可能影响公正执行公务的礼品、礼金、消费卡和有价证券、股权、其他金融产品等财物，情节较轻的，给予警告或者严重警告处分；情节较重的，给予撤销党内职务或者留党察看处分；情节严重的，给予开除党籍处分。收受其他明显超出正常礼尚往来的财物的，依照前款规定处理。"第九十五条规定："利用职权或者职务上的影响，为配偶、子女及其配偶等亲属和其他特定关系人在审批监管、资源开发、金融信贷、大宗采购、土地使用权出让、房地产开发、工程招投标以及公共财政支出等方面谋取利益，情节较轻的，给予警告或者严重警告处分；情节较重的，给予撤销党内职务或者留党察看处分；情节严重的，给予开除党籍处分。"

二、相关政策释义

（一）目录外、限额下采购活动中纪检监督的对象

根据《中国共产党章程》第四十六条、《监察法》第十五条第四款的规定，纪检监察部门对本单位从事目录外、限额下采购活动的党员领导干部、党员及其他具有管理职责的人员进行监督，采购活动相关方涉及采购人、采购代理机构、供应商、监管部门、评审专家等，符合上述条件的主体可纳入纪检监察部门的监督范畴。

（二）目录外、限额下采购活动中纪检监督的内容

根据《中国共产党纪律处分条例》《中共中央纪律检查委员会关于纪委协助党组织协调反腐败工作的规定（试行）》《关于实行党风廉政建设责任制的规定》《公立医疗机构医疗服务廉洁风险防控规则》《公立医疗机构管理

权力廉洁风险防控规则》《全国医疗机构及其工作人员廉洁从业行动计划（2021—2024 年）》等规定，纪检监察部门的监督内容可分为三个维度：对于采购管理部门，要监督检查其廉洁风险防控工作等反腐败任务、党风廉政建设责任制、全面从严治党责任的落实情况；对于从事该项活动的党员领导干部和党员，要监督其遵守党的廉洁纪律和工作纪律等党内法规、履行职责、行使权力等情况，受理处置相关检举控告；对于其他相关的医务人员，要监督其是否存在违规收受"回扣""红包"，违规收取提成，违规参与医药产品采购相关推广活动，违规采购和使用医药产品等廉洁风险的情况。

（三）目录外、限额下采购活动中纪检监督的方式

根据《中国共产党纪律处分条例》《中共中央纪律检查委员会关于纪委协助党组织协调反腐败工作的规定（试行）》《关于实行党风廉政建设责任制的规定》等规定，纪检监察部门可通过听取汇报、调阅材料、听取意见、实地了解情况、要求书面报告、开展述责述廉、检查考核党风廉政建设责任制执行情况和全面从严治党责任落实情况、检查和处理党员违纪违规案件等方式开展监督活动。

三、目录外、限额下采购的廉洁风险

目录外、限额下采购的廉洁风险集中表现为片面追求效率性，忽视规范性，未采取适当举措控制目录外、限额下采购活动中的自由裁量权，从而为"权力寻租"带来空间。主要表现为：在制度建设上，未针对目录外、限额下采购制定内部管理规定、制度内容不完整、条款设计不科学等问题。在采购程序上，制度执行随意性较大，未按照内部管理规定进行采购的问题较为突出，存在组织评审流于形式、供应商选择面窄、市场竞争不充分等情况。在内控管理上，个别人员承担多个关键环节的采购工作，存在岗位设置缺乏监督、重要事项与环节缺乏控制、日常监督不到位等问题。其关键环节廉洁风险具体表现形式如下。

（一）制度建设环节

一是制度内容不完整。背离《公立医疗机构管理权力廉洁风险防控规则》关于规范采购范围的规定以及《行政事业单位内部控制规范（试行）》第七条、第十四条的规定，单位采购制度中未明确目录外、限额下采购流程等管理内容，实际业务按惯例操作，无相关依据；采购制度未覆盖目录外、限额下采购全流程各环节；未将目录外、限额下采购重要环节纳入"三重一大"事项进行集体研究。二是制度条款设计存在廉洁风险。背离《行政事业单位内部控制规范（试行）》第十条第二款的规定，采购条款设计未体现内部控制岗位分离、关键环节多人参与的原则。比如，采购员一人负责询价、确定供应商、签订合同等多个关键环节。

（二）采购程序环节

一是供应商来源不足。比如，仅从原有合作厂商中选择潜在供应商，其他供应商未能参与项目投标。二是采购方式论证不到位。违反医院内部管理规定，未依规对单一来源采购依据进行论证；未依规开展事前论证，采购时仅邀请前期提交过新增耗材申请的产品供应商进行谈判，未形成充分市场竞争。三是组织评审流于形式。比如，存在相同采购项目连续两年投标、中标商一致且评分规律相同，评审结果无法体现真实性等情况。四是未按单位采购规定执行。违反医院内部管理规定，先采购后履行审批手续；超范围采购；未执行决策程序，缺乏审核监督；化整为零规避公开招标；违规未招标，召开会议直接决定续签合同等。

（三）内控管理环节

一是岗位设置缺乏监督。背离《行政事业单位内部控制规范（试行）》第十五条、第三十三条的规定，不相容岗位未分离。比如，审计人员既监票又投票；合同签订与验收为同一人；在自行采购中，采购申请发起、询价比价、合同拟定、付款申请等均由一人完成；内部监督与内部控制不能保持相对独立性。背离《公立医院内部控制管理办法》第二十五条的规定，无定期轮岗机制，或轮岗周期过长。二是关键事项和环节缺乏控制。背离《行政事业单位内部控制规范（试行）》第四十四条第三款、《卫生部、国家中医药管理局关于加强公立医疗机构廉洁风险防控的指导意见》有关"强化对医用耗材和试剂来源、采购、资质、出入库、使用的监控"的规定，科研类试剂耗材采购缺乏监管。比如，科研试剂采购工作无内部相关控制制度，执行环节由课题负责人自行采购，无出入库、验收等管理记录，科研、财务等管理部门不掌握总体情况。三是合同管理不规范。合同签订不规范。比如，采购防疫物资未签订合同，先履约后签订合同等。背离《行政事业单位内部控制规范（试行）》第十二条、第五十四条的规定，未经授权签订合同。比如，购买应急物资，合同签订人非法定代表人且无授权委托书；资金支付未与履约验收结果挂钩。四是日常监督不到位。背离《行政事业单位内部控制规范

（试行）》第三十五条的规定，纪检监察部门未发挥监督检查作用，无监督部门参与自行采购项目过程。

四、医院纪检监察部门目录外、限额下采购的日常监督工作

医院纪检监察部门开展目录外、限额下采购的日常监督工作要找准监督依据，明确监督对象和重点，结合医院实际，注重监督方式方法，不断提升监督质效。

（一）日常监督依据

日常监督依据主要包括《中国共产党纪律处分条例》第八十五条、第八十八条和第九十五条，《公立医院内部控制管理办法》第十二条，《中共中央纪律检查委员会关于纪委协助党组织协调反腐败工作的规定（试行）》第十二条，以及《医疗机构工作人员廉洁从业九项准则》《全国医疗机构及其工作人员廉洁从业行动计划（2021—2024年）》等。

（二）日常监督对象

日常监督对象主要包括从事目录外、限额下采购活动的党员领导干部、党员，采购管理部门以及相关医务人员。

（三）日常监督重点

一是从事目录外、限额下采购活动的党员领导干部、党员干预和插手采购活动；利用职权或者职务上的影响，为配偶、子女及其配偶等亲属和其他特定关系人在采购、招投标活动中谋取利益；收受可能影响公正执行公务的财物等情况。二是采购管理部门落实全面从严治党责任、履行党风廉政建设责任制以及廉洁风险防控的情况。三是相关医务人员违规私自采购使用医药产品，违规收取提成，收受"回扣""红包"等情况。

（四）日常监督形式

日常监督形式主要包括但不限于以下形式：

（1）通过调研访谈、查阅资料等方式，检查国家政策法规、党纪党规执行情况以及医院制度建设与执行、管理机制、岗位设置、内部控制、内部监督等情况。

（2）检查全面从严治党责任、党风廉政建设责任制相关分解任务执行情况。

（3）开展廉洁风险自查自纠工作，检查科室廉洁风险点梳理及其防控制度机制建设情况。

（4）查看采购管理部门投诉与质疑台账，发现问题督促整改。

（5）抽查廉洁购销协议签订情况。

（6）综合用好巡视巡察、审计检查、专项治理等其他监督成果，重点检查整改落实、举一反三、建章立制情况，推动形成监督合力。

（7）注重分层分类宣教，通过医德医风培训、任前谈话、提醒谈话、纪律教育、警示教育、主题教育等方式，加强医务人员、采购管理部门工作人员以及相关岗位重点人群的廉洁教育。

（8）开展采购管理部门负责人、党支部书记述责述廉。

（9）重视结果运用，从医疗投诉、处方点评、满意度调查、审计检查、财务监督等结果入手，发现问题督促整改、举一反三。

（10）开展供应商廉洁教育。

（11）检查医药代表院内拜访医务人员的管理情况。

（12）受理投诉举报，查处违纪违规行为。

（五）日常监督观测点

日常监督观测点主要包括但不限于以下内容：

1. 制度建设方面

（1）是否针对目录外、限额下采购制定内部管理流程、机制或制度。

（2）目录外、限额下采购相关规定是否符合内部控制要求。

（3）是否研判目录外、限额下采购重要环节，并将其纳入"三重一大"事项。

（4）是否建立廉洁风险防控机制，定期查找重点人群、重要岗位和关键环节廉洁风险点，评定风险等级，制定防控举措。

2. 采购程序方面

（1）是否按照医院内部规定的采购流程进行采购。比如，调取年度目录外、限额下采购清单，抽查各类型项目采购过程及验收原始资料；结合信息化手段，进行数据统计分析，重点关注年度中标金额较大、中标率较高的供应商，检查其相关项目采购的合规性。

（2）是否按照医院内部规定公开相关信息，保障供应商公平竞争。

3. 内部控制方面

（1）是否实现不相容岗位相分离。

（2）是否定期轮岗且轮岗周期适当。

（3）是否存在化整为零规避招标的情况。比如，存在同一年度同一中标供应商承揽不同科室的同类型系统等情况。

（4）科研类试剂耗材采购是否监管到位，相关出入库登记和领用记录等是否完整。

（5）合同管理台账是否包含自行采购项目。

（6）是否存在先履约后签订合同的情况。比如，审计报告、中标通知书等文书中的相关时间不符合逻辑。

（7）是否存在未经授权签订合同的情况。

（8）应急采购是否签订合同。

（9）监督部门是否发挥监督作用，是否建立健全监督机制。

五、医院纪检监察部门对目录外、限额下采购相关检举控告的处置

医院纪检监察部门在收到关于目录外、限额下采购的相关检举控告后，要对检举控告反映的问题进行逐条分析，注意区分纪检监察部门受理范围内问题、采购业务问题以及其他问题，依规决定是否予以受理。

六、问题举例及解答

【问题16-15】 目录外、限额下的采购，纪检监察部门在日常监督过程中，可能存在的问题有哪些？

一是监督缺位。"三转"背景下，纪检监察部门进一步聚焦主责主业，退出采购相关议事协调机构后，不了解、不关注、不掌握目录外、限额下采购有关情况，只查信办案，不参与监督。二是监督越位。由于自身职责定位不清，混淆采购管理部门主体责任与纪检监察部门监督责任，参与采购全过程监督，既是运动员也是裁判员，未能实现"监督的再监督"。三是监督错位。由于缺乏相关业务知识和实践经验，纪检监察部门找不准目录外、限额下采购活动中权力运行的关键点、内部管理的薄弱点和问题易发的风险点，日常监督缺乏真招实招，泛泛监督，效果不佳。

【问题16-16】 在目录外、限额下采购中，纪检监察部门受理范围内的主要问题有哪些？

根据《纪检监察机关处理检举控告工作规则》第四条、《关于做好新形势下纪检监察信访举报工作的若干意见（试行）》等规定，在目录外、限额下采购中，纪检监察部门受理范围内的主要问题包括：一是对采购活动中相

关党组织、党员违反廉洁纪律、工作纪律等党的纪律行为的检举控告。二是对监察对象不依法履职，违反秉公用权、廉洁从政从业以及道德操守等规定，涉嫌贪污贿赂、滥用职权、玩忽职守、"权力寻租"、利益输送、徇私舞弊以及浪费国家资财等职务违法犯罪行为的检举控告。三是对采购活动中相关党风廉政建设和反腐败工作的批评建议。

【问题 16-17】 目录外、限额下采购中，相关检举控告主要涉及哪些常见问题？

目录外、限额下采购相关检举控告可能涉及采购程序、采购结果等采购业务相关的问题。在采购程序方面：供应商资质审查存在问题，如中标企业未获得生产商授权或被列入经营异常名单，存在经营风险等情况；采购参数设置存在问题，招标文件核心参数及评分标准设置具有指向性、歧视性，中标企业有关产品不能满足参数要求等；信息公开存在问题，未按要求公示公开采购有关信息，影响供应商公平竞争。在采购结果方面：中标价格存在问题，如中标企业恶意低价中标、中标价格高于市场价格或同类采购价格等。

【问题 16-18】 对于【问题 16-16】和【问题 16-17】如何处置？

依据医院信访举报工作流程，经集体研判后，属于纪检监察部门受理范围内的检举控告，应依据《中国共产党纪律检查机关监督执纪工作规则》《纪检监察机关处理检举控告工作规则》等党内法规制度予以受理，并依规处置；属于采购业务相关问题及其他问题的，应根据相关管理规定，转由相应的采购管理部门及其他部门进行处置。

【问题 16-19】 目录外、限额下采购活动中，如何促进纪检监督、财务监督、审计监督形成合力？

（1）强化问题线索移送。根据《纪检监察机关处理检举控告工作规则》第四条、《中共中央纪律检查委员会关于纪委协助党组织协调反腐败工作的规定（试行）》第十三条的规定，审计、财务部门在落实所承担的反腐败任务中遇到问题，应向纪检监察部门报告情况；审计、财务部门及个人从事本职工作过程中发现党组织或党员违反党的纪律、监察对象不依法履职或其他依规应由纪检监察部门处理的违纪违法行为，有权向纪检监察部门检举控告。

（2）注重审计结果运用。根据《党政主要领导干部和国有企业领导人员经济责任审计规定实施细则》第三十八条的规定，纪检监察部门在审计结果运用中的主要职责，除了依纪依法受理审计移送的案件线索以外，还包括依纪依法查处经济责任审计中发现的违纪违法行为；对审计结果反映的典型性、普遍性、倾向性问题适时进行研究；以适当方式将审计结果运用情况反馈给审计部门。

第五节　经验做法分享

【本节小引】　四川大学华西口腔医院针对自主采购项目制定了一系列医院采购制度，规范采购行为。本节通过分享单位自行采购工作程序以及相关采购廉政风险防控措施，为目录外、限额下采购实施提供参考。

四川大学华西口腔医院通过建立采购管理办法和相关实施细则，规范自行采购限额标准和采购方式以及采购工作程序；通过成立采购管理委员会、采购需求审核小组和采购评审小组，并完善其配套的议事规则，对采购的工作流程进行约束，以保证医院的高质量发展。

一、采购环节分级管理

（一）分级设置审批权限

医院所有采购项目需提交申购报告由相关部门进行审核，并按照采购预算金额划分审批权限，确保采购在相关监管下规范高效地实施。按规定，单件或批量5万元（含）以下由设备部审核后提交主管院长审批；单件或批量大于5万元提交采购需求审核会审批，审批结果报经医院通过后执行采购。单价20万元以上的仪器设备，科室需单独提交申购报告书及重大仪器购置论证，必要时组织专家召开论证会。

（二）分级选择采购方式

医院按照采购预算金额划分了不同的采购方式，规范化开展采购，提升采购效率和质量。按规定，单件或批量金额1万元（含）以下询价；单件或批量金额1万~10万元（含）比选；单件或批量金额10万~50万元（含）磋商；单件或批量金额50万元以上委托代理机构参照政府采购方式执行。

采购金额1万元以上、50万元以下的项目在医院官网公示后，由采购评审小组集体决策拟定采购结果，采购评审小组专家成员为会前随机抽选产生，采购过程审计部门全程监督；采购金额在50万元（不含）以上的项目委托招标代理机构进行采购，审计部门现场监标，所有采购结果通报医院审议通过后执行。

二、采购廉政风险防控措施

（一）不相容岗位分离，形成内控，相互制约

招标采购活动分为几个步骤：科室申购、职能部门审核、采购需求审核小组审批、采购评审会执行采购、签订合同、下单订货、货物验收、货款结算。以上流程各岗位职责划分明确，分派给不同的岗位员工担任。采购活动的各个环节紧密联系，通过将责任细分到不同的岗位，使得各个岗位相互衔接和制约，形成内控，从而杜绝廉政风险。

（二）采购事项集体决策，采购资料定期存档，采购环节可追溯

在采购过程中，所有采购事项集体决策，确保采购过程公平、公正、公开。采购评审会要求评审专家签署评审纪律认知承诺书，督促评审人员严守政治纪律，自觉履职尽责，不得违反国家有关廉洁自律规定。所有采购评审信息资料都必须按规定存档，整个采购流程上的每一个活动都有档案记录，任何一项采购过程都可以追溯环节，有效规避廉政风险。

（三）纪检审计落实监督责任，实时检查，重点监控

审计部门参加医院采购评审会、招标代理评标会和相关商务谈判，监督采购流程，跟踪采购重点环节，确保采购活动真实合规，各项采购制度得到落实；此外，医院另设纪检部门对采购岗位进行廉政风险重点监控，所有采购人员的采购活动都在双向监督之下，任何不法举动都能够被及时发现，避免了廉政风险。

（四）定期梳理制度，组织业务学习，增强廉政意识

积极参加国家卫生健康委和中央国家机关政府采购中心等组织的政府采购业务培训，定期组织科室人员业务学习，提高业务水平；定期梳理采购管理制度，对照国家最新的法律法规进行修订，确保采购流程符合规定；严格制定岗位职责，加强廉政学习，增强采购人员的廉政意识和反腐能力，加强自身廉洁自律建设，规避廉政风险。

（五）加强岗位轮换，从源头控制和防范廉政风险

建立重点岗位工作人员定期轮岗制度，核定重点岗位个人职责及人员配置，推进高风险岗位、重点岗位的轮岗交流，切实从源头上降低和防治岗位风险。进一步强化重点岗位廉政风险防控力度，有效构建预防腐败长效机制。

问题目录

第十七章 政府采购信息化

【本章导读】 随着国家政府采购法规、政策的不断推出，各级检查、监督工作的逐年深入，政府采购工作也越来越受到各级单位的重视。然而，单纯通过人为管理执行政府采购任务，难免会出现政策掌握不准确、理解不到位的现象，甚至会因人为疏忽，导致出现政府采购项目不能及时完成、财政资金使用不利的情况。因此，通过信息化手段加强政府采购项目全流程管理，强化内部控制管理，提高政府采购效率，促进采购项目及时、有效实施，从而实现政府采购项目的社会效益和经济效益，便显得尤为重要。

本章通过介绍部分医院的案例以及市场上已经成型的信息化产品，从政府采购信息化建设的总体构架、结构功能、评判标准及安全性等角度，为政府采购信息化全流程建设提供思路和借鉴。

第一节 医院政府采购信息化建设总体构架

医院政府采购工作作为我国卫生健康领域政府采购工作的重要组成部分，构建政府采购信息化平台，实现医院政府采购信息化管理，是提高政府采购工作效率的有效途径，是降低运行成本、充分体现公开透明原则的重要手段。

政府采购信息化建设总体构架包括基础设施层、应用支撑层、业务处理层、数据展示层和门户层等功能，覆盖政府采购全流程，能够全面提高政府采购工作管理效率和透明度。

一、总体框架建设

（一）基础设施层

政府采购信息平台基础设施层包括服务器、数据库、网络及标准软件。信息系统建设在所需数据标准、接口标准、代码体系、技术规范的基础上，根据政府采购活动特性完善标准化体系建设。主要包括基础数据标准、业务标准、数据交换标准、网络基础设施标准、信息安全标准和管理标准六大标准。

其中，基础数据标准是指与政府采购业务及信息化有关的数据规范，包括业务术语、基础分类代码及全国基础数据的数据规范。业务标准是指政府采购业务的管理规定、业务规则和相关文本格式规范。数据交换标准、网络基础设施标准、信息安全标准和管理标准是指系统建设中的有关技术和信息安全规范，统一执行财政部相关的信息化建设管理办法及标准。

（二）应用支撑层

应用支撑层包括基础信息库及面向各类应用系统提供的技术接口、组件模块，其中基础信息库可包括采购人库、供应商库、代理机构库、专家库、项目库和法律法规库等。

（三）业务处理层

业务处理层包括采购内控管理系统、供应商管理系统、项目论证管理系统、档案管理系统、电子招投标系统、诚信管理系统、质疑管理系统、综合分析决策管理系统等。

（四）数据展示层

数据展示层实现对各类数据展示分析，实现政府采购工作流程控制、岗位控制、内容控制。

（五）门户层

门户层是面向各类用户提供统一登录门户，面向社会公开政府采购信息。

二、平台建设信息安全保障

政府采购信息平台建设应按照国家网络安全相关要求，采取必要的安全防护技术和手段，制定和完善相关的管理和维护制度，确保网络联通、业务协调、数据利用，并定期对系统进行安全测评和整改。该建设主要包括信息安全技术体系建设和管理体系建设。其中，信息安全技术体系建设包括网络与通信安全、主机与平台安全、数据库安全、应用安全、数据安全、物理环境安全等方面。管理体系建设包括安全管理制度、安全管理机构、人员安全管理、建设管理、运维管理等方面。

通过政府采购信息平台建设，实现项目立项、项目汇总、预算管理、采购申请、组织院内询价采购、方案评审、信息发布、供应商报价、采购实施、合同履约等全流程信息化精细化管理。"政府采购信息平台"总体架构如图17-1所示。

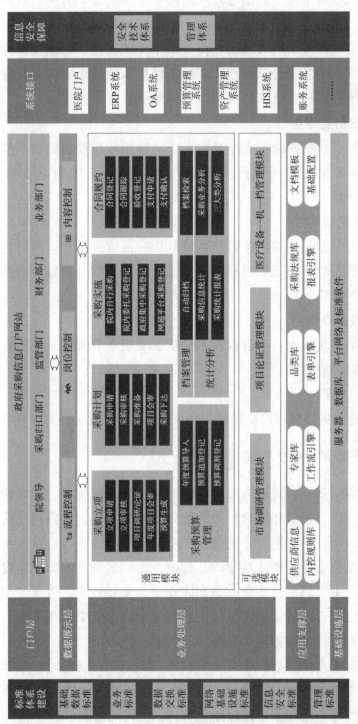

图 17-1 "政府采购信息平台"总体架构

第二节　政府采购信息门户网站与基础信息库

一、政府采购信息门户网站

政府采购信息门户网站面向社会公开政府采购政策法规、公告公示、监督检查、招投标、供应商以及商品、评审专家、代理机构等相关信息，通过信息检索，为各采购主体获取采购信息提供方便、快捷服务，增强政府采购透明度，便于社会各界对采购工作进行有效监督，真正做到公平、公正、公开，诚实信用。

二、基础信息库

政府采购信息化平台依据"注册管理、安全登录、数据共享"的原则，规划采购人库、供应商库、代理机构库、专家库、项目库、法律法规库等基础库建设，作为政府采购信息化系统的业务基础。

(一) 采购人库管理

采购人库管理包括采购人网上注册、身份确认，实现基础数据库人员信息同步，实现采购人信息的初始化。后续采购人用户登录后可对信息进行完善。

(二) 代理机构库管理

代理机构库作为代理机构管理的基础信息，包括在线注册、资格审查、资格变更、资格中止、诚信及违法违规查询、质疑投诉情况查询、信息网上公示、开展业务情况等，实现其他平台与代理机构信息同步。

(三) 供应商库管理

供应商库管理提供对供应商信息和账户的关联，实现对供应商资质的认证管理，并通过供应商评价，加强供应商履约失信管理。

(1) 认证审批。提供供应商资质认证，可对供应商发起的认证进行资质审批，对符合审批条件的供应商通过认证，对未通过认证的供应商，可填写未通过说明，并告知供应商提交补漏材料，待供应商修改后可再次送审。

(2) 供应商查看。对系统中的供应商信息提供维护，展示已注册的供应商，可查询供应商参与采购过的项目信息，可维护供应商基本信息和账户信息，可将累计评分较低的供应商加入黑名单。

（3）供应商证书管理。实现供应商各类资质材料、营业执照或授权书等证书的到期管理，对于将到期或已到期材料自动提醒，以督促供应商及时更新。可设置"未及时更新资质的供应商，不得参与报名"。

（4）供应商评价。根据询价项目采购情况，对供应商发货速度、产品质量、质保服务、服务态度等多维度进行综合评价，对累计评价过低的供应商突出展示。

（5）黑名单管理。对已加入黑名单的供应商进行统计展示，其不得参与项目报名。

（四）专家库管理

专家库管理包括专家网上注册、专家分类、参与政府采购项目评审情况等，实现相关资料更新、浏览及统计，提高政府采购专家选取的专业性与规范性。

（五）项目库管理

依托《政府采购品目分类目录》，参照"编码""品目名称"和"说明"，建立政府采购货物、工程、服务项目，为政府采购项目申报提供基础依据。

（六）法律法规库管理

构建法律法规库，包括采购相关的法律、国务院行政法规、国务院各部门规章、地方法规、地方政府规章、最高人民法院司法解释及案例和最高人民检察院司法解释及案例等。例如：《中华人民共和国政府采购法》《中华人民共和国政府采购法实施条例》《政府采购货物和服务招标管理办法》《政府采购信息公告管理办法》《政府采购供应商投诉处理办法》《政府采购非招标采购方式管理办法》和地方各级政府采购的相关规定。法律法规库还需要注意及时对政策法规信息进行更新。

法律法规库系统可独立运行，也可插件化服务于各采购业务系统，供各相关人员随时查询参考或插入引用。法律法规库业务框架如图17-2所示。

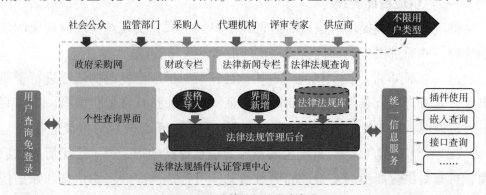

图17-2　法律法规库业务框架

第三节　政府采购信息化流程设计

通过科学设计政府采购信息化流程，建立严密的系统关联机制、控制机制与协同机制，实现政府采购业务从预算管理到采购计划、方式变更、合同管理、统计分析等全流程电子化管理，为政府采购业务提供全面的管理及监督功能。

一、采购前论证管理

（一）市场调研管理

实现线上市场调研。按预算、采购申请或无关联发起市场调研，支持调研要求在线编制，设置供应商填报内容，通过标准接口实现市场调研公告在线审核并发布至门户网站。支持供应商在线填报报价单及相关材料，支持生成会议纪要等全程规范管理，调研内容将作为年度预算申请依据。

（二）立项申请

需求部门发起立项申请，填写申请单并上传调研材料凭证，按照品类关联管控设计，实现对采购归口部门、品目、金额区间等关联设置，为需求部门提供便捷的立项申请。

（三）项目汇总

实现业务部门送审表单审批及调整，实现价格编制依据在线登记。对于进口设备或重大项目，实现专家评审结论编制上传。论证通过的项目转入"年度项目会审"模块。

（四）年度项目会审

归口部门依据项目调研和论证情况，结合医院当年预算编制规则，实现上会审批结果线上登记。通过环节控制，实现各环节逐级结果登记，并提供预算"一上"和"二上"审批归集导出。

（五）预算生成

经上会批准通过的项目，可进行导出汇总，作为财务部门编制年预算"一上"申报依据。同时，根据预算"一下"批复，进行项目调整确认并导出汇总，作为财务部门编制年预算"二上"申报依据。

二、采购计划管理

采购计划管理如图 17-3 所示。

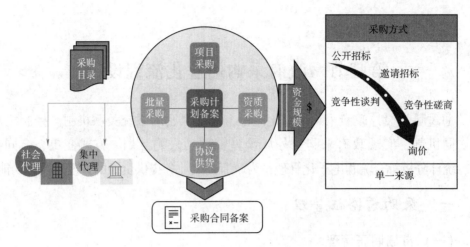

图 17-3 采购计划管理

实现项目采购计划、协议/定点采购计划、批量采购计划申报，系统根据上报计划资金规模和采购目录，匹配合理的采购方式和组织形式，并根据最终的选择确定合适的流程。

计划管理模块实现采购单位采购计划的编制，包括编制采购计划需求、汇总采购计划需求、进口产品申请、非标方式申请、计划查询等功能。采购单位需在规定时限内完成本年度所有采购计划的需求编制，审核通过后将年度采购计划实施表报政府采购管理部门备案，作为后续采购实施的依据。

三、采购实施管理

采购实施过程由采购人与代理机构协同完成，采购人与代理机构签订委托协议，对采购实施过程中采购文件、采购方式、供应商资格审查、采购结果进行确认，对质疑进行答复等。

采购实施模块功能如图 17-4 所示。

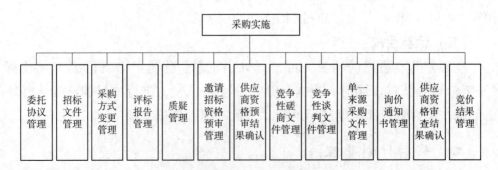

图 17-4 采购实施模块功能

四、采购合同管理

采购合同管理如图 17-5 所示。

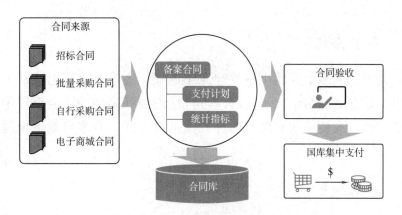

图 17-5 采购合同管理

系统通过接口方式实现与采购交易平台的数据交互。确认采购结果后，根据标准采购合同模板在线形成采购合同。支持合同限期 30 天内签订提示功能，支持采购合同电子会签，并记录会签时间。支持合同备案、公示及存储，已备案的合同实现一键上传至政府采购合同公示系统。实现财务支付系统有效集成，根据合同支付计划完成资金支付。

五、采购履约管理

（一）验收管理

验收管理包括按照合同约定时间，对供应商进行履约提示，采购单位组织验收、出具验收书并通过单位内部审核后，由供应商进行确认，验收通过后，通过系统对相关材料进行备案。未按约定履约的，将供应商纳入失信系统管理。

（二）支付管理

支付管理包括项目验收通过后，支持采购单位资金支付在线申请、审核，并根据项目实际情况，报送国库或自筹支付。同时支持项目支付材料存档备查。

第四节 政府采购项目论证管理信息系统

一、专家论证

采购人可选取多个采购申请发起专家论证，通过专家线上或线下论证方式，提出论证意见和结论。系统提供可行性论证和采购小组会议讨论两种不同的论证管理。支持手动和随机两种专家抽取方式。专家可线上填写评审意见，并汇总评审结论。

二、专家抽取

在采购业务评审环节，可在线预设专家类型和数量，支持内部专家手动或随机抽取。通过专家论证，保障项目前期论证的客观性、科学性、专业性。

三、专家评审

提供专家评审功能。被抽取的专家将自动接收项目，可查看详细信息和相关附件材料，根据项目情况，填报评审意见，并进行反馈。

四、专家评审结论

可根据专家评审意见，作出总结，并支持在线编辑、打印及导出功能。

五、专家评分

实现专家在线评分。依据项目评分规则，对项目逐一进行评分，按照评分分值，确认项目是否通过评审。

六、评分规则

提供评分规则配置。支持各归口部门分别配置年度评分规则，可设置评分方式、通过分值、论证专家及评分维度。

七、发起论证

支持单项目及多项目同时发起论证。可选取已设置的评分规则，允许修改，并根据所设置的论证时间，由指定专家参与论证。

八、项目评审

依据已发起的论证，各专家在指定时间内，可逐一对项目进行论证打分，系统根据预设通过分值，自动计算专家总分值，并生成评分。

第五节　政府采购电子招标管理信息系统

电子招投标系统是将招投标过程中各个角色，如招标方、投标方、评标专家、政府监督机构等连接起来，在网上传递数据的一种招投标方式。该系统涵盖政府采购货物、工程、服务类项目的采购，主要用于在线完成招标、投标、开标、评标、定标全部交易过程，将招投标环节电子化、数字化，能够提高采购招投标行为的保密性，加速采购效率，节约成本，提升形象，建立公平竞争的市场秩序。该系统包括项目管理、投标管理、开标管理、评标管理、远程异地开评标、定标管理、保证金管理、电子档案等功能模块。电子招投标业务流程如图 17-6 所示。

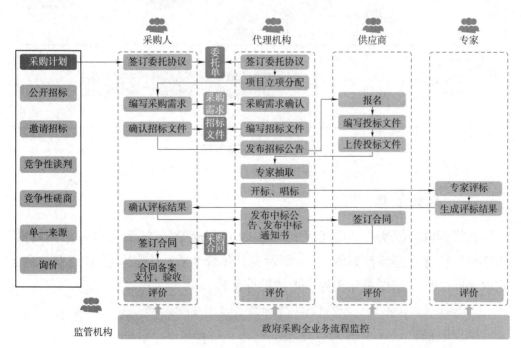

图 17-6　电子招投标业务流程

该系统应能支持远程异地开评标，专家通过登录系统使用远程异地开评标功能，依托符合监管要求和规定的电子评标室、远程开标大厅等设施，打破物理时空的障碍，实现招标人、投标人、专家的异地协作，在减少人工干预的前提下最大限度地保障了招投标的有序进行。

一、项目管理

在项目管理模块中，由代理机构和采购人分别对整体流程进行不同的操作审批。项目管理流程如图 17-7 所示，具体分为接收计划、审核立项、编制委托协议、复核委托协议、建标分包、编制采购需求表、审核采购需求表、编制采购文件、审核采购文件、代理机构确认、起草采购公告、发布采购公告。

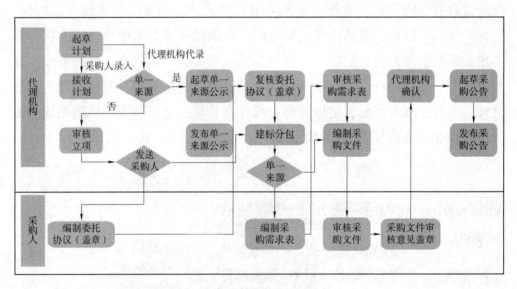

图 17-7　项目管理流程

二、投标管理

在投标管理模块中，由代理机构和供应商分别对整体流程进行不同的操作审批。投标管理流程如图 17-8 所示，具体分为投标登记、获取交费信息、获取采购文件、制作投标文件、上传投标文件。

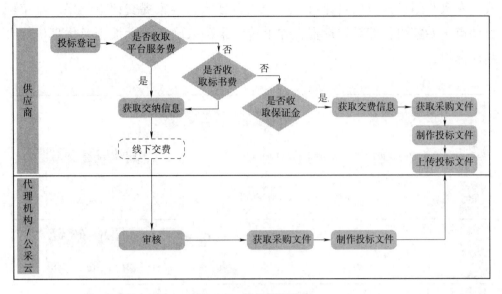

图 17-8　投标管理流程

三、开标管理

在开标管理模块中，主要由代理机构主持项目开标工作。其流程主要分为线上开标和线下开标。其中，线上开标包括供应商签到、宣读开标词、核验有效投标人（若有）、解密投标文件、唱标（若有）、结束。线上开标流程如图 17-9 所示。

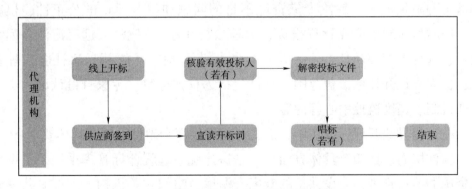

图 17-9　线上开标流程

四、评标管理

在评标管理模块中，涉及采购人、代理机构和专家角色进行评标工作。评标流程如图 17-10 所示，具体分为成立资格审查小组、预下载投标文件、成立专家小组、开放项目评审、专家项目评审、专家提交评审结果、结束项目评审、专家组长编写评标报告并上传、采购人确认评标报告及代理机构办结评标报告。

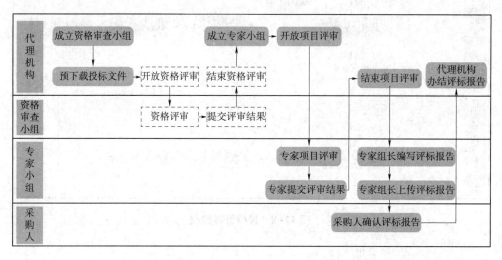

图 17-10　评标流程

五、远程异地开评标

通过建立异地评标中心，集中管理各区划的评标会议室情况和专家情况，有效集成总控专家资源，实现采购人异地委托、远程监督开评标，从而降低采购附加成本，解决专家资源不足的问题和提升评审的公正性、权威性。同时可实现供应商远程投标、远程参与开标（解密）、远程澄清、远程演示、远程谈判等功能，进一步减轻投标人负担，释放并盘活社会代理资源，扩大异地开评标覆盖范围。具体包括远程评标室、专家身份认证、交流沟通机制、调度监控中心等内容。

在远程异地开评标操作中，需要对软件层面和硬件设备有具体要求。

软件层面包括四个具体方面。一是搭建统一远程评标管理系统。实现专家资源的统一管理，建设共享的专家资源库，组织相关机构、人员对共享专家库进行维护。二是建立 CA、签章互认兼容机制。整合各地 CA、签章系统，确保各评标系统可以与各地 CA 及签章实现融合。三是搭建统一远程评标监控系统。通过对评标全过程进行动态视频实时监控、动态音频实时监控、评标桌面视频录像、录音，确保对远程异地评标过程的有效监管。四是按统一的数据交换与服务标准交互信息。确保各地评标系统、专家管理系统、视频监控系统可以通过统一的数据交换标准进行互联互通。

硬件层面，原则上要求各客户端接入地保证专线的带宽，要有配置较好的专家隔断评标区，保证专家的独立评审空间。同时应提供专用系统部署环境以及海量视频存储服务器。

六、定标管理

在定标管理模块中，涉及代理机构和供应商两类角色进行定标操作。具体包括：由代理机构起草中标公告及中标通知书信息，起草完毕后代理机构内部审核中标公告及中标通知书，审核通过后发布。中标通知书随中标公告一起发布，中标通知书发布到供应商处，中标公告发布到指定门户网站上。发布完成后中标供应商、未中标供应商均可查看评审结果。

七、保证金管理

为了提高政府采购招投标行为的保密性，保证投标保证金的资金安全，对所有涉及的投标保证金进行统一账户、统一流程管理，方便投标供应商交存保证金、招投标执行部门及时退付保证金，监管部门获取投标保证金信息和审批管理，最大限度保护投标供应商的利益和规范保证金资金流转行为。

八、电子档案

支持不同项目在采购执行各环节（含前期准备、项目招标、项目评审、采购结果、合同履约和相关附件）中生成的相关电子附件以及数据流转记录，通过系统进行下载或查看相关日志。系统支持打包下载，采购管理部门可以实时查看不同项目的进度并可对过程进行干预，保证采购过程的可追溯性。

针对远程异地开评标或线上开评标的项目，系统自动保存开评标时的现况，可支持在线实时播放和历史回放，方便监管部门在线监督开评标全过程。

第六节 政府采购档案管理信息系统

《政府采购法实施条例》第四十六条和《政府采购代理机构管理暂行办

法》第十六条均有规定，采购文件可以采用电子档案方式保存。随着现代电子信息的迅猛发展，各地全流程电子化采购和远程异地评标的不断推进，档案更多的是电子招标文件、电子投标文件、电子评标报告、照片、线上合同等电子数据。档案管理系统包括采购项目归档、设备管理等。

一、采购项目归档

实现对采购项目的归档登记。对采购中标信息以及供应商上报的采购项目信息进行核验补充后，归入电子档案管理。

二、设备管理

按照"一机一档"对医疗设备进行统一管理，实现基本信息的查阅和维保管理。

对设备维护、维修、转科进行登记和材料上传报备管理，同时实现维保到期管理和维保提醒，并实现项目信息查阅，对设备从采购需求、采购活动、合同签到、履约情况等全过程实现查阅管理。按部门及人员赋予设备检索权限。

（1）基本信息。查阅设备基本信息，实现招标价、实际金额、是否进口等展示，并可点击关联跳转查看相应申请、招标、合同等项目页面，以供查询材料的完整性。

（2）实现维护管理。留存并上传设备日常维护的信息登记和凭证。

（3）实现维修管理。留存并上传设备维修的报备登记和凭证。

（4）实现维保到期管理。自动展示合同约定维保期限，并支持维保提醒设置；可加入维保合同信息，实现维保期限的顺延。

（5）实现转科管理。对设备使用部门的变更进行登记管理。

（6）实现培训管理。可查看验收时的设备培训记录，也可以对后续使用中的培训进行登记。

（7）实现信息变更轨迹管理。对归档后设备的基本信息进行变更后，将自动对修改变更的轨迹进行留痕记录。

（8）实现项目信息查阅。对设备从需求、采购执行到合同、履约情况等全过程实现信息化管理。

第七节　政府采购其他功能信息化管理系统

信息化系统还可提供一些其他功能性模块，旨在为采购人提供辅助管理功能，降低政府采购管理的工作量。

一、诚信管理系统

诚信管理系统依托政策法规，通过评价指标和诚信模型建立，形成涵盖全采购业务、全角色、全国范围的信用评价体系，通过评价管理实现政府采购主体间的全方位评价；通过对不同业务渠道进行数据收集、过滤完善信用条目库，将诚信应用于采购全流程，不断优化采购市场的秩序和环境，实现诚信采购。

诚信管理系统主要业务渠道由信用评价、惩处管理、投诉申诉、信用应用、日常业务五部分组成，其中：

（1）采购当事人信用评价：主要是在采购招标活动结束后，各采购当事人对其他当事人的主观评价。

（2）采购管理部门惩处：认定的违反相关规定的行为记录。

（3）投诉处理结果：第三方监管机构给出的公正客观的投诉回复意见和处理结果意见。

（4）其他行业信用：对供应商原始信用信息进行网络筛查，并进行汇总梳理，作为政府采购信用组成的一部分。

（5）采购日常业务：通过系统采购数据与历史数据比对分析，判断是否存在失信行为，并进行处理。

二、信息化质疑管理系统

质疑管理是政府采购管理的重要环节，需要建设全流程信息化的质疑投诉管理系统。

质疑管理建设主要业务由质疑管理、投诉管理、申诉管理三部分组成。所有处理结果可与诚信系统相连，通过诚信系统的模型，自动进行诚信干预。

质疑事件由具体项目投标公司在系统内发起，通过上传质疑具体事项内容，并按照国家规定的时效性进行管理，实现质疑有源头、解答有依据、进度有追踪的目标。

三、信息化综合分析决策管理系统

综合分析是政府采购业务执行的真实体现，是进一步优化采购工作的重要手段，是采购管理决策工作的重要辅助工具，为采购数据统计提供准确及时的信息支撑。该系统主要包括查询分析、统计报表、分析预测等功能。其中，查询分析可多维度了解采购各环节信息；统计报表通过统计图表展示各业务数据；分析预测通过对数据的比对分析，预测采购发展趋势。

（一）辅助决策管理

通过对采购单位、部门、采购类别、采购方式、组织形式、金额、年度等指标进行对比统计分析后得出的数据和统计分析图表，辅助决策部门及监管部门进行相关政策、法规的颁布及次年度预算等其他宏观决策的制定。主要在以下方面提供决策辅助：

（1）采购预算执行分析。通过分析部门提供的采购预算与国库集中支付提供的实际支付情况，确定预算执行的正确性与合理性。同时根据已批复的采购计划金额、已签订的采购合同金额、已支付的采购合同金额等，实时掌握采购规模及采购资金结余率，支撑采购预算编制。

（2）资金流向分析。通过采集采购合同金额与中标供应商的地域分布数据，分析采购资金流向，促进财政资金对本地企业的支持，辅助支持中小微企业发展政策的落实。

（3）多年度同比环比分析。在统计层面上，通过上下级的数据贯通，对数据进行全面统计分析。通过多年度同比环比分析，有效判定政策落实情况和政策落实的偏离度。

（4）采购内容分析。通过对采购内容的分析，有效了解不同种类产品所占比例，分析当前热门采购项目，可以有效降低重复性建设，增强政府资金使用效率。

（5）政策落实情况分析。政府采购着眼扶植中小微企业，支持节能环保产品，尽可能更多地使用国产化产品。而大数据可以通过更广范围地收集意向和结果数据，从节能、环保、国产化等方面确认政策的落实情况，并针对实际情况不断改变政策的细节要求，不断为当地经济发展做出努力。

（二）辅助绩效管理

1. 采购项目进展分析

通过分析采购项目数据中每个环节的项目时长，获取不同节点、不同时长所占的比例，重点关注非正态分布的节点数据，得出绝大部分异常产生的原因，分析各类采购项目的执行周期，以协助采购监管部门确定采购过程改进的关键环节，并制定对应的解决办法和政策，以提升政府采购的效率。

2. 支付延期分析

通过获取采购合同支付信息，从单位和区域的角度，分析是否按时付款。按照分析结果对经常延期支付的单位或者区域，制定相关政策，以提升政府采购支付效率和信誉度。

3. 绩效评估分析

通过评估采购项目过程中所产生的各项客观数据，主要围绕效率、时间、价格、管理、服务、信用等政府采购核心因素，提供各项绩效需要评估的结果数据，辅助绩效评估。

4. 诚信预警分析

政府采购诚信体系的建设需要通过大数据分析是否存在失信行为，尤其是建立监督预警系统之后，在各项预警产生，并确认违规行为时，可使用诚信惩处机制，将违规行为纳入不良行为记录库和黑名单，并在执行交易过程中对其进行一定的限制。同时基于政府采购诚信体系与信用中国、工商征信体系数据交互，建立立体的政府采购信用大数据，以达到合作共赢、联合惩戒的目的。通过对供应商诚信等级进行评测分析，辅助监管部门了解供应商诚信现状和趋势，对信用等级高的供应商进行公开表扬及积极扶持。

5. 诚信预警问题分析

通过对诚信预警问题进行分布情况、发生频率、问题趋势等统计分析，辅助监管部门完善采购诚信体系，提升对供应商筛选识别的手段。